化学治疗与
生物治疗实践指南及建议
（第3版）

Chemotherapy and Biotherapy Guidelines and Recommendations for Practice

注　意

　　本书原著由美国肿瘤护理学会（ONS）出版。ONS不保证在此描述的实践可以确保对患者的护理安全、有效。本书所包含的建议仅仅表明ONS自本书出版的那天起，对该领域的知识和实践所做出的综合判断。这些建议不一定适用于所有场合。参考这本书为患者提供安全、适当的护理实践时，实践者必须考虑其所在医疗机构或者工作场所的人力、器械以及可以提供的实践，以形成自己的判断。出版者和译者对按照本书内容实施护理所产生的后果不负任何责任。数字和表格仅仅作为举例，既不代表所有的病例，也不代表各种特殊情况。书中所提到的网址仅为提供相关信息，由网站主办方负责其网站的内容和可用性。

化学治疗与生物治疗实践指南及建议
（第3版）

Chemotherapy and Biotherapy Guidelines and Recommendations for Practice

原　著：Martha Polovich，MN，RN，AOCN®
　　　　Julie M.Whitford，RN，BSN，OCN®
　　　　Mikaela Olsen，RN，MS，OCN®
主　译：丁　玥　徐　波
副主译（按姓氏汉语拼音排序）：
　　　　谌永毅　陆箴琦　骆惠玉
　　　　覃惠英　孙丽秋

北京大学医学出版社

HUAXUE ZHILIAO YU SHENGWU ZHILIAO SHIJIAN ZHINAN JI JIANYI

图书在版编目（CIP）数据

化学治疗与生物治疗实践指南及建议：第3版/（美）保罗维奇（Polovich M.），（美）惠特福德（Whitford J.M.），（美）奥尔森（Olsen M.）著；丁玥，徐波等译.—北京：北京大学医学出版社，2013.8

书名原文：Chemotherapy and biotherapy guidelines and recommendations for practice（third edition）

ISBN 978-7-5659-0579-7

Ⅰ.①化… Ⅱ.①保… ②惠… ③奥… ④丁… ⑤徐… Ⅲ.①癌-药物疗法 ②癌-生物疗法 Ⅳ.①R730.5

中国版本图书馆 CIP 数据核字（2013）第 098921 号

Chemotherapy and Biotherapy Guidelines and Recommendations for Practice (Third Edition)
Martha Polovich, Julie M. Whitford, Mikaela Olsen

© Peking University Medical Press 2013.

Authorized translation of the English edition© 2009 by the Oncology Nursing Society. This translation is published and sold by permission of the Oncology Nursing Society, the owner of all rights to publish and sell the same. Because translations from English may not always be accurate or precise, ONS disclaims any responsibility for inaccuracies in words or meaning that may occur as a result of the translation. Readers relying on precise information should consult the original English version.

北京市版权局著作权合同登记号：图字 01-2011-7007

化学治疗与生物治疗实践指南及建议（第3版）

主　译：	丁玥　徐波
出版发行：	北京大学医学出版社（电话：010-82802230）
地　　址：	（100191）北京市海淀区学院路38号　北京大学医学部院内
网　　址：	http://www.pumpress.com.cn
E-mail：	booksale@bjmu.edu.cn
印　　刷：	北京画中画印刷有限公司
经　　销：	新华书店
责任编辑：董采萱	责任校对：金彤文　责任印制：张京生
开　　本：	889mm×1194mm　1/16　印张：25　字数：641千字
版　　次：	2013年8月第1版　2013年8月第1次印刷
书　　号：	ISBN 978-7-5659-0579-7
定　　价：	138.00元

版权所有，违者必究

（凡属质量问题请与本社发行部联系退换）

翻译专家组

主　译：
丁　玥　徐　波

副主译（按姓氏汉语拼音排序）：
谌永毅　陆箴琦　骆惠玉　覃惠英　孙丽秋

译　者（按姓氏汉语拼音排序）：

北京大学医学部医院管理处
丁　玥　简　忠　李　岩　卫　燕　张　俊

北京大学肿瘤医院
李　丹　孙丽秋　杨　红　杨红霞　杨　锐　尤渺宁
余兆华　赵　旻　赵文惠　赵艺媛　周晶娟

中国医学科学院肿瘤医院
黎　贵　苏伟才　徐　波　张淑香

中山大学肿瘤防治中心
覃惠英　周志欢

湖南省肿瘤医院
谌永毅　刘翔宇

复旦大学附属肿瘤医院
李　平　李体明　陆箴琦　裘佳佳　汪　洋　王　慧
徐佳君　张晓菊

福建省肿瘤医院
陈唐庚　骆惠玉

原著编写专家组

原著主编

Martha Polovich, MN, RN, AOCN®
Associate Director, Clinical Practice
Duke Oncology Network
Durham, North Carolina
Safe Handling; Flare Reaction; Irritation; Acute Infusion Reactions

Julie M. Whitford, RN, BSN, OCN®
Clinical Nurse Liaison
Amgen Inc.
Tulsa, Oklahoma
Myelosuppression: Anemia and Thrombocytopenia; Fatigue

MiKaela Olsen, RN, MS, OCN®
Oncology and Bone Marrow Transplant Clinical Nurse Specialist
The Sidney Kimmel Comprehensive Cancer Center at Johns Hopkins Hospital
Baltimore, Maryland
Gastrointestinal and Mucosal Side Effects; Alopecia

原著编者

Cheryl D. Bednar-Gilbert, RN, OCN®, BS
Nurse Educator
Cancer Care Associates
Oklahoma City, Oklahoma
Cutaneous Toxicity

Carol Stein Blecher, RN, MS, AOCN®, APNC
Advanced Practice Nurse/Clinical Educator
Trinitas Comprehensive Cancer Center
Elizabeth, New Jersey
Care of the Patient Receiving Cancer Therapy

Paul F. Davis, MSN, RN-C, AOCNS®
Oncology Clinical Nurse Specialist
Duke Raleigh Hospital
Raleigh, North Carolina
Ocular Toxicity

Seth Eisenberg, RN, ADN, OCN®
Professional Practice Coordinator, Infusion Services
Seattle Cancer Care Alliance
Seattle, Washington
Cancer Therapy Goals and Response

Joanne P. Finley, RN, MS
Patient Education Coordinator
The Sidney Kimmel Comprehensive Cancer Center at Johns Hopkins Hospital
Baltimore, Maryland
Anorexia

Cindy Jo Horrell, MS, AOCN®
Oncology Nurse Practitioner
Lakeland Regional Cancer Center
Lakeland, Florida
Hepatotoxicity; Pancreatitis

Catherine Jansen, RN, PhD, OCN®
Oncology Clinical Nurse Specialist
Kaiser Permanente Medical Center
San Francisco, California
Cancer Treatment–Related Cognitive Changes

Anne Katz, RN, PhD
Clinical Nurse Specialist
CancerCare Manitoba
Winnipeg, Manitoba
Canada
Alterations in Sexuality; Reproductive Alterations

Alice S. Kerber, MN, RN, AOCN®
Clinical Nurse Specialist, Cancer Screening and Genetics
Saint Joseph's Hospital
Atlanta, Georgia
Ethical Issues Related to Cancer Therapy; Legal Issues Related to Cancer Therapy

Kristine B. LeFebvre, MSN, RN, AOCN®
Project Manager, Education Team
Oncology Nursing Society
Pittsburgh, Pennsylvania
Nursing Education and Management

Pamela J. Malloy, MN, RN, OCN®
End-of-Life Nursing Education Consortium (ELNEC) Project Director
American Association of Colleges of Nursing
Washington, District of Columbia
Definition of Cancer; Treatment Modalities; The Drug Development Process

Paula M. Muehlbauer, RN, MSN, OCN®
(at the time of this writing)
Clinical Nurse Specialist
National Institutes of Health
Bethesda, Maryland
(at the time of publication)
Clinical Nurse Specialist, VA Nursing Academy
VA San Diego Healthcare System
San Diego, California
Principles of Antineoplastic Therapy

Lisa Schulmeister, RN, MN, APRN-BC, OCN®, FAAN
Oncology Nursing Consultant
River Ridge, Louisiana
Extravasation

Nonniekaye Shelburne, RN, MS, AOCN®, CRNP
Clinical Nurse Specialist
National Institutes of Health
Bethesda, Maryland
Principles of Antineoplastic Therapy

Brenda K. Shelton, MS, RN, CCRN, AOCN®
Clinical Nurse Specialist
The Sidney Kimmel Comprehensive Cancer Center at Johns Hopkins Hospital
Baltimore, Maryland
Cardiovascular Toxicity; Pulmonary Toxicity

Stephanie Shields, PharmD
Pharmacy Manager
Peachtree Hematology and Oncology Consultants
Atlanta, Georgia
Table 5. Characteristics of Cytotoxic Agents

Janice L. Skinner, CRNP
Nurse Practitioner, Program Coordinator
Bone Marrow Transplant
The Sidney Kimmel Comprehensive Cancer Center at Johns Hopkins Hospital
Baltimore, Maryland
Neurotoxicity

Tracy Skripac, RN, MSN, AOCN®, CHPN
Project Manager, Education Team
Oncology Nursing Society
Pittsburgh, Pennsylvania
Hemorrhagic Cystitis; Nephrotoxicity

Michael Smart, RN, BSN, OCN®
Staff Nurse, Oncology
Huntsville Hospital
Huntsville, Alabama
Verification and Maintenance of Treatment as Planned

Michael Steinberg, PharmD, BCOP
Associate Professor of Pharmacy Practice
Massachusetts College of Pharmacy and Health Sciences
Worcester, Massachusetts
Table 7. Characteristics of Biologic Agents; Table 8. Characteristics of Targeted Therapies

Wendy Stiver, RN-BC, BSN, MA
Complex Care Coordinator
Alere
South Pasadena, California
Pretreatment; Treatment

Barbara J. Wilson, MS, RN, OCN®, AOCN®, ACNS-BC
Clinical Faculty
University of Mary
Bismarck, North Dakota
Myelosuppression: Introduction and Neutropenia

Laura Zitella, RN, MS, NP, AOCN®
Nurse Practitioner
Stanford Hospital and Clinics
Stanford, California
Post-Treatment Care

原著评审者

Janet Cogswell, MS, RN, ACNS-BC, AOCN®
Lead Coordinator, Outpatient Hematology-Oncology
VA New Jersey Healthcare System
East Orange, New Jersey

Eileen M. Glynn-Tucker, RN, MS
Nurse Educator and Consultant
Green Oaks, Illinois

Jean M. Rosiak, RN, MSN, ANP-BC, AOCNP®
Nurse Practitioner
Aurora Medical Group
Milwaukee, Wisconsin

Gail M. Sulski, RN, MS, FNP, AOCNP®
Bone Marrow Transplant Nurse Practitioner
City of Hope/Banner BMT Program
Phoenix, Arizona

声 明

Editors and authors of guidelines provided by the Oncology Nursing Society are expected to disclose to the participants any significant financial interest or other relationships with the manufacturer(s) of any commercial products.

A vested interest may be considered to exist if a faculty member is affiliated with or has a financial interest in commercial organizations that may have a direct or indirect interest in the subject matter. A "financial interest" may include, but is not limited to, being a shareholder in the organization; being an employee of the commercial organization; serving on an organization's speakers bureau; or receiving research from the organization. An "affiliation" may be holding a position on an advisory board or some other role of benefit to the commercial organization. Vested interest statements appear in the front matter for each offering.

Contributors are expected to disclose any unlabeled or investigational use of products discussed in their content.

This information is acknowledged solely for the information of the readers.

The contributors provided the following disclosure and vested interest information:

Janet Cogswell, MS, RN, ACNS-BC, AOCN®, EPIC speakers bureau (Millennium), faculty; Educational Concepts Group (Bayer and Onyx), faculty
Paul F. Davis, MSN, RN-C, AOCNS®, Amgen Inc., speaker
Anne Katz, RN, PhD, Pfizer Inc., honorarium
Kristine B. LeFebvre, MSN, RN, AOCN®, Oncology Nursing Society, employee
MiKaela Olsen, RN, MS, OCN®, Amgen Inc., speaker, honoraria
Martha Polovich, MN RN AOCN®, Carmel Pharma, honoraria and travel expenses
Lisa Schulmeister, RN, MN, APRN-BC, OCN®, FAAN, TopoTarget USA, paid consultant; Advogent, speaker (supported through an educational grant from Baxter); Infusion Nurses Society, honoraria
Brenda K. Shelton, MS, RN, CCRN, AOCN®, Amgen Inc., speakers bureau; Bristol-Myers Squibb, speaker bureaus and advisory board
Tracy Skripac, RN, MSN, AOCN®, CHPN, Oncology Nursing Society, contractual employee at the time of authorship, salaried employee at the time of publishing
Michael Steinberg, PharmD, BCOP, Pfizer Inc., speaker
Gail M. Sulski, RN, MS, FNP, AOCN®, Millennium Pharmaceuticals, speaker, honoraria; Amgen Inc., speaker, honoraria
Julie M. Whitford, RN BSN, OCN®, Amgen Inc., employee
Barbara J. Wilson, MS, RN, OCN®, AOCN®, ACNS-BC, Sanofi-Aventis, speakers bureau

译著序一

近年来，肿瘤学科发展十分迅速，人类对肿瘤的认知在各层面更加深入，诊疗手段更加复杂和多样化。技术的发展无疑大大提高了医疗能力，使肿瘤诊断更加精确高效，使治疗的选择更多、痛苦减少，患者依从性和生存质量提高。但技术进步同样带来一些新问题，例如对中晚期的患者，更多的治疗手段在多数情况下并不直接带来生存期的延长，这与诊疗成本的提高形成了反差；新技术的方便可及性使过度诊疗成为常态，"技术至上"使分科过细，使医生更容易关注局部，忽略全人甚至包括精神因素在内的"完整人"。总之，肿瘤仍然不是一个容易"根治"的疾病，尤其对多数中晚期患者，控制疾病发展，保证生存质量是治疗后的长期、更重要的医疗工作。

护理工作一直是医疗工作的重要组成部分。护士们与患者接触最为密切，他们执行医嘱给予药物，观察药物副作用，为患者提供各种措施预防和减轻毒性反应，教育患者学习自我管理的方法等。因此，护士在肿瘤的防治中担当着重要的角色。护士了解肿瘤治疗的理论，才能够预防或在第一时间识别不良反应，及早干预，那么一定会减轻患者的病痛，提高生活质量。

在国外，护理学科发展很快，既有更专业化的划分，也有整体护理的提升；既有遵医嘱的护理工作，也有护理工作主动独立发挥的内容。因此，高质量的护理工作改善了整个医疗工作质量及部分缓解了技术进步带来的弊端。尤其在保证医患关系上，护理工作是最重要的"缓冲剂"，护士们是医疗人文的重要生力军。

我国护理工作发展相对缓慢，在循证护理方面更是刚刚起步。但护理战线上的老师们一直积极进取，不断学习国外先进经验，改善自己的工作。此次由北京大学医学部牵头，全国六家三级甲等肿瘤专科医院的护理专业骨干们团结协作，翻译了《化学治疗与生物治疗实践指南及建议》（第3版），我想这是一件非常有意义的事情。它不仅在技术方法上是一部指南，更启示着护理工作在临床实践中的重要地位和价值。相信全国肿瘤领域的护士们一定能够在他人研究以及经验的基础上将我国的肿瘤护理事业推向一个新的高度。感谢所有参与该指南翻译以及给予无私帮助的各位医疗专家。

北京大学常务副校长
医学部常务副主任

2013年8月

译著序二

美国肿瘤护理学会（ONS）是全球肿瘤护理领域的权威组织，它致力于不断推进肿瘤护理专业的发展。自1984年《化学治疗与生物治疗实践指南及建议》第1版问世后，肿瘤治疗的护理已经发生了很大的改变，2009年ONS又出版了本指南的第3版。新版指南内容以化学治疗及生物治疗护理实践为主干，不仅系统介绍了抗肿瘤药物治疗原则、给药原则、药物急性反应以及如何进行患者管理等，还增加了靶向治疗和口服药物治疗相关内容，更新了皮肤护理、肺毒性反应和心脏毒性反应的护理，增加了治疗相关新理念和新观点。本指南涵盖范围广泛，实用性比较强，为医护人员在临床实践中提供基于循证医学证据的指导。

为了使国内广大护理人员及时了解国外化学治疗及生物治疗护理实践的最新进展，借鉴其先进经验，全国六家三级甲等肿瘤专科医院护理专家联合翻译了《化学治疗与生物治疗实践指南及建议》（第3版），希望对该指南的翻译能对我国肿瘤护理实践的规范化和标准化发展起到积极的促进作用。

由于时间仓促，翻译过程中难免存在不足之处，请广大读者指正。

最后，衷心地感谢积极参与该指南翻译的所有人员。

中国癌症基金会秘书长

2013年8月

译者前言

早在 2005 年我去美国医院参观学习时，当地医院护士赠送给我一本当年由美国肿瘤护理学会（ONS）编写出版的《化学治疗与生物治疗实践指南及建议》（第 2 版）。我如获至宝，想着国内的肿瘤科护士尚且缺少这样一本工具书，要是能够翻译过来就好了！存了这个心思，回国后我就和时任中华护理学会肿瘤护理专业委员会主任委员的徐波主任讨论这个想法，徐主任特别支持我，并把这项工作交由我来全权负责。很惭愧当时因为版权、费用等原因竟然就拖了下来，直至 2011 年我又得到了第 3 版的《化学治疗与生物治疗实践指南及建议》（2009 年出版），这一次我们邀请了北京大学医学出版社加入这项工作，由他们出面帮我们和对方出版社谈妥了版权和其他前期的各项事宜，使得我们顺利地开始了这本书的翻译工作。

由 ONS 编写出版的第 3 版《化学治疗与生物治疗实践指南及建议》，其目标是不断完善肿瘤临床护理实践，促进患者安全。该书在原有基础上加入了靶向治疗以及口服药物治疗的相关信息，并且更新了皮肤护理、肺毒性、心脏毒性和认知改变等内容，也加入了最新的图表和数字，以帮助护士获取最新获准的药物信息和最新的护理资讯。

这本书将近 400 页，共九章，如此大的工作量让我有些担心，所幸我们这个翻译团队有全国的肿瘤护理精英加盟，更有很多优秀医疗专家提供咨询，他们分别是来自北京大学医学部、北京大学肿瘤医院、中国医学科学院肿瘤医院、复旦大学附属肿瘤医院、中山大学肿瘤防治中心、湖南省肿瘤医院、福建省肿瘤医院的 30 余名护理人员以及其他专业人员，他们很多人都是利用业余时间进行翻译工作，付出了大量的心血。自 2011 年底启动翻译工作之后，2012 年上半年就陆续收到了大家发回的稿件。这本书的校对工作主要由我和孙丽秋承担，前后共校对了四次，但由于医学知识、翻译水平和文化限制，肯定会有许多不足之处，甚至可能存在错误，所以恳请大家采用批判性的态度阅读本书，多提宝贵意见，以帮助我们不断改进。

在这本书的翻译过程中，我们得到了很多专家无私的帮助，比如北京大学医学部医院管理处处长张俊教授、北京大学基础医学院黄晶副教授、北京大学护理学院杨萍副教授、北京大学第一医院鲍圣德教授、北京大学第三医院冯云教授、北京大学肿瘤医院张晓鹏、王洁、张青云、赵军、安彤同教授等。还要特别感谢北京大学肿瘤医院药剂科杨锐教授，本书中涉及的药物名称以及相关信息都是由她亲自翻译的。正是有了他们的支持，才使得翻译工作能够顺利完成。

该书共分为九章，分别是概述、癌症治疗目标与责任、抗肿瘤治疗原则、给药基本原则、细胞毒性药物治疗的急性反应、癌症治疗患者的护理、癌症治疗的副作用、治疗后护理、护理培训与管理，最后还有九个附录，内容非常全面，严格遵循循证医学的理念，引用了大量研究数据，相信一定能够在实际工作中对护理管理者、肿瘤科护士有所帮助。毕竟本书出版于 2009 年，有一些药品或者理念还在不断更新，希望大家结合实际工作进行取舍。

在这本书即将出版之际，感谢北京大学医学部医院管理处各位领导和同事的支持，感谢各医院翻译人员的辛苦付出。这本书的顺利出版，离不开北京大学医学出版社的热情帮助，在此一并致以诚挚的谢意。

在翻译过程中，我们对个别名词或术语的译法可能有把握不准确的地方，恳请广大读者多提宝贵意见和建议，期待着进一步的修改。

丁 玥

2013 年 8 月

原著前言

肿瘤护理学会（ONS）出版的《化学治疗与生物治疗实践指南及建议》目前已经是第3版。自1984年第1版化疗相关版本出版以来，肿瘤护理学会在指导肿瘤护理临床实践方面起着重要的作用。该出版物的目标是不断完善肿瘤临床护理实践，促进患者安全。25年后，该指南为高质量的癌症护理的传播奠定了基础。然而肿瘤护理学会不是一个管理机构，因此对哪一种方法可以被认为是"标准的护理"不能做出决定。该指南所包含的内容和信息是以事实和研究为基础的。在指南所提供的信息的基础上，每个医疗机构或实践机构需要自己做出决定是否在该治疗护理方案中加入其他药物、护理或治疗。

自2005年版指南出版以来，癌症治疗护理已经在不断改变，作者和编者提供最新的信息来反映这一进步。靶向治疗和口服药物治疗的相关内容已得到扩展。皮肤护理、肺毒性反应和心脏毒性反应护理也同样得到更新，也加入了与治疗相关的认识改变的内容。新的图表和数字代替了原先的图表，以提供最新获准的药物信息和最新的护理资讯。

肿瘤护理学会衷心地感谢为该指南以前和现在的版本做出贡献的编者和作者。该指南已经通过外部审稿专家以及受过化学治疗和生物治疗培训的专业人员的严格审阅。感谢积极参与该指南的准备和出版工作的所有成员。

缩略语

ACE angiotensin-converting enzyme 血管紧张素转化酶

ADL activity of daily living 日常生活活动

AHRQ Agency for Healthcare Research and Quality 医疗保健研究和质量机构

AIDS acquired immunodeficiency syndrome 获得性免疫缺陷综合征

AJCC American Joint Committee on Cancer 美国癌症联合委员会

AML acute myeloid leukemia 急性髓系白血病

ANC absolute neutrophil count 中性粒细胞绝对计数

APHON Association of Pediatric Hematology / Oncology Nurses 儿科血液/肿瘤科护士协会

APOE apolipoprotein E 载脂蛋白 E

ARB angiotensin-receptor blocker 血管紧张素受体阻滞剂

ASCO American Society of Clinical Oncology 美国临床肿瘤学会

ASHP American Society of Health-System Pharmacists 美国卫生系统药剂师协会

AUC area under the plasma concentration versus time curve 血浆浓度时间曲线下面积

BCG bacillus Calmette-Guerin 卡介苗

BID twice daily 每日 2 次

BMT bone marrow transplant 骨髓移植

BRAT bananas, rice, apples or applesauce, toast 香蕉, 大米, 苹果或苹果泥, 烤面包

BRCA1 breast cancer 1 gene 家族性乳腺癌基因 -1

BRCA2 breast cancer 2 gene 家族性乳腺癌基因 -2

BSA body surface area 体表面积

BSC biologic safety cabinet 生物安全柜

BUN blood urea nitrogen 血尿素氮

C Celsius 摄氏

CBC complete blood count 全血细胞计数

cc cubic centimeter 立方厘米

CFR Code of Federal Regulations 联邦管理法规

cGY centigray；unit of absorbed radiation dose equal to one hundredth of a gray 厘戈瑞；吸收的辐射剂量相当于一个戈瑞的百分之一的单位

CHF congestive heart failure 充血性心力衰竭

CHOP cyclophosphamide, doxorubicin, vincristine, prednisone 环磷酰胺, 多柔比星, 长春新碱, 泼尼松

CIN chemotherapy-induced neutropenia 化疗引起的中性粒细胞减少

CINV chemotherapy-induced nausea and vomiting 化疗引起的恶心和呕吐

CN cranial nerve 颅神经

CNS central nervous system 中枢神经系统

COG Children's Oncology Group 儿童肿瘤学组

CR complete response 完全缓解

CrCl creatinine clearance 肌酐清除率

CSF colony-stimulating factor 集落刺激因子

CT computed tomography 计算机断层扫描

CTCAE Common Terminology Criteria for Adverse Events 不良事件的通用术语标准

CTEP Cancer Therapy Evaluation Program 癌症治疗评估方案

CTZ chemoreceptor trigger zone 化学感受器触发区

CVAD central vascular access device 中心血管通路装置

CVC central venous catheter 中心静脉导管

CXR chest x-ray 胸部 X 线

D5W 5% dextrose in water 5% 葡萄糖溶液

DHHS U.S. Department of Health and Human Services 美国健康和人类服务署

dl deciliter 分升

DNA deoxyribonucleic acid 脱氧核糖核酸

EAB ethics advisory board 伦理顾问委员会

ECG electrocardiogram 心电图

ECOG Eastern Cooperative Oncology Group 东部肿瘤协作组

EGF epidermal growth factor 表皮生长因子

EGFR epidermal growth factor receptor 表皮生长因子受体

EGFRI epidermal growth factor receptor inhibitor 表皮生长因子受体抑制剂

EORTC European Organisation for Research and Treatment of Cancer 欧洲癌症研究和治疗机构

EPO erythropoietin 促红细胞生成素

ER/PR estrogen receptor / progesterone receptor 雌激素受体 / 黄体酮受体

ESA erythropoiesis-stimulating agent 红细胞生成刺激剂

5-FU 5-fluorouracil 氟尿嘧啶

5HT₃ 5-hydroxytryptamine-3 (serotonin) 5- 羟色胺 -3（血清素）

FACT Functional Assessment of Cancer Therapy evaluation tool 癌症治疗功能评估的评估工具

FDA U.S. Food and Drug Administration 美国食品和药物管理局

fl femtoliter 飞升

g gram 克

G-CSF granulocyte-colony-stimulating factor 粒细胞集落刺激因子

GFR glomerular filtration rate 肾小球滤过率

GI gastrointestinal 胃肠道

GM-CSF granulocyte macrophage-colony-stimulating factor 粒细胞-巨噬细胞集落刺激因子

GVHD graft-versus-host disease 移植物抗宿主病

Gy gray；universal unit of absorbed radiation dose 戈瑞；普遍吸收的辐射剂量的单位

Hct hematocrit 血细胞比容

HD hazardous drug 危险药物

HEPA high-efficiency particulate air 高效空气过滤器

HER human epidermal growth factor receptor 人表皮生长因子受体

Hg mercury 汞

Hgb hemoglobin 血红蛋白

HIV human immunodeficiency virus 人免疫缺陷病毒

HPV human papillomavirus 人乳头状瘤病毒

h hour 小时

HSC hematopoietic stem cell 造血干细胞

HSCT hematopoietic stem cell transplant 造血干细胞移植

IARC International Agency for Research on Cancer 国际癌症研究机构

IC informed consent 知情同意

IFN interferon 干扰素

Ig immunoglobulin 免疫球蛋白

IL interleukin 白细胞介素

ILD interstitial lung disease 间质性肺病

IM intramuscular 肌内注射

INS Infusion Nurses Society 输液护士协会

IP intraperitoneal 腹腔

IRB institutional review board 伦理委员会

IT intrathecal 鞘内

ITP immune thrombocytopenic purpura 免疫性血小板减少性紫癜

IU international units 国际单位

IV intravenous 静脉注射

IVF in vitro fertilization 体外受精

JCAHO Joint Commission on Accreditation of Healthcare Organizations 医疗组织鉴定联合委员会

KPS Karnofsky Performance Status 行为状态评分，卡氏评分

L liter 升

LAR legally authorized representative 合法授权代表

LFT liver function test 肝功能试验

LVEF left ventricular ejection fraction 左心室射血分数

m meter 米

MASCC Multinational Association of Supportive Care in Cancer 癌症支持治疗多国协作组织

μg microgram 微克

MCV mean corpuscular volume 平均红细胞体积

MD medical doctor 医学博士，医生

MDR multidrug resistance 多药耐药

MDS myelodysplastic syndrome 骨髓增生异常综合征

mEq milliequivalent 毫当量（注：换算为mol，1mol=1当量÷离子价数）

mg milligram 毫克

MHC major histocompatibility complex 主要组织相容性复合体

μ micro 微

min minute 分钟

ml milliliter 毫升

mmol millimole 毫摩尔

MoAb monoclonal antibody 单克隆抗体

MOPP mechlorethamine, vincristine, procarbazine, prednisone 二氯甲基二乙胺，长春新碱，丙卡巴肼，泼尼松

MSDS material safety date sheet 材料安全日期表

ms millisecond 毫秒

mTOR mammalian target of rapamycin 西罗莫司靶蛋白

MUGA multigated acquisition scan 多门控采集扫描

NCCN National Comprehensive Cancer Network 美国国家综合癌症网络

NCI National Cancer Institute 美国国家癌症研究所

NF-κB nuclear factor-κB 核因子-κB

NHL non-Hodgkin lymphoma 非霍奇金淋巴瘤

NIH National Institutes of Health 美国国立卫生研究院

NIOSH National Institutes for Occupational Safety and Health 国家职业安全与卫生研究所

NK natural killer 自然杀伤细胞

NKT cells that have markers of both NK cells and T cells 同时具有NK细胞和T细胞标记的一类细胞

NO nitric oxide 一氧化氮

NP nurse practitioner 执业护士

NPO nothing by mouth 禁食

NRC U.S. Nuclear Regulatory Commission 美国核管理委员会

NS normal saline 生理盐水

NSAID nonsteroidal anti-inflammatory drug 非甾体类抗炎药

NSCLC non-small cell lung cancer 非小细胞肺癌

OHRP Office for Human Research Protections 人类研究保护办公室

ONS Oncology Nursing Society 肿瘤护理学会

OSHA Occupational Safety and Health Administration 职业安全及健康管理

OTC over the counter 非处方药

P & P policy and procedure 工作准则与工作规程

PBPC peripheral blood progenitor

cell 外周血干细胞
PD progressive disease 进展期疾病
PDE5 phosphodiesterase-5 磷酸二酯酶-5
PEC primary engineering control 主要工程控制
P-gp p-glycoprotein P-糖蛋白
PICC peripherally inserted central catheter 经外周置入中心静脉导管
PO oral 口服
PPE personal protective equipment 个人防护用品
PR partial response 部分缓解
PT prothrombin time 凝血酶原时间
PTT partial thromboplastin time 部分凝血活酶时间
QID four times daily 每天4次
QOL quality of life 生活质量
RBC red blood cell 红细胞
RCCT randomized controlled clinical trial 随机对照临床试验
RDI relative dose intensity 相对剂量强度
RECIST Response Evaluation Criteria in Solid Tumors 实体瘤疗效评价标准

RIT radioimmunotherapy 放射免疫治疗
RNA ribonucleic acid 核糖核酸
RSO radiation safety officer 防辐射安全官
RTK receptor tyrosine kinases 酪氨酸激酶受体
SC subcutaneous 皮下
SCr serum creatinine 血肌酐
SD stable disease 病情稳定
SIADH syndrome of inappropriate antidiuretic hormone 抗利尿激素分泌失调综合征
SSRI selective serotonin reuptake inhibitor 选择性5-羟色胺再摄取抑制剂
TB tuberculosis 肺结核
TBI total body irradiation 全身照射
T_C cytotoxic T cells 细胞毒性T细胞
T_H helper T cells 辅助性T细胞
TID three times daily 每日3次
TLS tumor lysis syndrome 肿瘤溶解综合征
T_M memory T cells 记忆T细胞

TNF tumor necrosis factor 肿瘤坏死因子
TNM tumor, node, metastasis staging classification for solid tumors 实体肿瘤的肿瘤原发灶、淋巴结、转移分期分级
T_{reg} T regulatory cells 调节性T细胞
T_s suppressor T cells 抑制性T细胞
USP United States Pharmacopeia 美国药典
VA vestibular apparatus 前庭器官
VAD vascular access device 血管通路装置
VC vomiting center 呕吐中枢
VEGF vascular endothelial growth factor 血管内皮生长因子
VEGFR vascular endothelial growth factor receptor 血管内皮生长因子受体
VOD veno-occlusive disease 静脉闭塞性疾病
VTE venous thromboembolism 静脉血栓栓塞
WBC white blood cell 白细胞
WHO World Health Organization 世界卫生组织

药物的通用名和商品名

下表所列药物并不全面，多家公司可能生产和销售同名药物，直到截稿时我们仍不断努力，尽量确保信息准确性。然而产品与厂家信息经常变化，因此，出版社与编者均不能保证下表的准确性。使用这些信息前请确认相关资料是否更新。所引用的商品名仅适用于美国。所列产品并非全部用于美国。本表所列举的并非是药品的最终商品名或产品签注。

Aldesleukin（IL-2，Chiron Corporation；Proleukin®，Novartis Oncology）阿地白介素

Alemtuzumab（anti-CD52，Campath®，Bayer HealthCare Pharmaceuticals Inc.）阿仑珠单抗

Altretamine（Hexalen®，MGI Pharma Inc.）六甲蜜胺

Amphadase™[bovine]（hyaluronidase injection，Amphastar Pharmaceuticals）Amphadase™[牛源性]（玻璃酸酶注射剂）

Arsenic trioxide（Trisenox®，Cephalon）三氧化二砷

Asparaginase（Elspar®，Merck）门冬酰胺酶

Azacitidine（Vidaza®，Celgene Corporation）阿扎胞苷

Bendamustine（Treanda®，Cephalon）苯达莫司汀

Bevacizumab（anti-VEGF，Avastin®，Genentech）贝伐珠单抗

Bexarotene（Targretin®，Eisai Inc.）贝沙罗汀

Bismuth Subsalicylate（Pepto-Bismol®，Procter & Gamble）次水杨酸铋

Bleomycin（Blenoxane®，Bristol-Myers Squibb）博来霉素

Bortezomib（Velcade®，Millennium Pharmaceuticals）硼替佐米

Bupropion（Wellbutrin®，GlaxoSmithKline）安非他酮

Busulfan（Oral：Myleran®，GlaxoSmithKline；IV：Busulfex®，Otsuka Pharmaceuticals）白消安

Calcium polycarbophil（Equalactin®，Numark Laboratories；FiberCon®，Wyeth Consumer Healthcare）聚卡波非钙

Capecitabine（Xeloda®，Hoffmann-LaRoche, Inc.）卡培他滨

Carboplatin（Paraplatin®，Bristol-Myers Squibb）卡铂

Carmustine（BiCNU®，Bristol-Myers Squibb；Gliadel®，MGI Pharma Inc.）卡莫司汀

Cetuximab（Erbitux®，ImClone Systems）西妥昔单抗

Chlorambucil（Leukeran®，GlaxoSmithKline）苯丁酸氮芥

Cisplatin（Platinol®，Bristol-Myers Squibb）顺铂

Cladribine（Leustatin®，Ortho Biotech）克拉屈滨

Clindamycin（Cleocin®，Pharmacia & Upjohn；Clindaderm®，Paddock Laboratories Inc.）克林霉素

Clofarabine（Clolar™，Genzyme）氯法拉滨

Cyclophosphamide（Cytoxan®，Bristol-Myers Squibb）环磷酰胺

Cytarabine（cytosine arabinoside，ARAC，Cytosar-U®，Teva Parenteral Medicines）阿糖胞苷

Cytarabine liposomal（DepoCyt®，Pacira Pharms, Inc.）阿糖胞苷脂质体

Dacarbazine（DTIC®，Bayer HealthCare Pharmaceuticals Inc.）达卡巴嗪

Dactinomycin（actinomycin D，Cosmegen®，Ovation Pharmaceuticals, Inc.）放线菌素D

Darbepoetin（Aranesp®，Amgen Inc.）促红细胞生成素

Dasatinib（Sprycel®，Bristol-Myers Squibb）达沙替尼

Daunorubicin（daunomycin，Cerubidine®，Bedford Laboratories，Sanofi-Aventis，and Wyeth Ayerst）柔红霉素

Daunorubicin citrate liposomal（DaunoXome®，Diatos, S.A.）柔红霉素枸橼酸盐脂质体

Decitabine（Dacogen®，MGI Pharma Inc.）地西他滨

Denileukin diftitox（Ontak®，Ligand Pharmaceuticals Inc.，Seragen）地尼白介素2

Dexrazoxane for injection（Totect®，TopoTarget；Zinecard®，Pfizer Inc.）右丙亚胺注射液

Diphenoxylat HCl（Lomotil®，Pfizer Inc.）盐酸地芬诺酯

Docetaxel（Taxotere®，Sanofi-Aventis）多西他塞

Doxorubicin（Adriamycin®，Pharmacia & Upjohn；Rubex®[DSC]，Bristol-Myers Squibb）多柔比星

Doxorubicin liposomal（Doxil®，Ortho Biotech）多柔比星脂质体

Eculizumab（Soliris®，Alexion Pharmaceuticals, Inc.）依库珠单抗

Epinephrine（EpiPen® Auto-Injector，

Dey，L.P.）肾上腺素

Epirubicin（Ellence®，Pfizer Inc.）表柔比星

Epoetin alfa（Epogen®，Procrit®，Amgen Inc.）促红素 α

Erlotinib（Tarceva®，OSI Pharmaceuticals，Inc.）厄洛替尼

Etoposide（VP-16，VePesid®，Etopophos®，Bristol-Myers Squibb）依托泊苷

Filgrastim（G-CSF，Neupogen®，Amgen Inc.）非格司亭

Floxuridine（FUDR®，Hospira）氟脲苷

Fludarabine（Fludara®，Bayer HealthCare Pharmaceuticals Inc.）氟达拉滨

Fluorouracil（5-fluorouracil，5-FU，Adrucil®，Pharmacia & Upjohn，and Teva Parenteral Medicines）氟尿嘧啶

Gefitinib（Iressa®，AstraZeneca）吉非替尼

Gemcitabine（Gemzar®，Eil Lilly and Co.）吉西他滨

Gemtuzumab ozogamicin（anti-CD33，Mylotarg®，Wyeth Pharmaceuticals）吉妥珠单抗奥加米星

Granisetron transdermal（Sancuso®，ProStrakan）经皮用格拉司琼

Human papillomavirus quadrivalent (types6, 11, 16 and18), Vaccine, recombinant（Gardasil®，Merck）人乳头瘤病毒属四价体（6、11、16和18型）菌苗重组体

Hyaluronidase human injection (recombinant)（Hylenex®，Baxter Healthcare Corporation）人玻璃酸酶注射液（重组体）

Hyaluronidase injection（Hydase™，Akorn Inc.）玻璃酸酶注射液

Hydroxyurea（Hydrea®，Bristol-Myers Squibb；Mylocel®，Barr Laboratories Inc.）羟基脲

Ibritumomab tiuxetan（anti-CD20 antibody，Zevalin®，IDEC Pharmaceuticals Corporation）替伊莫单抗

Idarubicin（Idamycin®，Pharmacia & Upjohn）伊达比星

Ifosfamide（Ifex®，Bristol-Myers Squibb）异环磷酰胺

Imatinib mesylate（Gleevec®，Novartis Oncology）甲磺酸伊马替尼

Interferon alfa-2a（Roferon-A®，Hoffmann-La Roche, Inc.）干扰素 α-2a

Interferon alfa-2b（Intron A®，Schering-Plough）干扰素 α-2b

Interferon gamma（Actimmune®，Intermune）干扰素 γ

Interleukin-2（Aldesleukin，Proleukin®，Novartis Oncology）白细胞介素 -2

Intracorporeal injections（Caverject®，Pfizer Inc.；Trimix）体内注射液

Intraurethral pellets（MUSE®，Vivus Pharmaceuticals）尿道内的沉淀物

Irinotecan（Camptosar®，Pfizer Inc.）伊立替康

Ixabepilone（Ixempra®，Bristol-Myers Squibb）伊沙匹隆

Lapatinib（Tykerb®，GlaxoSmithkline）拉帕替尼

Lenalidomide（Revlimid®，Celgene Corporation）来那度胺

Levamisole（Eramisol®，Janssen Pharmaceuticals）左旋咪唑

Lomustine（CeeNu®，Bristol-Myers Squibb）洛莫司汀

Loperamide（Imodium® A-D，McNeil-PPC, Inc.）洛哌丁胺

Mechlorethamine（nitrogen mustard，Mustargen®，Ovation Pharmaceuticals, Inc.）氮芥

Megestrol acetate（Megace®，Bristol-Myers Squibb）醋酸甲地孕酮

Melphalan（Alkeran®，GlaxoSmithKline）美法仑

Mercaptopurine（6-MP，Purinethol®，Teva Pharmaceuticals）巯嘌呤

Methotrexate（MTX，Rheumatrex®；STA-DA Pharmaceuticals，Inc.；Trexall™，Duramed Pharmaceuticals, Inc.）甲氨蝶呤

Methylphenidate（Ritalin®，Novartis Pharmaceuticals Corp.）哌甲酯

Minocycline（Minocin®，Triax Pharmaceuticals，and Lederle Laboratories）米诺环素

Mitomycin（Mutamycin®，Bristol-Myers Squibb）丝裂霉素

Mitotane（Lysodren®，Bristol-Myers Squibb）米托坦

Mitoxantrone（Novantrone®，EMD Serono，Inc.）米托蒽醌

Modafinil（Provigil®，Cephalon）莫达非尼

Mupirocin（Bactroban®，GlaxoSmithKline）莫匹罗星

Nelarabine（Arranon®，GlaxoSmithKline）奈拉滨

Nilotinib（Tasigna®，Novartis Oncology）尼洛替尼

Octreotide（Sandostatin®，Novartis Oncology）奥曲肽

OncoVAX®（Vaccinogen，Inc.）

Oprelvekin（IL-11，Neumega®，Wyeth Pharmaceuticals）奥普瑞白介素

Oxaliplatin for injection（Eloxatin®，Sanofi-Aventis）奥沙利铂注射液

Paclitaxel（Taxol®，Bristol-Myers Squibb）紫杉醇

Paclitaxel protein-bound particles; albumin-bound（Abraxane™，Abraxis BioSciences，with AstraZeneca）紫杉醇蛋白质结合粒子

Palifermin（rHuKGF，Kepivance®，Amgen Inc.）帕利夫明

Panitumumab（Vectibix®，Amgen Inc.）帕尼单抗

Paroxetine（Paxil®，GlaxoSmithKline）帕罗西汀

Pegaspargase（Oncaspar®，Enzon

Pharmaceuticals）培门冬酶

Pegfilgrastim（Neulasta®，Amgen Inc.）培非司亭

Pemetrexed（Alimta®，Eli Lilly and Co.）培美曲塞

Pentostatin（Nipent®，Hospira）喷司他丁

Pertuzumab（Omnitarg™，Genentech）培妥珠单抗

Procarbazine（Matulane®，Sigma Tau Pharmaceuticals）丙卡巴肼

Rituximab（anti-CD20 antibody，Rituxan®，Genentech，and IDEC Pharmaceuticals Corporation）利妥昔单抗

Romiplostim（Nplate™，Amgen Inc.）罗米司亭

Sargramostim（GM-CSF，Leukine®，Bayer HealthCare Pharmaceuticals Inc.）沙格司亭

6-mercaptopurine（Purinethol®，Teva Pharmaceuticals）6-巯嘌呤

Sorafenib（Nexavar®，Bayer HealthCare Pharmaceuticals Inc.）索拉非尼

Streptozocin（Zanosar®，Teva Pharmaceuticals）链佐星

Sunitinib（Sutent®，Pfizer Inc.）舒尼替尼

Temozolomide（Temodar®，ScheringPlough）替莫唑胺

Temsirolimus（Torisel®，Wyeth Pharmaceuticals）坦罗莫司

Teniposide（VM-26，Vumon®，Bristol-Myers Squibb）替尼泊苷

Thalidomide（Thalomid®，Celgene Corporation）沙利度胺

Thioguanine（6-thioguanine，6-TG，GlaxoSmithKline）硫鸟嘌呤

Thiotepa（Thioplex®，Amgen Inc.）塞替派

Topotecan（Hycamtin®，GlaxoSmithKline）拓扑替康

Tositumomab l-131（Bexxar®，GlaxoSmithKline）托西莫单抗

Trastuzumab（anti-HER2 antibody，Herceptin®，Genentech）曲妥珠单抗

Trimetrexate（Neutrexin®，MedImmune）三甲曲沙

Uracil and Tegafur（UFT®，Bristol-Myers Squibb）尿嘧啶和替加氟

Valrubicin（Valstar®，Indevus Pharmaceuticals，Inc.）戊柔比星

Vinblastine（Velban®，Eli Lilly and Co.）长春碱

Vincristine（Oncovin®，Eli Lilly and Co.；Vincasar PFS®，Teva Parenteral Medicines）长春新碱

Vinorelbine（Navelbine®，Pierre Fabre）长春瑞滨

Vitrase®[ovine]（hyaluronidase injection，ISTA Pharmaceuticals）（羊源）玻璃酸酶

Vorinostat（Zolinza®，Merck）伏立诺他

Warfarin（Coumadin®，Bristol-Myers Squibb）华法林

其他的商品名产品：

Alpha-keri®，Novartis Consumer Health

Ambu® bag，Ambu Inc.

Anthelios®，La Roche-Posay

Aquaphor®，Beiersdorf，Inc.

Aveeno® oatmeal bath，Johnson & Johnson Consumer Companies，Inc.

Basis® soap，Beiersdorf，Inc.

Cetaphil®，Galderma Laboratories，Inc.

Cremophor®，BASF Corp.

Dermablend®，Recovery Elements

Dove®，Unilever

Ensure®，Ross Products

Gelclair®，EKR Therapeutics，Inc.

Ivory®，Procter & Gamble

Lubriderm®，Johnson & Johnson

Mylanta®，Johnson & Johnson and Merck Consumer Pharmaceuticals Co.

Neutrogena®，Neutrogena

Neutrogena Norwegian Formula® hand cream，Neutrogena

Nivea®，Beiersdorf，Inc.

PhaSeal®，Carmel Pharma，Inc.

Replens®，Lil' Drug Store Products，Inc.

Vacutainer®，Beckton Dickinson & Co.

Vaseline Intensive Care® Advanced Healing Lotion，Unilever

目　录

- **I. 概述** ··· 1
  - A. 癌症的定义 ··· 1
  - B. 治疗模式 ··· 2
  - C. 药物发展历程 ··· 4
  - D. 癌症治疗相关的伦理问题 ··· 11
  - E. 癌症治疗相关的法律问题 ··· 12

- **II. 癌症治疗目标与责任** ··· 17
  - A. 癌症治疗目标（Otto，2007） ··· 17
  - B. 治疗反应的影响因素 ··· 17
  - C. 治疗策略 ··· 18
  - D. 效果评价 ··· 19

- **III. 抗肿瘤治疗原则** ··· 25
  - A. 细胞生命周期 ··· 25
  - B. 化学治疗药物 ··· 26
  - C. 免疫系统功能 ··· 26
  - D. 免疫反应类型 ··· 26
  - E. 细胞免疫系统 ··· 28
  - F. 肿瘤逃逸机制 ··· 29
  - G. 生物治疗原则 ··· 30
  - H. 生物治疗分类 ··· 30
  - I. 放射免疫治疗（RIT）原则 ··· 32
  - J. 毒素共轭分子 ··· 33
  - K. 生物治疗药物的应用 ··· 33
  - L. 生物治疗药物的支持性应用 ··· 33
  - M. 生物治疗机制 ··· 33
  - N. 血管生成和抗血管生成药物 ··· 34

- **IV. 给药基本原则** ··· 73
  - A. 安全处理 ··· 73
  - B. 治疗计划的确定与维持 ··· 84
  - C. 治疗前处理 ··· 93
  - D. 治疗 ··· 95

- **V. 细胞毒性药物治疗的急性反应** ··· 105
  - A. 外渗 ··· 105
  - B. 刺激性 ··· 110
  - C. 潮红反应 ··· 111
  - D. 急性输液反应 ··· 111
  - E. 患者与家属健康教育 ··· 114

- **VI. 癌症治疗患者的护理** ··· 117
  - A. 患者教育 ··· 117

  B．治疗依从性 ··· 118
  C．药物毒性管理 ··· 118

Ⅶ．癌症治疗的副作用 ·· **121**
  A．骨髓抑制 ··· 121
  B．胃肠道和黏膜不良反应 ··· 146
  C．皮肤毒性 ··· 182
  D．脱发 ·· 197
  E．心血管毒性 ··· 200
  F．肺毒性 ·· 231
  G．出血性膀胱炎 ··· 255
  H．肝毒性 ·· 259
  I．肾毒性 ··· 266
  J．神经毒性 ··· 274
  K．肿瘤治疗相关的认知改变 ··· 284
  L．眼毒性 ·· 300
  M．胰腺炎：胰腺的炎症 ··· 310
  N．疲乏 ·· 311
  O．性功能改变 ··· 315
  P．生育功能改变 ··· 320

Ⅷ．治疗后护理 ·· **325**
  A．一般原则 ··· 325
  B．影响的分类 ··· 326
  C．继发性恶性肿瘤 ·· 326
  D．合作管理 ··· 339
  E．预防性筛查建议 ·· 340
  F．患者和家庭教育 ·· 340
  G．专业人员的教育 ·· 340
  H．护理评估 ··· 340

Ⅸ．护理培训与管理 ·· **343**
  A．临床实践 ··· 343
  B．制度与程序 ··· 344
  C．抗肿瘤药物安全管理问题与护理实践和患者安全密切相关 ······················· 344
  D．记录 ·· 345

附录 ·· **347**
  附录 1．护理记录单 ··· 347
  附录 2．化学治疗护理记录单 ·· 351
  附录 3．居家患者化学治疗的安全管理 ·· 353
  附录 4．外渗 ··· 355
  附录 5．临床护理实践评价——第一部分 ·· 356
  附录 6．临床护理实践评价——第二部分 ·· 357
  附录 7．肿瘤护理学会致力于培训那些为化疗与生物治疗患者提供给药与照顾的注册护士 ··· 358
  附录 8．知情同意书 ··· 359
  附录 9．外渗处理流程 ··· 360

索引 ·· **361**

I. 概述

A. 癌症的定义

1. 历史上，癌症被描述成一大组具有某些或全部以下特征的恶性疾病（Merkle & Loescher, 2005；Volker, 2005）。
   a) 由一系列细胞和/或基因改变或易位导致的异常细胞增殖。
   b) 细胞生长和分裂缺乏控制，导致肿瘤形成和浸润紧邻肿瘤细胞的组织。
   c) 具有向远处扩散（转移）和形成继发性肿瘤的能力。
   d) 可影响身体任何组织。
   e) 可逃避细胞自然死亡（凋亡）。

2. 目前，随着对分子和细胞活动的新发现，认为癌症只是源于脱氧核糖核酸（DNA）改变所引起的基因错误或异常表达而导致的几种疾病（Loescher & Whitesell, 2003）。
   a) DNA 转录成单链信使核糖核酸（RNA）的过程发生了改变。
   b) 当异常信使 RNA 存在时，氨基酸的合成发生改变，同时蛋白质结构也出现异常。

3. Loescher 和 Whitesell（2003）指出，正常细胞由于以下原因可能发生变化：
   a) 自发转化：无确定原因，但细胞特征符合典型的癌细胞特征。
   b) 暴露于化学或物理致癌物：我们一直在研究环境因素，如石棉、苯、辐射、烟草、砷、镍和化学治疗药物等慢性或职业暴露，这些被指与癌症发展有关。美国国家职业安全与卫生研究所（NIOSH）在 2005 年确定了 135 种致癌物质 [NIOSH, 2005；Olsen, 2005；U.S.Department of Health and Human Services（DHHS），2005a，2005b；World Health Organization（WHO），2008]。
   c) 基因改变：DNA 序列中碱基对的突变是永久性改变，从而导致产生具有恶性特征的细胞。有些突变无关紧要，但有些可引起恶性细胞的增殖，从而形成肿瘤。TP53 就是肿瘤抑制基因在许多癌症中突变的一个例子（Giarelli, Jacobs, & Jenkens, 2002；Loescher & Whitesell, 2003；National Cancer Institute[NCI], n.d.；Volker, 2005）。
   d) 病毒暴露：病毒可导致细胞基因改变，例如人乳头瘤病毒（HPV）是引起宫颈癌的主要原因（NCI, 2006b）。

4. 图 1 概述了基因改变可能导致肿瘤形成的过程。这些细胞特性的变化会使其细胞学、细胞膜、生长和发育等各个方面发生改变。

5. 分级和分化：分化是基于肿瘤细胞与正常细胞在结构和成熟度方面有多大程度的相似度而定的。它是正常细胞从发育直到完全成熟和具有完整功能的过程。通过活组织检查或手术切除获取细胞组织，由细胞病理学家进行检查。癌细胞与其周围正常组织的细胞表现不同。随着时间改变，肿瘤分化水平可以不同，而且单个肿瘤里可以同时存在不同分化等级的细胞。分级越高，肿瘤恶性程度越高（Greene et al., 2002；Omerod, 2005）。
   a) GX——分化程度不能确定
   b) G1——分化良好（与起源细胞相似）
   c) G2——中度分化
   d) G3——低分化（与起源细胞相似程度很低）
   e) G4——未分化（无法鉴别起源细胞）

6. 分期：进行肿瘤分期的目的是通过评估原发肿瘤的位置和大小来确定疾病的程度、淋巴结侵犯的范围以及有无远处转移。医生据此能够明确诊断，制订最佳治疗方案，确定适合患者的临床试验。肿瘤分

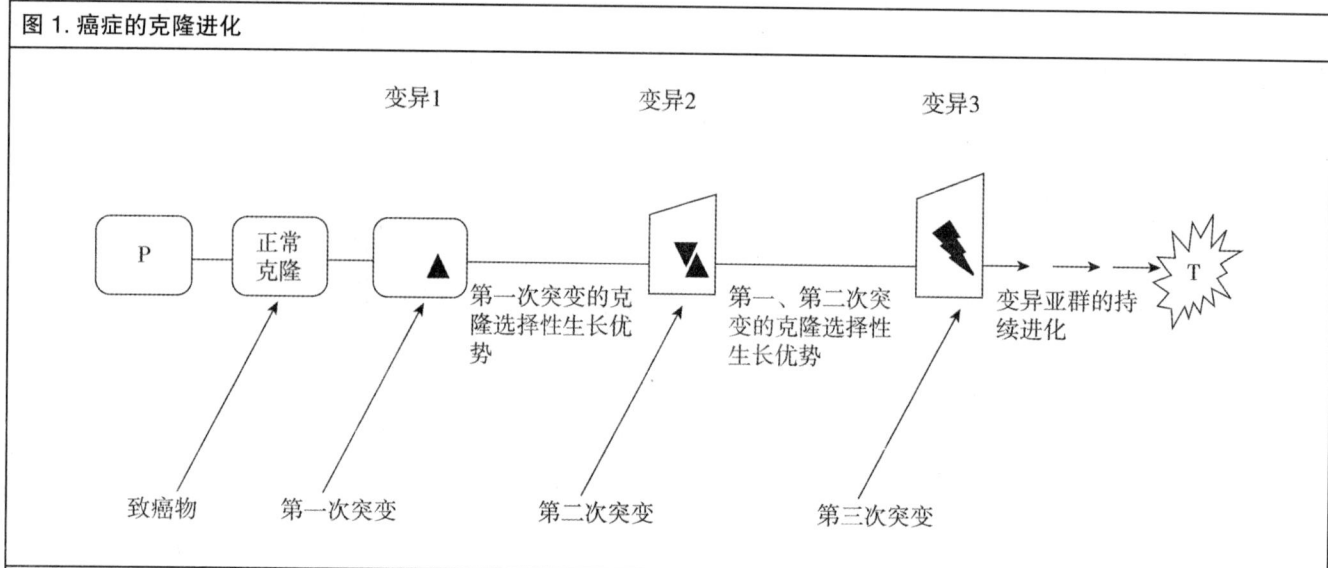

图1. 癌症的克隆进化

肿瘤发展中的特定基因改变可以涵盖从基因突变到主要染色体畸变（遗传不稳定性）。上图阐明了致癌物引导的发生在正常起源细胞P上的基因改变，正常起源细胞P产生有选择性生长优势的细胞，克隆扩展从此开始。在这种情况下，基因突变产生变异细胞。由于变异细胞的代谢和免疫能力都处于劣势，所以大部分都不能存活。如果某个变异细胞具有选择性优势，其后代就会成为优势亚群，直到出现新的变异。由于遗传不稳定性，每个肿瘤（T）变异亚群的选择顺序有所不同。这种遗传不稳定性可能会对细胞增殖产生正面或负面的影响。

注：From "Biology of cancer"（p.6），by C.J.Merkle and L.J.Loescher in C.H.Yarbro, M.H.Frogge, and M.Goodman（Eds.），*Cancer Nursing:Principles and Practice*（6th ed.），2005, Sudbury, MA:Jones and Bartlett.Copyright 2005 by Jones and Bartlett.Reprinted with permission.

期为医生们讨论病例提供了共同的语言。不同类型的癌症分期标准不同 [American Joint Committee on Cancer（AJCC），2008]。

a）一般而言，评价实体肿瘤的分期包括三个因素，最早由 AJCC 提出。其他关于癌症分期的信息可在 www.cancerstaging.org 网站获得。

(1) T——原发肿瘤（局部受累，局部侵犯）：测量记录原发肿瘤大小及侵犯的深度。

(2) N——区域淋巴结（区域淋巴结受累）：检查原发肿瘤区域有无淋巴结受累。这是疾病扩散的证据。记录受累区域淋巴结的大小、数目和位置。

(3) M——转移（转移性浸润）：检查原发肿瘤是否已经转移到远处位置（AJCC，2008；Greene et al., 2002）。

b）淋巴瘤、白血病和多发性骨髓瘤根据其他分期系统分期。例如，非霍奇金淋巴瘤是根据 WHO 淋巴肿瘤分类、Ann Arbor 分期系统和国际预后指数来进行综合评估的（Armitage，2005）。

c）大多数小儿癌症是根据 TNM 系统进行分期的；然而，霍奇金淋巴瘤、非霍奇金淋巴瘤、横纹肌肉瘤、神经母细胞瘤、视网膜母细胞瘤、肝癌和肾母细胞瘤都有其独立的分期系统（Guarino，2007；NCI，2007；Roebuck et al., 2007）。

7. 根据临床表现、实验室检查结果和疑似恶性肿瘤的表现，取得标本后应该进行细胞遗传学检查、细胞表面标志物检测、流式细胞术检测或其他检查。

B. 治疗模式：表1总结了癌症治疗的历史。癌症治疗方式多样，可以包括以下干预措施中的一个或多个。

1. 外科手术（Gillespie，2005；Szopa，2005）

表 1. 癌症治疗的历史	
时期	事件
20 世纪前	• 16 世纪：重金属被用于全身性癌症治疗；然而其疗效有限，毒性却很大（Burchenal, 1977）。 • 19 世纪 80 年代：William Coley 博士发展和探索使用 Coley 毒素（译者注：也叫 Coley 疫苗，是由灭活的细菌组成的混合物），这是首次将非特异性免疫增强剂用于癌症治疗。
第一次世界大战	• 芥子气用于化学战争，氮芥暴露的军人发生骨髓和淋巴抑制（Gilman, 1963；Gilman & Philips, 1946）。
第二次世界大战	• 1937 年美国国会通过了国立癌症研究所（NCI）法案。 • 烷化剂被认为具有抗肿瘤效果（Gilman & Philips）。 • 硫鸟嘌呤和巯嘌呤问世（Guy & Ingram, 1996）。 • 1946 年：NCI 定义的癌症研究领域包括生物学、化学治疗、流行病学和病理学。 • 1948 年：NCI 的内部部门和外部机构确定进行癌症研究（Zubrod, 1984）。 • 发现叶酸拮抗剂对儿童急性白血病有效（Farber et al., 1948）。 • 抗肿瘤抗生素问世。
20 世纪 50 年代	• 1955 年：由国会基金拨款的美国国家化疗项目成立，研发和试验化疗新药。 • 1957 年：干扰素问世。 • 正式成立儿童癌症工作组，是首个致力于为小儿癌症找到有效治疗方案的合作组织。
1960—1970 年	• 铂化合物开始发展。 • 多种药物联合治疗提高了缓解率，而没有严重毒性；首个联合化疗方案，即氮芥、长春新碱、丙卡巴肼和泼尼松（MOPP）用于治疗霍奇金病，被发现有治愈性疗效（Noonan, 2007）。 • 启动卡介苗和短小棒状杆菌作为非特异性免疫增强剂的临床试验。 • 化疗联合手术治疗和放疗被用于治疗癌症。 • 杂交瘤技术开始发展。 • NCI 启动生物反应调节剂项目。 • 1962 年合成出他莫昔芬，1969 年首次使用。
20 世纪 70 年代	• 1971 年通过国家癌症法案，为癌症研究提供基金；由美国总统任命理事长，并听取其工作汇报。 • 开始多柔比星 I 期临床试验。 • 辅助化疗成为一种常用的癌症治疗方案（Bonadonna et al., 1985；Fisher et al., 1986）。
20 世纪 80 年代	• 社区临床肿瘤项目在 1983 年成立，致力于促进 NCI 的化疗临床试验。 • 多模式治疗应用增加（Eilber et al., 1984；Marcial et al., 1988）。 • 为了缓解与中性粒细胞减少症、恶心和呕吐以及心脏毒性有关的剂量限制性毒性，治疗的焦点转向症状管理。 • 启动以右丙亚胺（ICRF-187）作为保护心脏药物的临床试验（Speyer et al., 1988）。 • 新的化学治疗药物问世。 • 科学家们开始研究重组 DNA 技术。 • 开始单克隆抗体和细胞因子的临床试验。 • 效应细胞（淋巴因子激活的杀伤细胞和肿瘤浸润的淋巴细胞）体外生长。 • 1986 年：美国食品药品管理局（FDA）批准使用 α- 干扰素。 • 1989 年：FDA 批准使用促红细胞生成素。
20 世纪 90 年代	• 发展新型药物（例如：紫杉烷类）。 • 临床试验研究发现，紫杉醇用于治疗卵巢癌和乳腺癌有效（Rowinsky et al., 1992）。 • FDA 批准使用粒细胞集落刺激因子和粒细胞巨噬细胞集落刺激因子、白介素 -2、白介素 -11、利妥昔单抗、曲妥珠单抗和地尼白介素 -2。 • 开始基因治疗和抗血管生成药物的临床试验。 • FDA 批准非格司亭用于骨髓移植、化疗引起的粒细胞减少症和严重的慢性粒细胞减少症，以及外周血干细胞移植。 • FDA 批准昂丹司琼用于预防化疗引起的恶心、呕吐，5- 羟色胺 -3（$5TH_3$）受体阻断剂用于临床试验（Perez, 1995）。 • 由于症状管理得到改善，剂量强度成为焦点。

表1. 癌症治疗的历史（续）	
时期	事件
20世纪90年代	• FDA批准使用新的类似物（例如长春瑞滨）（Abeloff，1995）。 • 科学家们关注化疗药物的给药顺序（Bonadonna et al.，1995）。 • 癌症的遗传学基础成为癌症风险研究的重要方面（例如乳腺癌的 *BRCA1* 基因、肾细胞癌）（Gnarra et al.，1995；Hoskins et al.，1995；Miki et al.，1994）。 • 芳香酶抑制剂被批准用于乳腺癌治疗，这意味着激素治疗迈出标志性的一步。
21世纪	• 通过一些组织共同努力，成立了儿童肿瘤学组织，进一步推进儿童癌症治疗。 • 科学家们完成了人类基因组的草图。 • 随着免疫监视理论持续发展，生物治疗被用于靶向治疗和加强防御恶性细胞的特定抗原（例如绑定白血病细胞CD33的吉妥珠单抗奥加米星、绑定CD20$^+$非霍奇金淋巴细胞的利妥昔单抗）。 • 放射免疫治疗（RIT）是把放射性物质直接传递到选定的肿瘤细胞，避免健康组织受到损害（例如替伊莫单抗、托西莫单抗 I-131）。 • FDA批准使用抗血管生成药物（首个被批准使用的是贝伐珠单抗）。 • 神经激肽-1拮抗剂（阿瑞匹坦）联合其他止吐药，被用于预防化疗引起的恶心和呕吐。 • 开展针对现有癌症的治疗性疫苗临床试验（例如OncoVAX®，一种自体肿瘤细胞疫苗，在Ⅱ期结肠癌患者中进行Ⅲ期临床试验），FDA批准预防性疫苗（Gardasil®）用于预防引起宫颈癌的人乳头瘤病毒感染。

  a）是精确的局部治疗手段。
  b）可以切除全部或部分原发肿瘤。
  c）可以为细胞病理学检查提供标本。
  d）也许是患者所需的唯一治疗。
  e）可以在其他治疗方式之前或者之后进行。
  f）可作为姑息治疗，舒缓或减轻患者难以忍受的症状。
 2．放射治疗（Gosselin-Acomb，2005；Witt，2005）
  a）与外科手术一样，是通过放射线精确作用于特定部位的局部治疗。
  b）可用于术后预防原发肿瘤复发。
  c）对某些疾病而言，放射治疗比其他治疗方法更有效。
  d）因为放射治疗会永久性损害骨髓，有时候需要在化学治疗后使用，否则可能导致化疗时无法给予治愈性治疗所需的化疗剂量。
  e）通常与化疗合并使用（放化疗）。
 3．化学治疗/激素治疗（Temple & Poniatowski，2005；Tortorice，2005）
  a）药物通过血流分布于全身，因此该治疗是全身性治疗而不是局部治疗。
  b）可以使用单药，但更多的是联合用药。
  c）因对正常组织有毒性作用而致使用受限。
  d）由于对激素产生部位或激素受体所在部位（即激素作用部位）有减弱或阻断的作用，激素治疗对激素敏感的肿瘤有抗肿瘤作用。
 4．生物治疗/靶向治疗（Gale，2005）
  a）是全身性治疗。
  b）可能改变患者的自身免疫防御。
  c）具有特异性，能够靶向作用于肿瘤细胞表面的单一受体。
  d）可能会引起与其他抗肿瘤药物不同的毒副作用。
  e）可以与其他治疗方式联合使用。
  f）可以促进肿瘤缩小。
  g）可以刺激血细胞生成。
C．药物发展历程：尽管有发展更新和更好疗法的紧迫感，但是保障公众安全更为重要。研发新抗癌药物的环节非常复杂，并且是一个消耗时间和资源的过程。美国国立卫生研究院（NIH）的其中一个决策部门是NCI，它每年检测成千上万的药物，以便发现新药进行试验。只有小部分药物能够入选进行药物临床前试验，更少的药物可被用于Ⅰ期临床试验（见表2）。
 1．新的细胞毒性药物或其他治疗药物的发展
  a）临床前研究：采用动物模型进行的实

验室研究通常是由NCI和制药公司协作实施的。由于NCI不做新药销售，所以只要研发一种新药，NCI的癌症治疗评估项目（CTEP）就会寻求制药商赞助。制药公司也可以寻找CTEP开展工作（Berg，2008）。

b）临床前研究包含实验室分析和动物试验，不包含人体试验（Wong & Westendorp，2008）。

(1) 科学家进行实证或合理研究，从而研发更有效、副作用更少的新药或者已有药物的衍生物。

(2) 通过体外试验检测新药对各种肿瘤细胞株的作用。如果药物有效，科学家则进行鼠或其他研究动物的体内试验。

(3) 科学家通过实施动物试验来预测人体试验的药物初始剂量。

2. 人类临床试验：目的是在科学实验中通过志愿者研究某种新药、新装置或者药物的联合应用。科学家力求评估此种新药或者药物的联合应用在人体中的安全性、效果和毒性作用。临床试验在促进患者医疗和护理上起着至关重要的作用，并在减少癌症发病率和死亡率方面扮演重要的角色（Kosta & Gullatte，2007）。然而，由于一些肿瘤学家没有进行临床试验或者其不鼓励患者参与，又或者因为临床试验数据库数据不明确，只有5%的成人癌症患者参加了临床试验（Okie，2006）。

a）有关保护人体研究对象的管理实体：除严格的美国政府联邦法规外，还有多重监管组织监督参与研究的人员（Brown & Markus，2008）。

(1) DHHS

(2) 人类研究保护办公室（OHRP）规范了由DHHS赞助或实施的临床试验，其在美国联邦法规（CFR）

表2. 癌症临床试验阶段		
试验阶段和受试者数量	主要目标	特征
0期 10～12人	• 研究药物的药效学和药动学特性 • 确认不能产生预期疗效的药物，避免其进入Ⅰ期临床试验 • 确定在标准临床试验中的给药方案	• 剂量数目限制 • 较低剂量给药 • 受试者风险更低 • 利于有广泛疗效指标的分子靶向药物发生作用 • 对未来研究中需要发展生物标志物的药物有利
Ⅰ期 20～25人	• 确定最大耐受剂量和用药计划 • 评估毒性 • 测定药代动力学特性	• 复发/疑难疾病 • 患者数量少 • 剂量增加的队列研究 • 肿瘤类型多样 • 药动学研究
Ⅱ期 <100人	• 测定在特定类型肿瘤中的抗肿瘤活性 • 评估毒性	• 相同肿瘤患者分组 • 用于治疗可评测的疾病，便于评估反应率
Ⅲ期 100人至数千人	• 通过评估生存率和疾病进展时间证实疗效 • 与现有标准对比	• 试验治疗组、标准治疗组和/或对照组随机分组 • 患者数目大
Ⅳ期 数百人至数千人	• 扩大"off-lable"药物（译者注：虽是处方药，但是被用在不被批准的用途上）的使用 • 进一步评估毒性数据和长期安全性 • 评估长期有效性	• 上市后试验和商用药物

注：From "History and Background of Clinical Trials"（p.8），by S.Breslin in A.D.Klimaszewski,M.A.Bacon,H.E.Deininger,B.A.Ford,and J.G.Westendorp（Eds.），*Manual for Clinical Trials Nursing*（2nd ed.），2008,Pittsburgh, PA:Oncology Nursing Society. Copyright 2008 by Oncology Nursing Society.Reprinted with permission.

第 45 章中制定了相关条例：公益与人类服务，人类受试者的保护（*Protection of Human Subjects*），45 CFR 46
(3) 美国食品药品管理局（FDA）规范了临床试验，包括许可的药物或产品，其在 CFR 第 21 章中制定了相关条例：食品和药品，人类受试者的保护（*Protection of Human Subjects*），21 CFR 50
(4) 机构审查委员会（IRBs）
(5) 伦理咨询委员会
(6) 数据安全监控委员会

b）药品批准过程
(1) 研究方案需通过 NCI，由制药公司或者合作研究小组在学术性环境中设计。
(2) 如果试验涉及新药，FDA 按实验性新药批准。
(3) 表 2 可见临床试验各个阶段的概述（Breslin，2008）。资金可能来源于公共基金或私人基金。
(4) 当研究证实新药的有效性和安全性时，FDA 可审批其用于商业用途。
(5) 进行药物市场推广。
(6) 上市后研究旨在明确已批准药物的新用途，同时监测药物的毒副作用、长期安全性和有效性（Breslin）。

c）儿科临床试验中的问题
(1) 大于 90% 的儿科癌症患者分布在隶属于多机构合作研究团体的治疗中心，例如在儿童肿瘤学组织（Children's Ocology group，COG）的中心接受治疗。大于 70% 的癌症患儿在其患病的某个时间段会处于由 NCI 赞助的临床试验治疗中心（NCI，2005）。
(2) 一般情况下，在进行涉及儿童的研究前，新药是在成人中进行试验的。在儿童临床试验中，被研究药物的初始剂量通常是成人最大耐受剂量的 80%。
(3) 由于儿童的体型和新陈代谢与成人有显著差异，来源于成人的药物数据可能不适用于儿童。
(4) 在Ⅳ期临床试验中，为了维持或提高治愈率，同时提高患者的生活质量（QOL）和减少治疗的迟发效应，可以改变药物剂量或者已批准的联合应用方案。在涉及儿童的研究中较少合并开展Ⅳ期临床试验（Gattuso，2004）。
(5) 儿科血液学/肿瘤学护士协会（APHON）建立和规定了关于儿科化疗和生物治疗提供者培训计划，其中规范了护士对儿科患者实施化疗和生物治疗的教育课程。欲获取更多信息，请访问 APHON 的网站：www.aphon.org.

d）临床试验中护士的角色：
(1) 帮助患者寻求临床试验。可用的资源包括（Trocky & Brandt，2008）：
  (a) NIH 的临床试验网站（http://clinicaltrials.gov），列出了临床试验一览表，并为用户提供临床试验的教育。
  (b) NCI 的癌症临床试验支持部门（www.ctsu.org），其重点关注Ⅲ期临床试验。
  (c) 国家癌症合作组联盟的 TrialCheck®（www.trialcheck.org/services），其重点关注合作组的肿瘤学试验。
  (d) 制药公司注册网站，例 Glaxo Smith Kline（www.gsk-clinicalstudyregister.com）和

Eli Lilly（www.lillytrials.com/initiated/initiated.html）

(e) 国际、全国及地方开发和维护的注册网站。

(2) 护士可以为可能的受试者在决定其是否参与临床试验期间给予支持。当患者考虑是否参加临床试验时，他/她会面对除了参加受试与否的决定以外的应激源，包括新的癌症诊断、疾病进展、经济问题、社会心理困扰、职业生涯中断和家庭角色改变。护士在每次探访时要筛查患者有无心理问题，需要时可以将患者转介到社工服务、宗教服务或精神健康服务机构（Klimaszewski, 2008b）。

(3) 如果患者决定参加临床试验，护士需确认患者签署了知情同意（IC）书。

(a) IC 是为了保护人权而受到严格管制的程序，其中 IC 记录仅仅是人权保护中的一部分（Klimaszewski, 2008a）。IC 过程的步骤详见表 3。在 IC 过程中护士可以提供以下帮助：

ⅰ）保证患者和/或家属明白

表 3. 知情同意过程的步骤	
步骤	要素
启动会议	为受试者和家属提供知情同意（IC）文件 与受试者和研究小组中的一个或更多成员共同讨论 IC 文件 鼓励受试者和家属记笔记 为受试者和家属提供合适的时间考虑是否受试，并回答其所有问题 为受试者提供视频、录音带或交互式计算机程序，帮助他或她去理解 IC 文件中的信息 父母作为年龄＞18 岁的受试者的代表 如果受试者的年龄在 6～18 岁，询问其是否同意参与，提供并签署知情同意书
阅读和考虑是否参与受试的时间	为受试者提供足够的时间回顾 IC 文件 受试者与家属、朋友、社会工作者、神职人员、代理人或其他可以信任的顾问讨论 IC 文件 受试者可以记录问题和顾虑留待下一次会议讨论
理解程度评估	讨论受试者在家里记录的问题和顾虑 采用交互询问、书面问卷或让患者用他/她自己的语言解释 IC 文件中特定部分的方式来评估患者的理解程度 记录对受试者理解程度的评估结果 回答受试者的问题，直到患者表示他或她有足够的信息去做决定 记录有关受试者决定的陈述
提问	鼓励受试者提问，直到试验参与者满意自己对 IC 文件的理解 鼓励受试者记录离开诊所后的问题，可以把问题带到下一次会议讨论，或者安排讨论问题的会面
新信息	确保受试者可以分享所有新的信息 保证随诊 为受试者提供更新的 IC 文件并让其签字（根据规定） 在家属的见证下记录受试者对新信息的理解程度 记录受试者签署新的 IC 文件，回顾 IC 文件，并使所有受试者的问题都得到回答 为受试者提供 IC 文件的副本
沟通技巧	录像带，录音带，交互式计算机程序，与合格的专业人士和非专业人员讨论
补充材料	录像带，录音带，书面材料，交互式计算机程序

注：Based on information from National Cancer Institute, 2006a, 2006c. From "InformedConsent"（p.101）, by A.D.Klimaszewski in A.D.Klimaszewski, M.A.Bacon, H.E.Deininger, B.A.Ford, and J.G.Westendorp（Eds.）,*Manual for Clinical Trials Nursing*（2nd ed.）, 2008, Pittsburgh, PA: Oncology Nursing Society. Copyright 2008 by Oncology Nursing Society. Reprinted with permission.

参加临床试验的目的,并给予足够的时间来回答他们全部的问题,这将涉及临床研究者和/或研究护士之间的时间安排。

ⅱ) 根据需要提供健康教育材料。所有提供给患者和家属的材料必须使用特定语言,保证用词准确和恰当。

ⅲ) 记录患者对临床试验、随访和检查安排以及受试者在任何情况下可随时退出试验的权利的理解程度(Klimaszewski,2008a)。

(b) 机构的 IRB 会回顾和修订知情同意文件的格式以使其适于患者和家属的阅读水平。关于知情同意文件的 OHRP 和 FDA 的规范,可以在 CFR 查阅和在以下网页浏览:www.cancer.gov/clinicaltrials/understanding/simplification-of-informed-consent-docs/page4#。一个基本的知情同意文件必须包含以下内容(DHHS,2005c):

ⅰ) 陈述该试验涉及的研究项目,解释研究的目的,明确受试者参与后可能的持续时间,描述试验的程序。

ⅱ) 描述受试者可能会承受的、可预见的风险和不适。

ⅲ) 描述受试者或其他人可能的受益。

ⅳ) 尽可能告知受试者对其有益的、适当的、可供选择的治疗。

ⅴ) 描述记录的保密性,确保受试者的配合。

ⅵ) 解释当发生与试验相关的损害时,是否可获得补偿或者其他医疗诊治。如果发生损害,解释受试者将获得哪些医疗诊治和在哪里可以获得更多的信息。

ⅶ) 明确负责接受受试者咨询的联系人,明确假如受试者发生与研究相关的疾病或者损伤时应通知谁。

ⅷ) 受试者应被告知自愿参加临床试验,并且在任何情况下可随时退出试验,不会遭到惩罚,不影响进一步治疗。

(c) 护士需确认儿童患者的父母或者法定代理人(LAR)理解在研究中出现的同意、赞成和不同意的概念。当父母/LAR 必须签署同意时,赞成表明未成年人对参加研究持肯定态度。"赞成"一词在一定程度上尊重了未成年人做出选择的权利。如果未成年人不反对参加研究,也不能假设他赞成(Baylis, Downie, & Kenny,1999;Klimaszewski,2008a)。不同意是指儿童主动拒绝参加研究。同意书的样本可以在网站 www.cancer.gov/clinicaltrials/conducting/informed-consent-guide/page5 获得。

(4) 酌情与临床试验参与者协调工作。确保所有护理措施符合患者接受治疗所在州的实践指南(Krumm & Garret,2007)。临床试验研究者负责保证参与临床试验实施的所有员工满足以下要求:

(a) 基本熟悉研究和试验方案

(b) 能清楚地理解与研究方案和实验产品有关的工作

(c) 知道实施临床试验和保护人类受试者的法规要求和标准

(d) 能胜任他们被授予的任务

(e) 必要时需接受另外的培训(FDA,2007)

(5) 根据临床试验所进行的不同阶段,

护士负有其他责任。

(a) 确认患者、父母或者 LAR 已经收到 IC，原始文件保存在患者的医疗记录中，以及在试验开始前或者试验治疗实施前患者留有副本。

(b) 澄清试验程序和治疗的技术性解释，并记录。

(c) 记录治疗前的评估数据。

(d) 测量受试者身高、体重；与医生、药剂师或其他有资质的（即受过化疗-生物治疗培训的）护士核对剂量计算。

(e) 酌情备好急救药物和设备，并记录。

(f) 指导患者报告用药期间或者用药后的改变或者症状，并记录。

(g) 药物输注前进行口头核实，患者同意后给药。患者有权利随时退出试验。记录。

(h) 根据方案给予药物，并记录。

(i) 评估和评价药物反应。应用 NCI 不良事件的通用术语标准（CTCAE），可在网站 http://ctep.info.nih.gov/reporting/ctc.html 获取。记录个体毒性反应和帮助识别受试人群的不良事件发生趋势。

(j) 酌情电话随访以评估患者有无迟发或慢性不良反应，并记录（Bales & Dearing, 2008；Klimaszewski, 2008a；Wood, 2008）。

3. 药物的指定快速通道：为加快研制新药，同时加强 FDA 和制药公司之间的联系与合作，几种化疗和生物治疗药物被纳入快速通道（Robert & Chabner, 2004）。列举少数几个被列入快速通道的化疗和生物治疗药物：多西他塞、伊立替康、托西莫单抗 I-131 和西妥昔单抗。快速通道有很多好处，包括（McBride, 2007）：

a) 促进 FDA 与研发公司的早期沟通，提高研制新药的效率。

b) 可用部分新药申请来代替全部申请。

c) 可以申请对不同临床试验进行评估，使用替代终点。

d) 评审优先权和快速审批可推进有前景的研究进程和药物的批准。

参考文献

Abeloff, M. (1995). Vinorelbine (Navelbine) in the treatment of breast cancer: A summary. *Seminars in Oncology, 22*(2, Suppl. 5), 1–4.

American Joint Committee on Cancer. (2008, July). *What is cancer staging?* Retrieved August 14, 2008, from http://www.cancerstaging.org/mission/whatis.html

Armitage, J.O. (2005). Staging non-Hodgkin lymphoma. *CA: A Cancer Journal for Clinicians, 55*(6), 368–376.

Bales, C.A., & Dearing, D. (2008). Administration of protocol agents. In A.D. Klimaszewski, M. Bacon, H.E. Deininger, B.A. Ford, & J.G. Westendorp (Eds.), *Manual for clinical trials nursing* (2nd ed., pp. 189–192). Pittsburgh, PA: Oncology Nursing Society.

Baylis, F., Downie, J., & Kenny, N. (1999). Children and decision making in health research. *IRB: A Review of Human Subjects Research, 21*(4), 5–10.

Berg, D.T. (2008). Sponsoring agencies: Industry. In A.D. Klimaszewski, M. Bacon, H.E. Deininger, B.A. Ford, & J.G. Westendorp (Eds.), *Manual for clinical trials nursing* (2nd ed., pp. 55–58). Pittsburgh, PA: Oncology Nursing Society.

Bonadonna, G., Valgussa, P., Rossi, A., Brambilla, C., Zambetti, M. & Veronesi, U. (1985). Ten-year experience with CMF-based adjuvant chemotherapy in resectable breast cancer. *Breast Cancer Research and Treatment, 5,* 95–115.

Bonadonna, G., Zambetti, M., & Valgussa, P. (1995). Sequential or alternating doxorubicin and CMF regimens in breast cancer with more than three positive nodes: Ten-year results. *JAMA, 273*(7), 542–547.

Breslin, S. (2008). History and background of clinical trials. In A.D. Klimaszewski, M. Bacon, H.E. Deininger, B.A. Ford, & J.G. Westendorp (Eds.), *Manual for clinical trials nursing* (2nd ed., pp. 3–9). Pittsburgh, PA: Oncology Nursing Society.

Brown, S.D., & Markus, S. (2008). Introduction to legal and regulatory issues. In A.D. Klimaszewski, M. Bacon, H.E. Deininger, B.A. Ford, & J.G. Westendorp (Eds.), *Manual for clinical trials nursing* (2nd ed., pp. 79–89). Pittsburgh, PA: Oncology Nursing Society.

Burchenal, J.H. (1977). The historical development of cancer chemotherapy. *Seminars in Oncology, 4*(2), 135–148.

Eilber, F.R., Morton, D.L., Eckhardt, J., Grant, T., & Weisenburger, T. (1984). Limb salvage for skeletal and soft tissue sarcomas. *Cancer, 53*(12), 2579–2584.

Farber, S., Diamond, L.K., Mercer, R.D., Sylvester, R.F., & Wolff, J.A. (1948). Temporary remissions in acute leukemia in children produced by folic acid antagonist, 4-aminopteroly-glutamic acid (aminopterin). *New England Journal of Medicine, 238*(23), 787–793.

Fisher, B., Fisher, E., & Redmond, C. (1986). Ten-year results from the NSABP clinical trial evaluating the use of L-phenylalanine mustard (L-PAM) in the management of primary breast cancer. *Journal of Clinical Oncology, 4*(6), 929–941.

Gale, D.M. (2005). Nursing implications of biotherapy and molecular targeted therapy. In J.K. Itano & K.N. Taoka (Eds.), *Core curriculum for oncology nursing (4th ed., pp. 763–784). St. Louis, MO: Elsevier Saunders.

Gattuso, J.S. (2004). Clinical trials. In N.E. Kline (Ed.), *Essentials of pediatric oncology nursing: A core curriculum* (2nd ed., pp. 80–81). Glenview, IL: Association of Pediatric Oncology Nurses.

Giarelli, E., Jacobs, L.A., & Jenkins, J. (2002). Cancer prevention, screening, and early detection: Human genetics. In K. Jennings-Dozier & S. Mahon (Eds.), *Cancer prevention, detection, and control: A nursing perspective* (pp. 99–141). Pittsburgh, PA: Oncology Nursing Society.

Gillespie, T.W. (2005). Surgical therapy. In C.H. Yarbro, M.H. Frogge, & M. Goodman (Eds.), *Cancer nursing: Principles and practice* (6th ed., pp. 212–228). Sudbury, MA: Jones and Bartlett.

Gilman, A. (1963). The initial clinical trial of nitrogen mustard. *American Journal of Surgery, 105,* 574–578.

Gilman, A., & Philips, F.J. (1946). The biological actions of therapeutic applications of the b-chloroethyl amines and sulfides. *Science, 103*(2675), 409–415.

Gnarra, J., Lerman, M., Zbar, B., & Linehan, W.M. (1995). Genetics of renal-cell carcinoma and evidence for a critical role for von Hippel-Lindau in renal tumorigenesis. *Seminars in Oncology, 22*(1), 3–8.

Gosselin-Acomb, T.K. (2005). Principles of radiation therapy. In C.H. Yarbro, M.H. Frogge, & M. Goodman (Eds.), *Cancer nursing: Principles and practice* (6th ed., pp. 229–249). Sudbury, MA: Jones and Bartlett.

Greene, F.L., Page, D.L., Fleming, I.D., Fritz, A., Balch, C.M., Haller, D.G., et al. (Eds.). (2002). *AJCC cancer staging manual* (6th ed.). New York: Springer.

Guarino, J. (2007). Diagnosis, cytogenetics, and staging. In N.E. Kline (Ed.), *The pediatric chemotherapy and biotherapy curriculum* (2nd ed., pp. 10–15). Glenview, IL: Association of Pediatric Hematology/Oncology Nurses.

Guy, J.L., & Ingram, B.A. (1996). Medical oncology—The agents. In R. McCorkle, M. Grant, M. Frank-Stromborg, & S.B. Baird (Eds.), *Cancer nursing: A comprehensive textbook* (2nd ed., pp. 359–394). Philadelphia: Saunders.

Hoskins, K., Stopfer, J., Calzone, K., Merajver, S., Febbeck, T., Garber, J., et al. (1995). Assessment and counseling for women with a family history of breast cancer. *JAMA, 273*(7), 577–585.

Klimaszewski, A.D. (2008a). Informed consent. In A.D. Klimaszewski, M. Bacon, H.E. Deininger, B.A. Ford, & J.G. Westendorp (Eds.), *Manual for clinical trials nursing* (2nd ed., pp. 97–105). Pittsburgh, PA: Oncology Nursing Society.

Klimaszewski, A.D. (2008b). Psychosocial considerations. In A.D. Klimaszewski, M. Bacon, H.E. Deininger, B.A. Ford, & J.G. Westendorp (Eds.), *Manual for clinical trials nursing* (2nd ed., pp. 133–140). Pittsburgh, PA: Oncology Nursing Society.

Kosta, J.A., & Gullatte, M.M. (2007). Clinical trials. In M.M. Gullatte (Ed.), *Clinical guide to antineoplastic therapy: A chemotherapy handbook* (2nd ed., pp. 481–489). Pittsburgh, PA: Oncology Nursing Society.

Krumm, S., & Garrett, M.R. (2007). Legal issues in chemotherapy administration. In M.M. Gullatte (Ed.), *Clinical guide to antineoplastic therapy: A chemotherapy handbook* (2nd ed., pp. 513–526). Pittsburgh, PA: Oncology Nursing Society.

Loescher, L.J., & Whitesell, L. (2003). The biology of cancer. In A.S. Tranin, A. Masny, & J. Jenkins (Eds.), *Genetics in oncology practice: Cancer risk assessment* (pp. 23–56). Pittsburgh, PA: Oncology Nursing Society.

Marcial, V.A., Pajak, T.F., Kramer, S., Davis, L.W., Steta, J., Laramore, G.E., et al. (1988). Radiation Therapy Oncology Group (RTOG) studies in head and neck cancer. *Seminars in Oncology, 15*(1), 39–60.

McBride, D. (2007). Talactoferrin alpha receives fast-track designation for the treatment of non-small cell lung cancer. *ONS Connect, 22*(1), 6.

Merkle, C.J., & Loescher, L.J. (2005). Cancer biology. In C.H. Yarbro, M.H. Frogge, & M. Goodman (Eds.), *Cancer nursing: Principles and practice* (6th ed., pp. 3–25). Sudbury, MA: Jones and Bartlett.

Miki, Y., Swensen, J., Shattuck-Eidens, D., Futreal, P.A., Harshman, K., Tavtigian, S., et al. (1994). A strong candidate for the breast and ovarian cancer susceptibility gene BRCA1. *Science, 266*(5182), 66–71.

National Cancer Institute. (2005, November). *Care for children and adolescents with cancer: Questions and answers.* Retrieved November 15, 2007, from http://www.cancer.gov/cancertopics/factsheet/NCI/children-adolescents

National Cancer Institute. (2006a, March 24). *A guide to understanding informed consent: What to expect.* Retrieved July 5, 2006, from http://www.cancer.gov/clinicaltrials/conducting/informed-consent-guide/page5

National Cancer Institute. (2006b, June). *Human papillomaviruses and cancer: Questions and answers.* Retrieved November 15, 2007, from http://www.cancer.gov/cancertopics/factsheet/Risk/HPV

National Cancer Institute. (2006c, May 23). *Simplification of informed consent documents: Appendix 2: Code of federal regulations for the protection of human subjects in research.* Retrieved July 5, 2006, from http://www.cancer.gov/clinicaltrials/understanding/simplification-of-informedconsent-docs/page4#appendix2

National Cancer Institute. (2007, October). *Childhood liver cancer treatment (PDQ®): Health professional version: Stage information.* Retrieved August 18, 2008, from http://www.cancer.gov/cancertopics/pdq/treatment/childliver/HealthProfessional/page3

National Cancer Institute. (n.d.). *NCI dictionary of cancer terms: p53.* Retrieved August 20, 2008, from http://www.cancer.gov/templates/db_alpha.aspx?CdrID=45813

National Institute for Occupational Safety and Health. (2005, September). *Pocket guide to chemical hazards.* Retrieved August 20, 2008, from http://www.cdc.gov/niosh/npg/

Noonan, K. (2007). Introduction to B-cell disorders. *Clinical Journal of Oncology Nursing, 11*(1), 3–11.

Okie, S. (2006). Access before approval—A right to take experimental drugs? *New England Journal of Medicine, 355*(5), 437–440.

Olsen, S.J. (2005). Epidemiology and prevention of cancer. In J.K. Itano & K.N. Taoka (Eds.), *Core curriculum for oncology nursing* (4th ed., pp. 839–860). St. Louis, MO: Elsevier Saunders.

Omerod, K.F. (2005). Diagnostic evaluation, classification, and staging. In C.H. Yarbro, M.H. Frogge, & M. Goodman (Eds.), *Cancer nursing: Principles and practice* (6th ed., pp. 153–180). Sudbury, MA: Jones and Bartlett.

Perez, E. (1995). Review of the preclinical pharmacology and comparative efficacy of 5-hydroxytryptamine-3 receptor antagonists for chemotherapy-induced emesis. *Journal of Clinical Oncology, 13*(4), 1036–1043.

Roberts, T.G., & Chabner, B.A. (2004). Beyond fast-track for drug approvals. *New England Journal of Medicine, 351*(5), 501–505.

Roebuck, D.J., Aronson, D., Clatput, P., Czauderna, P., de Ville de Goyet, J., Gauthier, F., et al. (2007). 2005 PRETEXT: A revised staging system for primary malignant liver tumours of childhood developed by the SIOPEL group. *Pediatric Radiology, 37*(2), 123–132.

Rowinsky, E., Onetto, N., Canetta, R., & Arbuck, S. (1992). Taxol: The first of the taxanes, an important new class of antitumor agents. *Seminars in Oncology, 19*(6), 646–662.

Speyer, J., Green, M., Dramer, E., Rey, M., Sanger, J., Ward, C., et al. (1988). Protective effect of the bispiperazinedione ICRF-187 against doxorubicin-induced cardiac toxicity in women with advanced breast cancer. *New England Journal of Medicine, 319*(12), 745–752.

Szopa, T.J. (2005). Nursing implications of surgical treatment. In J.K. Itano & K.N. Taoka (Eds.), *Core curriculum for oncology nursing* (4th ed., pp. 736–747). St. Louis, MO: Elsevier Saunders.

Temple, S.V., & Poniatowski, B.C. (2005). Nursing implications of antineoplastic therapy. In J.K. Itano & K.N. Taoka (Eds.), *Core curriculum for oncology nursing* (4th ed., pp. 785–801). St. Louis, MO: Elsevier Saunders.

Tortorice, P.V. (2005). Chemotherapy: Principles of therapy. In C.H. Yarbro, M.H. Frogge, & M. Goodman (Eds.), *Cancer nursing: Principles and practice* (6th ed., pp. 315–350). Sudbury, MA: Jones and Bartlett.

Trocky, N.M., & Brandt, C. (2008). Clinical trial registries. In A.D. Klimaszewski, M. Bacon, H.E. Deininger, B.A. Ford, & J.G. Westendorp (Eds.), *Manual for clinical trials nursing* (2nd ed., pp. 305–311). Pittsburgh, PA: Oncology Nursing Society.

U.S. Department of Health and Human Services. (2005a). *Carcinogens listed in the Eleventh Report: Part A. Known to be human carcinogens. Report on carcinogens, Eleventh edition;* U.S. Department of Health and Human Services, Public Health Service, National Toxicology Program. Retrieved August 20, 2008, from http://ntp.niehs.nih.gov/ntp/roc/eleventh/known.pdf

U.S. Department of Health and Human Services. (2005b). *Carcinogens listed in the Eleventh Report: Part B. Reasonably anticipated to be a human carcinogen. Report on carcinogens, Eleventh edition;* U.S. Department of Health and Human Services, Public Health Service, National Toxicology Program. Retrieved August 20, 2008, from http://ntp.niehs.nih.gov/ntp/roc/eleventh/reason.pdf

U.S. Department of Health and Human Services. (2005c, June). *Code of federal regulations, Title 45: Public Welfare, Part 46: Protection of Human Subjects.* Retrieved December 3, 2007, from http://www.hhs.gov/ohrp/humansubjects/guidance/45cfr46.htm

U.S. Food and Drug Administration. (2007, May). *Guidance for industry. Protecting the rights, safety, and welfare of study subjects—supervisory responsibilities of investigators.* Retrieved August 20, 2008, from http://www.fda.gov/cber/gdlns/studysub.pdf

Volker, D.L. (2005). Biology of cancer and carcinogenesis. In J.K. Itano & K.N. Taoka (Eds.), *Core curriculum for oncology nursing* (4th ed., pp. 443–464). St. Louis, MO: Elsevier Saunders.

Witt, M.E. (2005). Nursing implications of radiation therapy. In J.K. Itano & K.N. Taoka (Eds.), *Core curriculum for oncology nursing* (4th ed., pp. 748–762). St. Louis, MO: Elsevier Saunders.

Wong, S.F., & Westendorp, J. (2008). Investigational agents and procurement of research study drugs. In A.D. Klimaszewski, M. Bacon, H.E. Deininger, B.A. Ford, & J.G. Westendorp (Eds.), *Manual for clinical trials nursing* (2nd ed., pp. 179–188). Pittsburgh, PA: Oncology Nursing Society.

Wood, L.S. (2008). Adverse events. In A.D. Klimaszewski, M. Bacon, H.E. Deininger, B.A. Ford, & J.G. Westendorp (Eds.), *Manual for clinical trials nursing* (2nd ed., pp. 197–214). Pittsburgh, PA: Oncology Nursing Society.

World Health Organization. (2008, July). *What causes cancer? Fact sheet No. 297: Cancer.* Retrieved August 19, 2008, from http://www.who.int/mediacentre/factsheets/fs297/en/print.html

Zubrod, C.G. (1984). Origins and development of chemotherapy research at the National Cancer Institute. *Cancer Treatment Reports, 68*(1), 9–19.

D．癌症治疗相关的伦理问题
1．医疗现状显示出潜在的伦理问题
  a）医学进步：技术进步使医务人员比之前任何时候都能更长地维系患者的生命。然而，应用生命维持措施可能是医务人员的意愿，而非患者的意愿（Kerber, 2006；Pence, 2004；Pendry, 2007）。
   （1）在危急情况发生前，医务人员没有讨论患者的意愿
   （2）不愿意或者没有与悲伤欲绝的家属商量医疗选择
   （3）惧怕担当法律责任
   （4）遵循传统医疗方案，强调治疗多于支持性护理
   （5）由于个人价值观或偏见，承受道德压力
  b）不断变化的医疗环境：员工短缺、资源重新配置、合并和公司化，导致重视行政命令而轻视临床实践[Agency for Healthcare Research and Quality（AHRQ），2000；Institute of Medicine，2004；Pendry，2007]。
  c）没有医疗保险或者医疗保险失效的患者增多：即使有保险，共同支付部分也会导致债务。由于缺乏保险，儿童和贫困工薪阶层受影响最大；即使有保险，有些人也因为某些治疗，例如骨髓移植（BMT）或者使用目录外药物，而无法报销（Hoffman, Schoen, Rowland, & Davis, 2001；O'Donnell, 2004）。
  d）文化多样性人群增加：文化与沟通方式不同，导致无论从讨论诊治到决定由谁提供长期护理都是一系列的挑战（Balsa, Seiler, McGuire, & Bloche,

2003；O'Donnell，2004；Searight & Gafford，2005）。
    e）使用未经证实的癌症治疗：无论是联合传统治疗还是替代传统治疗，日益增加的未经证实的治疗都是多因素作用的结果，包括个体对癌症及其治疗反应的不可预测的本质、控制的需求、相信个人的权利与决定、文化与精神的信仰等（O'Donnell，2004；Sheridan-Leos, Schulmeister, & Hartranft，2006）。
2. 与肿瘤科护士日常实践相关的伦理问题（Cassells, Jenkins, Lea, Calzone, & Johnson，2003；Kerber，2006；Pendry，2007）包括：
    a）生命终止决定
    b）知情同意（IC）
    c）患者自主权和决策能力
    d）拒绝治疗的权利
    e）疼痛治疗不足
    f）医疗环境和改革
    g）获得护理
    h）保密性
    i）科学诚信
    j）护患冲突
    k）医护冲突
    l）医患冲突
    m）临床研究的参与
3. 美国医疗机构评审联合委员会（JCAHO，2005）要求：护士能够要求临床机构内的伦理咨询部门协助评价个人的决策能力并帮助其解决问题。
4. 伦理决策的特征：伦理决策需最大化以下内容（Beauchamp & Childress，2001；Cassells et al.，2003；Kerber，2006）：
    a）自主权：个人独立决策与个人最佳利益相一致。
    b）不伤害原则：不伤害的义务。
    c）有利原则：使受试者利益最大化的责任。
    d）公平原则：对现有资源公平分配。
    e）诚实：告知事实。
    f）忠诚：忠诚于所许之承诺。
    g）倡导：给予支持，帮助其提高决策能力。

E. 癌症治疗相关的法律问题：遵循国家、州和机构标准是所有护士的基本义务（Birke，2004；Dearing，2008）。
  1. 指导护士实践的准则和标准
    a）护士实践准则：州法律定义了每个州护理工作的基本术语。
    b）肿瘤护理学会在 Statement on the Scope and Standards of Oncology Nursing Practice（Brant & Wickham，2004）中叙述了癌症患者护理的最低标准。
    c）Infusion Nursing Standards of Practice（Infusion Nursing Society，2006）叙述了当今静脉治疗的护理实践标准。
    d）机构需进一步制订具体准则：
      (1) 实践标准
      (2) 护理政策和操作手册
      (3) 工作说明
      (4) IRB 决策
  2. 常见法律问题
    a）用药差错：护士是给药过程的最后关卡，因此，有关用药差错的法律问题经常涉及护士。
      (1) 概率
        (a) 根据美国医学研究所报告（2004）：3.7% 的住院患者经历过与用药失误有关的不良事件。
        (b) 可预防性不良药物事件导致 20% 的住院患者损伤或者死亡（AHRQ，2000）。
        (c) 1999 年 Schulmeister 的一项研究指出：63% 的肿瘤科护士在其机构内发生过化疗差错（Schulmeister，1999；Sheridan-Leos et al.，2006）。
      (2) 给予细胞毒性药物有关的风险（Birner，2003；Schulmeister，2006；Sheridan-Leos et al.，2006）
        (a) 毒性
        (b) 对剂量误差低容忍（应用高剂量治疗时，不允许发生误差）
        (c) 多样的药物剂量和给药流程（剂量和流程可以是患者特定

(d) 根据患者的临床数据和反应，常常需要改变药物剂量
(e) 复杂多样的药物、给药流程和给药方案

(3) 化疗药物差错的类型（Clancy, Farquhar, & Sharp, 2005; Sheridan-Leos, 2007）
(a) 剂量差错（多于或少于规定剂量）
(b) 间隔、时间差错
(c) 用药错误
(d) 输液速度差错
(e) 遗漏给药或水化
(f) 配制差错
(g) 途径差错[例如鞘内（IT）与静脉内（IV）]
(h) 药物错投
(i) 实验室数据不支持给药

(4) 导致化疗药物差错的因素：大多数用药差错是系统性差错，并不是由于个人过失或个人行为（AHRQ, 2000; Sheridan-Leos, 2007）。
(a) 压力
(b) 人员配备不足
(c) 缺乏化疗给药的经验
(d) 不清楚的或可能有歧义的化疗医嘱
(e) 缺乏使用特殊化疗药物的经验
(f) 疲倦
(g) 字迹模糊
(h) 无法获得化疗药物信息
(i) 化疗药物包装或者药瓶难以阅读或者理解
(j) 复杂的化疗方案和新药联合应用的数目增多

(5) 美国卫生系统药师协会提出预防用药差错的策略（ASHP, 2002; 另请参阅 Santell, Protzel, & Cousins, 2004），包括如下内容：
(a) 核对所有临床患者的相关信息，包括患者的身高、体重、实验室检测结果和体表面积（BSA）。
(b) 保证临床医生获得最新药物的信息和资源。
(c) 医疗机构的政策应支持禁止对化疗给予口头医嘱。
(d) 如条件允许，应使用印刷的标准化表格或者电脑制作表格来开具细胞毒性药物医嘱。
(e) 避免使用简称、缩写字母、新创词或其他模棱两可的方法来交流药物信息。
(f) 持续向患者提供药物方面的教育，鼓励患者在用药前询问和澄清药物信息。
(g) 坚持遵循医疗机构政策和程序。
(h) 核对所有化疗剂量、流程和剂量计算（见第Ⅳ.B节：治疗计划的确定与维持）。医疗机构政策支持采用系统性方法进行剂量核对。
(i) 在最小干扰的环境中核对医嘱。
(j) 确保只有有资格实施细胞毒疗法的肿瘤科护士才可以给予细胞毒性药物。

b) 记录问题（ASHP, 2002; Gialanella, 2004; Sheridan-Leos et al., 2006）：及时准确地完成护理记录是护士的基本法律义务。在诉讼中需审核医疗记录，其可以反映是否提供了医疗护理（例如没有记录相当于没有给予护理）。

(1) 常见护理文件记录差错包括：
(a) 遗漏重要临床表现的观察记录
(b) 给予干预后未记录患者的反应
(c) 未记录对患者的健康教育和患者的理解情况
(d) 未记录健康教育的内容和对象

(2) 护理记录应包括直接与间接护理行为。
(a) 电话随访记录，尤其是护士给予患者指导与建议的随访

(b) 与患者、家属或其他照顾者相关的谈话记录
(c) 内部紧急转诊记录
(d) 给予细胞毒性药物：见附录1和附录2
(e) 记录应包括：
  ⅰ) 患者姓名
  ⅱ) 治疗日期与时间
  ⅲ) 药物名称、剂量、给药途径和给药持续时间
  ⅳ) 输液量与种类
  ⅴ) 输液前、中、后对输液部位的评估情况
  ⅵ) 输液装置信息（例如静脉选择、针的型号、装置的种类、输液泵）
  ⅶ) 静脉治疗前、中、后对回血进行确认的情况
(f) 评估与评价患者对治疗的反应与耐受性
(g) 对患者和家属进行关于药物、药物毒性、毒性管理和随访的健康教育
(h) 治疗后或出院指导

c) 与知情同意过程相关的问题：必须有患者签署的有关治疗、入选临床试验或参与护理研究的知情同意书（Birke，2004；Klimaszewski，2008；White，Keller，& Horrigan，2003）。
  (1) 知情同意记录必须声明患者有权随时拒绝或者停止治疗。
  (2) 知情同意文件以及医生和护士都必须向患者保证，如果在临床试验或者研究中患者拒绝或者停止治疗，他们也会持续得到支持与护理。
  (3) 在知情同意过程中，医生与护士的作用不同，角色互补。
  (4) 获取更多关于知情同意与护士角色的信息可参见第Ⅰ.C节。

参考文献

Agency for Healthcare Research and Quality. (2000). *Translating research into practice: Reducing errors in health care* (AHRQ Publication No. 00-PO58). Rockville, MD: Author. Retrieved November 13, 2007, from http://www.ahrq.gov/research/errors.htm

American Society of Health-System Pharmacists. (2002). ASHP guidelines on preventing medication errors with antineoplastic agents. *American Journal of Health-System Pharmacists, 59*(17), 1648–1668.

Balsa, A., Seiler, N., McGuire, T., & Bloche, M. (2003). Clinical uncertainty and healthcare disparities. *American Journal of Law and Medicine, 29*(2–3), 203–219.

Beauchamp, T.L., & Childress, J.F. (2001). *Principles of biomedical ethics* (5th ed.). New York: Oxford University Press.

Birke, M. (2004). Elder law, Medicare, and legal issues in older patients. *Seminars in Oncology, 31*(2), 282–292.

Birner, A. (2003). Safe administration of oral chemotherapy. *Clinical Journal of Oncology Nursing, 7*(2), 158–162.

Brant, J.M., & Wickham, R.S. (Eds.). (2004). *Statement on the scope and standards of oncology nursing practice.* Pittsburgh, PA: Oncology Nursing Society.

Cassells, J.M., Jenkins, J., Lea, D.H., Calzone, K., & Johnson, E. (2003). An ethical assessment framework for addressing global genetic issues in clinical practice. *Oncology Nursing Forum, 30*(3), 383–390.

Clancy, C., Farquhar, M.B., & Sharp, B. (2005). Focus on patient safety. Patient safety in nursing practice. *Journal of Nursing Care Quality, 20*(3), 193–197.

Dearing, D. (2008). Legislative issues. In A.D. Klimaszewski, M. Bacon, H.E. Deininger, B.A. Ford, & J.G. Westendorp (Eds.), *Manual for clinical trials nursing* (2nd ed., pp. 115–122). Pittsburgh, PA: Oncology Nursing Society.

Gialanella, K. (2004). Documentation. *Advance for Nurses, 6*(14), 17–19.

Hoffman, C., Schoen, C., Rowland, D., & Davis, L. (2001). Gaps in health care coverage in working age Americans and the consequences. *Journal of Health Care for the Poor and Underserved, 12*(3), 272–289.

Infusion Nurses Society. (2006). Infusion nursing standards of practice. *Journal of Infusion Nursing, 29*(Suppl. 1), S1–S92.

Institute of Medicine. (2004). *Keeping patients safe: Transforming the work environment of nurses.* Washington, DC: National Academies Press.

Joint Commission on Accreditation of Healthcare Organizations. (2005). *Comprehensive accreditation manual for hospitals.* Oakbrook Terrace, IL: Author.

Kerber, A.S. (2006). Legal and ethical issues concerning the older adult with cancer. In A. Reb & D. Cope (Eds.), *An evidence-based ap-*

proach to the treatment and care of the older adult with cancer (pp. 561–578). Pittsburgh, PA: Oncology Nursing Society.

Klimaszewski, A.D. (2008). Informed consent. In A.D. Klimaszewski, M. Bacon, H.E. Deininger, B.A. Ford, & J.G. Westendorp (Eds.), *Manual for clinical trials nursing* (2nd ed., pp. 97–105). Pittsburgh, PA: Oncology Nursing Society.

O'Donnell, P. (2004). Ethical issues in end-of-life care: Social work facilitation and proactive interventions. In J. Berzoff & P.R. Silverman (Eds.), *Living with dying: A handbook for end-of-life healthcare practitioners* (pp. 171–187). New York: Columbia University Press.

Pence, G.E. (2004). *Classic cases in medical ethics* (4th ed.). New York: McGraw-Hill Higher Education.

Pendry, P. (2007). Moral distress: Recognizing it to retain nurses. *Nursing Economics, 25*(4), 217–221.

Santell, J.P., Protzel, M.M., & Cousins, D. (2004). Medication errors in oncology practice. *U.S. Pharmacist, 29*(4). Retrieved September 28, 2008, from http://www.uspharmacist.com/index.asp?show=article&page=8_1259.htm

Schulmeister, L. (1999). Chemotherapy medication errors: Description, severity, and contributing factors. *Oncology Nursing Forum, 26*(6), 1033–1042.

Schulmeister, L. (2006). Preventing chemotherapy errors. *Oncologist, 11*(5), 463–468.

Searight, H.R., & Gafford, J. (2005). Cultural diversity at the end of life: Issues and guidelines for family physicians. *American Family Physician, 71*(3). Retrieved September 28, 2008, from http://www.aafp.org/afp/20050201/515.html

Sheridan-Leos, N. (2007). A model of chemotherapy education for novice oncology nurses that supports a culture of safety. *Clinical Journal of Oncology Nursing, 11*(4), 545–551.

Sheridan-Leos, N., Schulmeister, L., & Hartranft, S. (2006). Failure mode and effect analysis: A technique to prevent chemotherapy errors. *Clinical Journal of Oncology Nursing, 10*(3), 393–398.

White, M.K., Keller, V., & Horrigan, L.A. (2003). Beyond informed consent: The shared decision making process. *Journal of Clinical Outcomes Management, 10*(6), 323–328.

Ⅱ.癌症治疗目标与责任

A．癌症治疗目标（Otto，2007）
1．预防（Brown & Humble，2007）
2．治愈
   a）长时间无病生存
   b）达到所有患者期望的结果，但不一定能实现
3．控制
   a）治愈无望时，延长生命
   b）疾病不能完全消除（Gosselin-Acomb，2005）时，阻止癌症细胞生长
   c）减轻现有疾病，没有新发病灶
4．姑息
   a）如果疾病治愈和控制都无望，使患者感到舒适
   b）减少副作用和症状，包括疼痛（Brown & Humble，2007；Ellison & Chevlen，2002；Gaddis & Gullatte，2007）
   c）可以采用包括手术、放疗或化学生物治疗进行单独治疗或者联合治疗（Ferrans，2005；Otto，2007）
5．辅助治疗：在主要治疗方式例如手术或放疗之后给予的治疗手段。目标是对于高复发风险的患者，减少微小病变和微转移病变（Otto，2007）。
6．新辅助治疗：在主要治疗之前给予的一个或更多的治疗（例如手术前的化疗）。目标是为了缩小原发肿瘤，提高手术的效果和/或减少存在的微转移病变。
7．化学预防：对高风险的个人应用特定药物来预防癌症（例如对个人健康史显示其统计学上患乳腺癌机会增加的妇女使用他莫昔芬）（Brown & Humble，2007；Sporn & Lippman，2003）。
8．骨髓清除：为外周血干细胞移植或骨髓移植做准备。
9．免疫抑制：为准备干细胞移植而抑制免疫反应。预处理包括大剂量化疗，通常合并放疗。骨髓清除性预处理需要致死剂量的化疗，非骨髓清除性预处理（有时候也叫"微移植"）用非致死剂量的化疗（Poliquin，2007）。

B．治疗反应的影响因素
1．肿瘤负荷：肿瘤细胞数目与治疗反应之间呈负相关，表现为肿瘤负荷越小，治疗的反应越好（Evans & Bitran，2001；Tortorice，2005）。这是由于肿瘤体积越大，生长速率越慢，因此降低抗肿瘤治疗的效果。
2．肿瘤生长速度：肿瘤增加一倍的时间（肿瘤体积增倍所需要的时间）与生长分数（肿瘤细胞中处于增殖阶段的细胞的比例）是影响治疗反应的重要因素。快速生长的肿瘤对化疗药物治疗敏感（Evans & Bitran，2001；Otto，2007）。
3．耐药性
   a）基于对细胞毒性药物如何影响恶性细胞凋亡的进一步认识，最近提出一些新理论来解释耐药发生的不同途径。这些理论帮助解释为何化疗敏感的肿瘤不能被完全消除（Tortorice，2005）。
   b）耐药是涉及多种受体和酶的生化过程，并取决于细胞和化疗药物的类型（Tortorice，2005）。
   c）有研究（Tortorice，2005）指出了细胞毒性药物、化学信使（影响药物传递到肿瘤的运输者）（Gaddis & Gullatte，2007）之间复杂的相互作用以及因为恶性肿瘤细胞基因的高度不稳定性，导致其能够避免化疗药物引起的凋亡。
   d）肿瘤细胞可能本身对抗肿瘤药物耐药，或者在药物暴露后出现耐药克隆。可能有多种原因导致单耐药或者多重耐药（MDR）出现。

(1) 药物剂量不足可能导致耐药细胞克隆形成，这源于细胞内 DNA 的随机突变（Barton-Burke & Wilkes, 2006；Chu & De Vita, 2005）。
(2) 化疗可以杀死敏感细胞，而留下对治疗抵抗的细胞（Tortorice, 2005）。
(3) 当恶性肿瘤细胞暴露于细胞毒性药物时，通过不同机制改变自身的调节系统从而导致 MDR。有几个途径是被认为是产生 MDR 的原因，包括肿瘤内化学药物代谢发生改变，肿瘤细胞修复损伤的 DNA（因此避免凋亡），之前敏感的肿瘤细胞减少摄取（Tortorice, 2005）。MDR 途径包括以下几种：
 (a) MDR-1 基因过度表达，此基因编码的 P-糖蛋白（P-gp）是细胞膜上的一种能量依赖性药物排出泵，其在药物到达 DNA 前可以从细胞内主动排出有毒分子（例如化疗药物）的能力被认为是产生耐药的原因。P-gp 表达是预后不良的指标（Barton-Burke & Wilkes, 2006；Tortorice, 2005）。
 (b) 当肿瘤具有改变拓扑异构酶黏合性的能力时，则发生拓扑异构酶药物（如多柔比星）耐药（Tortorice, 2005）。
 (c) 正常保护酶（例如谷胱甘肽 S-转移酶）水平增高时，可促进铂类化合物和烷化剂从恶性肿瘤细胞中排出（Tortorice, 2005），也可以发生 MDR。
(4) 代谢受损会减少药物激活或增加药物失活。
(5) 其他耐药类型包括以下几种：
 (a) 获得性耐药是暴露于额外的药物后进一步突变的结果（Chu & De Vita, 2005）。
 (b) 当受影响的细胞暴露于环境致癌物（例如烟草）而存活后，可能发生即刻耐药。
 (c) 由于环境或刺激物的改变，细胞可能发生暂时性反应下降或者永久性耐药（Goldie, 2008）。
 (d) 产生暂时性耐药可能是由于肿瘤血供差，阻止了治疗性剂量的药物到达肿瘤组织（Tortorice, 2005）。
(6) 优先考虑克服耐药性。研究者继续想方设法灭活恶性肿瘤细胞中的 P-gp，找出可以改变细胞凋亡通路，增加目前化疗效果，并且与恶性肿瘤细胞 DNA 有关的特性相互作用的新药（Barton-Burke & Wilkes, 2006）。

C. 治疗策略
 1. 联合用药与单药治疗（Burris, 2001；Haskell, 2001；Langhorne & Barton-Burke, 2001；Tortorice, 2005）
  a) 肿瘤细胞亚群具有多样性，因此在任何一个时间点，联合采用具有不同作用机制的药物能够增加细胞被杀死的比例。
  b) 由于具有不同的作用机制，联合用药可减少产生耐药的可能性。
  c) 联合化疗已证实比单药治疗有效。
  d) 联合化疗需遵照药物协同作用原理，以使其他药物的效果最大化。药物协同作用受肿瘤细胞增殖率的影响，同时与给药方式是连续给药还是同时给药有关[例如亚叶酸增加氟尿嘧啶（5-FU）的细胞毒作用]（Brown & Humble, 2007）。

　　e）通常避免同时给予具有相似毒性的药物，但也有例外。例如，紫杉醇和顺铂都能引起外周神经病变，但它们经常同时使用（Argyriou et al., 2007）。

2．化疗剂量和剂量强度（化疗中单位时间所给药物的剂量）

　　a）设计化疗周期是为了让人体器官从损伤中得以修复。由于白细胞（WBC）的平均恢复时间是10～14天，许多方案据此将这一时间规定为一个循环的周期。

　　b）给予像5-FU这样的药物，需在一定时间保持稳定的血药浓度，增加其杀死肿瘤细胞的数量（Howland & Mycek, 2006）。当前的研究都致力于剂量不变，尽量缩短化疗周期，从而提高剂量密度（Citron et al., 2003；Pfreundschuh et al., 2004；Tortorice, 2005）。通过缩短化疗周期，可能减少肿瘤再生长。这种给药方式使乳腺癌、卵巢癌、结肠癌和淋巴瘤的患者生存期更长（Tortorice）。剂量密集化疗方案被允许预防性使用集落刺激因子培非司亭，否则可能引起恶性中性粒细胞减少症（Burdette-Radoux et al., 2007；von Minckwitz et al., 2007）。

　　c）护士应了解由于化疗副作用、时间冲突或其他原因导致的化疗剂量减少或延迟，可能对患者的生存期有负面影响（Tortorice, 2005）。根据肿瘤细胞周期间隔时间给予足够剂量化疗药可以最大限度地杀死肿瘤细胞。化疗症状预防性管理和教育患者按计划给药同样重要。

3．激素受体状态

　　a）对于某些暴露于特定激素时生长速度更快的肿瘤，可以通过给予抗激素类药物来抑制其生长。雌激素和/或黄体酮受体表达是乳腺癌预后的指标。受体（ER/PR）表达阳性的患者表现出更好的总生存率（Yackzan, 2007）。

　　b）激素受体状态在癌症治疗中日益重要。

D．效果评价

1．测量肿瘤反应

　　a）通过定量测定例如外科检查、影像学研究和/或血清肿瘤标志物来客观评估肿瘤反应。在完成一个阶段治疗后与诊断时的测量结果作比较并记录。

　　b）历史上已经根据以下标准来评价肿瘤疗效（Perry, Anderson, & Donehower, 2000）。

　　　（1）完全缓解（CR）：所有的症状、体征完全消失至少4周（例如肿瘤二维定量测量）。

　　　（2）部分缓解（PR）：估计肿瘤的大小减少≥50%，无新病灶，维持至少4周。

　　　（3）疾病稳定（SD）：肿瘤的大小减少＜50%或增大＜25%。

　　　（4）疾病进展（PD）：肿瘤生长≥25%，或有新病灶形成。

　　　（5）复发

　　　　（a）CR后，出现新病灶或者原肿瘤再生。

　　　　（b）PR时，出现新病灶或者原肿瘤体积增大。

　　c）实体瘤治疗疗效评价标准（RECIST）指南是由1999年国际任务团体提出

的，该团体包括欧洲癌症研究和治疗组织（EORTC）、美国NCI和加拿大国立癌症研究所临床试验组。

(1) 指南的提出是为了促进研究者和临床医生之间的沟通（Therasse, Eisenhauer & Buyse, 2006）。

(2) RECIST与WHO的疗效评价标准有较大不同（Mazumdar, Smith, & Schwartz, 2004；Schwartz et al., 2006）。这些不同使临床试验疗效评价备受挑战。

2．WHO（Therasse et al., 2001）指出对疾病进行三维测量的各种诊断技术（例如CT、MRI）会导致混乱。因此，各研究组织之间的疗效评价标准是不同的。

3．RECIST包括以下内容（Therasse et al., 2000）：

a）对临床试验的反应要作为该药物或方案是否值得进一步研究的依据（预期最终研究目标）。

b）作为基线，肿瘤必须在至少一个维度上可用测径器或者卡尺测量（度量）。基线测量必须在初始治疗的4个星期内取得。（不可测量病灶包括骨病灶、腹水、胸膜/心包积液、脑膜病变和炎症性乳腺癌。）

c）基线和随诊应使用同样的技术和方法评估病灶。

d）如果研究的主要目的是肿瘤疗效，则基线测量时患者必须有一个可测量的肿瘤病灶。如果只有一个可测量的肿瘤病灶，必须由细胞学或组织学检查来确认。

e）每个脏器最多5个或总共10个病灶作为靶病灶。

(1) 选择直径最长的病灶，适于随诊测量。

(2) 所有靶病灶的最长直径之和为基线，作为以后比较治疗反应的参考。

(3) 如有可能，测量和记录其他非靶病灶。随诊期间要注意其存在或消失的情况，但并不作为疗效评价的标准。

f）RECIST的使用

(1) 完全缓解（CR）：所有靶病灶消失。

(2) 部分缓解（PR）：靶病灶最长直径之和比基线水平减少至少30%。

(3) 疾病进展（PD）：以整个实验研究过程中所有测量的靶病灶最长直径之和中的最小值为参照，治疗后病灶最长直径之和相对增加至少20%。

(4) 随诊方案应个体化。

(a) 每隔一个周期（6~8周）随诊一次。

(b) 当受试者出现健康情况整体恶化而要求停止给药治疗，但是没有客观证据证明PD时，应该纳入"症状性进展"，不纳入PR、SD或者PD组。

(c) 治疗结束时，根据研究目的来决定随诊检查和计划。如果发生了特定事件，例如复发或者死亡，则到了研究的主要终点，测量需与基线比较。

(d) 总有效期是指从首次达到CR或者PR时直到首次复发或者评价为PD时。

(e) SD期是指从首次测量到评价为PD时。

g）应用RECIST报告结果：研究结束后要评估所有患者。每个患者都分别归类到如下分类中。

(1) CR
(2) PR
(3) SD
(4) PD
(5) 死于肿瘤
(6) 死于毒性

4．测量患者反应

a) 根据功能状态量表评估患者反应

(1) 肿瘤分类之后，患者的活动水平或者功能状态是考虑什么时候给予合适治疗的最重要因素（Ellison & Chevlen，2002）。目前常用的有几种功能状态量表。这些量表中，Karnofsky评分量表、东部肿瘤协作组（ECOG）评分量表和WHO评分量表是成人最常用的评分量表。患者的功能状态评分较低（例如卧床不起），则可能不能承受积极治疗，其QOL可能会下降。功能状态评分也是临床试验受试者纳入和排除的标准（Omerod，2005）。量表之间的转换可通过FDA的以下网页获取：www.fda.gov/cder/cancer/perstat.htm。

(2) 表4列出了四种不同功能状态量表之间的比较。

(a) Karnofsky功能状态（KPS）评分量表：用百分比来评估成人的功能状态，分数越低功能越差（Karnofsky & Burchenal，

表4. 功能状态评分量表/分数[a]

Karnofsky		WHO		ECOG（Zubrod）		Lansky[b]	
%得分	功能状态	得分	功能状态	得分	功能状态	得分	功能状态
100	正常，无症状和体征	0	活动能力完全正常，与起病前活动能力无任何差异	0	活动能力完全正常，与起病前活动能力无任何差异	100	正常活动
90	能进行正常活动，有轻微症状和体征	1	能自由走动及从事轻体力活动，包括一般家务或办公室工作，但不能从事较重的体力活动	1	能自由走动及从事轻体力活动，包括一般家务或办公室工作，但不能从事较重的体力活动	90	对于较重的体力活动有轻度限制
80	勉强可进行正常活动，有一些症状或体征					80	正常活动，但容易累
70	生活可自理，但不能维持正常活动或工作	2	能自由走动及生活自理，但已丧失工作能力，日间有不少于一半的时间可以起床活动	2	能耐受肿瘤症状；能自由走动及生活自理，已丧失工作能力，日间有不少于一半的时间可以起床活动	70	生活工作轻度限制，更少进行娱乐活动
60	生活能大部分自理，但偶尔需要别人帮助					60	能起床走动，但活动受限，生活自理
50	常需人照料	3	生活仅能部分自理，日间有一半以上的时间卧床或坐轮椅	3	肿瘤症状严重；生活仅能部分自理，日间有一半以上的时间卧床或坐轮椅，但还能起床站立	50	可以自己穿衣，大部分时间卧床；可以进行安静活动
40	生活不能自理，需要特别照顾和帮助					40	大部分时间卧床
30	生活严重不能自理	4	卧床不起，生活不能自理	4	卧床不起，生活不能自理	30	卧床不起，生活不能自理
20	病重，需要住院和积极的支持治疗					20	卧床，经常睡着；被动活动

表 4. 功能状态评分量表 / 分数 [a]（续）							
Karnofsky		**WHO**		**ECOG（Zubrod）**		**Lansky**[b]	
%得分	功能状态	得分	功能状态	得分	功能状态	得分	功能状态
10	病危，临近死亡					10	无活动
0	死亡			5	死亡	0	无反应

[a] Karnofsky 和 Lansky 功能状态评分是 10 的倍数。
[b] Lansky 与 ECOG 量表间的转换仅仅是为了 NCI 研究的目的。
ECOG—东部肿瘤协作组；NCI—美国国家癌症研究所；WHO—世界卫生组织
注：From "Diagnostic Evaluation, Classification, and Staging"（p.177），by K.Omerod in C.H.Yarbro, M.H.Frogge, and M.Goodman（Eds.），*Cancer Nursing: Principles and Practice*（6th ed.），2005，Sudbury，MA: Jones and Bartlett. Copyright 2005 by Jones and Bartlett，www.jbpub.com. Adapted with permission.

1949）。

（b）ECOG 和 Zubrod 评分量表：用 0～5 分来评估成人的功能状态，分数越高功能越差（Oken et al.，1982）。

（c）WHO 评分量表：由美国最先提出，包括功能状态和毒性分级。

（d）Lansky 功能评分量表是专门为儿童设计的，而 KPS 量表并不常适用于儿童（Lansky，List，Lansky，Ritter-Sterr，& Miller，1987）。

参考文献

Argyriou, A.A., Polychronopoulos, P., Koutras, A., Xiros, N., Petsas, T., Argyriou, K., et al. (2007). Clinical and electrophysiological features of peripheral neuropathy induced by administration of cisplatin plus paclitaxel-based chemotherapy. *European Journal of Cancer Care, 16*(3), 231–237.

Barton-Burke, M., & Wilkes, G. (2006). Cancer chemotherapy and cell cycle kinetics. In M. Barton-Burke & G.M. Wilkes (Eds.), *Cancer therapies* (pp. 21–28). Sudbury, MA: Jones and Bartlett.

Brown, D., & Humble, A. (2007). Cellular mechanisms of chemotherapy. In M.M. Gullatte (Ed.), *Clinical guide to antineoplastic therapy: A chemotherapy handbook* (2nd ed., pp. 1–15). Pittsburgh, PA: Oncology Nursing Society.

Burdette-Radoux, S., Wood, M.E., Olin, J.J., Laughlin, R.S., Crocker, A.M., Ashikaga, T., et al. (2007). Phase I/II trial of adjuvant dose-dense docetaxel/epirubicin/cyclophosphamide (TEC) in stage II and III breast cancer. *Breast Journal, 13*(3), 274–280.

Burris, H.A. (2001). Combination chemotherapy. In M.C. Perry (Ed.), *The chemotherapy source book* (3rd ed., pp. 69–73). Philadelphia: Lippincott Williams & Wilkins.

Chu, E., & DeVita, E., Jr. (2005). *Physicians' cancer chemotherapy drug manual*. Sudbury, MA: Jones and Bartlett.

Citron, M.L., Berry, D.A., Cirrincione, C., Hudis, C., Winer, E.P., Gradishar, W.J., et al. (2003). Randomized trial of dose-dense versus conventionally scheduled and sequential versus concurrent combination chemotherapy as postoperative adjuvant treatment of node-positive primary breast cancer: First report of Intergroup Trial C9741/Cancer and Leukemia Group B Trial 9741. *Journal of Clinical Oncology, 21*(8), 1431–1439.

Ellison, N.M., & Chevlen, E.M. (2002). Palliative chemotherapy. In A. Berger, R. Portenoy, & D. Weissman (Eds.), *Principles and practice of palliative care and supportive oncology* (2nd ed., pp. 698–709). Philadelphia: Lippincott Williams & Wilkins.

Evans, A.M., & Bitran, J.D. (2001). Adjuvant chemotherapy. In M.C. Perry (Ed.), *The chemotherapy source book* (3rd ed., pp. 48–69). Philadelphia: Lippincott Williams & Wilkins.

Ferrans, C. (2005). Quality of life as an outcome of cancer care. In C.H. Yarbro, M.H. Frogge, & M. Goodman (Eds.), *Cancer nursing: Principles and practice* (6th ed., pp. 183–200). Sudbury, MA: Jones and Bartlett.

Gaddis, J.S., & Gullatte, M.M. (2007). Pharmacologic principles of chemotherapy. In M.M. Gullatte (Ed.), *Clinical guide to antineoplastic therapy: A chemotherapy handbook* (2nd ed., pp. 19–37). Pittsburgh, PA: Oncology Nursing Society.

Goldie, J.H. (2008). Drug resistance. In M.C. Perry (Ed.), *The chemotherapy source book* (4th ed., pp. 37–48). Philadelphia: Lippincott Williams & Wilkins.

Gosselin-Acomb, T.K. (2005). Principles of radiation therapy. In C.H. Yarbro, M.H. Frogge, & M. Goodman (Eds.), *Cancer nursing: Principles and practice* (6th ed., pp. 229–249). Sudbury, MA: Jones and Bartlett.

Haskell, C.M. (2001). Principles of cancer chemotherapy. In C. Haskell (Ed.), *Cancer treatment* (5th ed., pp. 62–86). Philadelphia: Saunders.

Howland, R.D., & Mycek, M.J. (2006). Anticancer drugs. In R.A. Harvey & P.C. Champe (Eds.), *Lippincott's illustrated reviews: Pharmacology* (3rd ed., pp. 453–484). Philadelphia: Lippincott Williams & Wilkins.

Karnofsky, D.A., & Burchenal, J.H. (1949). The clinical evaluation of chemotherapeutic agents in cancer. In C. MacLeod (Ed.), *Evaluation of chemotherapeutic agents* (pp. 191–205). New York: Columbia University Press.

Langhorne, M., & Barton-Burke, M. (2001). Chemotherapy administration: General principles for nursing practice. In M. Barton-Burke, G. Wilkes, & K. Ingwersen (Eds.), *Cancer chemotherapy: A nursing process approach* (3rd ed., pp. 608–643). Sudbury, MA: Jones and Bartlett.

Lansky, S., List, M., Lansky, L., Ritter-Sterr, C., & Miller, D. (1987). The measurement of performance in childhood cancer patients. *Cancer, 60*(7), 1651–1656.

Mazumdar, M., Smith, A., & Schwartz, L.H. (2004). A statistical simulation study finds discordance between WHO criteria and RECIST guideline. *Journal of Clinical Epidemiology, 57*(4), 358–365.

Oken, M.M., Creech, R.H., Tormey, D.C., Horton, J., Davis, T.E., McFadden, E.T., et al. (1982). Toxicity and response criteria of the Eastern Cooperative Oncology Group. *American Journal of Clinical Oncology, 5*(6), 649–655.

Omerod, K. (2005). Diagnostic evaluation, classification, and staging. In C.H. Yarbro, M.H. Frogge, & M. Goodman (Eds.), *Cancer nursing: Principles and practice* (6th ed., pp. 153–180). Sudbury, MA: Jones and Bartlett.

Otto, S.E. (2007). Chemotherapy. In M. Langhorne, J. Fulton, & S.E. Otto (Eds.), *Oncology nursing* (5th ed., pp. 362–376). St. Louis, MO: Elsevier Mosby.

Perry, M.C., Anderson, S.M., & Donehower, R.C. (2000). Chemotherapy. In M. Abeloff, J. Armitage, A. Lichter, & J. Niederhuber (Eds.), *Clinical oncology* (2nd ed., pp. 378–422). Philadelphia: Churchill Livingstone.

Pfreundschuh, M., Truemper, L., Kloess, M., Schmits, R., Feller, A.C., Ruebe, C., et al. (2004). 2-weekly or 3-weekly CHOP chemotherapy with or without etoposide for the treatment of elderly patients with aggressive lymphomas: Results of the NHL-B2 trial of the DSHNHL. *Blood, 104*(3), 634–641.

Poliquin, C. (2007). Conditioning regimens in hematopoietic stem cell transplantation. In S. Ezzone & K. Schmit-Pokorny (Eds.), *Blood and marrow stem cell transplantation: Principles, practice and nursing insights* (3rd ed., pp. 109–143). Sudbury, MA: Jones and Bartlett.

Schwartz, L.H., Colville, J.A., Ginsberg, M.S., Wang, L., Mazumdar, M., Kalaigian, J., et al. (2006). Measuring tumor response and shape change on CT: Esophageal cancer as a paradigm. *Annals of Oncology, 17*(6), 1018–1023.

Sporn, M.B., & Lippman, S.M. (2003). Chemoprevention of cancer. In D. Kufe, R. Pollack, R. Weichselbaum, R. Bast, T. Ganster, J. Holland, et al. (Eds.), *Cancer medicine* (6th ed., pp. 413–422). Hamilton, Ontario, Canada: BC Decker.

Therasse, P., Arbuck, S.G., Eisenhauer, E.A., Wanders, J., Kaplan, R.S., Rubenstein, L., et al. (2000). New guidelines to evaluate the response to treatment in solid tumors. *Journal of the National Cancer Institute, 92*(3), 205–214.

Therasse, P., Eisenhauer, E.A., & Buyse, M. (2006). Update in methodology and conduct of cancer clinical trials. *European Journal of Cancer, 42*(10), 1322–1330.

Tortorice, P.V. (2005). Chemotherapy: Principles of therapy. In C.H. Yarbro, M.H. Frogge, & M. Goodman (Eds.), *Cancer nursing: Principles and practice* (6th ed., pp. 315–350). Sudbury, MA: Jones and Bartlett.

von Minckwitz, G., Kummel, S., du Bois, A., Eiermann, W., Eidtmann, H., Gerber, B., et al. (2007). Pegfilgrastim +/− ciprofloxacin for primary prophylaxis with TAC (docetaxel/doxorubicin/cyclophosphamide) chemotherapy for breast cancer. Results from the GEPARTRIO study. *Annals of Oncology, 19*(2), 292–298.

Yackzan, S.G. (2007). Pathophysiology and staging of breast cancer. In S.M. Mahon (Ed.), *Site-specific cancer series: Breast cancer* (pp. 51–62). Pittsburgh, PA: Oncology Nursing Society.

III. 抗肿瘤治疗原则

A. 细胞生命周期（Brown & Humble, 2007; Otto, 2007; Vermeulen, Van Bockstaele, & Berneman, 2003）：无论是正常细胞还是肿瘤细胞，其生命周期都是由5个阶段组成的（见图2）。

1. G_0 期
   a）休眠期。
   b）细胞暂时处于细胞增殖循环之外，不再活跃增殖，而其他细胞活动仍然继续。
   c）细胞将持续处于静止状态，直到有适当的刺激才进入细胞周期开始细胞分裂。
   d）细胞没有进行分裂，因此 G_0 期的细胞没有暴露于化疗药物。

2. G_1 期
   a）有丝分裂期后的阶段。
   b）细胞通过合成细胞分裂需要的蛋白质和RNA，开始第一阶段的复制。

3. 合成期（S期）：DNA合成。

4. G_2 期
   a）有丝分裂前期（或合成后期）。
   b）蛋白质和RNA合成的第二阶段。
   c）准备形成有丝分裂轴。
   d）此阶段细胞活跃，准备分裂。

5. 有丝分裂期（M期）
   a）细胞开始分裂。
   b）细胞生命周期中最短的时期。
   c）有丝分裂结束后，形成两个子细胞。

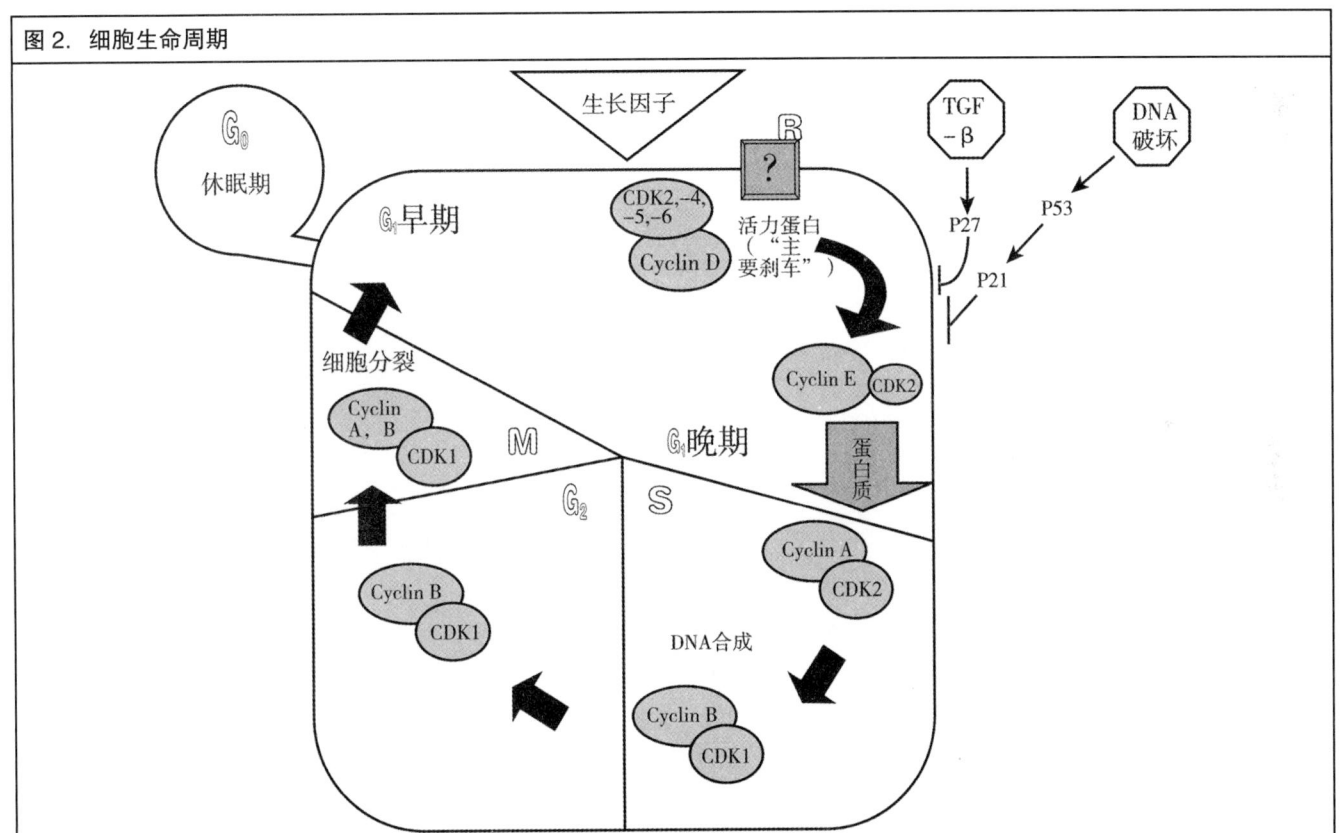

图2. 细胞生命周期

细胞周期包括4个活跃阶段（G_1、S、G_2、M），均受控于一种细胞周期蛋白（Cyclin）。细胞周期蛋白（Cyclin D,E,A,B）与细胞周期蛋白依赖性激酶形成复合物，共同调节细胞活动的进程。在活动中，细胞周期蛋白–细胞周期蛋白依赖性激酶复合体允许细胞经过细胞周期的特定阶段。纵观整个细胞周期，细胞周期蛋白–细胞周期蛋白依赖性激酶复合体相当于细胞周期的一个检测点或监控点。如果DNA遭到破坏或者需要补充必要的营养和氧气来增殖，抑制蛋白如P21、P27和P53会使细胞周期进程暂停。相应地，抑制蛋白由抑制生长因子以及Cyclin来调控。细胞周期蛋白–细胞周期蛋白依赖性激酶复合体和pRb（"主要刹车"）严格调控R点（限制点）。一旦跨过R点，细胞周期就"开启"，细胞进入真正的细胞周期进程，不能逆返。抑制蛋白和细胞周期蛋白–细胞周期蛋白依赖性激酶复合体的稳定性在肿瘤中会发生改变，正常的细胞周期控制就会丧失，不受调控的细胞繁殖就会占据优势。

注：From "Biology of Cancer"（p.15）, by J.Gibbon and L.Loescher in C.H.Yarbro, M.H.Frogge, & M. Goodman（Eds.）, *Cancer Nursing:Principles and Practice*（6th ed.）,2005, Sudbury, MA:Jones and Bartlett. Copyright 2005 by Jones and Bartlett, www.jbpub.com.Reprinted with permission.

它们要么重新进入细胞周期进行复制，要么执行组织既定的特定功能。

B. 化学治疗药物：根据药物对细胞增殖周期（即前面所说的细胞周期）作用的特点分类，见表5。
  1. 细胞周期特异性药物作用于细胞周期特定时相（Brown & Humble，2007；Hande，2004）。
    a）药物对某时相肿瘤细胞杀伤力强，分次小剂量持续一定时间给药可使尽可能多的肿瘤细胞在它们生命周期的特定时间接触到药物，在此期间它们对化疗药物最为敏感。
    b）药物分类包括抗代谢类、植物碱类（喜树碱、依托泊苷、紫杉烷、长春花生物碱）以及杂类。
  2. 细胞周期非特异性药物作用于细胞各增殖阶段，包括 G_0 期（Brown & Humble，2007；Hande，2004）。
    a）细胞周期非特异性药物对增殖缓慢的肿瘤细胞有效。
    b）如果肿瘤细胞对药物敏感，药物就会被吸收进入细胞。细胞杀伤或许不会马上发生，但是会在细胞分裂时起效。
      1）药物对肿瘤细胞的杀伤作用与给药剂量成正比。
      2）间断给药，再次给药之前确保患者已经从剂量限制性毒性反应中恢复过来。
      3）最常见的剂量限制性毒性反应为骨髓抑制。
    c）药物分类包括烷化剂、抗肿瘤抗生素、激素以及亚硝基脲。

C. 免疫系统功能
  1. 了解免疫系统对于理解生物治疗如何起作用非常重要。
  2. 免疫系统（图3）是一个具有高度特异性和适应性的系统，通过以下功能来保护人体：
    a）抵抗外来生物体的侵入。
    b）内稳态：及时清除人体内衰老、损伤的细胞。

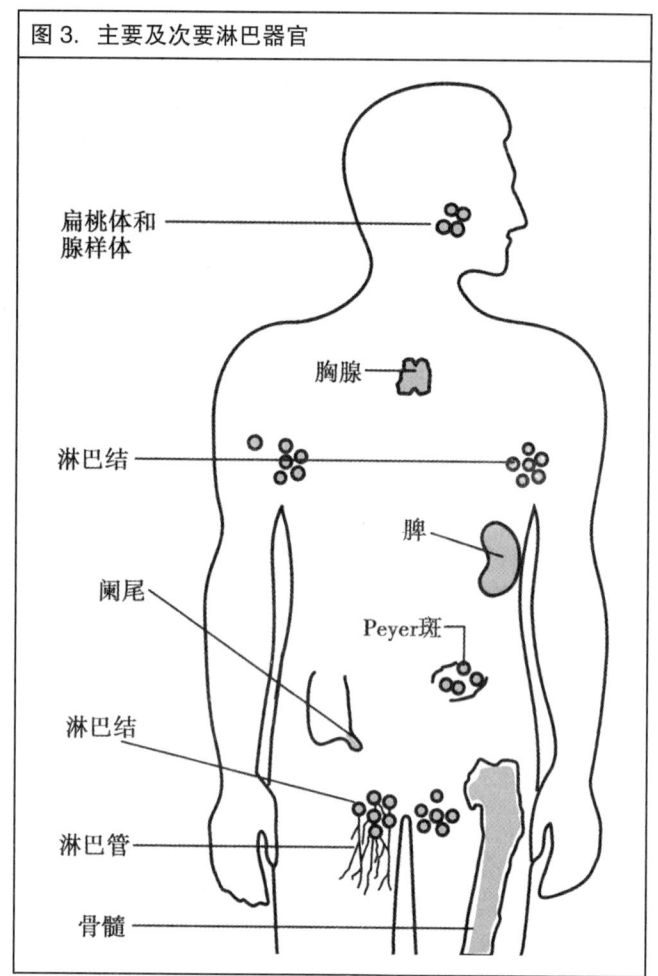

图3. 主要及次要淋巴器官

  c）监控：识别外源的、异体的物质（Hyde，2000；Janeway，Travers，Walport，& Shlomchik，2005）。

D. 免疫反应类型
  1. 免疫反应指免疫系统对异物的防御反应。
  2. 任何能导致这种反应的物质叫抗原。
  3. 免疫反应分为两种类型（表6）
    a）固有的或非特异的免疫（图4）对诱导产生适当的免疫反应非常重要（Janeway et al.,2005）。固有免疫不形成免疫记忆，它包括以下几方面（Hyde，2000；Janeway et al.）：
    （1）身体屏障（皮肤和黏膜）
    （2）机械屏障（咳嗽、打喷嚏和眨眼）
    （3）化学屏障（眼泪和汗液）
    （4）炎性反应（产生单核细胞、巨噬细胞和多形核细胞）
    （5）激活补体

表6. 固有免疫和适应性免疫反应

免疫反应	作用机制	参与的主要细胞
固有免疫	• 第一道防线 • 非特异性 • 无记忆	• 中性粒细胞 • 单核细胞、巨噬细胞 • 大颗粒淋巴细胞（自然杀伤细胞）
适应性免疫	• 第二道防线 • 特定记忆	• 淋巴细胞 • T细胞（细胞免疫） • B细胞（体液免疫）

(6) 产生急性期蛋白［例如白细胞介素（IL）-2］

(7) 产生大颗粒淋巴细胞［自然杀伤细胞（NK）或NK和NKT细胞］

b）适应性或特异性免疫反应是机体的第二道防线，包括（Hyde，2000；Janeway et al.，2005）：

(1) 免疫记忆和免疫特异性

(2) B细胞和T细胞的协同作用

(3) 三种适应性免疫反应包括：

(a) 体液免疫（图5）：B淋巴细胞、记忆B细胞和血浆细胞介导的体液免疫，其结果是产生免疫球蛋白（Igs）。

(b) 细胞免疫（图6）：细胞免疫是由T细胞和细胞因子介导产生的。这种免疫反应不含抗体，却含有以下物质（Janeway et al.，2005）：

i）细胞毒性T细胞（T_C），CD8通常呈阳性

ii）辅助T细胞（T_H1或T_H2），CD4通常呈阳性

(c) T调控细胞，即抑制性T细胞（T_s）

i）T调控细胞：T调控细胞的标志物是CD4和CD25，其作用是抑制其他免疫效应细胞的活动。

ii）它们的主要作用是阻止针对人体正常组织的免疫反应，从而限制感染导致的炎性反应。

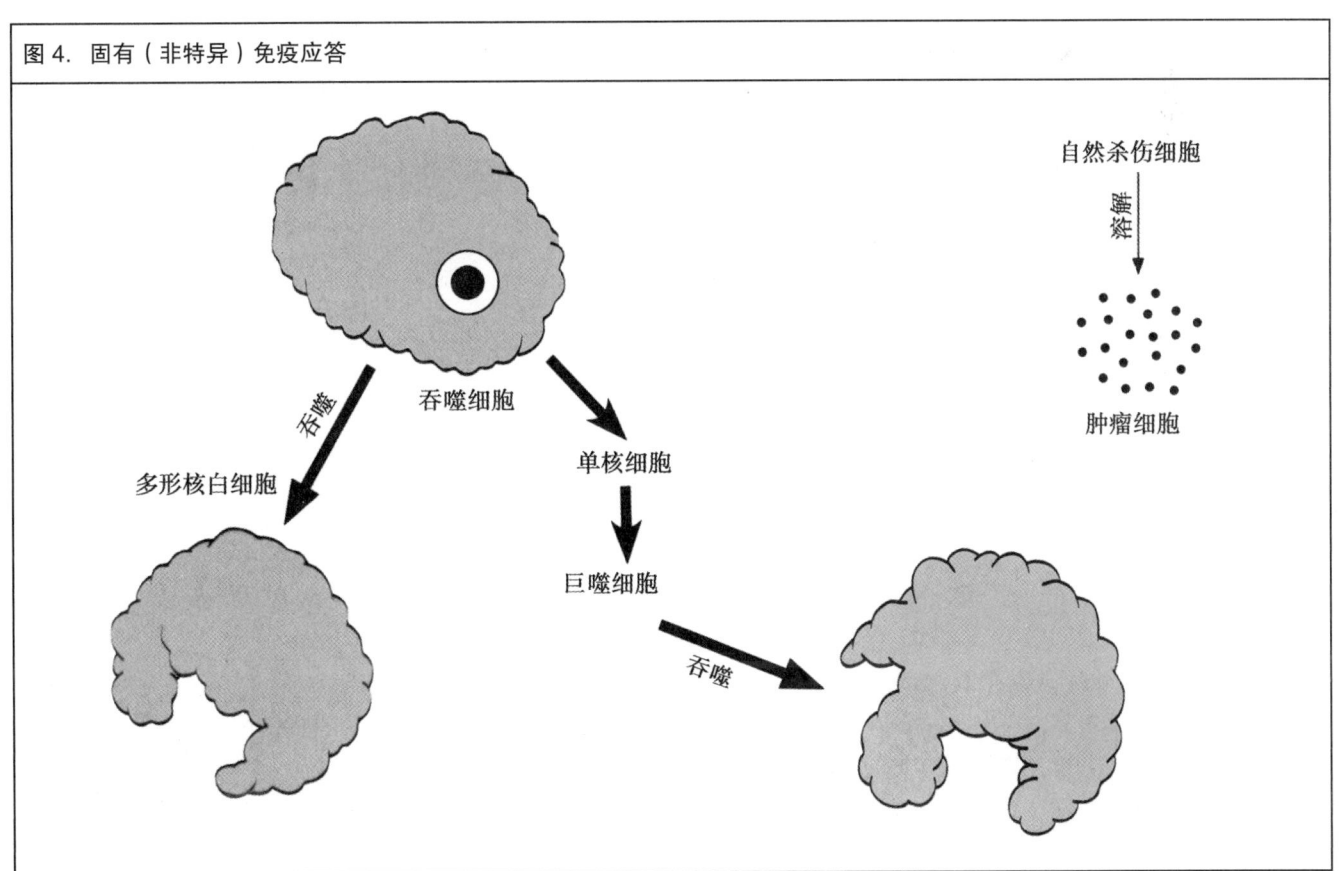

图4. 固有（非特异）免疫应答

图5. 适应性（特异性）免疫应答：B细胞和体液免疫

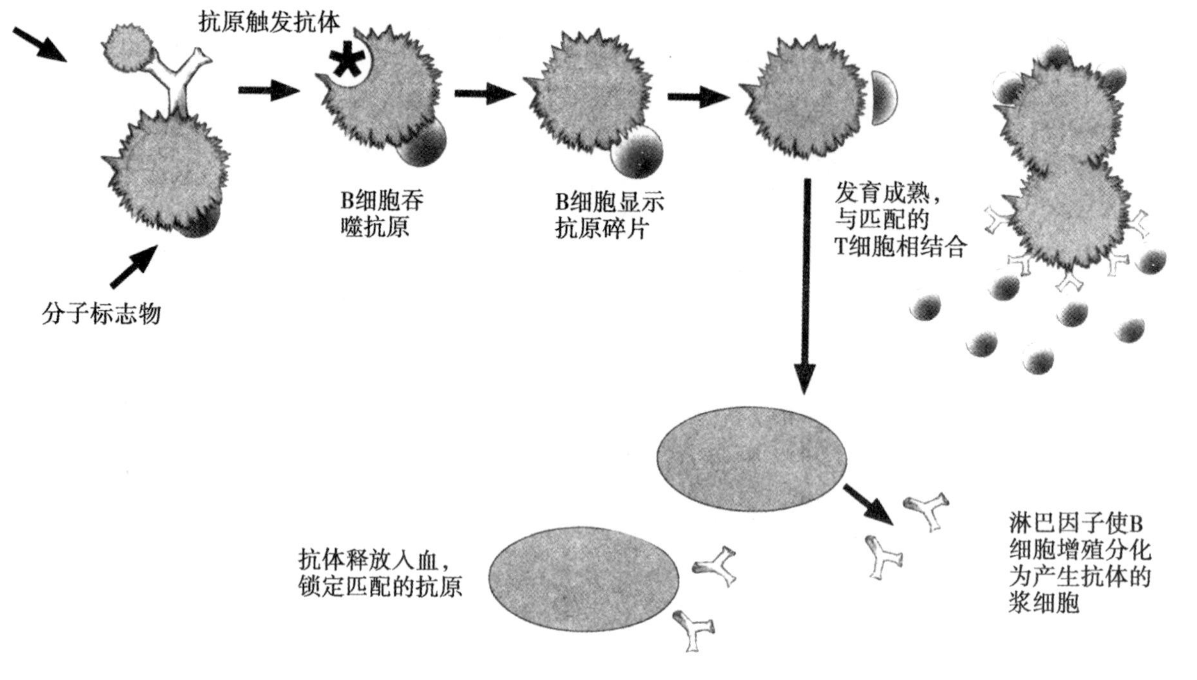

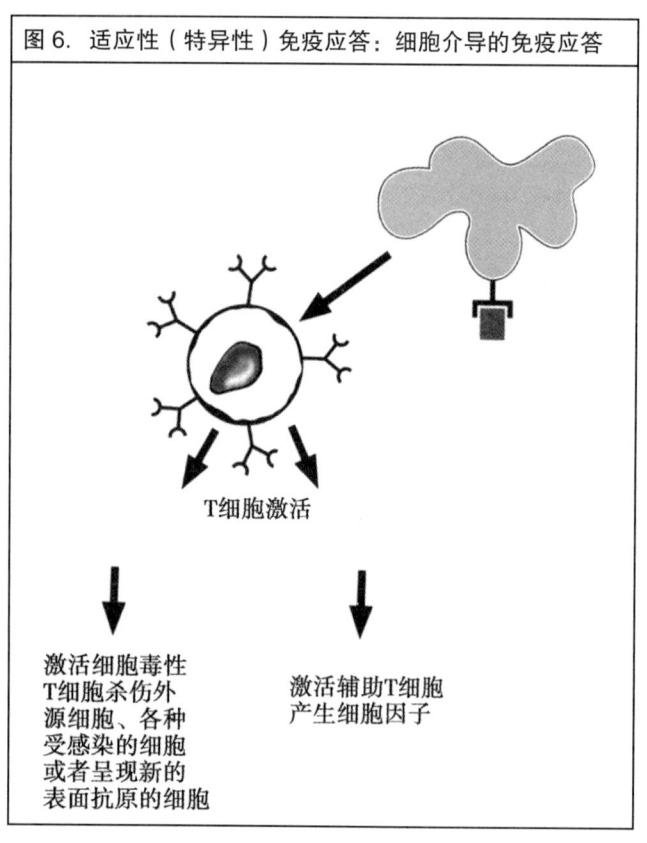

图6. 适应性（特异性）免疫应答：细胞介导的免疫应答

iii) 没有T调节细胞的动物和人会产生各种炎性疾病，主要累及肠、皮肤和肝等器官。

E. 细胞免疫系统（图7）：免疫反应包括大量细胞和蛋白质的复杂相互作用（Hyde, 2000；Janeway et al., 2005）。

1. 抗原提呈细胞：能够有效地将抗原信息提呈给T细胞的一类细胞（如巨噬细胞、B细胞、树突状细胞），只有树突状细胞才能启动初次免疫应答。

2. T细胞（Hyde, 2000；Janeway et al., 2005）

a）辅助细胞（T_H细胞）：调节免疫反应和细胞免疫，是维持细胞毒性T细胞反应所必需的细胞。

(1) T_H1细胞，活化巨噬细胞并参与产生特定的同型抗体。

(2) T_H2细胞，是B细胞的有效激活物，在初级反应中表现尤其明显。

b）细胞毒性T细胞（T_C细胞）：能够识别外来物或被病毒感染的细胞，或呈

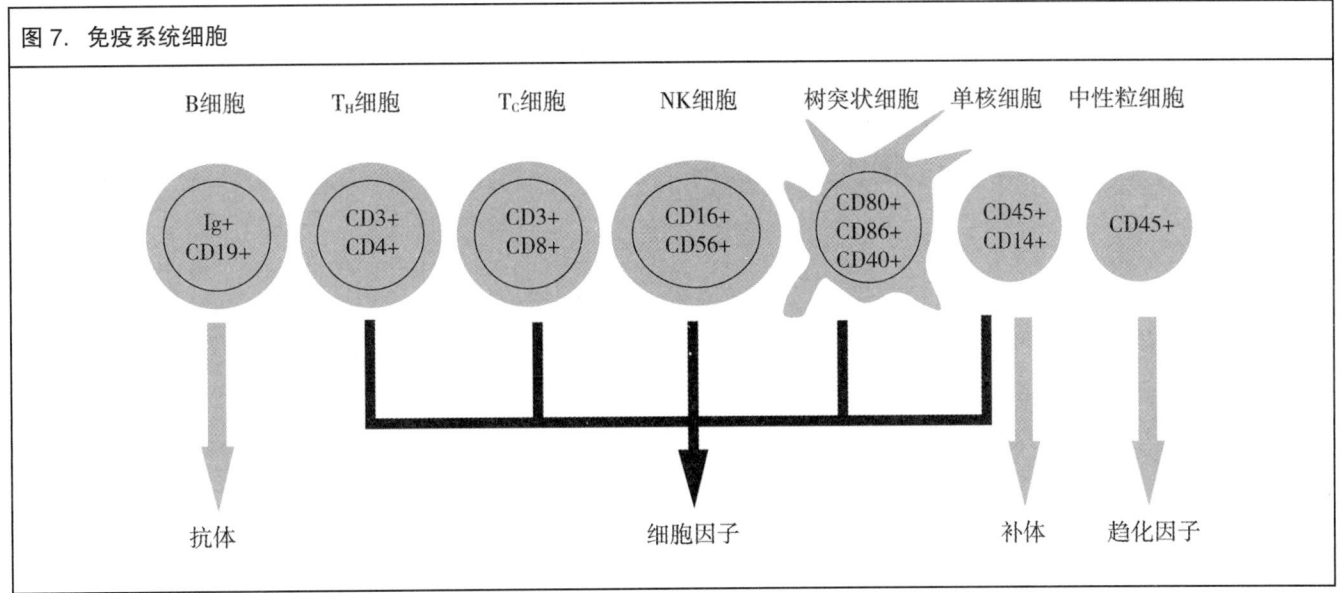

图7. 免疫系统细胞

现新的表面抗原的细胞。
- c) T调节细胞/抑制细胞（T_{reg}细胞/T_s细胞）：这类细胞在识别抗原时会干预免疫反应的发展。主要作用不仅是调节由感染引起的炎症反应的严重程度，而且在预防自身免疫中担当重要角色，并且可能与恶性肿瘤的发生有关。
- d) 记忆T细胞（T_M细胞）：能识别特定抗原和诱导记忆反应。

3. NK细胞：NK细胞产生对肿瘤细胞、被病毒感染的自身组织细胞有毒性作用的物质，这种物质不需要通过识别特定抗原就可结合并破坏侵入物。NK细胞通过识别细胞缺乏特定的表面分子，从而确定外源性物质。

4. NKT细胞：兼具有NK细胞和T细胞标志物的细胞。

5. B淋巴细胞：浆细胞前体。浆细胞对初始抗原产生特异Ig（一种抗体）。

6. 抗体：浆细胞产生的蛋白质，也就是免疫球蛋白，能增强效应细胞的功能。
- a) IgG是外周血中含量最高的抗体。
- b) IgM是免疫应答最早产生的抗体，然后转化到其他类型的抗体。
- c) IgA存在于人体分泌物中，在身体与外界环境接触的部位发挥抗感染作用，比如鼻和肺部。
- d) 正常人血清中IgD浓度很低。对于IgD的确切生物学功能存在一些争论。但是，IgD可能对青霉素、白喉、胰岛素有某些抗体的功能。
- e) IgE在正常人血清中含量很少，与速发型超敏反应密切相关。与某种抗原结合时产生IgE抗体，从而刺激肥大细胞释放组胺。

7. 细胞因子：如淋巴细胞和巨噬细胞等免疫细胞产生的糖蛋白。细胞因子调节效应器的防御功能，通常其自身没有细胞毒性。

F. 肿瘤逃逸机制：当免疫监控失败时，则可能形成肿瘤，对这一过程的理论阐述如下（Janeway et al., 2005；Muehlbauer & Schwartzentruber, 2003；Sondel, Rakhmilevich, de Jong, & Hank, 2001）：

1. 免疫原性改变
   - a) 免疫系统攻击肿瘤可以通过作为抗体反应攻击靶点的细胞表面分子或者细胞内表达的人类主要组织相容性复合体（MHC）来完成。
   - a) 肿瘤细胞表面的抗原变异，体液免疫系统不能辨别。
   - c) 细胞免疫反应可能会因为MHC分子的改变或缺失，或者MHC分子上结合的、可被T细胞识别的肽表位的缺失或突变而变弱。

2. 抗原调整
   - a) 产生抗体作为免疫反应的一部分，导致抗原完全进入或离开肿瘤细胞。
　　b）这进一步限制了免疫细胞将肿瘤细胞视为异己的识别能力。
3．免疫抑制
　　a）肿瘤细胞自身产生能够改变或抑制人体免疫反应的物质。
　　b）例如，肿瘤细胞产生转化生长因子β，从而抑制T细胞活性。
4．获得性免疫敏感性缺失：包括老化和疾病相关的改变，如凋亡的增加或减少以及T细胞信号的缺失。
5．免疫老化：T细胞功能改变导致T细胞、T杀伤细胞增殖减退，IL-2生成减少，淋巴细胞信号传导减弱。
6．肿瘤不发出炎症报警信号刺激免疫反应。

G．生物治疗原则
1．生物治疗：应用通过生物学反应制成的试剂或会影响生物学反应的试剂（Rieger，2001）。
2．免疫监视理论
　　a）从正常细胞转化成肿瘤细胞经过多年的基因突变。
　　b）随着细胞的分化，在其表面产生蛋白（抗原），免疫系统将其视为异己。免疫反应可用于防御（Rieger，2001）。
3．生物治疗方法：专家建议生物治疗药物通过以下一种或多种途径起效（Rieger，2001）：
　　a）增强患者自身的免疫反应。
　　b）通过调整肿瘤区域正常细胞的活动来改变肿瘤细胞生长的环境。
　　c）针对人体自身免疫系统强化肿瘤细胞的弱点。
　　d）改变细胞形成肿瘤细胞的途径，预防比治疗更有效。
　　e）防止肿瘤细胞转移。
　　f）加强修复因治疗损伤的正常细胞。
　　g）改变肿瘤细胞，使它们的行为与正常细胞一样。

H．生物治疗分类（Janeway et al.，2005；Rieger，2001；Rosenberg，2000；Sondel et al.，2001）
1．细胞因子
　　a）细胞因子是由不同细胞产生的分布于全身的小分子蛋白质，在免疫系统的细胞间进行信息沟通。
　　b）细胞因子被刺激物激活，与特异性受体结合而诱发反应。细胞对特定细胞因子受体的表达会被激活或抑制，进而改变免疫效应器的功能。
　　c）细胞因子影响血细胞的生长和分化，调节免疫和炎性反应。
　　d）细胞因子可以增强细胞毒作用，并且分泌其他的细胞因子，导致免疫反应的扩大。免疫活性的增强刺激细胞增殖和活性，并募集其他的免疫效应细胞。
　　e）细胞因子的功能多种多样，有促炎、抗炎及调节免疫系统的功能。
　　f）细胞因子包括不同种类的白细胞介素（ILs）、干扰素（IFNs）、肿瘤坏死因子（TNFs）、转化生长因子等。如：IL-1，-2，-3，-4，-6，-8，-10，-15以及IFN-α和IFN-β。
　　g）这些细胞因子调节抗体产生及B细胞和T细胞的功能，也与抗原提呈细胞和NK细胞相互作用。
　　h）作为治疗目的使用的细胞因子有：
　　　（1）干扰素（IFNs）
　　　（2）白细胞介素（ILs）
　　　（3）造血生长因子
2．单克隆抗体（MoAbs）（命名，见图8）（Battiato，2005；Muehlbauer，Cusack，& Morris，2006；Rieger，Green，& Murray，2001；Schmidt & Wood，2003）
　　a）简介

(1) 来源于人或鼠，或者人与鼠的结合体
　(a) 鼠源性：来源于鼠的抗体，由于缺少与Fc受体的结合能力而效果不佳。
　(b) 嵌合体：鼠与人抗体的结合体。
　(c) 人源性：融合人类的抗体与鼠的少部分抗体。
　(d) 完全人源性：只有人类的抗体。
(2) 细胞表面蛋白能够作为与单克隆抗体结合的对象。
(3) 可以用单克隆抗体追踪支持肿瘤细胞生长的宿主组织或者蛋白质，诸如生长因子和生长因子受体，或者仅用它们来识别肿瘤细胞相对唯一的特性。
(4) 单克隆抗体可能抑制生长因子与其相应的细胞表面受体结合，并且关闭下游刺激肿瘤细胞生长的信号。
(5) 抗体识别并与特异性抗原结合
　(a) 依据特定的分类与亚型，抗体能与其他血清蛋白相互作用，如补体系统或者Fc受体，激发细胞正常的免疫功能，选择性地消除抗原或者完全消除表达抗原的靶细胞。
　(b) 对大多数单克隆抗体来说，抗体依赖的细胞毒作用被认为是主要的免疫反应机制，这类反应包括三个步骤：
　　i) 抗体与肿瘤细胞的抗原结合
　　ii) NK细胞识别被抗体包裹的肿瘤细胞
　　iii) 释放细胞毒性蛋白质破坏肿瘤细胞
　(c) 或者，单克隆抗体能直接作用于肿瘤细胞诱导细胞死亡。
b) 非结合型抗体（Groch, 2002；Muehlbauer et al., 2006；Schmidt & Wood, 2003）
　(1) 非结合型单克隆抗体不与细胞毒素或放射性同位素结合。它们的抗肿瘤活动仅仅作用于单克隆抗体特定的目标。
　(2) 举例
　　(a) 利妥昔单抗
　　(b) 曲妥珠单抗
　　(c) 西妥昔单抗
　　(d) 贝伐珠单抗
　　(e) 帕尼单抗
c) 结合型抗体
　(1) 与放射性同位素、化疗药物、毒素或者其他生物制剂等抗癌剂黏附在一起。
　(2) 锁定特定的抗原之后，结合型单克隆抗体通过释放黏附的抗癌剂进入细胞或者通过浓缩的高剂量局部放射性物质攻击肿瘤。

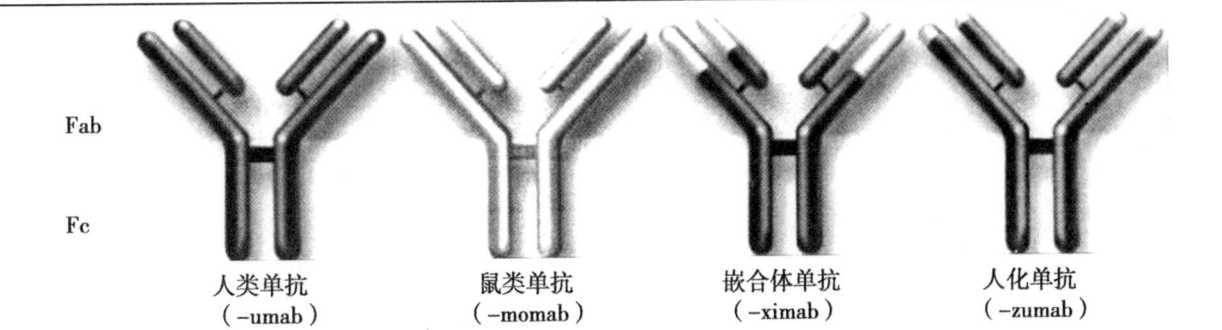

图8. 单克隆抗体种类

人类单抗（-umab）　鼠类单抗（-momab）　嵌合体单抗（-ximab）　人化单抗（-zumab）

Fab- 可变部分，是抗原结合点，能识别和结合特定抗原；Fc- 在抗体的尾部或干部，它会对免疫系统的细胞发出信号以破坏其绑定的标靶或细胞。

注：From *Biomolecular Targeted Therapies in Cancer Treatment* [Slide kit], by Oncology Education Services, Inc., 2003, Pittsburgh, PA: Author. Copyright 2003 by Oncology Education Services, Inc. Reprinted with permission.

(3) 放射免疫治疗的一个主要优势是能够在一定距离内杀死肿瘤细胞，不需要直接接触肿瘤细胞就能获得效果。
(4) 结合型单克隆抗体举例
 (a) 吉妥珠单抗奥加米星（Mylotarg®）与卡奇霉素（calicheamicin）黏附在一起，后者为一种抗肿瘤抗生素。
 (b) 放射性同位素结合体（放射性同位素标记抗体）：替伊莫单抗（Zevalin®）（Biogen Idec Inc. & Genentech, Inc., & Genentech, Inc., 2008），和碘-131托西莫单抗（Bexxar®）（Corixa Corp. & GlaxoSmithKline, 2003）。

I. 放射免疫治疗（RIT）原则（Bruner, Gosselin-Acomb, & Haas, 2005）
 1. RIT是一种采用放射性核素标记或放射性标记的单克隆抗体治疗癌症的方法。
  a) 这些抗体通过静脉注射给药，识别肿瘤相关抗原，然后选择性地对肿瘤细胞发挥作用（Kaminski et al., 1996）。
  b) 放射性标记单克隆抗体在癌症治疗中起着日益重要的作用（Groch, 2002; Hainsworth, 2003; Larson, Divgi, Sgouros, Cheung, & Scheinberg, 2000; Wahl et al., 1998）。
 2. RIT的目标是在保护正常组织的同时破坏或灭活癌细胞（Dunne-Daly, 1999）。
 3. 每种放射性核素释放出放射性粒子或射线，其能量取决于放射性核素的特点。依据放射性核素的类型不同，能够释放出1~3种辐射（Bruner et al., 2005）。
  a) α粒子
   (1) 包括两个质子和两个中子（氦原子的原子核）。
   (2) 这些粒子穿透性较差。α粒子不能穿透皮肤外层，它们最多只能辐射5cm。
   (3) 用一张纸或者相距5cm就能屏蔽住辐射。
   (4) 接受α射线治疗的患者的皮肤就能够保护他人不被射线伤害，也就是说，α粒子没有外部危害，但是食入或者吸入则可能致命或者产生继发性肿瘤。
   (5) 然而，接触放射治疗患者的排泄物可能会有危害。对此，使用一般的防护措施就够了。
  b) β粒子
   (1) β粒子是电子。
   (2) 比α粒子穿透力强。
   (3) 与α粒子一样，β粒子也没有外部危害性。患者的皮肤和厚的塑料屏障就能保护他人免受β粒子伤害。
   (4) 钇-90（如Zevalin）发出β粒子（Biogen Idec Inc. & Genentech, Inc., 2008）。
   (5) RIT后，还有如下的注意事项：
    (a) 患者的体液有短暂的放射性。
    (b) 患者应该接受特殊的排放指导来减少家人的暴露。
  c) γ射线
   (1) 由发射具有高能量γ射线的核素发出。
   (2) 与辐射源、辐射点保持一定距离（距离取决于放射性同位素的种类），或者使用适当的防护装备就能防止受到这些射线的伤害。
   (3) 对于接受这种放射性核素治疗的患者，必须要进行放射隔离，使用遮挡板（Bruner et al., 2005）。
   (4) 碘-131发出高能β粒子和γ射线。甲状腺会聚集碘，当放射性碘被摄取时，甲状腺就处于损伤危险之中。

4. 护理措施（Bruner et al., 2005）：
   a) 给药时要限制无关人员进入房间。
   b) 观察时间和距离的限制要遵循放射治疗师的意见。
   c) 在给药后要根据特定指引及不同的情况让患者自由活动。
   d) 孕妇与小孩避免接触患者。
   e) 患者体液具有放射性的时间取决于同位素的半衰期和清除时间。
   f) 给予患者特殊的排放指导来减少其家人暴露。
   g) 对于低能量或者释放弱的γ射线的核素：不需要特别的预防措施（Bruner et al., 2005）。
5. 要根据特定同位素的指南来使用免疫结合的放射性生物制剂（具体见 Bruner et al., 2005）。
6. 给予放射性同位素需要有专门执照的专业人士执行。

J. 毒素共轭分子
  1. 如白喉或假单胞菌外毒素是强大的细胞生存抑制剂。白喉毒素进入细胞内会抑制蛋白质合成而导致细胞死亡。
  2. 抗体和细胞因子能被用来锁定这些毒素分子，使其作用于肿瘤细胞，并且决定了肿瘤细胞摄取这些毒素的量从而导致细胞死亡。
  3. 基于这种在细胞内释放毒素的作用机制，FDA 批准了两种治疗恶性肿瘤的此类药物。
     a) 吉妥珠单抗奥加米星，用来治疗白血病。
     b) 地尼白介素2，用来治疗蕈样肉芽肿。

K. 生物治疗药物的应用（表7）：
  1. 治疗：用于初始治疗或辅助治疗。
  2. 与传统疗法结合来提高总有效率或无瘤生存率（Rieger, 2001；Rosenberg, 2000）。
  3. 控制或稳定疾病。
  4. 维持或者提高生存质量。

L. 生物治疗药物的支持性应用
  1. 生物治疗与其他治疗方法结合可以减轻毒性（如造血生长因子能减少化学治疗的不良反应）。
  2. 生物治疗研究：许多生物治疗药物正处在临床试验阶段，包括肿瘤疫苗、树突状细胞、肿瘤浸润淋巴细胞、其他白细胞介素、抗血管生长药物以及基因治疗（NIH, n.d.；Rosenberg, 2000）。

M. 生物治疗机制：分子生物学知识的快速发展促进很多靶向治疗相关药物的开发。这些药物可以进一步分为针对肿瘤细胞自身抗原特性的药物（如 MoAbs）和针对细胞内过程的药物两大类。癌细胞中越来越多的单分子目标被识别，这导致了许多新药的发明，其中很多是口服的。靶向治疗药物清单见表8。
  1. 信号转导和靶向治疗（Gale, 2003；Kimmelman, Bafico, & Aaronson, 2001；Mendelsohn, Baird, Fan, & Markowitz, 2001；Schwartz & Shah, 2005；Wilkes, 2006；Wilkes, Esper, & Muehlbauer, 2006）（见表8，常见术语见图9）
     a) 细胞生长、功能和凋亡是由生物化学和分子信使等复杂网络调节的。本部分内容主要谈及细胞信号。
     b) 信号转导是指从细胞外部（生长因子

图9. 细胞信号传导中的常用术语

- 配体：分子，比如生长因子，可以激活生长因子受体。
- 配体结合：是配体与特异受体位点相结合，激活受体，然后激活信号转导通路的一个过程。这与抗原-抗体结合相类似。
- 单体：单一受体，未激活状态
- 二聚体形成：通过单体配对激活受体形成二聚体。二聚体形成发生于两个相邻的已结合配体的受体之间，也就是存在于细胞表面的两个相邻单体与配体结合后被激活，进而激发活化一系列下游的信号。
- 磷酸化：是一个化学过程，如酪氨酸激酶磷酸化的过程。
- 异源二聚体形成：两个不同的配体受体结合在一起的过程，如 Erb1 和 Erb2。
- 同源二聚体形成：同亚型的两个受体的结合，如两个 Erb1（HER1）受体或者两个 Erb2（HER2）、Erb3（HER3）或 Erb4（HER4）受体。

和生长因子受体）或者细胞内部（酪氨酸激酶受体）产生一系列信号，逐级传递给细胞核，并发出细胞分裂的信号。
- (1) 细胞核将决定细胞活动，包括细胞增殖、促进血管再生、生长因子增加或者抑制细胞凋亡。
- (2) 酪氨酸激酶受体（RTK）包括细胞外配体的结合部、跨膜部分和包含蛋白质酪氨酸激酶的细胞内部分。
- (3) 酪氨酸激酶受体的激活可引发细胞信号的一连串生物化学反应。这个信号转导能在细胞外部激发配体，进而发送信号穿过细胞膜到达细胞内酪氨酸激酶，并到达细胞核上。
- (4) 酪氨酸激酶通过把磷酸盐分子置于酪氨酸上来修饰自己和其他细胞蛋白。
  - (a) 这种活动对于受体接收信号是必要的。
  - (b) 靶向治疗是直接针对特定分子（目标）的，沿着一个信号通路参与肿瘤生长、增殖和浸润。
- (5) 靶向治疗调节、控制和杀死癌细胞，其作用方式与化学治疗或者放射治疗不同（图10）。
- (6) 针对细胞内路径或酪氨酸激酶受体的是小分子药物，并且大多是口服药物。由于需要长期抑制信号，所以接近于治疗剂量的长期口服治疗是最合理的治疗方法。
  - (a) 厄洛替尼
  - (b) 索拉非尼
  - (c) 舒尼替尼
  - (d) 伊马替尼
- (7) 针对细胞外路径的生长因子受体的治疗主要采用单克隆抗体（见前面章节）。
- (8) 哺乳动物西罗莫司靶蛋白（mTor）激酶抑制剂：坦罗莫司。

2. 生长因子
  - a) 体内所有组织都能产生生长因子。
  - b) 生长因子主要负责引发复杂的细胞信号，这个信号对维持细胞生存及细胞分裂非常重要。
  - c) 这些因子既能对细胞产生积极影响，也能产生消极影响，包括影响细胞的生存、凋亡及分化。
  - d) 生长因子与它们特定的受体结合引发内部级联信号。
  - e) 生长因子举例
    - (1) 表皮生长因子（EGF），与表皮生长因子受体（EGFR）结合
    - (2) 血管内皮生长因子（VEGF），与血管内皮生长因子受体（VEGFR）结合
  - f) 细胞信号有时会过剩。少量细胞外信号就可能会导致同一路径被激活。
    - (1) 细胞的最后反应会由于细胞核反应的不同而不同。
    - (2) 另外，除外这些多余的刺激，激活的动力学和程度不同会导致完全不同的结果。

N. 血管生成和抗血管生成药物（Carmeliet & Jain, 2000；Ellis & Fidler, 2001；Gasparini, 1999；Libutti & Pluda, 2000；Muehlbauer, 2003；Papetti & Herman, 2002；Risau, 1995；Viale, 2007；Wilkes, 2007；Yancopoulos et al., 2000）
1. 血管生成是指新血管的发展过程。这是一个复杂、多步骤的过程，很多正常功能都需要它，包括伤口愈合、组织修复、繁殖、生长和发育。
2. 正常环境下，血管生成由激动剂和抑制剂之间的平衡来调控。

图10. 癌症治疗：作用机制

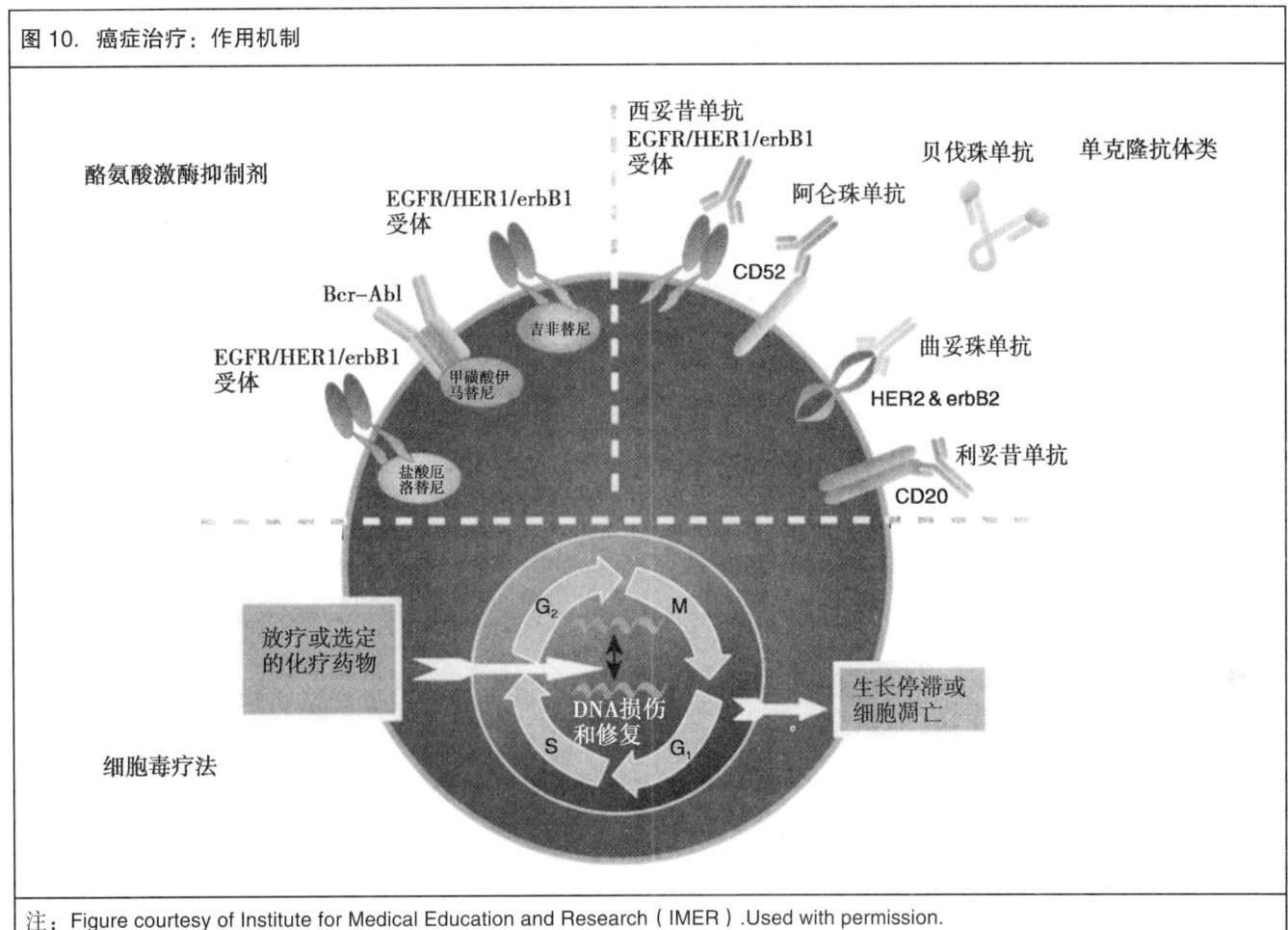

注：Figure courtesy of Institute for Medical Education and Research (IMER). Used with permission.

3. 在恶性肿瘤的血管生成中，平衡被打乱，导致不规则的分子和细胞活动，从而形成肿瘤新生血管。
4. 在肿瘤生长环境中，血管生成指的是肿瘤中新血管的生长。新血管是从血管网络发展而来的，为肿瘤提供血液供应。
   a) VEGF 和基础成纤维细胞生长因子 (bFGF) 是诱导血管生成的循环生长因子。它们被认为与疾病程度、临床情况和生存有关。
   b) 内皮细胞排列于正常组织的脉管系统中。在静止状态下，它们提供一个稳定的屏障，防止血管内成分外渗以及抑制凝固。
   c) 当肿瘤在正常组织中开始生长时，肿瘤细胞释放一些因子引发周围内皮细胞反应，其结果是血管从正常组织生长进入肿瘤。
   d) 新血管形成有助于肿瘤侵入与转移。

   (1) 肿瘤血管系统的基底膜很不牢固，可渗透，这些都有利于内皮细胞的迁移。
   (2) VEGF 能导致内皮细胞的堆积以及进一步刺激肿瘤血管生成。
   (3) 肿瘤中血流缓慢，这样诱导组织缺氧和酸中毒。肿瘤组织缺氧进一步诱导肿瘤血管生成。
   (4) 由于缺氧所致的组织缺氧和酸中毒可能引起对化学治疗和放射治疗的抵抗。
5. 抗血管生成药物
   a) 作用机制：抗血管生成药物作用于肿瘤的新血管系统使其停止生长，防止肿瘤浸润，阻止其扩散。抗血管生成药与其他癌症治疗方法同时使用可能会产生理想的效果，因为抗血管生成药物会最大化其他治疗方法的疗效。
   b) 不良反应：表7列出抗血管生成药物

的部分不良反应。

6. 给药：与给予其他化疗药物一样，给予抗血管生成药物前需回顾临床研究方案或者最新的 Micromedex 循证医学数据库（www.micromedex.com），了解药物副作用、干预措施、药物相互作用以及诊断研究情况。

参考文献

Aronoff, G.R., Bennett, W.M., Berns, J.S., Brier, M.E., Kasbekar, N., Mueller, B.A., et al. (Eds.). (2007). *Drug prescribing in renal failure: Dosing guidelines for adults and children* (5th ed.). Philadelphia: American College of Physicians.

Ascherman, J.A., Knowles, S.L., & Attkiss, K. (2000). Docetaxel (Taxotere) extravasation: A report of five cases with treatment recommendations. *Annals of Plastic Surgery, 45*(4), 438–441.

Battiato, L. (2005). Biologic and targeted therapy. In C.H. Yarbro, M.H. Frogge, & M. Goodman (Eds.), *Cancer nursing: Principles and practice* (6th ed., pp. 510–558). Sudbury, MA: Jones and Bartlett.

Biogen Idec Inc. & Genentech, Inc. (2008). Zevalin [Package insert]. South San Francisco, CA: Author.

Brown, D., & Humble, A. (2007). Cellular mechanisms of chemotherapy. In M.M. Gullatte (Ed.), *Clinical guide to antineoplastic therapy: A chemotherapy handbook* (2nd ed., pp. 1–17). Pittsburgh, PA: Oncology Nursing Society.

Bruner, D.W., Gosselin-Acomb, T., & Haas, M. (Eds.). (2005). *Manual for radiation oncology nursing practice and education* (3rd ed.). Pittsburgh, PA: Oncology Nursing Society.

Camp, M.J., Gilmore, J.W., Gullatte, M.M., & Hutcherson, D.A. (2007). Antineoplastic agents. In M.M. Gullatte (Ed.), *Clinical guide to antineoplastic therapy: A chemotherapy handbook* (2nd ed., pp. 81–356). Pittsburgh, PA: Oncology Nursing Society.

Carmeliet, P., & Jain, R.K. (2000). Angiogenesis in cancer and other diseases. *Nature, 407*(6801), 249–257.

Chu, E., & DeVita, V.T., Jr. (2006). *Physicians' cancer chemotherapy drug manual*. Sudbury, MA: Jones and Bartlett.

Corixa Corp. & GlaxoSmithKline. (2003). Bexxar [Package insert]. Seattle, WA, & Philadelphia: Author.

Dunne-Daly, C.F. (1999). Principles of radiotherapy and radiobiology. *Seminars in Oncology Nursing, 15*(4), 250–259.

Ellis, L.M., & Fidler, I.J. (2001). Tumor angiogenesis. In J. Mendelsohn, P.M. Howley, M.A. Israel, & L.A. Liotta (Eds.), *The molecular basis of cancer* (2nd ed., pp. 173–185). Philadelphia: Saunders.

Gale, D.M. (2003). Molecular targets in cancer therapy. *Seminars in Oncology Nursing, 19*(3), 193–205.

Gasparini, G. (1999). The rationale and future potential of angiogenesis inhibitors in neoplasia. *Drugs, 58*(1), 17–38.

GlaxoSmithKline. (2008). Alkeran [Package insert]. Retrieved December 11, 2008, from http://us.gsk.com/products/assets/us_alkeran-injection.pdf

Groch, M.W. (2002, February 9–10). *New perspectives on PET*. Paper presented at the Mid-Winter Educational Symposium, Society of Nuclear Medicine, Scottsdale, AZ. Retrieved December 7, 2004, from http://www.medscape.com/viewarticle/440520

Hainsworth, J.D. (2003, May 31–June 3). *Non-Hodgkin lymphoma: Where do we stand today?* Paper presented at the 39th Annual Meeting of the American Society of Clinical Oncology, Chicago, IL. Retrieved December 7, 2004, from http://www.medscape.com/viewarticle/457534

Hande, K. (2004). Principles and pharmacology of chemotherapy. In J.P. Greer, J. Foerster, J. Lukens, G.M. Rodgers, F. Paraskevas, & B. Glader (Eds.), *Wintrobe's clinical hematology* (11th ed., pp. 1945–1947). Philadelphia: Lippincott Williams & Wilkins.

Hyde, R.M. (Ed.). (2000). *Immunology* (4th ed.). Philadelphia: Lippincott Williams & Wilkins.

Janeway, C.A., Travers, P., Walport, M., & Shlomchik, M.J. (2005). *Immunobiology: The immune system in health and disease* (6th ed.). New York: Garland Science.

Kaminski, M.S., Zasakny, K.R., Francis, I.R., Fenner, M.C., Ross, C.W., Milik, A.W., et al. (1996). Iodine-131-anti-B1 radioimmunotherapy for B-cell lymphoma. *Journal of Clinical Oncology, 14*(7), 1974–1981.

Keefe, D.M., Schubert, M.M., Elting, L.S., Sonis, S.T., Epstein, J.B., Raber-Durlacher, J.E., et al.; Mucositis Study Section of the Multinational Association of Supportive Care in Cancer and the International Society for Oral Oncology. (2007). Updated clinical practice guidelines for the prevention and treatment of mucositis. *Cancer, 109*(5), 820–831.

Kimmelman, A., Bafico, A., & Aaronson, S.A. (2001). Oncogenes and signal transduction. In J. Mendelsohn, P.M. Howley, M.A. Israel, & L.A. Liotta (Eds.), *The molecular basis of cancer* (2nd ed., pp. 115–133). Philadelphia: Saunders.

Larson, S.M., Divgi, C., Sgouros, G., Cheung, N.K.V., & Scheinberg, D.A. (2000). Monoclonal antibodies: Basic principles: Radioisotope conjugates. In S.A. Rosenberg (Ed.), *Principles and practice of the biologic therapy of cancer* (2nd ed., pp. 396–412). Philadelphia: Lippincott Williams & Wilkins.

Libutti, S.K., & Pluda, J.M. (2000). Antiangiogenesis: Clinical applications. In S.A. Rosenberg (Ed.), *Principles and practice of the biologic therapy of cancer* (2nd ed., pp. 844–861). Philadelphia: Lippincott Williams & Wilkins.

Mendelsohn, J., Baird, A., Fan, Z., & Markowitz, S.D. (2001). In J. Mendelsohn, P.M. Howley, M.A. Israel, & L.A. Liotta (Eds.), *The molecular basis of cancer* (2nd ed., pp. 137–161). Philadelphia: Saunders.

Muehlbauer, P.M. (2003). Anti-angiogenesis in cancer therapy. *Seminars in Oncology Nursing, 19*(3), 180–192.

Muehlbauer, P.M., Cusack, G., & Morris, J.C. (2006). Monoclonal antibodies and side effect management. *Oncology, 20*(10, Suppl., Nurse Ed.), 11–21.

Muehlbauer, P.M., & Schwartzentruber, D.J. (2003). Cancer vaccines. *Seminars in Oncology Nursing, 19*(3), 206–216.

National Institutes of Health. (n.d.). *ClinicalTrials.gov*. Retrieved January 18, 2008, from http://www.clinicaltrials.gov

Otto, S.E. (2007). Chemotherapy. In M.E. Langhorne & S.E. Otto (Eds.), *Oncology nursing* (5th ed., pp. 362–376). St. Louis, MO: Elsevier Mosby.

Papetti, M., & Herman, I.M. (2002). Mechanisms of normal and tumor derived angiogenesis. *American Journal of Cell Physiology, 282*(5), C947–C970.

Patel, P.N. (2006). Methylene blue for management of ifosfamide-induced encephalopathy. *Annals of Pharmacotherapy, 40*(2), 299–303.

Rieger, P.T. (2001). Biotherapy. In P.T. Rieger (Ed.), *Biotherapy: A comprehensive overview* (pp. 3–37). Sudbury, MA: Jones and Bartlett.

Rieger, P.T., Green M., & Murray J.L. (2001). Monoclonal antibodies: Applications in solid tumors and other diseases. In P.T. Rieger (Ed.), *Biotherapy: A comprehensive overview* (pp. 317–355). Sudbury, MA: Jones and Bartlett.

Risau, W. (1995). Differentiation of endothelium. *Federation of American Societies for Experimental Biology Journal, 9*(10), 926–933.

Rosenberg, S.A. (Ed.). (2000). *Principles and practice of the biologic therapy of cancer.* Philadelphia: Lippincott Williams & Wilkins.

Schmidt, K.C., & Wood, B.A. (2003). Trends in cancer therapy: Role of monoclonal antibodies. *Seminars in Oncology Nursing, 19*(3), 169–179.

Schwartz, G.K., & Shah, M.A. (2005). Targeting the cell cycle: A new approach to cancer therapy. *Journal of Clinical Oncology, 23*(36), 9408–9421.

Solimando, D.A., Jr. (2008). *Drug information handbook for oncology* (7th ed.). Hudson, OH: Lexi-Comp.

Sondel, P.M., Rakhmilevich, A.L., de Jong, J.L.O., & Hank, J.A. (2001). Cellular immunity and cytokines. In J. Mendelsohn, P.M. Howley, M.A. Israel, & L.A. Liotta (Eds.), *The molecular basis of cancer* (2nd ed., pp. 535–571). Philadelphia: Saunders.

Spratto, G.R., & Woods, A.L. (2007). *PDR nurses drug handbook.* Montvale, NJ: Thomson Healthcare.

Vermeulen, K., Van Bockstaele, D.R., & Berneman, Z.N. (2003). The cell cycle: A review of regulation, deregulation, and therapeutic targets in cancer. *Cell Proliferation, 36*(3), 131–149.

Viale, P.H. (2007). The biology of angiogenesis. *Supplement to Oncology* (Nurse Edition), *21*(14), 5–11.

Wahl, R.L., Zasadny, K.R., MacFarlane, D., Francis, I.R., Ross, C.W., Estes, J., et al. (1998). Iodine-131 anti-B1 antibody for B-cell lymphoma: An update on the Michigan phase I experience. *Journal of Nuclear Medicine, 39*(Suppl. 8), 21S–27S.

Wilkes, G. (2006). Molecular targeted therapy. In M. Barton-Burke & G.M. Wilkes (Eds.), *Cancer therapies* (pp. 181–214). Sudbury, MA: Jones and Bartlett.

Wilkes, G. (2007). Clinical use of antiangiogenic agents: Dosing, side effects, and management. *Oncology Nurse Edition, 21*(14), 16–23.

Wilkes, G., Esper, P., & Muehlbauer, P. (2006). *Cancer biology webcourse.* Pittsburgh, PA: Oncology Nursing Society.

Wilkes, G.M., & Barton-Burke, M. (2008). *Oncology nursing drug handbook.* Sudbury, MA: Jones and Bartlett.

Yancopoulos, G.D., Davis, S., Gale, N.W., Rudge, J.S., Wiegand, S.J., & Holash, J. (2000). Vascular-specific growth factors and blood vessel formation. *Nature, 407*(6801), 242–248.

表 5. 细胞毒性药物的特点

分类	作用机制	药物名称（代表）	给药途径	适应证	副作用	护理要点
烷化剂	破坏 DNA 双螺旋结构，干扰 DNA 复制	六甲蜜胺（Hexalen®，克瘤灵）	PO	卵巢癌	神经毒性、外周神经病变、恶心、呕吐、皮疹、过敏、LFTs 升高、腹泻、骨髓抑制	监测神经毒性症状；嘱患者饭后或睡前服用
		苯达莫司丁（Treanda®）	IV	CLL, B 细胞 NHL	白细胞减少、恶心、呕吐、血小板减少、白细胞减少	输液时间大于 30～60 分钟；对于肿瘤溶解综合征高危患者，提前给予预防措施；密切注意输液反应
		白消安（口服：Myleran®，马利兰）（静脉：Busulfex®，白舒非）	IV, PO	CLL, BMT 前准备	严重心动过速、高血压、胸痛、脱着色素沉着、精神紊乱、癫痫发作、肺纤维化、恶心、黏膜炎、高血糖、视物模糊、干细胞移植其他烷化剂且用量 >16 mg/kg 时，曾有静脉闭塞病道的报道（Solimando, 2008）	密切监测血细胞计数；如果白细胞计数 <20 000/mm³，停止用药；预防癫痫发作；嘱患者空腹服用，减少恶心和呕吐症状
		卡铂（Paraplatin®，伯尔定）	IV	卵巢癌	血小板减少、白细胞减少（肾功能损害时常见肾毒性），恶心、呕吐、过敏、轻度脱发、皮疹	药物有刺激性；偶见肾毒性反应；卡铂肾毒性远低于顺铂，所以，除非有肾功能损害，不必严格水化。密切监测血细胞计数，每个疗程使用药物之后用法的介绍见图 14、图 15 和图 16；按顺序在紫杉烷类药物后使用可以减少肾髓抑制，提高疗效。给药前用 5HT₃ 拮抗剂和地塞米松可预防恶心、呕吐；每次用药前检查肌酸酐水平（AUC 定量）。卡铂特殊用药 7 次以后可能发生过敏反应，应将急救准备好，用药前进行皮试

表 5. 细胞毒性药物的特点（续）

分类	作用机制	药物名称（代表）	给药途径	适应证	副作用	护理要点
烷化剂	破坏DNA双螺旋结构，干扰DNA复制	苯丁酸氮芥（Leukeran®，瘤可宁）	PO	CLL, HD, NHL	骨髓抑制，生殖功能抑制，恶心，呕吐，继发性肿瘤，高尿酸血症，肺纤维化，癫痫发作（有肾病综合征的儿童发生率高）	合用巴比妥类药物时毒性增强。有癫痫病史的患者禁用。近一个月有放疗或I和化疗的患者禁用
		顺铂（Platinol®）	IV	卵巢、睾丸、膀胱、子宫颈、乳腺、前列腺及头颈部肿瘤；白血病，Wilms瘤；脑瘤	严重的肾毒性，延迟性的恶心或严重限制性骨髓抑制，呕吐，耳毒性，神经毒性，低镁血症，外周神经病变	顺铂是刺激性药物，如果0.5 mg/ml的液溶液渗出>20 ml，皮肤有发泡的危险。如果患者血肌酐>1.5 mg/dl，停止给药，否则将发生不可逆性的肾小管损害（Aronoff et al., 2007）。氨磷汀可用来保护肾功能。充分水化可预防肾损伤，可用甘露醇渗透性利尿。预防性用药减轻恶心，呕吐。测听力基线
		环磷酰胺（Cytoxan®）	胸膜内，IV, PO	乳腺癌，卵巢癌，MM, 白血病，淋巴瘤，神经母细胞瘤，视网膜母细胞瘤，蕈样肉芽肿	出血性膀胱炎，恶心，脱发，继发性肿瘤，卵巢功能障碍，高剂量：急性心肌病，异常抗利尿激素分泌综合征	不论静脉还是口服给药，均早上给药。嘱患者摄入足够的水分（2~3 L/d）（Solimando, 2008）。嘱患者多上厕所以预防出血性膀胱炎，尤其是睡前排空膀胱以预防出血性膀胱炎，与美司钠联合静脉给药可预防出血性膀胱炎风险。放疗过的患者再使用环磷酰胺治疗时可能引起放射回忆反应

表5. 细胞毒性药物的特点（续）

分类	作用机制	药物名称（代表）	给药途径	适应证	副作用	护理要点
烷化剂	破坏DNA双螺旋结构，干扰DNA复制	达卡巴嗪（DTIC®）	IV	多发性骨髓瘤，HD，软组织肉瘤，纤维肉瘤，神经母细胞瘤	严重的中性粒细胞减少和血小板减少（2~3周或更长时间处于最低值），严重的恶心和呕吐持续12小时以上，厌食，脱发，皮疹，类流感症状群，低血压，过敏（不常见），光过敏，肝功能异常	达卡巴嗪是刺激性药物，渗出可致组织坏死。确保输液部位及药物输入的静脉疼痛和烧灼感，输液时间大于30~60分钟。在输液部位及药物输入的静脉会有严重疼痛和烧灼感，应尽量稀释药物，减慢输液速度，在输液部位和相应静脉进行冷敷。避光保存（如变粉红色，表示已分解变质），类流感症状群一般在用药7天后出现，对症治疗。肾功能差的患者酌情减量
		异环磷酰胺（Ifex®）	IV	睾丸癌，头颈部肿瘤，NHL，肉瘤，乳腺癌，胰腺癌	出血性膀胱炎，恶心，脱发，呕吐，骨髓抑制，神经毒性（嗜睡、精神紊乱，抑郁型治疗异环磷酰胺引起的脑病，也有该脑病自愈的报道（Patel，2006）	可用预防性应用5HT₃拮抗剂和地塞米松防止恶心、呕吐，提前30分钟或更长时间给药。输液时间在30分钟以上用美司钠预防出血性膀胱炎，可PO，静推注，持续静脉点滴，也可混合在异环磷酰胺溶液中。美司钠的用量可根据异环磷酰胺用量（基于体重计算得到）的60%~100%来计算。特殊计量用法参考相关说明
		氮芥（nitrogen mustard, Mustargen®）	IV	HD，NHL，CLL，CML，蕈样肉芽肿	严重恶心，呕吐，脱发，骨髓抑制，静脉注射部位疼痛或静脉炎，寒战，发热，卵巢或睾丸功能障碍	属发疱性药物，几分钟内输完药物，连接一个新输液器，用125~150ml生理盐水快速冲洗静脉。因为其性能极不稳定，配药后尽快使用（15~30min），勿与其他药物混合。一旦外渗，用硫代硫酸钠解毒。预防性使用阿瑞匹坦。使用5HT₃拮抗剂和地塞米松预防恶心、呕吐

表 5. 细胞毒性药物的特点（续）

分类	作用机制	药物名称（代表）	给药途径	适应证	副作用	护理要点
烷化剂	破坏 DNA 双螺旋结构，干扰 DNA 复制	美法仑（Alkeran®，爱克兰）	IV, PO	MM；卵巢癌、睾丸癌和乳腺癌；黑色素瘤；肉瘤	骨髓抑制，恶心，呕吐，黏膜炎，过敏	防止外渗；如果外周静脉条件不好，应使用中心静脉输入（GlaxoSmithKline, 2008）；骨髓抑制可能延迟，所以应密切监测血细胞计数。每个疗程后保持剂量或美法仑的美法仑剂量减量；嘱患者空腹服药；在给予高剂量的美法仑时，建议患者口内含冰以预防口腔黏膜炎（Keefe et al., 2007）
		奥沙利铂（Eloxatin®，乐沙定）	IV	结直肠癌	过敏，低温可使神经毒性症状（疲劳、发热、疼痛、头痛、失眠）恶化，外周神经病变（不推荐通过静脉注射镁和钙预防外周神经病变，这样做可能影响肿瘤的反应速度），恶心，呕吐，腹泻，骨髓抑制，肺纤维化	肾功能损害时考虑减量；监测急性的、不可逆的副作用和持续性神经毒性；治疗后 3～4 天内，患者避免冷饮食和冷的食物，避免吸入冷空气（用围巾固住口鼻）；不要用氯化钠或其他氯化物溶液配制和输入此药，推荐用 5% 的葡萄糖溶液；使用 5HT3 拮抗剂地塞米松预防恶心、呕吐
		替莫唑胺（Temodar®）	PO	用于经亚硝基脲类药物和丙卡巴肼治疗后进展的难治性间变性星形细胞瘤，或用于新诊断的多形性胶质母细胞瘤	剂量限制性骨髓抑制，恶心，呕吐，头痛，疲乏，光过敏，肝毒性，皮疹	嘱患者治疗后一段时间内避免日光照射；不得咀嚼和打开胶囊；嘱患者空腹服药以降低恶心、呕吐的风险；本品禁用于对达卡巴嗪有过敏反应史的患者；对接受 42 天疗程放射治疗的患者给予复方磺胺甲噁唑，预防肺孢子虫病；建议睡前服用（Solimando, 2008）
		塞替派（Thioplex®）	IV, SC, IM, IT, 膀胱内灌注，眼内用药，肿瘤内注射	膀胱癌，乳腺癌，卵巢癌；HD, NHL, 淋巴瘤，肉瘤	过敏，恶心，呕吐，发热，疹，皮肤烧灼，输液部位疼痛，黏膜炎，出血性膀胱炎，生殖功能抑制，皮肤	塞替派主要通过尿液排出，密切监测肾功能；骨髓抑制剂量可能延迟（14～18 天后）；高剂量治疗时注意评估皮肤情况

表5. 细胞毒性药物的特点（续）

分类	作用机制	药物名称（代表）	适应证	给药途径	副作用	护理要点
抗代谢类	阿扎胞苷使DNA低甲基化，从而对骨髓中的异常造血细胞产生细胞毒性。异常细胞，包括肿瘤细胞，是不再对正常的控制机制产生反应的细胞；阿扎胞苷可使这些细胞凋亡。反之，非增生细胞对药物作用相对不敏感	阿扎胞苷（Vidaza®）	各种类型的MDS	SC, IV	骨髓抑制（包括白细胞、血小板减少和贫血），恶心，呕吐，发热，输液部位红疹，血肌酐升高，肾衰竭，低钾血症，肾小管性酸中毒，肝性脑病	IV: 只能用NS或LR配制。输液时间大于10~40分钟。配置后1小时之内用完。皮下：输注前将注射器在手中轻轻转动以充分混合药物。将大于4ml剂量的药物分成两份，用两个注射器。注射前将注射器在不同的部位注射，并在双手臂之间轮流注射。注射前抽取0.2ml的空气以预防混合物接触皮肤，减少对皮肤的刺激。注射部位禁止用冰敷，以避免药物的吸收。在大腿，腹部和上臂的新的注射点离旧的注射部位至少1英寸（2.54cm）。避免在疼痛，瘀斑，硬结的地方进针。治疗期间监测全血细胞计数和肝、肾功能。药物禁忌：晚期肝癌的患者。药物有致畸性：女性在用药期间应避免怀孕，男性在接受治疗期间不要生育
	作用于S期，抑制DNA聚合酶从而使DNA链合成受阻	卡培他滨（Xeloda®，希罗达）	乳腺癌，转移性结肠癌	PO	腹泻，手足综合征，黏膜炎，恶心，呕吐，贫血，胆红素升高，疲乏	禁忌证：对氟尿嘧啶有过敏史者禁用。密切监测PT和INR，因为卡培他滨会增加华法林的作用。管理食物和水
		克拉屈滨（Leustatin®）	毛细胞白血病，NHL	IV	骨髓抑制，发热，恶心，呕吐，神经毒性，过敏，TLS	对有肿瘤崩解风险的患者应用别嘌醇和静脉水化来预防TLS。注意监测肝功能和水

表 5. 细胞毒性药物的特点（续）

分类	作用机制	药物名称（代表）	给药途径	适应证	副作用	护理要点
抗代谢类	嘌呤类抗代谢药，嵌入DNA，抑制DNA修复	氯法拉滨（Clolar™）	IV	用于1~21岁复发或顽固性ALL患者，在至少使用两种以上治疗方式无效后使用	恶心，呕吐，腹泻，骨髓抑制（包括贫血，白细胞减少，中性粒细胞减少和发热性中性粒细胞减少，血小板减少），感染，肝胆毒性，肾毒性；少数有全身炎症反应，包括毛细血管渗漏综合征和心毒性，左心室收缩功能不全	推荐5天持续静脉滴注以降低TLS的风险和其他不良反应；预防性使用类固醇药物预防全身炎症反应；出现高尿酸症时给予别嘌醇和毛细血管渗漏综合征；输液期间监测呼吸和血压情况；治疗期间监测肝肾功能；严密监测凝血情况
		阿糖胞苷（cytosine arabinoside, ARA-C, Cytosar-U®）	IV, SC, IT, IM	ALL, AML, CML, HD, NHL, CNS白血病	骨髓抑制，恶心，呕吐，腹泻，发热，黏膜炎，肝功能障碍，皮肤瘙痒，输液局部疼痛和/或血栓性静脉炎，光过敏；高剂量：小脑毒性，角膜炎，皮肤毒性（地塞米松眼药水治疗）	确定医嘱剂量是标准剂量还是高剂量，说明注射药物。注意：高剂量阿糖胞苷的毒性随给药速度不同而改变（体液过多）。持续输入阿糖胞苷会导致肺毒性。针对不同情况应用特定护理措施；鞘内注射：使用不含防腐剂的生理盐水稀释；推荐给新诊断的AML患者和高肿瘤负荷的患者使用别嘌醇和静脉水化，预防TLS
		阿糖胞苷脂质体（DepoCyt®）	仅用于IT	淋巴瘤性脑膜炎	高剂量：黏膜炎，腹泻	儿童禁用；仅用于IT；腰椎穿刺后平躺1小时；密切监测急性不良反应
		地西他滨（Dacogen®）	IV	MDS	骨髓抑制，疲乏，恶心，便秘，腹泻，高血糖，咳嗽，出血点	血清肌酐≥2或总胆红素≥2倍正常值上限时推迟治疗，直到恢复正常；从冰箱里拿出后15分钟内使用完，否则应将药物送回药房，使溶液冷藏备用

表5. 细胞毒性药物的特点（续）

分类	作用机制	药物名称（代表）	给药途径	适应证	副作用	护理要点
抗代谢类	嘌呤类抗代谢药嵌入DNA，抑制DNA修复	氟脲苷（FUDR®）	动脉内使用，IV	恶性消化道肿瘤转移至肝、胆囊或胆管	骨髓抑制，恶心，呕吐，腹泻，黏膜炎，脱发，光过敏，胃炎，肠炎，肝毒性，腹痛，神经痛，静脉变黑，掌跖红斑	儿童禁用 对于肝功能受损者，推荐减少用药剂量 每个疗程调整剂量，密切监测肝功能
		氟达拉滨（Fludara®）	IV	CLL，低分化淋巴瘤	骨髓抑制，恶心，呕吐，腹泻，皮疹，神经毒性，同质性肺炎	30分钟内输完 监测PFTs 推荐给新诊断的CLL患者或高肿瘤负荷的患者使用别嘌醇和静脉水化，以预防TLS
		氟尿嘧啶（5-fluorouracil，5-FU，Adrucil®）	IV，局部应用	结直肠、乳腺、胰腺、胃、食管和头颈部肿瘤	骨髓抑制，恶心，厌食，呕吐，腹泻，黏膜炎，脱发，视神经毒性（如多泪，光过敏），皮肤干燥，静脉变黑，心脏毒性（少见）	告知患者全年预防过敏，使用防晒霜 亚叶酸合用氟尿嘧啶有协同作用 对于消化道恶性肿瘤患者，每次静脉注射氟尿嘧啶前口含冰片10～15分钟，以减少黏膜炎的发生
		吉西他滨（Gemzar®，健泽）	IV	胰腺癌，乳腺癌，卵巢癌，NSCLC	骨髓抑制（特别是贫血），恶心，呕吐，发热，类流感综合征，皮疹，使用次数增加有肺毒性	儿童禁用 输入时间大于30分钟或者超过每周一次会增加肺毒性 骨髓抑制为剂量限制性毒性
		巯嘌呤（6-MP，Purinethol®）	PO（美国禁用）	ALL，AML，CML，NHL	骨髓抑制，黏膜炎，恶心，高尿酸血症	同时使用别嘌呤醇时口服剂量应减少75% 以空腹、饭前1小时或饭后2小时服用药物为宜

表 5. 细胞毒性药物的特点（续）

分类	作用机制	药物名称（代表）	给药途径	适应证	副作用	护理要点
抗代谢类	嘌呤类抗代谢药嵌入DNA，抑制DNA修复	甲氨蝶呤（MTX）	IM, IV, IT, PO	HD, NHL, 白血病; CNS 转移; 肺癌, 乳腺癌和头颈部肿瘤, 妊娠滋养细胞肿瘤; 类风湿性关节炎	粘膜炎, 恶心, 胃髓抑制, 口腔或消化道溃疡, 肾过敏, 光毒性, 高剂量治疗时有神经毒性	药物呈黄色。大剂量用药需同时输入亚叶酸, 并充分水化。认真遵循用药方案。监测血清甲氨蝶呤水平直至≤0.1mmol。治疗开始前监测尿液 pH, 并维持 pH≥7, 直至甲氨蝶呤水平≤0.1mmol（译者注: 因未能核实单位准确性, 请读者慎重参考）。指导患者严格做好口腔护理。确保患者遵照执行预防光过敏措施。药物可能有相互作用（如 NSAIDs, 酒精, 阿司匹林, 华法林, 氨基糖苷类药物）（Camp et al., 2007）。禁忌证: 合并有心包、胸腔积液和腹水的患者, 可能因甲氨蝶呤的蓄积出现严重毒性反应
		奈拉滨（Arranon®）	IV	两个疗程治疗后复发或治疗无效的T细胞急性白血病和T细胞淋巴瘤	骨髓抑制, 头痛, 恶心, 呕吐, 腹泻, 便秘, 咳嗽呼吸困难, 神经毒性（嗜睡, 癫痫, 共济失调）	药物不需稀释。成人患者静脉输注大于2小时, 儿童患者大于1小时给予合适的药物和支持性护理防止高尿酸血症及TLS。神经系统不良反应≥2级时停止使用

表 5. 细胞毒性药物的特点（续）

分类	作用机制	药物名称（代表）	给药途径	适应证	副作用	护理要点
抗代谢类	破坏细胞复制中所依赖的叶酸代谢过程	培美曲塞（Alimta®，力比泰）	IV	与顺铂联合治疗恶性胸膜间皮瘤。与顺铂联合作为非鳞状细胞 NSCLC 的初始治疗或单独应用于首次化疗后	培美曲塞与顺铂联合使用的副作用包括骨髓抑制、恶心、呕吐、胸痛、呼吸困难、疲乏。补充维生素可减轻副作用。此外，还有肾毒性和肝毒性	从治疗开始前1周服用叶酸，每天 350~1000μg，直至治疗结束后3周，可每次使用该药物前一周内需肌内注射维生素 B_{12} 1000μg，每9周重复一次直至治疗结束治疗前一天开始给予地塞米松 4mg，每日2次，连续使用3天，减少皮疹发生用药后第8天和第15天监测全血细胞计数，当中性粒细胞<1500/mm³、血小板<100 000/mm³ 或者肌酐清除率<45 ml/min 时，停止治疗监测肝肾功能与布洛芬合用可增加肾损害
		喷司他丁（Nipent®）	IV	毛细胞性白血病、CLL、淋巴瘤	骨髓抑制、发热、寒战、恶心、呕吐、肾衰竭、高尿酸血症、肝酶升高、淋巴细胞减少、感染风险增加	5% 葡萄糖与 NS 按 2:1 配置成溶液，给药前先给予 500~1000 ml 输入，给药后再输入 500ml 液体
		硫鸟嘌呤（6-thioguanine, 6-TG）	PO	ALL、AML、CML	骨髓抑制、皮疹、高尿酸血症、恶心、呕吐、黏膜炎、肝毒性、腹泻	与别嘌醇合用时无需减量空腹服用
		三甲曲沙（Neutrexin®）	IV	结直肠癌、头颈部肿瘤、非小细胞肺癌、PCP、弓形虫病	骨髓抑制、恶心、呕吐、脱皮、头痛、皮疹	监测肝肾功能。对肾功能不全者需谨慎使用
		替加氟和尿嘧啶（UFT®）	PO	乳腺癌、结肠癌、直肠癌、胃癌、胰腺癌	腹泻、恶心、呕吐、疲乏、皮疹、神经毒性、骨髓抑制	嘱患者空腹服并喝一大杯水

化学治疗与生物治疗实践指南及建议 47

表 5. 细胞毒性药物的特点（续）

分类	作用机制	药物名称（代表）	给药途径	适应证	副作用	护理要点
抗肿瘤抗生素	与 DNA 结合，从而抑制 DNA 与 RNA 的合成	博来霉素（Blenoxane®）	IV, SC, IM, 腔内	恶性胸膜渗出；头颈部鳞状细胞癌；宫颈癌、会阴癌、阴茎癌、睾丸癌；黑色素瘤；HD；NHL	过敏反应（少见），色素沉着，脱发，光过敏，肾毒性，肝毒性，肺纤维化，发热，寒战	冰巴瘤患者接受博来霉素治疗发生过敏反应的概率高于其他疾病患者。因此冰巴瘤患者在每个疗程，无论 IV，IM 或者 SC 给予博来霉素，均需用 1～2 单位博来霉素做过敏试验 接受过博来霉素治疗的患者，在手未时应确保患者及家属和医生其死之前知晓未来过博来霉素的风险。预防发生致死性肺衰竭使用过博来霉素之前必须提前告知麻醉和呼吸事件 肺纤维化发生与药物的剂量有关，所以使用博来霉素积剂量不应超过 400 单位。每 1～2 个月检查 1 次。如果肺功能下降 30%～35%，则考虑停药。给药后第一个 24 小时内使用对乙酰氨基酚和抗组胺药可减轻发热和寒战
		放线菌素 D（action-mycin D, Cosmegen®，更生霉素）	IV	尤因肉瘤、肾母细胞瘤、睾丸癌、妊娠滋养细胞疾病、横纹肌肉瘤	骨髓抑制，恶心、呕吐、脱发，黏膜炎，腹泻，生殖功能抑制，放射回忆反应	放线菌素 D 是发疱性药物 药物计量单位为微克，应仔细核对剂量
		丝裂霉素（Mutamycin®）	IV	胰腺癌、胃癌、乳腺癌、结肠癌、肺癌、膀胱癌、头颈部肿瘤和食管癌	骨髓抑制，恶心、呕吐，脱发，厌食性，肾毒性，肺毒性，疲乏	药物呈紫色，为发疱性药物 最低值发生在用药后 4～8 周 与长春花生物碱联合用时，可突然发生急性呼吸短促和支气管痉挛

表 5. 细胞毒性药物的特点（续）

分类	作用机制	药物名称（代表）	给药途径	适应证	副作用	护理要点
抗肿瘤抗生素		米托蒽醌（Novantrone®）	IV	乳腺癌，前列腺癌，淋巴瘤及ANLL	骨髓抑制，心律不齐（如患者使用多柔比星），恶心，呕吐，脱发，黏膜炎，巩膜呈蓝色	米托蒽醌为刺激性药物，有发疱的危险；药物呈蓝色；米托蒽醌的心脏毒性低于多柔比星，但是如果先前用过蒽环类药物，胸部放疗及有心脏疾病，可增加患者的风险
抗肿瘤抗生素（蒽环类）	与DNA结合，抑制DNA和RNA的合成	柔红霉素（Cerubidine®, Daunomycin®）	IV	儿童ALL, ANLL	骨髓抑制，恶心，呕吐，高尿酸性，脏毒性，生殖功能抑制，放射回忆反应，药物可使尿液呈红色	药物呈红色；柔红霉素为发疱性药物；治疗之前，监测患者的心脏射血分数
		枸橼酸柔红霉素脂质体（DaunoXome®）	IV	AIDS相关的卡波西肉瘤	骨髓抑制，恶心，呕吐，高尿酸性，脏毒性，生殖功能抑制；放射回忆反应，药物可使尿液呈红色	药物呈红色；枸橼酸柔红霉素脂质体为非发疱性药物，使用时应注意防止药物外渗；肝功能损害时应减量；治疗前监测患者心脏射血分数；该药只可用5%葡萄糖溶液配制，不要使用输液过滤器
		多柔比星（Adriamycin®）	IV	乳腺癌，卵巢癌，前列腺癌，甲状腺癌，胃癌，小细胞肺癌和肝癌，头颈部鳞状细胞癌，HD, NHL, ALL, AML; 肾母细胞瘤	胃髓抑制，恶心，呕吐，脱发，黏膜炎，剂量限制性心脏毒性，心律不齐，高尿酸症，放射回忆反应，光过敏；药物可使尿液呈红色	药物呈红色；多柔比星为发疱性药物；多柔比星可能引起潮红反应；治疗前监测患者心脏射血分数；累积剂量不超过550 mg/m²（若之前接受过胸背部放射治疗或环磷酰胺治疗，则累积剂量达到300mg/m²的患者可考虑使用右丙亚胺保护心脏，并继续使用多柔比星治疗。儿童可同时使用右丙亚胺

表5. 细胞毒性药物的特点（续）

分类	作用机制	药物名称（代表）	给药途径	适应证	副作用	护理要点
抗肿瘤抗生素（蒽环类）		多柔比星脂质体（Doxil®）	IV	AIDS 相关的卡波西肉瘤，卵巢癌，与硼替佐米联合使用治疗 MM	骨髓抑制，恶心，呕吐，脱发，黏膜炎，剂量限制性心脏毒性，心律不齐，高尿酸血症，放射回忆反应，掌跖红斑，感觉迟钝，光过敏；药物可使尿液呈红色	药物呈红色 多柔比星脂质体不是发疱性药物，属于刺激性药物。使用时应注意防止药物外渗 心血管方面的并发症似于多柔比星 只可用 5% 葡萄糖溶液配制 不能替代多柔比星 开始以 1 mg/min 的速度静脉滴注 30 分钟，尽量降低与输液相关的反应
		表柔比星（Ellence®）	IV	乳腺癌	骨髓抑制，恶心，呕吐，黏膜炎，腹泻，心脏毒性，脱发，放射回忆反应，药物可使尿液呈红色	药物呈红色 表柔比星为发疱性药物 肝功能不全时患者需减量 当患者 SCr > 5mg/dl 时，剂量减半。治疗前监测患者心脏射血分数 西咪替丁会使表柔比星的 AUC 增加 50% 由 RBC 代谢（Camp et al., 2007）
		伊达比星（Idamycin®）	IV	ANLL	骨髓抑制，恶心，呕吐，脱发，静脉炎，心肌病，腹泻，放射回忆反应，皮疹，黏膜炎，药物可使尿液呈红色	药物为橘红色 伊达比星为发疱性药物。使用单独静脉通路缓慢推注，时间大于 10～15 分钟 伊达比星的心脏毒性小于柔红霉素 伊达比星累积剂量 > 150 mg/m² 时可降低心脏射血分数 可能发生局部反应（注射部位组织发生蜂窝织炎）
		戊柔比星（Valstar®）	膀胱内	用于治疗 BCG 无效的膀胱原位癌，膀胱内给药	排尿困难，膀胱痉挛，尿失禁，白细胞减少，中性粒细胞减少，高血糖；药物可使尿液呈红色	儿童禁用 戊柔比星用于膀胱内灌洗

表 5. 细胞毒性药物的特点（续）

分类	作用机制	药物名称（代表）	给药途径	适应证	副作用	护理要点
杂类	降解 PML/RARα 蛋白的嵌合体；分解 NB4 急性早幼粒细胞性白血病细胞，使之部分成熟，引起细胞凋亡；引起细胞内毒性自由基释放，导致 APL 细胞凋亡	三氧化二砷（Trisenox®）	IV	APL	疲乏、延长 QT 间期、APL 分化综合征、白细胞增多、头痛、恶心、呕吐、腹泻、骨骼肌痛、外周神经病变	与其他有延长 QT/QTc 间期的药物合用时需小心。治疗前、做好心电图检查，确保 QTc 间期 < 500 毫秒，且在每次疗程中定期监测。肾功能不全患者慎重使用。治疗期间监测电解质，维持血清钾 > 4 mEq/L，血清镁 > 1.8 mg/dl
	抑制蛋白合成	门冬酰胺酶（Elspar®）	IV, SC, IM	ALL	恶心、呕吐、肝毒性、发热、高血糖、过敏、胰腺炎、凝血障碍、蛋白血症、过敏反应、肾毒性	肌内给药可大大降低过敏反应的发生率床旁备好抗过敏药物
		培门冬酶（Oncaspar®）	IM, IV	ALL（前期使用过门冬酰胺酶或对其过敏的患者）	肝毒性、凝血障碍、过敏	无需做过敏试验培门冬酶半衰期（5~6 天）长于门冬酰胺酶（1~2 天），所以该药为每 14 天使用一次，门冬酰胺酶则每天或每 3 天用一次过敏的风险小于门冬酰胺酶
	抗代谢作用于细胞周期的 S 期	羟基脲（Hydrea®, Mylocel®）	PO	CML、多发性骨髓瘤、头颈部鳞状细胞癌、转移性卵巢癌、镰状细胞贫血	骨髓抑制（尤其是严重贫血的患者）、恶心、呕吐、腹泻、肾衰竭、黏膜炎、高尿酸血症、发热、皮疹	根据白细胞数量调整剂量，至少每 2 周测一次白细胞数，若低于正常值，则停止用药，直至白细胞数恢复。对老年患者不要频繁更换用药剂量，因为他们对药物更敏感。指导患者做好口腔护理。24 小时分次给药可减少恶心、呕吐
	抑制肾上腺皮质激素的产生	米托坦（Lysodren®）	PO	肾上腺皮质癌	恶心、呕吐、黏膜炎、肾上腺功能不全	对于同时采用华法林治疗的患者，注意监测 PT/INR根据症状适当补充皮质激素（译者注：服药期间可能出现肾上腺皮质功能不全）

表 5. 细胞毒性药物的特点（续）

分类	作用机制	药物名称（代表）	给药途径	适应证	副作用	护理要点
杂类	抑制蛋白质、RNA 和 DNA 的合成	丙卡巴肼（Matulane®）	PO	HD，脑肿瘤	骨髓抑制，恶心，呕吐	患者避免进食酪胺含量高的食物，如陈年干酪、风干或者烟熏的肉类、蚕豆荚、生啤酒、浓缩发酵产品、泡菜、葡萄酒、酱油和其他氧化酶的豆制品，因为丙卡巴肼抑制单胺氧化酶的活性。患者应避免饮用酒精或者含酒精制品，以预防 Antabuse®（戒酒硫）样反应
	抑制 HDAC 的活性，可以在组蛋白赖氨酸残基处脱乙酰基，积累细胞周期阻滞和/或细胞凋亡	伏立诺他（Zolinza®）	PO	皮肤 T 细胞淋巴瘤	腹泻，疲乏，恶心，血小板减少，血栓栓塞，味觉障碍	指导患者每日服用一次，最好与食物同服治疗开始的最初 2 个月，每 2 周检查一次全血细胞计数，电解质、血糖和血肌酐，之后每月检查一次。注意高血糖和 QT 间期延长。胶囊不能打开或者压碎。与 Coumadin®（可密定）相互作用可导致 PT/INR 延长，与 HDAC 抑制剂（丙戊酸）相互作用可致严重血小板减少及消化道出血
	半合成埃博霉素 B 的类似物，绑定微管导管上的 β-微管蛋白，使细胞停留在 M 期	伊沙匹隆（Ixempra®）	IV	蒽环类抗生素或紫杉醇治疗无效后，与卡培他滨合用治疗转移性或局部晚期乳腺癌	外周神经感觉迟钝，疲乏，肌痛，脱发，恶心，呕吐，黏膜炎，腹泻，骨骼肌疼痛	CYP3A4 抑制剂可增加伊沙匹隆的浓度，CYP3A4 诱导剂可降低伊沙匹隆的浓度，避免使用金丝桃属（译者注：贯叶连翘）提取物。用药前 1 小时使用苯海拉明和法莫替丁或雷尼替丁作为治疗前用药，以降低过敏反应。用 LR 液体在非聚氯乙烯袋中配制。使用 0.2～1.2 微米输液过滤器

表5. 细胞毒性药物的特点（续）

分类	作用机制	药物名称（代表）	给药途径	适应证	副作用	护理要点
亚硝基脲	破坏DNA螺旋结构，影响DNA的修复；可穿过血脑屏障	卡莫司汀（BiCNU®）	IV, 灌洗（Gliadel® 晶片）	HD, NHL, CNS肿瘤, MM, BMT, 恶性黑色素瘤	恶心、呕吐、骨髓抑制、肾毒性、肝毒性、肺纤维化、生殖功能抑制	卡莫司汀可通过血脑屏障 最低值出现在用药后4～6周 由于迟发性毒性反应，有效治疗的频率不超过每6～8周一次 快速输入会导致静脉烧灼感和皮肤发红。长期治疗会导致不可逆的肺纤维化，可能引起咳嗽、呼吸困难或者突发性呼吸衰竭
		洛莫司汀（CeeNu®）	PO	胰腺癌、肝癌、胃癌和结直肠癌；CNS肿瘤和脑肿瘤；MM, HD, NHL	骨髓抑制（严重）、恶心、呕吐、脱发、肾毒性、肝毒性、厌食、肺纤维化	洛莫司汀可通过血脑屏障 由于迟发性的骨髓抑制，治疗间隔时间至少6周 嘱患者空腹服药 监测PFTs、LFTs和肾功能
		链佐星、链脲菌素（Zanosar®）	IV	转移性胰岛细胞癌、类癌	肾毒性、骨髓抑制、恶心、呕吐、高血糖、蛋白尿	剂量限制性肾毒性 该药物可导致某些患者糖代谢改变 快速输液会灼伤静脉
植物碱类（喜树碱）	作用于S期，为DNA拓扑异构酶I抑制剂，可引起DNA双链改变	伊立替康（Camptosar®）	IV	转移性结直肠癌	腹泻、骨髓抑制、脱发	儿童禁用 药物可引起剂量限制性的早期和迟发腹泻。早期腹泻一般发生在给药后24小时内，一般表现为胆碱能综合征。许多机构使用阿托品治疗这种早期腹泻。参考阿托品和其他止泻剂量及使用方法
		拓扑替康（Hycamtin®）	IV	转移性卵巢癌、宫颈癌、SCLC	骨髓抑制、腹泻、脱发、恶心、呕吐、头痛	使用前，用NS或5%葡萄糖溶液稀释药液

化学治疗与生物治疗实践指南及建议 53

表 5. 细胞毒性药物的特点（续）

分类	作用机制	药物名称（代表）	给药途径	适应证	副作用	护理要点
植物碱类（依托泊苷）	使细胞分裂不可逆地停留在有丝分裂前期（G_2 和 S 期晚期）；干扰拓扑异构酶 II 的作用	依托泊苷（VP-16, VePesid®, Etopophos®）	IV, PO	乳腺癌，睾丸癌，SCLC, MM, BMT,	骨髓抑制，恶心，呕吐，脱发，厌食，直立性低血压，超敏反应，过敏高剂量：黏膜炎，腹泻	本品不宜静脉推注，静脉点滴时速度不得过快。输液时间应大于30～60分钟，否则容易引起低血压。输液过程中监测患者的血压使用前，稀释浓度至 0.2～0.4 mg/ml，防止沉淀输液过程中注意有无结晶。如果患者对依托泊苷过敏，前驱用药采用苯海拉明胆红素 > 5 mg/dl 者不宜给药
		替尼泊苷（VM-26, Vumon®）	IV	小儿 ALL	骨髓抑制，低血压，肺毒性，过敏，恶心，呕吐	静脉点滴时速度不得过快，输液时间大于30～60分钟输液过程中监测患者血压，避免低血压可引起过敏反应用非 PVC 输液管道输入
植物碱类（紫杉烷）	保持微管蛋白稳定性，抑制细胞分裂；对 G_2 期或 M 期细胞起效	多西他赛（Taxotere®素素帝）	IV	NSCLC; 乳腺癌，头颈部肿瘤，胃癌，前列腺癌	骨髓抑制，过敏，皮肤和指甲改变，黏膜炎，神经毒性脱发，体液潴留，恶心，呕吐，感觉异常，	儿童禁用多西他赛定刺激性药物，外渗会引起水疱形成红疹，偶有疼痛和水疱形成为了预防发生体液潴留和严重过敏反应，在多西他赛治疗前1天口服地塞米松 8mg，每天2次，至治疗结束后1天参考其他处理的指导建议不宜使用 PVC 输液管道或包装给药

表 5. 细胞毒性药物的特点（续）

分类	作用机制	药物名称（代表）	给药途径	适应证	副作用	护理要点
植物碱类（紫杉烷）	保持微管蛋白稳定性，抑制细胞分裂；对 G_2 期或 M 期细胞起效	紫杉醇（Taxol®，泰素）	IV	转移性乳腺癌、卵巢癌和头颈癌、NSCLC、AIDS 相关的卡波西肉瘤	骨髓抑制，脱发，外周神经毒性，面部潮红，心律失常，疲乏，黏膜炎，腹泻	儿童禁用紫杉醇是一种刺激性药物，具有潜在的发疱性。外渗可导致局部组织坏死的报道，包括过敏，亦有处理预防超敏反应，包括过敏反应：治疗前静脉注射西咪替丁 300mg 或法莫替丁 20mg，苯海拉明 20mg 和地塞米松（禁忌证除外）20 mg（Solimando, 2008）用 0.2 微米微孔膜的输液过滤器采用玻璃瓶或非 PVC 给药设备滴注，不得使用 PVC 输液器或输液袋
		紫杉醇蛋白结合颗粒，紫杉醇蛋白结合型（Abraxane™）	IV	联合化疗治疗失败或辅助化疗 6 个月内复发的转移性乳腺癌	骨髓抑制，感觉神经病变，肌肉疼痛，关节痛，黏膜炎，恶心，呕吐，腹泻，脱发	该药是冻干粉剂，预防过敏反应使用本药过程中出现严重的感觉神经病变者，或 20% 的剂量；恢复后减少 1 或 2 级时，感觉障碍缓解到 1 级时，剂量减少（Solimando, 2008）
植物碱类（长春花生物碱）	作用于 G_2 晚期，抑制 DNA 合成；作用于 M 期，抑制细胞分裂	长春碱（Velban®）	IV	睾丸癌、头颈部鳞状细胞癌、HD、卡波西肉瘤、组织细胞增多症	骨髓抑制，脱发，食欲减退，颌痛，周围神经病变，便秘，麻痹性肠梗阻	禁用于中性粒细胞 < 1500/mm³ 的患者长春碱是一种发疱剂一般来说，与长春新碱相比，长春碱的神经毒性较少见，但大剂量使用时容易发生**鞘内给药可致命**

表 5. 细胞毒性药物的特点（续）

分类	作用机制	药物名称（代表）	给药途径	适应证	副作用	护理要点
植物碱类（长春花生物碱）		长春新碱（Oncovin®）	IV	ALL, HD, NHL, CML, 肉瘤, 乳腺癌, SCLC, 神经母细胞瘤, 肾母细胞瘤	外周神经毒性, 脱发, 便秘, 麻痹性肠梗阻, 颌痛, 足下垂	长春新碱是一种发疱剂 神经毒性是累积的, 但通常可逆的。在每次用药前评估神经系统, 如果有严重异常, 肌无力或其他异常情况的发生, 减少剂量。出现严重的肝脏疾病时, 应减少剂量 大便软化剂和/或缓泻剂有助于预防便秘 **鞘内给药可致命**
		长春瑞滨（Navelbine®）	IV	NSCLC, 乳腺癌, 卵巢癌, HD	骨髓抑制, 恶心, 呕吐, 神经毒性, 周围神经病变, 脱发	长春瑞滨是一种发疱剂 禁用于儿童 经过开放的静脉输液通路一侧加药口静推给药, 于6～10分钟内完成, 然后用75～125ml液体冲洗静脉 **鞘内给药可致命**

AIDS—获得性免疫缺陷综合征; ALL—急性淋巴细胞白血病; AML—急性粒细胞白血病; ANLL—急性非淋巴细胞白血病; APL—急性早幼粒细胞白血病; AUC—血浆浓度下面积随时间变化曲线; BCG—卡介苗; BMT—骨髓移植; CLL—慢性淋巴细胞白血病; CML—慢性粒细胞白血病; CNS—中枢神经系统; dl—分升; DNA—脱氧核糖核酸; 5HT₃—5-羟色胺-3; HD—霍奇金病; HDAC—组蛋白去乙酰化酶; IM—肌肉注射; INR—国际标准率; IT—鞘内注射; IV—静脉注射; kg—千克; LFT—肝功能检查; LR—乳酸林格液; MDS—骨髓异常增生症; mEq—毫当量; mg—毫克; ml—毫升; min—分钟; mmol—毫摩尔; MM—多发性骨髓瘤; NHL—非霍奇金淋巴瘤; NS—生理盐水; NSAID—非甾体类抗炎药; NSCLC—非小细胞肺癌; PCP—肺孢子虫病; PFT—肺功能检查; PO—口服; PT—凝血酶原时间; PVC—聚氯乙烯; RBC—红细胞; RNA—核糖核酸; SC—皮下注射; SCr—血肌酐; SCLC—小细胞肺癌; TLS—肿瘤溶解综合征; WBC—白细胞

注: Based on information from Aronoff et al., 2007; Ascherman et al., 2000; Camp et al., 2007; Chu&DeVita, 2006; Solimando, 2008; and manufacturers' prescribing information.

表 7. 生物制剂特点

分类	作用机制	药物名称	给药途径	适应证	副作用	护理要点
集落刺激因子（CSF）	通过与内源性促红细胞生成素相同的机制刺激红细胞生成	促红细胞生成素（Aranesp®）	SC	治疗慢性肾衰竭所致的贫血（无论患者是否正接受透析治疗） 治疗与化疗相关的非髓性恶性肿瘤患者的贫血	高血压、皮疹、荨麻疹、单纯红细胞再生障碍、疲乏、肌痛、水肿、感染、腹泻、血栓形成	用药过程中如果血红蛋白＞12 g/dl，将会增加死亡的危险和导致严重的心血管事件 用药前及用药时应确保患者铁离子浓度正常 可以每隔 1、2 或 3 周给药，但保持相同的用药方案 使用最低的有效剂量 不要振荡装有药物的瓶子或注射器 冰箱冷藏 禁止冷冻
	通过与内源性促红细胞生成素相同的机制刺激红细胞生成	促红素 α（Procrit®）	SC	治疗慢性肾衰竭所致的贫血（无论患者是否正接受透析治疗）；治疗齐多夫定引起的HIV感染者的贫血；治疗与化疗相关的非髓性恶性肿瘤患者的贫血；用于将择期进行非心血管手术的患者，以减少外源性红细胞输入	高血压、皮疹、感染、荨麻疹、肌痛、疲乏、水肿、腹泻、血栓形成	用药过程中如果血红蛋白＞12 g/dl，将会增加死亡的危险和导致严重的心血管事件 用药前及用药时应确保患者铁离子浓度正常 可以每周 3 次或单次给药 使用最低的有效剂量 不要振荡装有药物的瓶子或注射器 冰箱冷藏 禁止冷冻

表7. 生物制剂特点（续）

分类	作用机制	药物名称	给药途径	适应证	副作用	护理要点
集落刺激因子（CSF）	刺激骨髓中性粒细胞的生成	非格司亭（G-CSF, Neupogen®）	SC, IV	用于非髓性恶性肿瘤患者化疗后致的中性粒细胞减少，以降低感染发生率 用于缩短AML患者中性粒细胞恢复时间和急性淋巴细胞白血病患者诱导后固化疗后发热的持续时间 用于减少中性粒细胞减少在BMT前持续清髓性化疗以及患者接受诱导化疗的后遗症 用于动员造血干细胞进入外周血以进行白细胞采集 用于先天性、周期性中性粒细胞减少症或特发性中性粒细胞减少症患者的长期治疗	过敏反应，如荨麻疹、皮疹、面部水肿；有脾破裂的危险（很少发生）；ARDS，恶心，呕吐，骨痛，发热	冰箱冷藏保存 不要冷冻 用5%葡萄糖溶液稀释 禁止用生理盐水稀释 不要振荡装有药物的瓶子或注射器
	刺激角化细胞、促进上皮细胞增殖、分化、移行	帕利夫明（rHuK-GF, Kepivance®）	IV	用于降低非髓性恶性肿瘤患者在BMT前接受骨髓抑制性化疗时所致的严重口腔黏膜炎的发生率，并缩短其持续时间	皮疹，皮肤红斑，瘙痒，发热，舌苔变色，舌苔增厚，味觉改变，疼痛，关节痛，血清脂肪酶升高，血清淀粉酶升高	禁止在骨髓抑制性化疗前、中、后的24小时内给药 在可导致骨髓抑制的化疗前、后3天给药 禁止振荡稀释的溶液 禁止使用室温下储存超过1小时的稀释溶液 禁止过滤稀释的溶液

表 7. 生物制剂特点（续）

分类	作用机制	药物名称	给药途径	适应证	副作用	护理要点
集落刺激因子（CSF）	调节骨髓中性粒细胞的生成	培非司亭（Neulasta®）	SC	用于减少非髓性恶性肿瘤患者在接受骨髓抑制性化疗后粒细胞减少所致的感染的发生率	过敏反应，如荨麻疹、皮疹、面部水肿；有脾破裂的危险（很少发生）；ARDS，恶心、呕吐、骨痛、发热	与非格司亭相比，培非格司亭能降低肾清除率，延长作用时间 骨髓抑制性化疗开始前的14天及骨髓抑制性化疗后的24小时内禁止给药 每一化疗周期单次注射6 mg 6 mg固定剂量禁用于儿童或体重小于45kg的患者 冰箱冷藏 禁止振荡 禁用装有药物的小瓶或注射器
	诱导造血干细胞增殖与分化，包括中性粒细胞、单核细胞和巨噬细胞以及骨髓未源的树突状细胞	沙格司亭（GM-CSF, Leukine®）	SC, IV	AML患者诱导化疗阶段，缩短中性粒细胞恢复时间，降低感染发生率 用于动员定向干细胞以进行自体细胞采集，以及加速自体干细胞移植的植入 加速异体BMT后骨髓恢复 用于BMT失败的患者	水肿、毛细血管渗漏综合征、胸腔或心包积液、呼吸困难、皮疹、腹痛、腹泻、寒战、头痛、骨痛	静脉输入时用NS稀释 冰箱冷冻 禁止振荡 禁用带有过滤器的装有药物的瓶子或注射器

表7. 生物制剂特点（续）

分类	作用机制	药物名称	给药途径	适应证	副作用	护理要点
免疫调节剂	恢复受抑制的免疫功能；刺激针对各种抗原产生抗体；刺激T细胞活化和增殖，增强单核细胞和巨噬细胞的功能；增加中性粒细胞活动性、黏附性、趋化性	左旋咪唑（Eramisol®）	PO	联合氟尿嘧啶治疗结直肠癌	恶心，腹泻，呕吐，皮炎，疲乏，味觉改变，关节痛，粒细胞缺乏	常规监测血液学指标。流感样综合征常伴有粒细胞缺乏，指导患者及时告知出现粒细胞缺乏的症状 饮酒同时服药可出现Antabuse®样反应 服用华法林的患者，监测其IRN并相应地调整用药
干扰素（IFN）	作用机制还不清楚，但包括抑制病毒复制、直接抑制肿瘤细胞增殖和调节宿主免疫反应	干扰素α-2a（Roferon-A®）	SC, IM	治疗毛细胞白血病、慢性丙型肝炎、费城染色体阳性的CML慢性期	发热，寒战，过敏反应，倦怠，头痛，抑郁，食欲减退，恶心，呕吐，腹泻，头晕，记忆力减退，脱发，白细胞减少，贫血，血小板减少，注射部位反应	冰箱冷藏但勿冷冻 禁止振荡 避光 产品性能稳定，稀释后在冰箱可储存30天 告知患者感到抑郁或有自杀想法时及时报告医生 该药禁用于B级或C级肝功能不全的患者（Child-Pugh分级标准）对干扰素敏感的患者加重甲状腺功能减退 腺功能亢进或重甲状腺功能减退糖尿病患者可能需要调整饮食

表 7. 生物制剂特点（续）

分类	作用机制	药物名称	给药途径	适应证	副作用	护理要点
干扰素（IFN）	作用机制还不清楚，但包括抑制病毒复制、直接抑制肿瘤细胞增殖和调节宿主免疫反应	干扰素 α-2b（Intron A®）	SC, IM, IV	治疗毛细胞白血病、恶性黑色素瘤、滤泡性淋巴瘤、尖锐湿疣、AIDS 相关的卡波西肉瘤、慢性乙型和丙型肝炎	发热，寒战，倦怠，肌痛，头痛，食欲减退，疲乏，抑郁，恶心，呕吐，腹泻，肾病综合征，胰腺炎，精神病，幻觉，肾衰竭，肾功能不全，贫血，白细胞减少，血小板减少	冰箱冷藏但勿冷冻产品性能稳定，稀释后在冰箱可储存 30 天禁止振荡避光禁用于肝功能损害的患者有心血管病史者慎用对于既存的眼科疾病，如糖尿病、高血压视网膜病，用药期间应定期检查对于敏感的患者，该药可加重甲状腺功能亢进或甲状腺功能减退
		干扰素 γ（Actimmune®）	SC	降低慢性肉芽肿性疾病感染的频率和严重程度亦有报道能延缓严重恶性骨硬化病的进展	发热，头痛，皮疹，寒战，注射部位压痛，疲乏，腹泻，恶心，呕吐，肌痛，关节痛，骨髓抑制，转氨酶升高	出现严重不良反应时，停止治疗或减少 50% 的剂量流感样综合征可加重已有的心脏疾患，如 CHF

表 7. 生物制剂特点（续）

分类	作用机制	药物名称	给药途径	适应证	副作用	护理要点
白细胞介素 (IL)	促进T细胞、B细胞、NK细胞、LAK细胞和肿瘤浸润淋巴细胞的增殖，分化及募集，提高其抗肿瘤能力；刺激INF-γ、IL-1和TNF的产生	阿地白介素（IL-2，Proleukin®)	SC, IV	肾细胞癌和转移性黑色素瘤的治疗	发热，寒战，倦怠，头痛，肌痛，关节痛，心动过速，低血压，心肌病，心律失常，毛细血管渗漏综合征，呼吸困难，恶心，呕吐，腹泻，头晕，贫血，口腔炎，血小板减少，白细胞减少，转氨酶升高，BUN升高，血清肌酐水平升高，皮疹，瘙痒，神经毒性，胆红素血症	勿用带有过滤器的输液装置；禁与NS或灭菌水混合；冰箱冷藏但禁止冷冻；避光；勿与其他药物混合；监测体液，生命体征，精神状态和尿量。低血压提示剂量极限；与感染性休克相似；小心静脉推注药物，可能需要使用升压药物；该药禁用于心脏病、肺功能异常或同种异体器官移植患者；治疗期间评估跌倒的风险
	刺激巨噬细胞增殖和血小板生成	奥普瑞白介素（IL-11，Neumega®)	SC	预防化疗患者出现严重的血小板减少和降低输入血小板的需要	过敏反应，稀释性贫血，腹泻，头晕，皮热，体液潴留导致的四肢水肿，肺水肿，呼吸困难，毛细血管渗漏综合征，房性心律失常及肺部积液增加，体重，头痛，恶心，呕吐，失眠，鼻炎	冰箱冷藏但勿冷冻；用无菌水稀释，稀释后在3小时内用完；稀释后勿振荡或冷冻；避光保存

注：Based on information from Camp et al., 2007; Spratto & Woods, 2007; Wilkes & Barton-Burke, 2008; and manufacturers' prescribing information.

AIDS—获得性免疫缺陷综合征；AML—急性非淋巴细胞白血病；ARDS—成人型呼吸窘迫综合征；BMT—骨髓移植；BUN—血尿素氮；CHF—充血性心力衰竭；CML—慢性粒细胞白血病；GFR—肾小球滤过率；GM—粒细胞；GM-CSF—粒细胞-巨噬细胞集落刺激因子；Hgb—血红蛋白；HIV—人类免疫缺陷病毒；IM—肌内注射；INR—国际标准化率；IV—静脉注射；LAK—淋巴因子活化的杀伤细胞；NK—自然杀伤细胞；NS—生理盐水；PO—口服；SC—皮下注射；TNF—肿瘤坏死因子

表 8. 靶向治疗药物特点

类别	作用机制	药名	给药途径	适应证	副作用	护理要点
免疫毒素	针对表达 IL-2 受体的细胞直接产生白喉毒素样细胞毒性反应，抑制蛋白质合成，导致细胞死亡	地尼白介素 2（Ontak®）	IV	治疗持续性或复发的皮肤 T 细胞淋巴瘤，这种恶性肿瘤细胞表达 IL-2 受体 CD25	过敏反应，血管渗漏综合征，低血压，水肿，低蛋白血症，发热，寒战，头痛，皮疹，食欲减退，淋巴细胞减少，转氨酶增高，乏力，感染，疼痛，恶心，呕吐，呼吸困难，咳嗽	在接受两个疗程后副作用的发生率会减少 保存于 -10℃ 的环境中。药物在融化后不可再冷冻，使用前必须恢复到室温水平 药瓶不能加热 避免剧烈振荡 药物配置后在 6 小时内使用 不可使用不带过滤器的装置输注 避光保存
各种生物反应调节剂（BRMs）	确切的抗肿瘤机制尚不清楚，但可能与抗新血管生成或抗炎作用有关	来那度胺（Revlimid®）	PO	治疗具有 5q 染色体缺失的中低风险 MDS 患者中的输血依赖性贫血患者，与地塞米松联合应用治疗顽固性多发性骨髓瘤	有产生畸胎的危险，中性粒细胞减少，血小板减少，深静脉血栓，肺栓塞，皮肤干燥，皮疹，瘙痒，恶心，便秘，呼吸困难，鼻咽炎，咽炎，疲乏，咳嗽，发热，四肢水肿，头痛，关节痛，肌肉痉挛，上呼吸道感染	因为有导致畸胎的危险，治疗过程中女性应该避免妊娠，怀孕 4 周内药物要终止妊娠。开始治疗前应进行妊娠检查。按照 RevAssist® 规程告知患者服用来那度胺时导致畸胎的风险 用水送服整个胶囊，不可咀嚼、压碎、掰开服用
	确切的抗肿瘤机制尚不清楚，但可能与抗新血管生成或抗炎作用有关	沙利度胺（Thalomid®）	PO	联合使用地塞米松用于多发性骨髓瘤新诊断为的患者，也有用于治疗结节性红斑的报道	深静脉血栓形成，肺栓塞，嗜睡，周围神经病变，头晕，直立性低血压，中性粒细胞减少，思维紊乱，焦虑，震颤，失眠，抑郁，疲乏，皮疹，贫血，血小板减少，水肿，发热，恶心，食欲减退，皮疹，肝酶增高，呼吸困难，转氨酶增高，SCr 增高，肌肉无力，皮肤干燥，骨痛	治疗过程中女性应该避免妊娠，怀孕 4 周内药物要终止妊娠，因为有导致畸胎的危险 开始治疗前应进行妊娠检查 必须按照疗程规范用药 指导男性患者不要进行任何保护措施的性生活，因为该药会增加女性怀孕的危险，这样也会增加致畸胎的危险 因为该药有潜在的嗜睡副作用，指导患者避免进行心理或生理功能不良时可能危害自己或他人的活动

表8. 靶向治疗药物特点（续）

类别	作用机制	药名	给药途径	适应证	副作用	护理要点
单克隆抗体（MoAb）	是CD52单克隆抗体，与B细胞和T细胞、单核细胞、巨噬细胞、NK细胞以及一些粒细胞表面表达的CD52结合，从而产生抗体依赖性溶解反应	阿仑珠单抗（anti-CD52, Campath®）	IV	B细胞CLL	贫血、血小板减少，中性粒细胞减少，过敏反应，低血压，发热、寒战，疲乏，恶心、呕吐、腹泻、皮疹、荨麻疹、呼吸困难，机会性感染的风险增加	使用前用苯海拉明和对乙酰氨基酚进行预处理 推荐用一些抗感染措施来预防肺孢子虫病和疱疹病毒感染 推荐剂量应随中性粒细胞减少和血小板减少的情况而调整 不要振荡 药品必须在葡萄糖溶液或生理盐水稀释后8小时内使用
	抑制人血管内皮生长因子与受体结合，或直接与受体结合，阻断新血管生成	贝伐珠单抗（anti-VEGF, Avastin®）	IV	联合氟尿嘧啶作为转移性结直肠癌患者的一线或二线药物治疗方案；也可联合卡铂和紫杉醇作为不可切除的、局部晚期、复发或转移性非鳞状细胞NSCLC一线治疗用药	出血，高血压，蛋白尿，CHF，乏力，腹泻，腹痛，头痛，中性粒细胞减少，低钠血症，动脉血栓栓塞，胃肠穿孔，创口愈合并发症，胃肠道瘘管形成和/或腹腔内脓肿	大手术后的28天内避免使用，手术切口应全愈合才能使用 手术前几周应中止贝伐珠单抗治疗 药物在冰箱内冷藏储存 不要冷冻 避免振荡 避光保存 稀释后溶液在冰箱中保存不得超过8小时 不要用葡萄糖溶液稀释或输注 治疗过程中监测血压 如果过程发生胃肠穿孔，需要医干预的伤口裂开，严重的出血，肾病综合征或严重高血压危象，则永久停止用药 如有中度到重度蛋白尿至有所缓解，方可继续治疗 以前接受过蒽环类药物治疗的患者有CHF的危险

表 8. 靶向治疗药物特点（续）

类别	作用机制	药名	给药途径	适应证	副作用	护理要点
单克隆抗体（MoAb）	与细胞外的EGFR结合，从而抑制肿瘤细胞生长和诱导细胞凋亡，减少基质金属蛋白酶和VEGF的产生	西妥昔单抗（Erbitu®，爱必妥）	IV	应用于表达EGFR的、以伊立替康或奥沙利铂为基础的治疗方案失败的转移性结直肠癌患者的治疗与伊立替康联合应用于或单独用于不能忍受伊立替康的转移性结直肠癌患者联合放射治疗用于局部或区域性晚期的头颈鳞状上皮细胞癌用于铂类治疗后复发或转移的进展期头颈鳞状上皮细胞癌	与输液有关反应包括支气管痉挛、发热、寒战、血管性水肿、荨麻疹、低血压、喘鸣、肺毒性、痤疮样皮疹、皮肤干燥和裂开、倦怠、乏力、皮疹、呕吐、腹泻、疲乏、恶心、食欲减退、白细胞减少、低镁血症、体重减轻、咽炎	可能发生严重的、致命的输液反应联合放射治疗时可发生心肺衰竭根据痤疮样皮疹的发展情况适当调整剂量指导患者擦防晒油和戴帽子，避免见日光暴露给药前应用 H_1 受体拮抗剂使用带有 $0.22\mu m$ 过滤器的输液装置输注后用 NS 冲管药物在冰箱内冷藏不要冷冻避免振荡避光保存无须稀释丢弃在室温下放置超过8小时或冰箱中放置超过12小时的剩余药液
	与C5蛋白结合，抑制其裂解为C5a和C5b；抑制C5b-9终端形成，从而调节血管内溶血	依库珠单抗（Soliris®）	IV	治疗阵发性夜间血红蛋白尿患者，减少溶血	头痛，鼻咽炎，背部疼痛，恶心，增加脑膜炎奈瑟菌感染的危险	不得静脉推注或快速给药用药前输液稀释到 5mg/ml静脉输液时间大于35分钟不得应用于未经控制的严重脑膜炎奈瑟菌感染的患者或目前未接种脑膜炎奈瑟菌疫苗的患者。疫苗接种后至少两周才可以首次使用依库珠单抗。再次接种应根据疫苗应用医学指南进行

表8. 靶向治疗药物特点（续）

类别	作用机制	药名	给药途径	适应证	副作用	护理要点
单克隆抗体（MoAb）	与AML细胞表面表达的CD33结合，导致抗原-抗体复合物内化，随后释放卡奇霉素，导致DNA双链断裂和形成细胞凋亡	吉妥珠单抗奥加米星（anti-CD33，Mylotarg®）	IV	用于治疗60岁以上，CD33阳性，首次复发且不宜用其他药物化疗的AML患者	严重中性粒细胞减少，血小板减少，贫血，过敏反应，发热，低血压，呼吸困难，输注过程中出血，肺浸润，严重视网膜静脉阻塞性疾病，四肢水肿，头痛，皮疹，恶心，呕吐，腹泻，厌食，无力，高胆红素血症	仅用于静脉滴注给药 药物在冰箱内冷藏 不要冷冻 避光保存，输注过程中也需避光，对乙酰氨基酚和甲波尼龙 中性粒细胞减少和血小板减少可能是严重且持久的 可能导致TLS，应采取适合的措施预防并发症
	与B细胞表面CD20抗原结合，直接传递放射性同位素铟-111或钇-90，通过自身受体激活和激活自由基的形成导致细胞损伤	替伊莫单抗（anti-CD20 antibody，Zevalin®）	IV	治疗复发或难治的低分化、滤泡性或转化性B细胞NHL	在输液过程中出现的严重的，具有潜在致命性的过敏性反应；发热，畏寒，寒战，支气管痉挛，恶心，呼吸困难，肌痛，关节痛，乏力，持续B淋巴细胞减少，血小板减少，中性粒细胞减少，贫血，严重的皮肤和黏膜反应，继发性白血病，MDS	与利妥昔单抗联合用药 无论该患者体重多少，剂量不能超过32mCi 标记反应由相关人员在专业设备中完成 放射性同位素同位素运。 该剂为单一治疗药物 密切观察有无药物外渗 药物在冰箱内冷藏储存 不要冷冻
	与EGFR结合，竞争性地抑制配体与受体结合；这就避免了受体自身磷酸化和激活受体激酶，从而抑制细胞凋亡，诱导细胞凋亡，减少VGFs生成，以及内化EGFR	帕尼单抗（Vectibix®）	IV	单药治疗用于EGFR表达的转移性结直肠癌进展期的或在氟尿嘧啶、奥沙利铂或伊立替康使用之后应用	皮肤毒性包括皮炎，瘙痒，红斑，皮疹，表皮脱落，皮肤干燥，皮肤龟裂，沟炎，皮脂腺肺败血症；可并发肺脓肿和败血症，腹痛，低镁血症，输液反应	指导患者搽防晒油戴帽子，避免日光暴露 出现输液反应或皮肤毒性反应后应调整剂量 必须静脉输注，通过内在过滤装置泵入 用NS稀释 不要振荡 在冰箱冷藏 不要冷冻 避光保存 稀释的溶液在室温下放置6小时内或在冰箱内冷藏24小时内有效

表8. 靶向治疗药物特点（续）

类别	作用机制	药名	给药途径	适应证	副作用	护理要点
单克隆抗体（MoAb）	与B细胞表面的CD20抗原结合，导致补体依赖的细胞毒作用和抗体依赖的细胞介导的细胞毒作用的激活	利妥昔单抗（anti-CD20 antibody, Rituxan®）	IV	治疗复发或耐药的、CD20抗原阳性的滤泡状B细胞NHL；联合CVP化疗方案，作为CD20抗原阳性低分化滤泡状B细胞NHL的一线用药；用于低分化、CD20抗原阳性的B细胞NHL患者疾病稳定阶段或对接受CVP化疗反应完全有反应的患者；联合CHOP方案或其他以蒽环类药物为基础的化疗方案，作为大B细胞NHL，散性、CD20抗原阳性的用药；与甲氨蝶呤联合用药，减轻中、重度的类风湿关节炎患者的症状和体征	严重输液反应包括荨麻疹、低血压、血管性水肿、支气管痉挛、缺氧、寒战、头痛、关节痛、肌肉痛、呼吸困难、持续性B细胞减少、白细胞减少、感染、乏力、恶心、皮疹、乙型肝炎复发	仅用于静脉注射 冰箱冷藏 不要冷冻 避免振荡 药物在冰箱储存24小时内能保持稳定 用药前使用对乙酰氨基酚和苯海拉明进行预处理 输液反应可通过减慢或暂停输液而降低 与输液相关的不良反应随着输液时间延长而降低 输液后的12～24小时内有发生TLS的潜在风险
	结合前B细胞和成熟淋巴细胞上的CD20抗原，导致细胞凋亡和抗体依赖的细胞介导的细胞毒反应；碘-131（I-131）引起的电离辐射导致更多的细胞死亡	托西莫莫单抗I-131（Bexxar®）	IV	治疗CD20抗原阳性、复发性或难治性、低分化、滤泡状或已变形的NHL患者，包括对利妥昔单抗耐药的患者	严重过敏反应、甲状腺功能减退、严重而持续的血小板减少、贫血、中性粒细胞减少、过敏反应、发热、出汗、感染、乏力、寒战、恶心、呕吐、腹痛、皮疹、继发性白血病/MDS	该药不作为CD20阳性NHL患者的初始治疗用药 从给予托西莫莫单抗-131治疗前14天应持续给予甲状腺保护剂 必须自始至终使用同一个输液装置，用于整个剂量测定或治疗阶段以防止药物在体内发挥作用时丢失 指导患者当放射性药物的辐射降至最低水平时，如何把对其他人的放射性药物处理培训至最低的人员才能准备和输注该药 冰箱冷藏 不要冷冻

表 8. 靶向治疗药物特点（续）

类别	作用机制	药名	给药途径	适应证	副作用	护理要点
单克隆抗体（MoAb）	与 HER2 细胞外结构域结合，介导 ADCC，从而抑制 HER2 过度表达的细胞增殖	曲妥珠单抗（anti-HER2 antibody，Herceptin®，赫塞汀）	IV	联合多柔比星、环磷酰胺和紫杉醇，作为 HER2 过度表达的转移性乳腺癌患者的辅助治疗；作为单一药物，治疗已接受过一个或多个化疗方案的 HER2 蛋白过度表达的转移性乳腺癌患者；与紫杉醇合用，治疗 HER2 过度表达的未接受过化疗的转移性乳腺癌患者	输液反应包括寒战、发热、头痛、头晕、呼吸困难、低血压、皮疹和乏力；与输液有关的肺毒性；左室心功能不全、过敏反应、贫血、中性粒细胞减少、感染	仅用于静脉注射冰箱冷藏不可冷冻该药用抑菌的无菌水溶解后可在冰箱中低温冷藏稳定保存 28 天经无抑菌成分的无菌水配制的溶液必须立即使用，不能剩余避免振荡在原发性乳腺癌患者中观察到有 25%～30%的患者 HER2 过度表达不要与多柔比星和环磷酰胺同时输注，应在多柔比星、环磷酰胺完全输注后使用治疗开始前和治疗过程中评估左室射血分数
小分子抑制剂	抑制蛋白酶体类似物 26S 蛋白体活性，导致细胞破坏，凝血机制细胞死亡	硼替佐米（Velcade®）	IV	治疗至少已经接受过一种化疗方案的多发性骨髓瘤或套细胞淋巴瘤的患者	周围神经病变、低血压、恶心、呕吐、腹泻、视物模糊、疲乏、骨髓抑制	小儿禁用严重肾或肝疾病患者慎用监测体液状况，根据需要采取必要的治疗

表8. 靶向治疗药物特点（续）

类别	作用机制	药名	给药途径	适应证	副作用	护理要点
小分子抑制剂	抑制多种酪氨酸激酶，包括BCR-ABL、SRC家族、c-Kit、EPHA2和PDGFRβ。预计可与ABL激酶多点结合	达沙替尼（Sprycel，扑瑞赛）	PO	适用于对包括伊马替尼在内的治疗方案耐药或不能耐受的CML所有病期（慢性期、加速期、淋巴细胞急变期、急变期和髓细胞急变期）的成人患者。治疗费城染色体阳性ALL患者	骨髓抑制，体液潴留包括胸腔和心包积液；心电图QT间期延长，腹泻，恶心，腹痛，呕吐	不要将药片压碎或掰开。如果患者正在使用抗凝治疗，应慎用此药。此药可与CYP 3A4诱导剂（例如地塞米松、苯妥英、卡马西平）和某些药物（例如克拉霉素、芬大尼、金丝桃属、抗酸剂、H₂受体阻滞剂、质子泵抑制剂）发生相互作用。用药过程中可能发生转氨酶或胆红素升高、低钙血症、低磷血症。低钙血症者需要口服钙补充剂
	抑制EGFR相关的细胞内酪氨酸激酶磷酸化，EGFR表达于正常细胞和肿瘤细胞表面	厄洛替尼（Tarceva，特罗凯）	PO	用于治疗至少经一个化疗方案治疗失败的NSCLC患者。亦被证实可与吉西他滨联合用于治疗不可切除的局部晚期或转移的胰腺癌	皮疹和腹泻（可能严重程度达Ⅲ至Ⅳ级）；食欲减退，乏力，呼吸困难；肝功能异常，如呼吸困难、咳嗽和发热，如果症状加重，要暂停厄洛替尼治疗以进一步评估	同时使用酮康唑或其他CYP3A4强抑制剂时可升高厄洛替尼血药浓度，因而应考虑剂量减量。治疗前使用利福平和其他CYP3A4诱导剂（包括苯妥英、镇静安眠药和金丝桃属）可降低厄洛替尼活性，故要加大用药剂量。测定肝功能异常患者则需检测INR。服用华法林患者有胃肠道出血和INR升高。腹泻可用洛哌丁胺处理。有腹泻或皮疹者可能需剂量减量或暂停治疗
	虽然确切的抗肿瘤作用还不清楚，但吉非替尼可抑制细胞表面各种酪氨酸激酶受体	吉非替尼（Iressa，易瑞沙）	PO	单药用于治疗既往接受过以铂类为基础的化疗方案或多西他赛治疗失败的局部晚期或转移性NSCLC患者	腹泻，皮疹，痤疮，皮肤干燥，恶心，呕吐，瘙痒，食欲减退，疲乏，体重减轻，转氨酶升高，ILD	当患者出现不能耐受的腹泻时，可通过短期暂停治疗（最多14天）解决。评估新发或恶化的肺部症状

表8. 靶向治疗药物特点（续）

类别	作用机制	药名	给药途径	适应证	副作用	护理要点
小分子抑制剂	可抑制由于费城染色体阳性异常（Ph+）基因产生的BCR-ABL酪氨酸激酶，从而抑制BCR-ABL阳性细胞增殖和诱导凋亡	甲磺酸伊马替尼（Gleevec®，格列卫）	PO	用于治疗新诊断的费城染色体阳性的慢性期阶段；用于治疗CML急变期、加速期或慢性期IFN-α治疗失败后的患者；用于治疗复发或难治性Ph+的ALL；治疗与PDGFR基因重组有关的骨髓增生性疾病综合征/骨髓增生异常综合征（MDS/MPD）；治疗没有明确的c-Kit突变的全身性肥大细胞增多症患者；治疗嗜酸性粒细胞增多综合征和/或存在某些变异的慢性嗜酸性粒细胞白血病；用于治疗不能切除、复发和/或转移的隆凸性皮肤纤维肉瘤；治疗不能切除和/或转移的恶性GIST；用于已切除的恶性GIST的辅助治疗	水肿，体液潴留，GI刺激，恶心，呕吐，中性粒细胞减少，血小板减少，肝毒性	经常监测患者体重及体液潴留的症状和体征 确保患者在进餐时服用伊马替尼且摄取一大杯水 监控CBC、微量元素、LFTs 一些药物包括酮康唑、伊曲康唑、红霉素、克拉霉素可增加血浆药物浓度。地塞米松、苯妥英、卡马西平、利福平、圣约翰草可降低血浆药物浓度 接受华法林治疗的患者可能产生药物交互作用 建议育龄妇女在接受伊马替尼治疗期间避孕。研究人员尚未开展孕妇使用该药的研究

表8. 靶向治疗药物特点（续）

类别	作用机制	药名	给药途径	适应证	副作用	护理要点
小分子抑制剂	4-苯胺喹唑啉激酶抑制剂，抑制EGFR和HER2受体的细胞内酪氨酸激酶结构域	拉帕替尼（Tykerb®，泰克布）	PO	联合卡培他滨治疗HER-2过度表达的、既往接受过包括蒽环类、紫杉醇、曲妥珠单抗治疗的晚期或转移性乳腺癌	腹泻，手足综合征，恶心，皮疹，呕吐，疲乏，LVEF降低	指导患者至少在餐前1小时或餐后1小时服用。但卡培他滨应与食物同服或在进食后30分钟内服用。一天一次顿服，不要将一天的剂量分开服用根据心脏和其他毒性、严重肝功能损害以及CYP3A4药物的相互作用调整剂量用药前确认腹泻者需要使用止泻剂，情况严重时需补充液体和电解质孕妇用药可导致胎儿损害
	结合并稳定BCR-ABL产生的Ph+激酶的无活性构象	尼洛替尼（Tasigna®，达希纳）	PO	治疗慢性期和加速期CML且既往接受过包括伊马替尼治疗的耐药或不能耐受的成年患者	皮疹，瘙痒，恶心，疲乏，头痛，便秘，腹泻，呕吐，严重的反应包括血小板减少，中性粒细胞减少，脂肪酶增高，肝功能和电解质异常，QT间隔延长偶有猝死的报道	指导患者用水吞服整个胶囊。给药前至少2小时和给药后1小时不要进食不能用于有低钾血症、低镁血症或QT间期延长综合征的患者首次治疗前两个月应每2周检查一次CBC，以后每月检查一次治疗前纠正电解质异常获得治疗前ECG基线，首次治疗后7天以及后期复查ECG，以检测QTc变化避免同时使用CYP3A4强抑制剂或诱导剂。如必须给予抑制剂，需减少尼洛替尼的剂量，并严密监测QTc不能用于孕期及哺乳期妇女。治疗期间性活跃的女性患者应采取有效的避孕措施

表8. 靶向治疗药物特点（续）

类别	作用机制	药名	给药途径	适应证	副作用	护理要点
小分子抑制剂	多种激酶抑制剂，已证实能减少肿瘤细胞信号转导，抑制血管生成和诱导细胞凋亡	索拉非尼（Nexavar®，多吉美）	PO	用于不能切除的肝细胞癌和晚期肾癌	手足综合征、皮疹、高血压、心肌梗死、黏膜炎、淀粉酶不良、脂肪酶增高、恶心、呕吐、腹泻、食欲下降、出血风险增加、周围神经病变	坚持治疗直到患者不再从治疗中获益或出现不能耐受的毒性反应。治疗期间和治疗结束后2周内注意避孕。索拉非尼可导致胎儿缺陷或被停孕
	减少肿瘤细胞增殖和肿瘤血管再生	舒尼替尼（Sutent®，索坦）	PO	用于伊马替尼治疗失败或不能耐受伊马替尼的恶性GIST；治疗晚期肾细胞癌	骨髓抑制、去心室功能障碍、甲状腺功能减退、腹泻、消化不良、呕吐、口腔炎、皮肤脱色、毛发脱色、疲乏、手足综合征、高血压、出血、水肿	药物在进食前后服用均可。在舒尼替尼治疗前获取射血分数基线。与酮康唑、伊曲康唑、克拉霉素、阿扎那韦、茚地那韦、奈法唑酮、奈非那韦、利托那韦、沙奎那韦、替利霉素或伏立康唑合用可能会增加舒尼替尼的血药浓度。葡萄柚也可以增加其血药浓度。与地塞米松、苯妥英、卡马西平、利福平、利福布汀、利福喷汀、苯巴比妥或金丝桃属合用可能会降低舒尼替尼的血药浓度

表 8. 靶向治疗药物特点（续）

类别	作用机制	药名	给药途径	适应证	副作用	护理要点
小分子抑制剂	与细胞内FKBP-12蛋白结合，导致mTOR抑制，干扰细胞分裂	坦西莫司（Torisel®）	IV	治疗晚期肾细胞癌	皮疹、乏力、黏膜炎、恶心、水肿、过敏性反应、食欲减退、骨髓抑制、高血糖、高脂血症、高甘油酸酯血症、碱性磷酸酶升高、SCr增高、淋巴细胞减少、低磷血症、AST升高、ILD	每次治疗前30分钟静脉注射25～50mg苯海拉明（或类似的抗组胺剂）预处理高血糖及高脂血症可能是需要治疗的。监测血糖及血脂水平 监测ILD患者的症状和影像学改变 由于可导致伤口愈合异常，在围术期慎用 患者应避免接种活疫苗和密切接触接种活疫苗的人 可能发生肠穿孔，评估有无发热、腹痛、血便和急腹症 告知育龄期妇女该药对胎儿有潜在危害，应避免受孕 在治疗前检测肾功能基线，整个治疗过程中监测肾功能

ADCC—抗体依赖性细胞介导的细胞毒作用；ALL—急性淋巴细胞白血病；AML—急性髓细胞白血病；AST—谷草转氨酶；CBC—全血细胞计数；CHF—充血性心力衰竭；CHOP—环磷酰胺、多柔比星、长春新碱、泼尼松；CLL—慢性淋巴细胞白血病；CML—慢性粒细胞白血病；CVP—环磷酰胺、长春新碱、泼尼松；DNA—脱氧核糖核酸；ECG—心电图；EGFR—表皮生长因子受体；GI—胃肠道；GIST—胃肠道间质瘤；HER2—人类表皮生长因子受体2；IFN—干扰素；ILD—间质性肺病；INR—国际标准化率；IV—静脉注射；LFT—肝功能检测；LVEF—左心室射血功能检测；mCi—毫居里；mg—毫克；mTOR—雷帕霉素靶蛋白；NHL—非霍奇金淋巴瘤；NK—自然杀伤细胞；NS—生理盐水；NSCLS—非小细胞肺癌；PDGFR—血小板衍生生长因子受体；Ph+—费城染色体阳性；PO—口服；QTc—校正的QT间期；SCr—血清肌酐；TLS—肿瘤溶解综合征；VEGF—血管内皮生长因子；VGF—牛痘病毒生长因子

注：根据制造商说明书中的内容

Ⅳ．给药基本原则

A. 安全处理：许多用于癌症治疗的药物对医疗工作者是有危险的。这里的"危险"是指药物可能导致暴露人员出现健康风险，因此需要做特殊处理。这些风险是因为药物固有的毒性所致（ASHP，2006；NIOSH，2004）。根据美国职业与安全管理局（OSHA，1995）的描述，无法确定危险药品的职业暴露安全水平，也没有可靠的方法监测与工作有关的职业暴露。因此，涉及危险药品（HDs）的工作人员必须严格遵循为减少职业暴露而制定的规程。

1. 危险药品（HDs）的定义：美国卫生系统药师协会（American Society of Hospital Pharmacists，1990）（现在的ASHP）最初提出HDs的定义[a)—e)]，NIOSH（2004）完善了该定义[f)]。如果药物具有一个或多个以下特征，则此药物是有危害的：
   a) 致癌性
   b) 致畸性或发育毒性
   c) 生殖毒性
   d) 低剂量即具器官毒性
   e) 基因毒性
   f) 使用以上标准，结构和毒性相似的药物也被归类为危险药品

2. 与危险药品职业暴露有关的潜在健康风险
   a) 职业暴露的护士和药房工作人员有更高的患癌风险（Hansen & Olsen，1994；Martin，2005；Skov et al.，1992）：国际癌症研究机构（IARC）发布了化学物质致癌风险的独立评估，并确定了10种用于癌症治疗的药物和2个联合方案为人类致癌物质。其他抗肿瘤药物归类为很有可能或可能致癌物（表9）（IARC，2007）。
   b) 孕期职业暴露导致的胎儿结构缺陷（Hemminki，Kyyronen，& Lindbohm，1985；Peelen，Poeleveld，Heederik，Kromhout，& de Kort，1999）
   c) 不良妊娠结局，包括停孕、流产或自然流产（Selevan，Lindbohm，Hornung，& Hemminki，1985；Stucker et al.，1990；Valanis，Vollmer，& Steele，1999）；不孕（Fransman et al.，2007；Martin，2005；Valanis，Vollmer，Labuhn，& Glass，1997）；孕期职业暴露的护士，其子女早产和学习障碍（Martin，2005）。
   d) 医务工作人员在暴露于细胞毒性药物后的染色体损伤（Fuchs et al.，1995；Harrison，2001；Sessink et al.，1994；Ursini et al.，2006）
   e) 急性症状例如脱发、腹痛、鼻痛、接

表9. 致癌物

暴露风险	抗肿瘤药物
组1：人类致癌物	• 三氧化二砷 • 硫唑嘌呤 • 白消安 • 苯丁酸氮芥 • 环磷酰胺 • ECB • 美法仑 • MOPP • 司莫司汀 • 他莫昔芬 • 塞替派 • 曲奥舒凡
组2A：很有可能的人类致癌物	• 阿扎胞苷 • 卡莫司汀 • 顺铂 • 多柔比星 • 依托泊苷 • 洛莫司汀 • 氮芥 • 丙卡巴肼 • 替尼泊苷
组2B：可能的人类致癌物	• 安吖啶（AMSA） • 博来霉素 • 达卡巴嗪 • 柔红霉素 • 丝裂霉素 • 米托蒽醌 • 链佐星

ECB—依托泊苷、顺铂和博来霉素；MOPP—氮芥、长春新碱、丙卡巴肼和泼尼松

注：Based on information from International Agency for Research on Cancer，2007.

触性皮炎、过敏反应、皮肤损伤和眼睛损伤（Harrison，2001；Valanis，Vollmer，Labuhn，& Glass，1993a，1993b）
3. 与生物治疗药物职业暴露有关的潜在健康风险
   a) 关于生物制剂职业暴露的影响数据有限。
   b) 大多数生物制剂不影响DNA，不引起基因改变。
   c) 抗血管生成药物可能在孕期对胎儿构成威胁[例如沙利度胺（Celgene Corporation，2005）]。
   d) 有几种靶向药物达到NIOSH关于HDs定义的标准，需按照危险药品处理[例如使用个人防护装备（PPE）和不可以压碎]。其中包括甲磺酸伊马替尼、索拉非尼、达沙替尼、苹果酸苏尼替尼、厄洛替尼和伏立诺他。
   e) IFN由于其生殖毒性被归类为HDs（OSHA，1995）。
   f) 含有放射性同位素或毒素的单克隆抗体被归类为HDs。
   g) 需按照HDs处理的药物一览表可以在NIOSH警告（2004）附录A中查询。
4. HDs暴露的潜在途径
   a) 通过直接或间接（如接触HDs污染的物品表面）的药物接触，然后经皮肤或者黏膜吸收。
      (1) 有几项研究指出医务工作者尿液中细胞毒性药物达到了可测量水平（Labuhn，Valanis，Schoeny，Loveday，& Vollmer，1998；Pethran et al.，2003；Wick，Slawson，Jorgenson，& Tyler，2003），最可能是经皮肤吸收。
      (2) 有几项研究证实在药物配置区、给药区和患者护理区有HDs污染（Connor，Anderson，Sessink，Broadfield，& Power，1999；Fransman，Vermeulen，& Kromhout，2005；McDevitt，Lees，& McDiarmid，1993；Schmaus，Schierl，& Funck，2002；Sessink，Anzion，van den Broek，& Bos，1992；Sessink，Boer，Scheefhals，Anzion，& Bos，1992；Wick et al.，2003）。
      (3) 一些研究者已经证实，在厂商送来的药瓶表面可以检测到药物污染（Connor et al.，2005；Nygren，Gustavsson，Strom，& Friberg，2002；Sessink，Boer et al.，1992）。在环磷酰胺、5-FU、异环磷酰胺、铂类药物药瓶外部使用各种擦拭和洗涤采样的方法，都能检测到HDs污染。这些发现指出：护士在处理未启封药瓶时未穿着PPE，则有皮肤暴露的危险。
   b) 经针刺伤或锐器伤污染（Schreiber et al.，2003）。
   c) 经呼吸道吸入药物气溶胶、粉尘或药滴（Dorr & Alberts，1992；Harrison & Schultz，2000；Kiffmeyer et al.，2002；Kromhout et al.，2000；Mason et al.，2005）。
   d) 经手口途径摄入，如摄入受污染食物、饮料、烟草制品等（NIOSH，2004）。
5. 美国劳工部（U. S. Department of Labor，1998）建立了危害控制的五个层级：
   a) 保护员工远离危害暴露最有效的方法是**消除危害因素**，但在药物治疗中这不可行。
   b) 使用毒性较低的物质**代替**有害物质是危害控制的次优选择。
   c) 第三层次的危害控制是使用**工程控制**——机器或装备——隔离或储存有

害物质，减少暴露。
- d) 第四层次的危害控制是**管理控制**，包括对与 HDs 有关的员工进行健康教育与培训。
- e) 最后一层次的保护是 **PPE**，为护士提供可靠保护。

6. 有关 PPE 的指南
   - a) 类型
     - （1）手套：使用无粉、专门处理 HDs 的一次性手套。医用乳胶手套可以提供防护，但使用过程中需注意乳胶过敏。应用腈（Singleton & Connor，1999）、聚氨酯、合成橡胶材料制作的手套也可能提供防护（Connor，1999）。美国试验与材料协会（American Society for Testing and Materials，2005）建立了检测手套耐化疗药物渗透性的标准。FDA 要求经过渗透性试验的手套才可贴上标签，作为化疗专用手套。建议处理 HDs 时都使用双层手套（配药、给药和处理医疗性废弃物）（ASHP，2006；NIOSH，2004）。使用前检查手套。当手套出现撕裂、刺穿或药物泄漏时，或者穿戴 30 分钟以上，需立即脱掉和丢弃（ASHP；NIOSH，2004）。手套不可重复使用。
     - （2）防护服：穿着由低渗透性纤维，例如聚乙烯涂层材料制成的不起毛一次性使用防护服（Connor，1993；Harrison & Kloos，1999）。防护衣需前面结实、长袖、紧袖口和后面闭合。内层手套袖口需套在防护衣袖口的下面，外层手套袖口需完全覆盖防护衣的袖口以保护皮肤。明显污染、离开配药区和处理 HDs 后需丢弃防护衣。为了防止衣服受到潜在的药物污染，防护衣需一次性使用，脱后不能再使用（NIOSH，2004）。
     - （3）呼吸器/面罩：当有空气暴露危险如给予雾化 HDs 或处理 HDs 泄漏时，使用 NIOSH 批准的面罩（例如非动力的、空气净化、微粒过滤的面罩）。查阅物料安全数据表（MSDS），使用适宜的面罩（NIOSH，1996）。外科口罩不提供呼吸保护。
     - （4）眼睛和面部保护：戴防护面罩或者同时佩戴口罩和面罩，提供防溅保护。
   - b) 需要使用 PPE 的情况：每当有 HDs 污染环境的危险时都需穿戴 PPE，例如以下情况（NIOSH，2004）：
     - （1）抽取瓶装药液时的插针和拔针操作
     - （2）使用针或注射器把药物从瓶子内转移到另外的容器中
     - （3）打开安瓿
     - （4）从存有药物的注射器中排气
     - （5）任何途径的 HDs 给药
     - （6）穿刺装有 HDs 的静脉输液袋和更换静脉输液管
     - （7）启用输液管
     - （8）处理输液管、注射器和输液接头的泄露
     - （9）丢弃 HDs 和被 HDs 污染的物品
     - （10）处理在过去 48 小时内使用了危害药品的患者的体液
     - （11）处理 HDs 泄露

7. 化疗药物储存和标识
   - a) 在医院
     - （1）在指定地点存放化疗药品容器，限制医务工作者暴露，并提供适宜的储存环境（例如适宜的温度和光线）。
     - （2）在所有的 HDs 药品容器上贴上醒目的标签以显示其有毒的特性（OSHA，1995）。

(3) 提供意外暴露时如何处理的指引（例如 MSDS）。
(4) 从储存地点取出 HDs 时应检查容器，确保其完整，无渗漏或破裂。
b) 在家（Polovich, 2003）（见附录 3）
(1) 保持所有 HDs 远离儿童和宠物。
(2) 把 HDs 存放在不易戳穿和打破的容器中。
(3) 贴上标签提醒容器内装有害物质。
(4) 提供当容器损坏时如何处理的指引。
(5) 在合适的地点保存 HDs，远离潮湿和极端的温度。
(6) 提供泄漏处理箱及其使用指引。
(7) 提供处理和储存 HDs 及其废弃物的口头及书面指导。

8. 调配 HDs 的安全处理：使用无菌技术配置静脉药物。美国药典委员会（U.S. Pharmacopeical Convention, USP）(2008) 发布无菌药物（包括 HDs）的新标准。HDs 配置的环境需符合空气流通的标准，包括每小时空气交换次数、粒子数和负压。欲获取新标准的说明，请参阅 USP 文件。
a) 化学治疗药物
(1) 在主要工程控制（PEC），例如生物安全柜（BSC）或者无菌密闭隔离器里配置细胞毒性药物，包括必须混合或者碾碎的口服药（ASHP, 2006；NIOSH, 2004；USP, 2008）。PEC 应：
(a) 提供垂直层流。垂直气流能把污染的空气从操作人员和周围环境中带到大气中。
(b) 使用高效空气过滤器（HEPA）排除废气。一个理想的 PEC 可以连通外界大气（ASHP, 2006；NIOSH, 2004；USP, 2008）。
(c) 具有不停运转的排气扇（ASHP, 2006）。
(d) 置于带有负压的缓冲区内。
(e) 由经过减少气流干预技术训练的人员操作。
(f) 根据厂商的建议进行维护。
(g) 当新安装、维修、更换滤器时和/或每使用 6 个月后需再次认证（National Sanitation Foundation, 2007；OSHA, 1999）。
(2) 穿戴 PPE 前洗手。
(3) 穿戴化疗指定的 PPE。
(4) 若需要，在工作台放置无菌、背涂塑料的吸收垫。在 BSC 中这些吸收垫可能干扰气流（Minoia et al., 1998）。
(5) 为避免干扰气流，限制在 PEC 装置内放置物品（ASHP, 2006）。
(6) 使用安全技术打开安瓿（ASHP, 2006）。
(a) 拭去安瓿颈上的液体。
(b) 远离自己倾斜安瓿。
(c) 用纱布或者酒精棉片包裹安瓿颈。
(d) 从远离自己的方向折断安瓿。
(e) 使用带滤器的针头回抽液体。
(7) 当在药瓶里稀释药液时，避免增加压力，以免造成药物气溶胶释放。有条件时，使用封闭系统装置（例如 PhaSeal®）（NIOSH, 2004）。根据 NIOSH（2004, p.44）："封闭系统是指一种药物传输装置，其可以禁止环境污染物进入系统，也可以避免危险药品或者水汽漏出系统。"
(8) 使用带有 Luer 锁的输液管和注射器。

(9) 避免将注射器装得过满，注射器装得过满时容易从活塞端分离（OSHA，1995）。

(10) 加入细胞毒性药物前使用配伍溶液注管排气（ASHP，2006；OSHA，1995）或者使用封闭系统装置，以最小化暴露的风险（Connor, Anderson, Sessink, & Spivey, 2002；Wick et al., 2003）。

(11) 在每个容器上标注"细胞毒性药物"，或简单醒目的警告。

(12) 放入密封袋转运前，用湿纱布擦拭容器的表面（例如注射器或静脉输液袋）。避免污染密封袋的外面。

(13) 把所有接触过细胞毒性药物的物品丢弃进专为细胞毒性废弃物设计的医疗垃圾箱中。

(14) 脱外层手套及防护衣并丢弃，再脱内层手套。

(15) 离开工作区域前用肥皂和清水洗手。

b）生物治疗药物

(1) 当处理被认为可能有害的生物治疗药物时（例如 IFN），需使用安全防护处理措施（NIOSH，2004）。

(2) 混合对皮肤有刺激性的生物治疗药物 [例如利妥昔单抗（Genentech, Inc., 2000）] 时需戴手套。

(3) 必须由核药剂师配置放射物标记的单克隆抗体注射液。注意：联邦和州法律要求在存放和使用放射性物质的区域放置放射安全警告标志（Bruner, Haas, & Gosselin-Acomb, 2004）。

9. 转运化学治疗药物（OSHA，1995）

a）装有 HDs 的注射器用 Luer 锁封闭，放在密闭的容器里转运。不能转运连接针头的注射器。

b）选用有防漏拉链的转运容器，假如不慎掉落，可防止溢出。如有必要，使用额外的防渗包装材料，以免损坏。

c）在最外层的容器上贴醒目的标志以标明内盛危险物质。

d）确保任何转运药物的人员容易获取泄漏处理箱，并知道如何使用。

10. HDs 给药过程中的安全措施（ASHP，2006；ASHA，1995）

a）始终穿着 PPE。

b）在眼睛水平以下操作。

c）确保泄漏处理箱和危险药品废弃箱便利可用。

d）使用封闭系统装置（NIOSH，2004），或在工作区域下方放置一次性的、背涂塑料的吸收垫，用来吸收溅出的药滴。

e）给药时，使用封闭系统装置，或在注射部位和注射器下放置纱布垫，用以吸收药滴。

f）使用带有 Luer 锁接头的针头、注射器和输液器。

g）如果用药部位发生溢出，使用不含有药物的注射液冲洗静脉输液管或采用回流方法。

h）给药后，输液管与输液容器不分离，一并移除（NIOSH，2004；Polovich，2003）。不要分离输液袋与输液管，不能重复使用输液管。

i）使用清洁剂和清水清洗接触过 HDs 的物品表面（Polovich，2003）。

j）将所有的污染物品和 PPE 丢进危险医疗废弃物容器。

11. 放射治疗的特殊防护：在护理接受某些类型放射治疗的患者时，为了保护医务工作者免受放射暴露，必须实施特殊防护。放射防护标准和规则由美国核管理委员会（NRC）、FDA（放射性药物）和州立辐射监管机构共同制定。
a）应将职业放射性暴露降低到可能的最低水平。这需要医疗团队与辐射安全办公室（RSO）的紧密合作，并从三个方面提供防护（McQuestion，2007）。
  (1) 时间：限制靠近放射源的时间，放射性暴露与靠近放射源的时间长短直接成正比。（接受 RIT 后，应将患者视为放射源。）
  (2) 距离：最大化放射源与保护点（需要被保护的对象或人）之间的距离。离放射源越远，职业暴露越少。
  (3) 屏蔽：在放射源与保护点之间放置保护性屏蔽体。根据放射的类型选用合适屏障。
b）使用辐射监测装置测量职业暴露水平。
  (1) 个人监测：不管患者是住院还是在门诊接受治疗，法律规定要求监测个人辐射。胶片式射线计量器是使用最广的监测装置。每个护理接受放射治疗患者的人员都需佩戴胶片式射线计量器（只在工作环境中佩戴），或者根据机构指南来佩戴，并且每人一个，不得共用（Bruner et al., 2004）。另一种监测装置是放射量测定器，它可以是个人装置，也可以在重新设定后供其他人使用。
  (2) 环境监测：应用 Geiger-Müller 计数器来监测环境中的放射粒子。在一个疗程的住院 RIT 结束后和清洁房间前，防辐射安全官（RSO）使用 Geiger-Müller 计数器来测量房间、被服和垃圾等的辐射污染情况。

12. 处理患者的体液
  a) 化疗后
    (1) 处理在 48 小时前接受过化疗的患者的血液、呕吐物或排泄物时，使用标准防护（双层手套和一次性防护服）。如有可能发生溅射，戴防护面罩（NIOSH, 2004）。
    (2) 护理失禁的儿童或成人时，每次更换尿布后清洁患者的皮肤。在患者尿布区域的皮肤上使用保护性软膏，减少尿液中代谢物刺激患者皮肤的机会（Polovich, 2003）。
    (3) 接受细胞毒性药物治疗的患者在这之后 48 小时内排泄后，需把马桶盖放下冲厕。假如没有马桶盖，考虑使用背涂塑料的垫子覆盖，以防溅出。尽管没有研究支持冲厕两次可以减少职业暴露，但之前一直建议这样做（Brown et al., 2001; Welch & Silveira, 1997），并且每次冲厕使用较少水量冲洗可能效果更好（Polovich, 2003）。
  b) RIT 后（Bruner et al., 2004）
    (1) 当处理患者的体液（例如汗液、唾液、尿液、大便、血液、精液和阴道分泌物）时，如前所述建立标准防护。防护的持续时间因放射性核素的半衰期不同而不同。
    (2) 咨询 RSO 或者核药剂师。
13. 处理患者的被服
  a) 化疗后（Polovich, 2003）
    (1) 在条件允许的范围内，尽量使用一次性被服等不需清洗的被褥或者用防渗漏垫包裹受 HDs 污染的体液。

(2) 处理 48 小时内接受过化疗患者的体液时，应遵循标准防护。
(3) 如下所示处理受污染的被服。
   (a) 在医院环境中
      i) 穿戴 PPE 处理被服，放入防渗漏的袋子。
      ii) 大多数情况下，所有的被服在清洗前由被服中心工作人员当污染物品处理。
   (b) 在家庭环境中（Polovich, 2003）（见附录 3）
      i) 戴手套，把污染的被服放进可清洗的枕套里，与其他物品分开。
      ii) 布尿布和被单与其他家庭用品分开，加入普通洗涤剂，用热水机洗两次。
      iii) 把一次性尿布丢弃进塑料袋，以防渗漏。
      iv) 将用过的手套和防护服丢弃进标有危险警告的废弃物箱。
b) RIT 后（Bruner et al., 2004）
   (1) 使用标准防护处理可能沾有接受 RIT 的患者体液的被服。
   (2) 在 RSO 及核药剂师检查和宣布安全前，被服需在医院保存。
14. 清理 HDs 和 HDs 污染的物品
a) 在医院环境（NIOSH, 2004）
   (1) 把软的污染物品放进标有"内装危险医疗废弃物"醒目标签的密封防渗漏袋或者硬的细胞毒性废弃物箱里。
   (2) 锐器和易碎物品放入防刺箱。针头和注射器完整丢弃。勿拆除针头或回套针帽。勿粉碎注射器。
   (3) 废弃物箱装满后密封。
   (4) 勿把 HDs 污染的物品放入感染性废弃物（红色）箱中。某些设备可对它们进行高压灭菌、微波处理（NIOSH, 2004；Smith, 2002），但不能灭活 HDs。
   (5) 化疗被中断时，参照相关规定处理剩余化疗药物。
   (6) 只有接受过安全处理程序教育的家政人员才能处理废弃物容器。这些家政人员需穿着有袖口和后面闭合的防护服，戴两副一次性化学防护手套。
b) 在家庭环境中（Polovich, 2003）（见附录 3）
   (1) 除了关于处理装满的废弃物箱的指导外，遵循所有适用于医院环境的指导。
   (2) 指定一个远离儿童和宠物的区域，专门放置装满的废弃物箱，等待收集。
   (3) 遵循国家和州关于处理高危废弃物的法律法规。
   (4) 某些提供 HDs 的机构会安排对污染设备进行合理处理。
15. 急性意外细胞毒性暴露后的程序：不当技术、不当设备或 BSC 操作的疏忽都会导致暴露（OSHA, 1995）。
a) 初始干预
   (1) 如果发生皮肤暴露：移除任何污染的衣物，立即用肥皂和清水清洗皮肤。查找 MSDS 寻求特异药剂进行干预。
   (2) 如果发生眼睛暴露：立即用生理盐水或清水冲洗眼睛至少 15 分钟（OSHA, 1995），然后寻求紧急处理。理想情况下，指定的用于处理细胞毒性药物的每个区域都应该有洗眼站。若无洗眼站，替代的方法是使用无菌盐水输液袋连接静脉输液管进行冲洗。

（3）如果发生吸入暴露：尽快离开暴露区域。根据症状的严重程度向员工职业保健人员或急诊部寻求紧急处理。查阅 MSDS 寻求特异药物进行干预。

（4）如果意外摄入：除非有 MSDS 指示，勿催吐。根据症状的严重程度向员工职业保健人员或急诊部寻求紧急处理意见。查阅 MSDS 寻求特异药物进行干预。

b）报告（Polovich，2003）

（1）如果发生员工暴露：向员工职业保健部门报告或根据相关规定报告。

（2）如果发生患者暴露：根据相关规定报告。另外，通知患者的照顾者。

16. 泄漏管理

a）放射性泄漏：指发生放射性标记抗体泄漏或被最近接受过 RIT 的患者体液污染的状况（Bruner et al.，2004）

（1）隔离污染区域，立即通知 RSO。禁止清洁或者接触放射源。遵循时间、距离和屏蔽原则（见第Ⅳ部分 A.11，放射治疗的特殊防护）。

（2）遵循其他适用的 NRC 指南。

b）细胞毒性药物泄漏：在 HDs 储存、转运、配置和给药的任何区域都备有泄漏处理箱（见图 11）。涉及 HDs 的每个工作人员都应接受泄漏清理培训。如需清理大量泄漏，只要可能，就应该请经过处理危险物品专门培训的工作人员（例如危险物品处理小组）来处理（OSHA，2004b）。如果发生细胞毒性药物泄漏，遵循以下程序：

（1）立即张贴警报标志，提醒他人发生危险泄漏，防止他人暴露。

（2）穿戴两副手套、防护服和面罩。

（3）戴 NIOSH 批准的呼吸器（OSHA，2004c）。

（4）用泄漏处理箱内的合适用具装泄漏物品。

（5）根据泄漏的位置和类型清理。除硫代硫酸钠之外，勿使用化学灭活剂。（硫代硫酸钠可用于灭活氮芥。）除硫代硫酸钠外的灭活剂可能会与泄漏的化学物品作用形成潜在危险的副产物。

（a）清理硬质表面上的泄漏（ASHP，2006）

ⅰ）用吸收垫或泄漏吸收枕拭去液体，用湿的吸收垫拭去固体颗粒。

ⅱ）用小铲子收拾玻璃碎片，将其放入防刺箱。

ⅲ）将防刺箱和污染物品放入防漏废弃物袋，将袋子密封后放入另外一个贴有"危险废弃物"标签的袋子中。暂且不要密封最外面的袋子。

ⅳ）按照先用洗涤溶液后用清水的顺序从污染最轻到污染最严重的区域彻底清洁，重复一次。

ⅴ）用新的洗涤溶液清洗所有重复使用的物品，包括之前用来清理泄漏的物品和位于泄漏区域的物品（如 IV 泵）。漂洗已洗涤过的物品。重复洗涤和漂洗。

图 11. 抗肿瘤药物泄漏处理箱内用物

- 一次性化学防护手套两副（其中一副为多用途手套）
- 一次性低渗透防护衣物（工作服或防护衣、鞋套）
- 面罩
- 呼吸器
- 背涂塑料的吸收大单或吸收垫
- 一次性毛巾
- 至少两个加厚、可密封塑料危险废弃物处理袋（已经贴有醒目的警告标签）
- 收集玻璃碎片的一次性铲子
- 防刺箱

注：Based on information from American Society of Health-System Pharmacists, 2006.

vi）脱PPE，将一次性物品放入之前未密封的细胞毒性废弃物袋内。

vii）封闭外层的袋子，将其放入防刺箱中。

viii）遵循医疗机构关于设备清理维护的指南。

ix）根据相关规定以及联邦、州和地方法律处置所有之前用于清理程序的物品（OSHA，1995）。

(b) 清理铺有地毯表面的泄露（注意：不建议在药物管理区域铺地毯），ASHP（1990）推荐以下措施：

i）穿戴PPE，包括NIOSH批准的呼吸器。

ii）使用粉状吸附剂吸收泄漏物，而不要使用毛巾吸附。

iii）使用专为危险物品清理而备的小型吸尘器，清除粉末。按照危险废弃物的处理方法处置收集袋，储存吸尘器前清洁其表面。

iv）照例清洁地毯。

v）遵循硬质表面上的泄漏处理指导清洁和处理其他污染物品。

(c) 清理BSC的泄露（ASHP，2006；OSHA，1995）

i）如果泄漏体积<150ml：根据硬质表面上的泄漏处理指导清理。

ii）如果泄漏体积>150ml：如果是硬质表面上的泄露，清理方法如前文所述，包括洗涤排溢槽。然后完成下列附加步骤：

- 如果泄漏不仅仅局限在小范围内或排溢槽内：使用专为不锈钢去除化学物质而设计的清洁剂来清洗受影响的区域。

- 如果泄漏污染HEPA过滤器：用塑料密封BSC，贴上"污染设备"标签。安排BSC维修技术员来更换HEPA过滤器。确保在过滤器更换之前BSC不再被使用。

- 按照硬质表面上泄漏处理指导清洁和/或处理污染物品。

(d) 清理在家庭中的泄露：见图12。

(6) 根据相关规定报告与记录泄漏：大于几滴的任何泄漏都需完成一份报告，转发到由相关规定指定的部门（Harrison，2001）。记录以下内容：

(a) 药物的名称和大约泄漏的量。

(b) 泄漏是如何发生的。

(c) 随后的处理程序。

(d) 暴露于泄漏的工作人员、患者和其他人。

(e) 泄漏发生后，通知了哪些人。

17. 关于处理HDs政策的要求：OSHA（2004a）要求雇主必须提供安全健康的工作场所，雇主必须实施与安全处理HDs有关的政策和程序。需在相关规定中强调处理危险物品的各个环节，保护员工、患者、客户和环境远离暴露。这些政策必须（NIOSH，2004）：

a）列出确保安全储存、转运、管理和处理危险药品的规程。

b）明确识别和更新所用HDs目录的规程。

c）要求所有处理HDs的员工穿戴PPE。

d）强制规定在BSC或者密封装置中配置HDs（USP，2008）。

e）禁止员工在HDs配置和使用的地方饮食、吸烟、嚼口香糖、存放食物和使用化妆品。

f）强制规定培训所有从事HDs配置、转运、给药或护理的员工。这些培训须包括暴露的风险、将暴露最小化的适

图 12. 家庭泄漏处理程序
（请与您的护士一起复习此程序。）   1. 勿用未受保护的双手接触泄漏物。   2. 打开泄漏处理箱，戴两副手套。如果装有化疗药的输液袋或者注射器发生破裂或者渗漏，而您身上的导管或者输液港还在原位，那么在清洁泄漏之前，先分离导管与输液器，照例冲管和封管。   3. 穿戴防护服（后面闭合）、面罩和口罩。   4. 用泄漏吸收枕吸收泄漏物——"V"字形围绕泄漏物。   5. 用吸收单尽可能地吸干药液。   6. 将污染的清洁用具直接放入处理箱备有的塑料袋内，勿将其放在未被保护的物品表面。   7. 使用铲子和刷子收集所有碎玻璃，扫向"V"形泄漏枕，然后把玻璃装入处理箱备有的盒子中。   8. 仍然穿着防护用具，用洗洁精或者洗衣液、清水、一次性抹布或者纸巾清洗污染区域，而后与其他废物一样，将其放入塑料袋。用清水再漂洗一次，将毛巾放入同一个塑料袋。   9. 脱手套、面罩、口罩和防护衣，放进塑料袋。将所有污染物品，包括处理箱本身，放入第二个塑料袋，密封，贴上处理箱事先备有的"危险废弃物"标签。   10. 用肥皂和清水洗手。   11. 联系家庭护士、诊所或者医生办公室及时报告泄漏。需要制订计划替代泄漏的化疗药，使得治疗完成。安排收集废弃物或者将其带到医院做更适当的处理。   12. 如果泄漏发生在被服上，与其他衣物分开，单独用热水清洗。采用同样方法清洗被身体排泄物污染的被服。   13. 24小时连续输液的患者需使用背涂塑料的床单保护被褥不受污染。   遵循以上程序，防止过度暴露，确保您的安全。如有疑问，请联系您的护士。谢谢！
注：From "Home Chemotherapy Safety Procedures", by C.Blecke, 1989, *Oncology Nursing Forum*, 16（5），p.721. Copyright 1989 by Oncology Nursing Society. Adapted with permission.Also based on information from National Institute for Occupational Safety and Health，2004.

宜程序和如何记录（OSHA，1994）。

g) 要求处理HDs的医务人员能够获取各种文件，如材料安全日期表（MSDS）。

h) 规定必须根据机构内HDs泄漏处理政策和程序处理泄漏。

i) 建立处理HDs的员工的卫生健康监督体检计划。

j) 列出孕期处理HDs的规定。即使已执行所有推荐的防护措施，亦不能消除所有暴露的可能性。因此推荐对HDs影响生殖发育的副作用较敏感的个人采取额外的防护措施。雇主应允许那些准备受孕、怀孕或哺乳的员工远离可能引起她们或其胎儿受化学、物理或生物制剂暴露的行为。除HDs准备及管理岗位以外，不论男性还是女性均需轮班，除了上述提到的原因或另外有医疗限制而不能暴露于HDs的人以外。员工有义务告知雇主其具体情况（例如怀孕、准备受孕和哺乳）。美国职业与环境医学学会（American College of Occupational and Enviromental Medicine，1996）提供了生殖危险管理的指导。

k) 制订质量改进计划，监督是否遵循安全政策与程序。

参考文献

American College of Occupational and Environmental Medicine. (1996). ACOEM reproductive hazard management guidelines (committee report). *Journal of Occupational Environmental Medicine, 38*(1), 83–90.

American Society for Testing and Materials. (2005). *D 6978-05 standard practice for assessment of resistance of medical gloves to permeation by chemotherapy drugs*. West Conshohocken, PA: Author.

American Society of Health-System Pharmacists. (2006). ASHP guidelines on handling hazardous drugs. *American Journal of Health-System Pharmacy, 63*(12), 1172–1193.

American Society of Hospital Pharmacists. (1990). ASHP technical assistance bulletin on handling cytotoxic and hazardous drugs. *American Journal of Hospital Pharmacy, 47*(5), 1033–1049.

Brown, K.A., Esper, P., Kelleher, L.O., O'Neil, J.E.B., Polovich, M., & White, J.M. (Eds.). (2001). *Chemotherapy and biotherapy guidelines and recommendations for practice*. Pittsburgh, PA: Oncology Nursing Society.

Bruner, D., Haas, M., & Gosselin-Acomb, T. (Eds.). (2004). *Manual for radiation oncology nursing practice and education* (3rd ed.). Pittsburgh, PA: Oncology Nursing Society.

Celgene Corporation. (2005). *Thalomid* [Package insert]. Summit, NJ: Author.

Connor, T.H. (1993). An evaluation of the permeability of disposable polypropylene-based protective gowns to a battery of cancer chemotherapy drugs. *Applied Occupational and Environmental Hygiene, 8*(9), 785–789.

Connor, T.H. (1999). Permeability of nitrile rubber, latex, polyurethane, and neoprene gloves to 18 antineoplastic drugs. *American Journal of Health-System Pharmacy, 56*(23), 2450–2453.

Connor, T.H., Anderson, R.W., Sessink, P.J., Broadfield, L., & Power, L.A. (1999). Surface contamination with antineoplastic agents in six cancer treatment centers in Canada and the United States. *American Journal of Health-System Pharmacy, 56*(14), 1427–1432.

Connor, T.H., Anderson, R.W., Sessink, P.J., & Spivey, S.M. (2002). Effectiveness of a closed-system device in containing surface contamination with cyclophosphamide and ifosfamide in an I.V. admixture area. *American Journal of Health-System Pharmacy, 59*(1), 68–72.

Connor, T.H., Sessink, P.J., Harrison, B.R., Pretty, J.R., Peters, B.G., Alfaro, R.M., et al. (2005). Surface contamination of chemotherapy drug vials and evaluation of new vial-cleaning techniques: Results of three studies. *American Journal of Health-System Pharmacy, 62*(5), 475–484.

Dorr, R.T., & Alberts, D.S. (1992). Topical absorption and inactivation of cytotoxic anticancer agents in vitro. *Cancer, 70*(Suppl. 4), 983–987.

Fransman, W., Roeleveld, N., Peelen, S., de Kort, W., Kromhout, H., & Heederik, D. (2007). Nurses with dermal exposure to antineoplastic drugs: Reproductive outcomes. *Epidemiology, 18*(1), 112–119.

Fransman, W., Vermeulen, R., & Kromhout, H. (2005). Dermal exposure to cyclophosphamide in hospitals during preparation, nursing and cleaning activities. *International Archives of Occupational and Environmental Health, 78*(5), 403–412.

Fuchs, J., Hengstler, J.G., Jung, D., Hiltl, G., Konetzko, J., & Oesch, F. (1995). DNA damage in nurses handling antineoplastic agents. *Mutational Research, 342*(1–2), 17–23.

Genentech, Inc. (2000). *Material safety data sheet—Rituximab*. South San Francisco, CA: Author.

Hansen, J., & Olsen, J.H. (1994). Cancer morbidity among Danish female pharmacy technicians. *Scandinavian Journal of Work and Environmental Health, 20*(1), 22–26.

Harrison, B.R. (2001). Risks of handling cytotoxic drugs. In M.C. Perry (Ed.), *The chemotherapy source book* (3rd ed., pp. 566–582). Philadelphia: Lippincott Williams & Wilkins.

Harrison, B.R., & Kloos, M.D. (1999). Penetration and splash protection of six disposable gown materials against fifteen antineoplastic drugs. *Journal of Oncology Pharmacy Practice, 5*(2), 61–66.

Harrison, B.R., & Schultz, C.D. (2000). Determination of tablet trituration dust in work zone air. *Journal of Oncology Pharmacy Practice, 6*(1), 23.

Hemminki, K., Kyyronen, P., & Lindbohm, M.L. (1985). Spontaneous abortions and malformations in the offspring of nurses exposed to anaesthetic gases, cytostatic drugs, and other potential hazards in hospitals, based on registered information of outcome. *Journal of Epidemiology and Community Health, 39*(2), 141–147.

International Agency for Research on Cancer. (2007). *Overall evaluations of carcinogenicity to humans. IARC Monographs*, Vols. 1–99 [Electronic version]. Retrieved November 8, 2007, from http://monographs.iarc.fr/ENG/Classification/crthall.php

Kiffmeyer, T.K., Kube, C., Opiolka, S., Schmidt, K.G., Schoppe, G., & Sessink, P.J.M. (2002). Vapour pressures, evaporation behaviour and airborne concentrations of hazardous drugs: Implications for occupational safety. *Pharmaceutical Journal, 268*(March 9), 321–337.

Kromhout, H., Hock, F., Uitterhoeve, R., Huijbers, R., Overmars, R.F., Anzion, R.B., et al. (2000). Postulating a dermal pathway for exposure to anti-neoplastic drugs among hospital workers: Applying a conceptual model to the results of three workplace surveys. *Annals of Occupational Hygiene, 44*(8), 551–560.

Labuhn, K., Valanis, B., Schoeny, R., Loveday, K., & Vollmer, W.M. (1998). Nurses' and pharmacists' exposure to antineoplastic drugs: Finds from industrial hygiene scans and urine mutagenicity tests. *Cancer Nursing, 21*(2), 79–89.

Martin, S. (2005). Chemotherapy handling and effects among nurses and their offspring [Abstract]. *Oncology Nursing Forum, 32*(2), 425.

Mason, H.J., Blair, S., Sams, C., Jones, K., Garfitt, S.J., Cuschieri, M.J., et al. (2005). Exposure to antineoplastic drugs in two UK hospital pharmacy units. *Annals of Occupational Hygiene, 49*(7), 603–610.

McDevitt, J.J., Lees, P.S., & McDiarmid, M.A. (1993). Exposure of hospital pharmacists and nurses to antineoplastic agents. *Journal of Occupational Medicine, 35*(11), 56–60.

McQuestion, M. (2007). Radiation protection and safety. In M.L. Haas, W.P. Hogle, G.J. Moore-Higgs & T.K. Gosselin-Acomb (Eds.), *Radiation therapy: A guide to patient care* (pp. 25–35). St. Louis, MO: Mosby.

Minoia, C., Turci, R., Sottani, C., Schiavi, A., Perbellini, L., Angeleri, S., et al. (1998). Application of high performance liquid chromatography/tandem mass spectrometry in the environmental and biological monitoring of health care personnel occupationally exposed to cyclophosphamide and ifosfamide. *Rapid Communications in Mass Spectrometry, 12*(20), 1485–1493.

National Institute for Occupational Safety and Health. (1996). *Summary for respirator users* [Electronic version]. Retrieved January 5, 2008, from http://www.cdc.gov/niosh/respsumm.html

National Institute for Occupational Safety and Health. (2004). *Preventing occupational exposure to antineoplastic and other hazardous drugs in health care settings*. Retrieved September 13, 2008, from http://www.cdc.gov/niosh/docs/2004-165

National Sanitation Foundation. (2007). *Standard NSF/ANSI standard 49-2007 for Class II (laminar flow) biohazard cabinetry*. Ann Arbor, MI: Author.

Nygren, O., Gustavsson, B., Strom, L., & Friberg, A. (2002). Cisplatin contamination observed on the outside of drug vials. *Annals of Occupational Hygiene, 46*(6), 555–557.

Occupational Safety and Health Administration. (1994). *Hazard communication standard 1910.1200*. Retrieved September 15, 2005, from http://www.osha.gov/pls/oshaweb/owadisp.show_document?p_table=STANDARDS&p_id=10099

Occupational Safety and Health Administration. (1995). *Controlling occupational exposure to hazardous drugs. OSHA technical manual* [Electronic version]. Retrieved August 31, 2005, from http://www.osha.gov/dts/osta/otm/otm_vi/otm_vi_2.html

Occupational Safety and Health Administration. (1999). *OSHA technical manual, TED 1-0.15A section VI, chapter II: Categorization of drugs as hazardous*. Retrieved January 5, 2008, from http://www.osha.gov/dts/osta/otm/otm_vi/otm_vi_2.html#2

Occupational Safety and Health Administration. (2004a). *Code of federal regulations. Title 29, Labor: Subpart: General: Definitions*

(Title 29, Part (29CFR 1910.2). Retrieved January 5, 2008, from http://www.access.gpo.gov/nara/cfr/waisidx_04/29cfr1910_04.html

Occupational Safety and Health Administration. (2004b). *Code of federal regulations. Title 29, Labor: Subpart: Hazardous waste operations and emergency response: Hazardous materials (29CFR1910.120).* Retrieved January 5, 2008, from http://www.access.gpo.gov/nara/cfr/waisidx_04/29cfr1910_04.html

Occupational Safety and Health Administration. (2004c). *Code of federal regulations. Title 29, Labor: Subpart: Personal protective equipment: Respiratory protection (29 CFR1910.134).* Retrieved January 5, 2008, from http://www.access.gpo.gov/nara/cfr/waisidx_04/29cfr1910_04.html

Peelen, S., Roeleveld, N., Heederik, D., Kromhout, H., & de Kort, W. (1999). [Toxic effects on reproduction in hospital personnel.] *Reproductie-toxische effecten bij ziekenhuispersonael.* Amsterdam: Elsevier.

Pethran, A., Schierl, R., Hauff, K., Grimm, C.H., Boos, K.S., & Nowak, D. (2003). Uptake of antineoplastic agents in pharmacy and hospital personnel. Part I: Monitoring of urinary concentrations. *International Archives of Occupational and Environmental Health, 76*(1), 5–10.

Polovich, M. (Ed.). (2003). *Safe handling of hazardous drugs.* Pittsburgh, PA: Oncology Nursing Society.

Schmaus, G., Schierl, R., & Funck, S. (2002). Monitoring surface contamination by antineoplastic drugs using gas chromatography-mass spectrometry and voltammetry. *American Journal of Health-System Pharmacy, 59*(10), 956–961.

Schreiber, C., Radon, K., Pethran, A., Schierl, R., Hauff, K., Grimm, C.H., et al. (2003). Uptake of antineoplastic agents in pharmacy personnel. Part 2: Study of work-related factors. *International Archives of Occupational and Environmental Health, 76*(1), 11–16.

Selevan, S.G., Lindbohm, M.L., Hornung, R.W., & Hemminki, K. (1985). A study of occupational exposure to antineoplastic drugs and fetal loss in nurses. *New England Journal of Medicine, 313*(19), 1173–1178.

Sessink, P.J., Anzion, R.B., van den Broek, P.H., & Bos, R.P. (1992). Detection of contamination with antineoplastic agents in a hospital pharmacy department. *Pharmacy Weekly Science, 14*(1), 16–22.

Sessink, P.J., Boer, K.A., Scheefhals, A.P., Anzion, R.B., & Bos, R.P. (1992). Occupational exposure to antineoplastic agents at several departments in a hospital. Environmental contamination and excretion of cyclophosphamide and ifosfamide in urine of exposed workers. *International Archives of Occupational and Environmental Health, 64*(2), 105–112.

Sessink, P.J., Cerna, M., Rossner, P., Pastorkova, A., Bavarova, H., Frankova, K., et al. (1994). Urinary cyclophosphamide excretion and chromosomal aberrations in peripheral blood lymphocytes after occupational exposure to antineoplastic agents. *Mutational Research, 309*(2), 193–199.

Singleton, L.C., & Connor, T.H. (1999). An evaluation of the permeability of chemotherapy gloves to three cancer chemotherapy drugs. *Oncology Nursing Forum, 26*(9), 1491–1496.

Skov, T., Maarup, B., Olsen, J., Rorth, M., Winthereik, H., & Lynge, E. (1992). Leukaemia and reproductive outcome among nurses handling antineoplastic drugs. *British Journal of Industrial Medicine, 49*(12), 855–861.

Smith, C.A. (2002, Nov/Dec). Managing pharmaceutical waste—What pharmacists should know. *Journal of the Pharmacy Society of Wisconsin,* pp. 17–22.

Stucker, I., Caillard, J.F., Collin, R., Gout, M., Poyen, D., & Hemon, D. (1990). Risk of spontaneous abortion among nurses handling antineoplastic drugs. *Scandinavian Journal of Work and Environmental Health, 16*(2), 102–107.

Ursini, C.L., Cavallo, D., Colombi, A., Giglio, M., Marinaccio, A., & Iavicoli, S. (2006). Evaluation of early DNA damage in healthcare workers handling antineoplastic drug. *International Archives of Occupational and Environmental Health, 80*(2), 134–140.

U.S. Department of Labor. (1998). *Informational booklet on industrial hygiene.* Retrieved September 18, 2008, from http://www.osha.gov/Publications/OSHA3143/OSHA3143.htm

U.S. Pharmacopeial Convention. (2008, May 1). Pharmaceutical compounding sterile preparations. In U.S. Pharmacopeia (Ed.), *National formulary, 26th rev.* (31st ed.). Rockville, MD: Author.

Valanis, B., Vollmer, W.M., Labuhn, K., & Glass, A. (1993a). Acute symptoms associated with antineoplastic drug handling among nurses. *Cancer Nursing, 16*(4), 288–295.

Valanis, B., Vollmer, W.M., Labuhn, K., & Glass, A. (1993b). Association of antineoplastic drug handling with acute adverse effects in pharmacy personnel. *American Journal of Health-System Pharmacy, 50*(3), 455–462.

Valanis, B., Vollmer, W.M., Labuhn, K., & Glass, A. (1997). Occupational exposure to antineoplastic agents and self-reported infertility among nurses and pharmacists. *Journal of Occupational and Environmental Medicine, 39*(6), 574–580.

Valanis, B., Vollmer, W.M., & Steele, P. (1999). Occupational exposure to antineoplastic agents: Self-reported miscarriages and stillbirths among nurses and pharmacists. *Journal of Occupational and Environmental Medicine, 41*(8), 632–638.

Welch, J., & Silveira, J.M. (Eds.). (1997). *Safe handling of cytotoxic drugs: An independent study module* (2nd ed.). Pittsburgh, PA: Oncology Nursing Society.

Wick, C., Slawson, M.H., Jorgenson, J.A., & Tyler, L.S. (2003). Using a closed-system protective device to reduce personnel exposure to antineoplastic agents. *American Journal of Health-System Pharmacy, 60*(22), 2314–2320.

B．治疗计划的确定与维持
　1．治疗计划
　　a）由于有效的系统癌症治疗通常调整范围很小，因而坚持既定计划安排显得非常重要。
　　　（1）微小剂量调整使得治疗剂量不足可能对肿瘤疗效和患者预后产生负面影响（Schulmeister，2006）。
　　　（2）反之，微小剂量调整使得超过治疗剂量可能导致毒性作用增加，却并无益处。
　　b）维持治疗计划的剂量强度（按计划剂量，无减量或延迟）与提高患者的生存率有关（Monk et al., 2006）。不幸的是，由于毒性作用，被迫减量或者延迟治疗常常发生。在一项非霍奇金淋巴瘤（NHL）患者（N=4522）的研究中，只有一半患者接受了＞85%最佳剂量强度的治疗（Lyman，Dale，Friedberg，Crawford，& Fisher，2004）。

c) 作为确保患者最佳预后团队中的一分子，肿瘤科护士必须评估治疗计划是否合适，进行反复的安全核对，确保按期给药，并给予支持护理措施。

d) 核对癌症治疗医嘱并非如知道单一推荐剂量或者最大安全剂量那么简单，因为治疗计划中还有很多非肿瘤药物。

(1) 规章制度和流程（P & Ps）应详述方案和癌症治疗医嘱剂量核对的过程。P & Ps 应明确规定当发生偏差、潜在不当医嘱或其他问题时应采取的步骤。

(2) 护士评估治疗方案是否合适时，应考虑禁忌证、给药途径、辅助治疗和其他因素。例如甲氨蝶呤的剂量根据治疗的情况可从 2.5mg 到 20 000mg。

(3) 没有积极解决潜在毒性作用时，可能发生被迫减量或者延迟治疗，从而造成剂量强度降低（Lenhart，2005）。

(a) 肿瘤科护士应确保按既定剂量执行治疗计划。在治疗前、中、后评估患者并及时随访跟进，满足患者的需要。

(b) 提供及时、合适的支持可以减少毒副作用的严重程度，帮助维持计划治疗。

i) 对于 NHL 的住院患者，采用生长因子支持治疗用于预防中性粒细胞减少被证实可以消除由年龄导致的减量和治疗延迟。

ii) 教育患者：依据循证医学采取的感染预防措施可以减少患中性粒细胞减少性发热（Zitella et al.，2006）。

2. 剂量密度与剂量强度的概念

a) 剂量-密度治疗：尽量缩短每个治疗周期的间隔给予标准方案，被称为剂量-密度方案。

(1) 其原理是使化疗周期之间肿瘤的再生长最小化。

(2) 造血生长因子可减轻因骨髓抑制而导致的中性粒细胞减少症的严重程度和持续时间，从而允许缩短治疗周期之间的时间间隔。

b) 剂量强度：是指治疗中单位时间所给予药物的剂量 [例如：$mg/(m^2 \cdot w)$]。

(1) 剂量-密度方案增加剂量强度。

(2) 保持剂量强度，确保最佳的肿瘤化疗药物暴露。

(3) 治疗延迟或被迫减量降低剂量强度。

(a) 患者与护士均缺乏对剂量强度重要性的知识会导致治疗延迟的发生（Lenhart，2005）。

(b) 相对剂量强度（RDI）是指一定时间内实际给药剂量与计划剂量之比（Lenhart，2005）。

i) 例如：计划要求某一种药物每周使用 $100\ mg/m^2$，连续 4 周。

• 患者在第 1、2、3 周接受了 $100\ mg/m^2$ 药物剂量，但第 4 周仅接受了 $75\ mg/m^2$。

• 计划剂量强度是 $100mg/(m^2 \cdot w)$ 或 $400mg/(m^2 \cdot 4w)$。

- 实际剂量强度是 94mg/($m^2 \cdot w$) 或 375mg/($m^2 \cdot 4w$)。
- 因此，RDI 是 94%（375 除以 400）。

ii）根据需要提供支持措施来维持剂量强度对于提高患者长期生存率极其重要。
- 一项关于大细胞淋巴瘤患者（N=115）的研究发现，RDI ≥ 75% 是预测患者生存率最重要的因素（Lenhart, 2005）。
- 一项长达 20 年的对接受辅助化疗的乳腺癌患者的研究（N=386）发现，RDI 下降至 65% 以下的患者与完全没有接受化疗的患者相比，生存率相似（Lenhart, 2005）。

3．护士在核对与安排治疗计划中的角色
   a）在开始癌症治疗方案之前，肿瘤科护士应该：
   （1）检查方案和预期副作用。
   （2）核对医嘱方案是否符合说明书。
   （3）如果是非标准方案或者研究方案，确保备有此非标准方案、协议或概要的副本，用来核对医生的处方。
   （4）不要根据既往治疗核对剂量，而总是与原协定方案进行核对。
   b）核对包括：
   （1）核对处方剂量是否在说明书的正常范围之内。
   （2）确保适宜的治疗时间间隔。
   （3）检查和记录在治疗中可能会改变的实验室数据和其他因素。
   （4）确保所有关于医嘱的问题在给药前全部解决。
   c）医院机构必须确定工作流程和工具到位，确保护士能正确核对治疗方案。

4．确认患者理解治疗计划
   a）见第Ⅵ.A 节"患者教育"。
   b）确保患者和相关照顾者接受了适当的健康教育，这包括：
   （1）治疗前确保患者理解并签署治疗 IC。
   （2）提供关于护理计划的书面信息，使用语言恰当。
   （3）强调维持既定治疗安排的重要性。
   （4）提供患者提问的机会，评估其理解程度。
   c）建立监测患者是否遵循家庭治疗方案和复诊安排的系统。

5．促进治疗护理的连续性：必须建立具体的制度确保患者从一个医疗健康机构转移到另一个医疗健康机构时，能获取其准确完整的治疗计划和记录。医疗机构之间的不完整或不准确沟通可能导致医疗错误。
   a）转诊时为新的医疗机构提供治疗方案的副本。
   b）就先前治疗和当前治疗的小结进行沟通。
   c）住院治疗或任何其他医疗情况的改变本身并不是停止或延迟治疗的理由。

6．核对化学治疗和生物治疗医嘱：在治疗前，护士必须熟悉计划方案，评估治疗前澄清或提供额外信息的需求。
   a）护士有义务核对计划方案是否合适，治疗剂量是否在说明书和治疗安排的正常范围之内。
   b）治疗机构必须提供履行这些义务的资源。
   （1）药物和治疗方案参考
   （2）可用的网络 [例如美国国立综合癌症网络（NCCN）指南，www.nccn.org]

(3) 非标准方案的副本或参考
7. 对剂量调整的核对：如果标准剂量改变，应提供基本原理的描述记录。这使得护士可以评估剂量是否合适。剂量调整的某些原因包括并存疾病、先前治疗的毒性作用或其他因素（举例如下）。
   a) 肥胖：肥胖有时候会导致剂量限制。这主要是预防由于 BSA 和血浆浓度-时间曲线下面积（AUC）计算要求更高剂量而导致的不必要的毒性作用。有证据显示，与肥胖有关的减量化疗可减少毒性，但可能导致生存率降低（Griggs, Sorbero, & Lyman, 2005）。
   b) 高龄：老年患者有时候需化疗减量，推测由于其年龄大、肾功能不良而不能耐受标准剂量化疗。
      (1) 实际的并存疾病和功能状态是需要减量的适应证。越来越多的证据支持具有良好功能状况、无重要并存疾病的老年患者应用标准剂量化疗。减量化疗可减少毒性，但会增加疗效差的风险（Burdette-Radoux & Muss, 2006）。
      (2) 合适的生长因子支持治疗可提高患者耐受标准剂量方案治疗的能力（Lenhart, 2005）。
      (3) 一项研究发现，采用顺铂和依托泊苷的标准剂量治疗方案合并粒细胞集落刺激因子（G-CSF）支持，老年患者耐受良好。对比减量化疗方案（N=28），有 G-CSF 支持的标准治疗方案（N=67）显著增加疗效和 1 年生存率（Ardizzoni et al., 2005）。
   c) 儿童：在儿童肿瘤科，主要依据 BSA 决定剂量的药物有时应用"30 原则"（30kg=1m^2），剂量单位改为 mg/kg。原理是：由于非常年幼（＜3 岁）和幼小（＜10～30kg）的患者的器官正在发育，BSA 剂量并不一定准确或最佳。然而，关于何时或是否应用以上调整还没有获得共识。
      (1) 研究发现：几个肾母细胞瘤的婴儿患者死于治疗毒性，由此推荐用体重取代 BSA 来计算剂量。得出的结果是生存率不变而毒性更低。
      (2) 然而，依据体重计算儿童患者异体干细胞移植时白消安的使用剂量，会导致由于剂量不足而疗效差，原因是小儿的自身免疫恢复后排斥移植物（Trigg, 2004）。
   d) 多重用药：有时药物之间的相互反应会导致药物剂量调整。这在主要治疗用药和辅助治疗用药时都经常发生。
      (1) 为预防化疗引起的恶心和呕吐（CINV）而给予的阿瑞匹坦会增强地塞米松的效果。除非地塞米松本身是癌症治疗的一部分，否则推荐同时使用阿瑞匹坦时，地塞米松减量（Flemm, 2004）。
      (2) 护士需熟知可能会增加或减少某些药物疗效的药物相互作用的可能性。假如患者接受治疗癌症的多种药物或治疗共存疾病如糖尿病、关节炎或过敏的多种额外药物，推荐护士与肿瘤科药剂师共同核对。
8. 评估治疗医嘱
   a) 为清楚起见，肿瘤科护士必须评估治疗医嘱。某些复杂的治疗方案会增加手写医嘱模棱两可的风险。

b）打印医嘱和计算机医嘱系统可以潜在地降低模棱两可和不完整医嘱的可能性。
9. 核对剂量
    a）剂量计算错误可能导致对患者的重大伤害。因此，必须要求在治疗之前有两次独立核对的剂量计算。
    b）两个具有化疗资格的个人（例如护士、药剂师），加上开立医嘱的医生，应该执行双人核对剂量计算。
        (1) 独立核对可帮助预防偏差。每个人独立核算，然后对比结果。
        (2) 机构必须确保执行癌症治疗的护士经过有关剂量核算的足够培训。需制定流程，确保已执行核对并记录。
        (3) 必须准确测量用于计算剂量的身高、体重。
    c）剂量计算的几种类型（mg、mg/kg、mg/m^2 和 AUC）
        (1) 固定剂量：这表示处方剂量不需要根据患者大小来计算。许多口服药都是根据这个方法来确定剂量的。核对以确保医嘱剂量合适和患者接受了医嘱剂量的治疗。
        (2) 依据体重计算剂量：用每单位体重药物剂量表达（如：mg/kg），用准确测量的体重来计算药物剂量。
        (3) 依据BSA计算剂量：大多数细胞毒性药物都是根据BSA或者以平方米（m^2）为单位的个人皮肤总面积来计算的。需准确测量患者当前的身高、体重来计算BSA。
            (a) 优点：基本假设是，通过身高、体重的合并计算，在预测药动学方面，BSA比体重更可信。
            (b) 缺点
                i）计算剂量的复杂程度增加，从而增加药物错误的机会。
                ii）单独使用BSA进行剂量计算并不会考虑到除身高、体重外其他可能影响药动学的因素。例如同样都是BSA为2.0的男性和女性，其肝肾功能大不相同。此外，年龄和性别在药动学中一样重要。
                iii）对于许多化疗药来说，单独的BSA与药物清除率之间的关联性缺乏证据支持（Gao, Klumpen, & Gurney, 2008）。有证据显示：对于拓扑替康、顺铂、伊立替康、表柔比星、依托泊苷和许多其他传统依据BSA计算剂量的化疗药，BSA并不是一个好的预测药物反应和清除率的指标（Mathijssen et al., 2007）。
                iv）一项跨度从1991年到2001年、对1650名癌症成人患者使用的33种试验药物测试的回顾性研究发现，其中5种药物采用BSA计算剂量会降低患者个体间差异。这些药物包括紫杉醇和替莫唑胺（Baker et al., 2002）。BSA也被证实是预测多西他赛药物清除率的良好指标（de Jongh et al., 2001）。
                v）除了利用当前临床因素修正BSA剂量计算之外，未来的策略可能结合基因型/表型标志物和治疗药物监测，以达到最佳药物剂量（Gao et al.，2008）。

vi）尽管存在一些问题，BSA仍然是目前化疗药物剂量计算时最常使用的方法。护士应该知道因为患者差异而需要进行剂量调整的药物特殊说明，如肝肾功能差异。

(c) 至少有七种不同的计算公式用于计算BSA，结果稍有不同。由于以上原因，我们应该清楚医嘱开立者是用哪个计算公式来计算药物剂量的。在美国，最常用的计算公式是Dubois和Dubois公式、Gehan和George公式以及Mosteller公式（见图13）（Kouno，Katsumata，Mukai，Ando，& Watanabe，2003）。

i）Mosteller公式（比复杂的Gehan和George计算公式相对简单的版本）是最常使用的。

ii）Mosteller公式的优点是其可以在任何一台具有平方根功能的计算器上被计算出来。

(d) 如果根据实际得出的BSA进行了剂量调整，应清楚说明。如果用理想体重代替实际体重来计算BSA，应该在医嘱上注明。

(e) 尽管有BSA计算器和计算尺，也应确保医嘱所用的计算工具是根据同一个计算公式所得。根据规章制度与流程核查关于特殊公式相对于BSA计算器或计算尺的应用情况。

(f) 在计算剂量中，护士应该知道某些特殊药物的状况会影响剂量计算。举例来说，长春新碱是基于BSA计算其剂量的，但处方者常会只给2mg最大剂量封顶以减少其毒性（McEvoy，2004）。并不是所有医生都赞同该做法。

(4) 卡铂和依据AUC计算剂量：卡铂主要是根据AUC来进行剂量计算的。AUC是指血药浓度-时间曲线下面积（Solimando，2007）。

(a) 根据Calvert公式来计算卡铂的总给药剂量，单位是mg（图14）。需在医嘱中标明设定的AUC值。

(b) 实际上，估计的肌酐清除率（CrCl）比实际的肾小球滤过率（GFR）更常被使用。原因是测定GFR需要收集24小时尿液。

(c) GFR=肾小球滤过率=估计的肌酐清除率=CrCl

(d) 例如：医嘱要求"卡铂AUC 6"。

i）计算CrCl是50ml/min。

ii）GFR+25=CrCl+25=50+25=75

iii）设定的AUC值×75=

图13. 体表面积（BSA）的计算公式

Mosteller公式（在美国最常用）：

$$\sqrt{\frac{身高（cm）\times 体重（kg）}{3600}}$$

此公式转化为英寸和磅是：

$$\sqrt{\frac{身高（英寸）\times 体重（磅）}{3131}}$$

Dubois和Dubois公式：
BSA=0.007184×身高（cm）$^{0.725}$×体重（kg）$^{0.425}$

Gehan和George公式：
BSA=0.0235×身高（cm）$^{0.42246}$×体重（kg）$^{0.51456}$

注：Based on information from Kouno et at.，2003；Meyers，2006。

图14. Calvert公式

卡铂剂量（mg）=（设定的AUC值）×（GFR+25）

总剂量的单位是mg，不是mg/m^2。

$6 \times 75 = 450mg$

ⅳ）卡铂的剂量 =450mg

(e) 依据 AUC 计算卡铂剂量考虑到了年龄、性别、体重和肾功能等方面。卡铂的药物清除与 GFR 有很大的关系，所以卡铂是适合依据 AUC 计算剂量的药物（de Jongh et al., 2001）。

(f) 几个计算公式因为纳入 GFR 值（估计的 CrCl），使得每个计算出现明显不同的结果。医生根据自己意愿使用不同的计算公式时，可能会产生剂量计算错误。

(g) 两个经常被用于计算 CrCl 的公式是 Cockcroft-Gault 和 Jelliffe 公式（图 15 和图 16）。Cockcroft-Gault 公式在美国最常用。Jelliffe 公式没有考虑到体重的问题。

(h) 一般来说，除了消瘦和肌酐水平快速变化的患者外，估计的 CrCl 是可信的。消瘦患者的实际 CrCl 明显低于估计的 CrCl。因为患者 CrCl 上升 > 0.5 ~ 0.7mg/(dl·d)，所以实际 CrCl 可能不足 10ml/d（Solimando, 2007）。

图 15. 计算肾小球滤过率（GFR）：Cockcroft-Gault 公式

男性：
$$CrCl\ (ml/min) = \frac{(140-\text{年龄}) \times \text{体重}(kg)}{72 \times \text{血肌酐}(mg/dl)}$$

女性：
$$CrCl\ (ml/min) = \frac{(140-\text{年龄}) \times \text{体重}(kg)}{72 \times \text{血肌酐}(mg/dl)} \times 0.85$$

注：From "Carboplatin Dosing Accounting for the Renal and Hematologic Status of Patients", by T.Busse, 2003, *Clinical Journal of Oncology Nursing*, 7（1），p.105. Copyright 2003 by Oncology Nursing Society.Reprinted with permission.

图 16. 计算肾小球滤过率（GFR）：Jelliffe 公式

男性：
$$CrCl\ (ml/min) = \frac{\{98-[0.8 \times (\text{年龄}-20)]\}}{\text{血肌酐}(mg/dl)}$$

女性：
$$CrCl\ (ml/min) = \frac{\{98-[0.8 \times (\text{年龄}-20)]\}}{\text{血肌酐}(mg/dl)} \times 0.9$$

注：From "Carboplatin Dosing Accounting for the Renal and Hematologic Status of Patients", by T.Busse, 2003, *Clinical Journal of Oncology Nursing*, 7（1），p.105. Copyright 2003 by Oncology Nursing Society.Reprinted with permission.

(i) 当肌酐水平非常低（< 0.6mg/dl）时，许多从业者使用 Jelliffe 公式计算 GFR 时会将肌酐值调至 0.6mg/dl（Nagao et al., 2006）。

(j) 美国以外的护士应意识到，GFR 计算的调整因实验室差异而不同。一项日本的研究发现，使用标准公式计算时，GFR 估计过高。原因是肌酐水平的实验室差异，并需要调整 GFR 公式来解决问题（Ando et al., 2000）。

10. 剂量计算不一致时

a) 在核对剂量计算结果与医嘱剂量出现不一致时，可能有以下几个原因：

(1) 患者体重改变：轻微的体重改变对结果的影响通常是不显著的。每个周期治疗前患者需重新测体重，要根据当前的体重进行剂量计算。

(2) 使用不同的公式核算。

(3) 核对过程计算错误：注意到剂量有所出入时即需重新计算。

(4) 医嘱开立过程中的计算错误：这是核对过程的主要目的。

b) P & Ps 应规定医嘱剂量与重算剂量之

间的可接受差异。例如：在通常实践中接受5%的差异。在此条件下，只要重算剂量差异在实际医嘱剂量的5%之内，可以执行医嘱。
- （1）医嘱剂量是100mg，重算剂量在95～105mg之间时，即存在5%的差异时，按规定可以给药。
- （2）如果对可接受差异没有规定，那么在给药前，护士需与医嘱开立者澄清剂量差异。

11．药物剂量的"四舍五入"问题：在规章制度中需注明药物剂量是否可以"四舍五入"。

12．核对口服药
- a) 请参阅附录3。
- b) 对于化学治疗和生物治疗的口服剂型，要求执行与其他全身性癌症治疗药物一样的核对流程（Womer et al., 2002）。许多口服药是依据固定剂量方案来给药的，但有部分要求进行BSA计算。在医疗环境中给药前，医嘱与首次剂量需要由两个有化疗资质的个人核对。
- c) 在家进行口服治疗方案时，确保患者/照顾者明白治疗方案是至关重要的。
  - （1）由于准备不足和/或缺乏评估能力，某些患者不坚持治疗方案（Aisner，2007）。
  - （2）配药药房不一定了解癌症药物，没有为患者提供所需的必要的健康教育（Bartel，2007）。
  - （3）复杂的治疗安排使得患者难以维持依从性。向患者提供治疗日历可能有帮助。
  - （4）不能坚持治疗方案可能导致疗效不良。例如，伊马替尼停药时间很短即可出现肿瘤抵抗。患者教育必须包括坚持治疗方案的重要性等内容。

13．核对给药顺序
- a) 化疗和生物制剂的给药顺序可能会在药动学和药效学方面产生影响。然而，特定顺序给药是否会使疗效更好仍不得而知。
  - （1）一个对50份已发表研究的文献回顾评估了32个不同的化疗方案，发现只有11个方案的给药顺序似乎并不产生影响。而对于其他方案，化疗药的不当给药顺序有可能增加毒性，降低疗效（Stanford，Zondor & Jumper，2005）。
  - （2）研究表明，对于治疗ER/PR+乳腺癌的激素类药物，直到化疗方案完成之后，才能给药（Sertoli et al.，2002）。
  - （3）一项针对非小细胞肺癌（NSCLC）患者（N=80）的研究表明，顺铂先于伊立替康给药对比更传统的伊立替康先给药（39%）的方案，前者显示出更好的肿瘤反应率（54%）。由此提出了采用此方案改变给药顺序的建议（Han et al.，2006）。
- b) 某些机构建立了当无特定给药顺序时哪种药物应该先给的法则。当对给药顺序无特定政策要求而医嘱亦不明确时，护士应该澄清给药顺序。

14．标准治疗、研究方案和个体化治疗
- a) 标准治疗方案：对于指定的癌症和患者条件来说，这是最有效的治疗方案。方案明确了特定药物的特定剂量、给药途径、给药速率和给药顺序。方案内的所有药物构成了一个治疗周期。标准治疗计划也包括周期的频率。

b) 大剂量化疗：某些化疗方案需要非常大的药物剂量。对于某些类型的癌症来说，大剂量化疗可能达到治愈的目的。

(1) 由于严重的骨髓抑制和其他毒性，这些方案往往需要更多的支持治疗（例如输血或输液、生长因子支持）。

(2) 大剂量化疗有时被用于干细胞移植前的骨髓预处理。

(3) 肿瘤科护士应知道大剂量化疗导致的毒性。例如，大剂量环磷酰胺化疗会有心脏毒性的危险，而小剂量化疗时则无此危险（Loerzel & Dow, 2003）。

c) 研究方案：为了提高肿瘤治疗效果和/或减少治疗毒性，研究者一直在研究新药与老药的新型给药方法及其联合应用。

(1) 采用研究方案时，严格遵循所用方案至关重要。

(2) 没有严格遵循研究方案会导致难以准确解释研究成果，从而使得数据"无法评估"。

d) 个体化方案：随着对肿瘤分子生物学、遗传学角色的认识和其他因素的持续发现，以及对它们之间相互作用的认识不断加深，肿瘤治疗个体化的时代终将来临。根据患者的特定检测数据预测其疗效，选择使用效果更好而毒性更低的药物，而不用可能无效的细胞毒性药物，这是目前正在研究的领域。

参考文献

Aisner, J. (2007). Overview of the changing paradigm in cancer treatment: Oral chemotherapy. *American Journal of Health-System Pharmacy, 64*(Suppl. 5), S4–S7.

Ando, M., Minami, H., Ando, Y., Saka, H., Sakai, S., Yamamoto, M., et al. (2000). Multi-institutional validation study of carboplatin dosing formula using adjusted serum creatinine level. *Clinical Cancer Research, 6*(12), 4733–4738.

Ardizzoni, A., Favaretto, A., Boni, L., Baldini, E., Castiglioni, F., Antonelli, P., et al. (2005). Platinum-etoposide chemotherapy in elderly patients with small-cell lung cancer: Results of a randomized multicenter phase II study assessing attenuated-dose or full-dose with lenograstim prophylaxis. *Journal of Clinical Oncology, 23*(3), 569–575.

Baker, S.D., Verweij, J., Rowinski, E.K., Donehower, R.C., Schellens, J.H., Grochow, L.B., et al. (2002). Role of body surface area in dosing of investigational anticancer agents in adults, 1991-2001. *Journal of the National Cancer Institute, 94*(24), 1883–1888.

Bartel, S.B. (2007). Safe practices and financial considerations in using oral chemotherapeutic agents. *American Journal of Health-System Pharmacy, 64*(Suppl. 5), S8–S14.

Burdette-Radoux, S., & Muss, H.B. (2006). Adjuvant chemotherapy in the elderly: Whom to treat, what regimen? *Oncologist, 11*(3), 234–242.

de Jongh, F.E., Verweij, J., Loos, W., de Wit, R., de Jonge, M.J.A., & Planting, A.S.T. (2001). Body-surface area–based dosing does not increase accuracy of predicting cisplatin exposure. *Journal of Clinical Oncology, 19*(17), 3733–3739.

Flemm, L.A. (2004). Aprepitant for chemotherapy-induced nausea and vomiting. *Clinical Journal of Oncology Nursing, 8*(3), 303–306.

Gao, B., Klumpen, H.J., & Gurney, H. (2008). Dose calculation of anticancer drugs. *Expert Opinion on Drug Metabolism and Toxicology, 4*(10), 1307–1319.

Griggs, J.J., Sorbero, M.E.S., & Lyman, G.H. (2005). Undertreatment of obese women receiving breast cancer chemotherapy. *Archives of Internal Medicine, 165*(11), 1267–1273.

Han, J.Y., Lim, H.S., Lee, D.H., Ju, S.Y., Lee, S.Y., Kim, H.Y., et al. (2006). Randomized phase II study of two opposite administration sequences of irinotecan and cisplatin in patients with advanced nonsmall cell lung carcinoma. *Cancer, 106*(4), 873–880.

Kouno, T., Katsumata, N., Mukai, H., Ando, M., & Watanabe, T. (2003). Standardization of the body surface area (BSA) formula to calculate the dose of anticancer agents in Japan. *Japanese Journal of Clinical Oncology, 33*(6), 309–313.

Lenhart, C. (2005). Relative dose intensity: Improving cancer treatment and outcomes. *Oncology Nursing Forum, 32*(4), 757–764.

Loerzel, V.W., & Dow, K.H. (2003). Cardiac toxicity related to cancer treatment. *Clinical Journal of Oncology Nursing, 7*(5), 557–562.

Lyman, G.H., Dale, D.C., Friedberg, J., Crawford, J., & Fisher, R.I. (2004). Incidence and predictors of low chemotherapy dose-intensity in aggressive non-Hodgkin lymphoma: A nationwide study. *Journal of Clinical Oncology, 22*(21), 4302–4311.

Mathijssen, R.H., deJong, F.A., Loos, W.J., van der Bol, J.M., Verweij, J., & Sparreboom, A. (2007). Flat-fixed dosing versus body surface area based dosing of anticancer drugs in adults: Does it make a difference? *Oncologist, 12*(8), 924–926.

McEvoy, G.K. (2004). Vincristine sulfate. In G.K. McEvoy (Ed.), *AHFS drug information 2004* (pp. 1168–1171). Bethesda, MD: American Society of Health-System Pharmacists.

Meyers, E. (2006). *RNotes: Nurse's clinical pocket guide* (2nd ed.). Philadelphia: F.A. Davis.

Monk, J.P., Phillips, G., Waite, R., Kuhn, J., Schaaf, L.J., Otterson, G.A., et al. (2006). Assessment of tumor necrosis factor alpha blockade as an intervention to improve tolerability of dose-intensive chemotherapy in cancer patients. *Journal of Clinical Oncology, 24*(12), 1852–1859.

Nagao, S., Fujiwara, K., Kagawa, R., Kozuka, Y., Oda, T., Maehata, K., et al. (2006). Is the adjustment of serum creatinine level < 0.6 mg/dl to 0.6 mg/dl justified in estimates of carboplatin clearance calculated by the Jelliffe formula? *Journal of Clinical Oncology, 2006 ASCO Annual Meeting Proceedings Part I, 24*(18S), 5072.

Schulmeister, L. (2006). Preventing chemotherapy errors. *Oncologist, 11*(5), 463–468.

Sertoli, M.R., Pronzato, P., Venturini, M., Del Mastro, L., Queriolo, P., Vecchio, S., et al. (2002). A randomized study of concurrent versus sequential adjuvant chemotherapy and tamoxifen in stage II breast cancer. *Proceedings of the American Society of Clinical Oncology, 21,* Abstract 182.

Solimando, D.A., Jr. (Ed.). (2007). *Drug information handbook for oncology* (6th ed.). Hudson, OH: Lexi-Comp.

Stanford, B.L., Zondor, S.D., & Jumper, C.A. (2005). Chemotherapy administration sequences—Review of the literature and administration recommendations. *Journal of Clinical Oncology, 2005 ASCO Annual Meeting Proceedings, 23*(16S), 6121.

Trigg, M.E. (2004). Hematopoietic stem cells. *Pediatrics, 113*(4), 1051–1057.

Womer, R.B., Tracy, E., Soo-Hoo, W., Bickert, B., DiTaranto, S., & Barnsteiner, J.H. (2002). Multidisciplinary systems approach to chemotherapy safety: Rebuilding processes and holding the gains. *Journal of Clinical Oncology, 20*(24), 4705–4712.

Zitella, L.J., Friese, C.R., Hauser, J.H., Gobel, B.H., Woolery, M., O'Leary, C., et al. (2006). Putting Evidence Into Practice: Preventing infection. *Clinical Journal of Oncology Nursing, 10*(6), 739–750.

C. 治疗前处理：遵循有关评估与护理措施记录指南。附录1和附录2提供了样表。
　1. 护理评估与病例分析
　　a）患者既往史
　　　(1) 回顾近期治疗情况，包括手术、放疗、既往细胞毒性药物治疗、激素治疗和辅助治疗（例如针灸、按摩、营养支持）。
　　　(2) 回顾和记录内科疾病、精神疾病和手术历史。
　　　(3) 记录药物、食物、乳胶和环境过敏的情况。
　　　(4) 记录生育生殖情况，包括最后一次月经周期日期（如有）。
　　　(5) 获取患者所有药物和补充品的准确名称，包括处方药、非处方药（OTC）、草药和维生素等。据美国补充和替代医学国家中心（the National Center for Complementary and Alternative Medicine，2007）报告，37%的美国成人使用补充和替代药品。只有采用非评判性的态度进行提问，患者才可能如实告知其是否使用这些补充或替代药品。
　　　(6) 有关年龄的考虑：老年患者通常有多种共存疾病，因此他们可能会服用多种药物。护士应知道这些药物与化疗药物之间潜在的相互作用（Hood，2003）。
　　b）潜在疾病的症状和体征以及既往治疗
　　　(1) 治疗前进行症状筛查对于成功的症状管理而言是至关重要的。
　　　(2) 症状控制不佳会影响患者的QOL，并影响化疗和其他治疗的实施（Dodd，Miaskowski，& Paul，2001；Houldin，2000），也会影响治疗方案的连续性。
　2. 筛查工具
　　a）应用量表如Karnofsky、Zubrod或ECOG量表评估患者的功能状态（表4）。
　　b）应用与年龄适合的量表（例如0～10数字分级法、面部表情分级法和视觉模拟法）来评估患者的疼痛情况。
　　c）使用合适的量表来评估患者的疲乏情况，例如简易疲乏量表（Mendoza et al.，1999）、Piper疲乏量表（Piper et al.，1998）或者Schwartz癌症疲乏量表（Schwartz，1998）。
　　d）有关年龄的考虑：用于测量儿童癌症症状的工具或者量表有限。直接观察测量适用于评估幼儿，7岁以上的儿童应该可以准确报告症状（Linder，2005）。
　3. 患者数据
　　a）获取并记录患者的**实际**身高和体重，并与上一次检查及患癌症之前的体重做比较。
　　b）对比当前与既往实验室检测数据。有关年龄的考虑：对于老年患者，需要评估与年龄有关的心、肺、肾功能改变情况。
　　c）回顾当前及既往任何有关肿瘤的诊断、类型、分级和分期。
　　d）获取既往医疗记录，了解既往症状管理的情况。
　　e）评估可能影响治疗计划的文化和精神

方面的问题。
f) 评估社会心理问题，例如交通等。
g) 根据需要，决定患者是否需要转介给社工、灵性照顾提供者、营养学家、物理治疗师和其他多学科合作小组的成员。有关年龄的考虑：护理儿科患者时，请咨询游戏治疗师和儿童生活专家。如果适龄儿童需要离开学校很长一段时间，则在适当的学区寻求其他继续学习的机会（例如家庭学习、在线教育）。
h) 如果患者怀孕，化疗开始前先与母婴医学小组合作。
   (1) 推算准确的孕龄，因为怀孕前3个月是化疗的禁忌证（Rimes, Gano, Hahn, Ramirez, & Mibourne, 2006）。
   (2) 多学科合作护理怀孕癌症患者的关键目标是促进患者的舒适，同时不伤害胎儿。
   (3) 距离上次化疗或分娩最少有3个星期，以使血细胞计数恢复正常。
   (4) 不推荐在孕35周以后进行化疗，以免患者在骨髓抑制和胎儿无药物排泄能力的时期分娩。
   (5) 化疗期间禁止哺乳。

4. 患者教育：肿瘤科护士有责任对新患者进行健康教育。关于癌症和治疗计划的学习可以帮助患者重新获得一些控制感，减轻因不确定感所致的恐惧（Mueller & Glennon, 2006）。确定患者和家属的信息及学习需求（Houldin, 2000）。
   a) 确定口头和书面指导的首选语言。
   b) 评估其语言流利程度和阅读能力。
   c) 分析患者接受健康教育的目的。有些患者希望信息提供给照顾者，而不是自己，相反，有些患者希望能够获得很详尽的信息。
   d) 评估患者对疾病与治疗的理解水平。
   e) 确定患者首选的学习方式。
   f) 提供以下信息：
      (1) 药物、副作用和症状管理
      (2) 何时以及如何联系护士和/或医生
      (3) 处理化疗后48小时的体液时的防护措施
      (4) 性生活及避孕
      (5) 随诊和实验室检查
      (6) 如何获得支持服务

5. 治疗计划（Santell, Protzel, & Cousins, 2004）
   a) 阅读全部书面医嘱，然后仔细研读以下每行内容。
      (1) 药物的名称
      (2) 药物的剂量
      (3) 确定剂量的方法（例如治疗方案、临床试验）
      (4) 给药途径
      (5) 给药速率
      (6) 给药的频率和/或给药的日期
      (7) 预防过敏和/或恶心的前驱用药
      (8) 如需要，水化
      (9) 治疗方案或参考
      (10) 接受化疗的IC记录文件
   b) 评估医嘱的完整性（例如水化、前驱用药）。
   c) 检查患者的身高、体重，双人核对患者的BSA。
   d) 两个人独立计算药物剂量，与医嘱剂量比较（ASHP, 2002）。根据相关规定，只允许具备资质的个人（例如两名注册护士、注册护士与药剂师）进行药物剂量双人核对。
   e) 确定药物剂量适用于患者、诊断和治疗计划。如有怀疑，请澄清。咨询药剂师和/或医生。
   f) 确认发疱剂和刺激性药物。
   g) 按规章制度要求患者在化疗前必须签

署知情同意书。
- h) 评估患者既往化疗的经历（例如症状管理是否充分、迟发性副作用、继续化疗的意愿）。
- i) 临床给药前，确认医嘱、药物名称、剂量计算、有效日期和时间、药物的外观。双人核对患者。
  - (1) 告知患者和家属是患者安全计划的重要部分，例如给药前，他们可以与护士一起核对药物，关注化疗的各种安全问题（Sheridan-Leos，2007）。
  - (2) 预防化疗的差错是一个持续质量改进过程，这要求对有关化疗的过程系统持续地进行评价与检查（Sheridan-Leos，2007）。

D. 治疗
1. 患者准备
   - a) 告知患者和家属/照顾者实施化疗的工作人员、给药途径和计划安排。
   - b) 通过教会患者和家属辨认患者身份识别和药物的标识，让他们都参与化疗安全管理。鼓励其提问。
   - c) 描述症状管理的安排，提供以下信息（Polovich & Gullatte，2007；Vandergrift，2001）：
     - (1) 前驱用药
     - (2) 水化
     - (3) 出入量评估
     - (4) 实验室数据监测
     - (5) 化疗期间的饮食
     - (6) 化疗潜在的副作用和辅助用药，报告身体不适的重要性
     - (7) 基础生命体征
2. 员工准备
   - a) 核对所有医嘱。
   - b) 根据需要准备化疗泄漏处理箱、外渗处理设备和急救药/设备（Otto，2004；Polovich & Gullatte，2007）。
   - c) 有关年龄的考虑：如给儿童实施化疗，需准备好患者特定的药物剂量计算信息和急救设备。事先计算好急救药物的剂量。
   - d) 准备监测设备。
   - e) 根据需要准备输液泵和其他设备。有关年龄的考虑：使用容积泵对儿科患者实施化疗[Frey，2001；静脉输液护士协会（INS），2006]。
3. 给药途径
   - a) 口服：随着许多新药的研制，口服化疗药的角色日益重要，也反映了癌症作为慢性病需要长期管理的模式（Bedell，2003）。少数几个研究回顾了患者坚持口服化疗方案的依从性（Winkeljohn，2007）。
     - (1) 优点
       - (a) 方便，让患者有控制感
       - (b) 服药简单，携带方便
       - (c) 增加患者独立意识
     - (2) 缺点
       - (a) 患者依从性、用药安全、健康教育和易于获得化疗药等方面存在问题，可能会干扰治疗（Winkeljohn，2007）。除此之外，有些患者无法吞下药片或胶囊。
       - (b) 有记录表明家庭口服化疗药的差错率大约为10%，包括药物剂量差错或漏服。
       - (c) 吸收差异性大。
       - (d) 呕吐可致潜在的药量不足。
       - (e) 潜在的药物-草药-饮食相互作用（例如葡萄汁与CYP酶在肝内的相互作用）（Winkeljohn，2007）。

(f) 服药依从性问题：服药剂量过多或不足。
(g) 费用/偿付问题（Birner,2003）：新药非常昂贵，可能导致患者自付大笔费用。
(3) 潜在并发症
(a) 药物特异的并发症。
(b) 与药物-药物相互作用有关的并发症。
(c) 与吞咽困难有关的并发症。不要压碎口服药以避免潜在暴露。
(4) 护理干预
(a) 与年龄有关的考虑：幼儿可能需要液体制剂。评估老年患者吞下整片药的能力，以及根据整个药物疗法进行自我管理的能力（Hartigan,2000）。
(b) 患者健康教育是促进用药依从性的关键。提供口头和书面的说明，包括药物的名称、剂量和安排（日历上标出哪天服药、哪天休息），如何服药和用药安全（储存和处理）。
(c) 教育患者在随访时把药瓶带来进行药片计数，便于监测其用药依从性。
(d) 教育患者和家属使用一次性手套处理口服化疗药，以及如何正确丢弃。
(e) 告知患者和家属有关患者医药补助计划的内容，减轻其经济负担。
(f) 理想的情况应该是预先打印好口服化疗医嘱，而不应用手写医嘱，并应包含双人核对医嘱是否准确的过程。

b) 皮下（SC）或肌内（IM）注射（Camp-Sorrell,2004；Hayden & Goodman,2005）
(1) 优点
(a) 给药容易
(b) 副作用少
(2) 缺点
(a) 吸收差异性大
(b) 需要足够的肌肉和组织去吸收药物
(3) 潜在并发症
(a) 疼痛/不适
(b) 感染
(c) 出血
(4) 护理干预
(a) 穿戴合适的PPE（Polovich & Gullatte,2007）。
(b) 监测血小板计数和中性粒细胞绝对值（ANC）。
(c) 尽可能使用最小号的针头。某些药物可能带有预装好药液的注射器（遵照厂商的指示操作）。
(d) 遵循规章制度，消毒注射部位并记录。
(e) 评估注射部位有无感染或出血的症状或体征。

c) 动脉内给药：通过三种类型的通路装置直接把药物输送到靶器官（例如大脑、肝、头颈部、盆腔）或肿瘤。参阅肿瘤护理学会主编的《肿瘤治疗通路工具指南——护理实践与教育》（Camp-Sorrell,2004）（编者注：中文版已由北京大学医学出版社于2013年5月出版），以获取更多信息。
(1) 装置类型
(a) 经皮股动脉或肱动脉插入的短期动脉导管（通常由介入放射专业人员置入）。
(b) 通过手术置入的长期导管，被

用作外隧道式导管或与植入式输液港连接。

(c) 植入式动脉输液港，长期治疗使用。

(2) 优点

(a) 增加肿瘤对药物的暴露，产生更好的疗效而副作用更少

(b) 由于药物最初作用的主要部位是靶病灶，被认为是局部治疗，因此避免了首过效应（即到达全身循环之前药物浓度已经大大下降）。

(c) 作为新辅助治疗时，可以缩小肿瘤体积，从而减少手术并发症。

(3) 缺点

(a) 由于化疗药物进入全身循环比较少，增加远处转移的危险。

(b) 导管或输液港植入时需要执行手术程序或特殊放射显影设备。

(c) 需要动脉泵的专业护理教育。

(d) 经皮植入动脉导管治疗，需要严格限制患者的活动3～7天。

(4) 潜在并发症

(a) 出血

(b) 动脉栓塞

(c) 疼痛

(d) 泵堵塞或故障

(e) 肝动脉损伤

(f) 动脉导管渗漏或损坏

(g) 对胶布或敷料的皮肤反应

(h) 导管易位/脱出

(5) 护理干预

(a) 穿戴合适的PPE（Polovich & Gullatte，2007）。

(b) 监测出血的症状/体征，包括监测凝血酶原时间（PT）/部分凝血活酶时间（PPT）。

(c) 监测置管位置有无感染、出血、导管移位/脱出的征象，包括上腹部疼痛、恶心、呕吐、腹泻、水肿、外周动脉搏动消失和不能输液。

(d) 监测堵塞的征象，包括不能冲管或回抽血液，腹部疼痛，或受累肢体颜色、动脉搏动、体温改变等。如果患者在家输液治疗，提供关于泵和导管护理的健康教育。遵循泵生产厂商的推荐进行置泵操作（Barber & Fabugais-Nazario，2003；Hagle，2003）。

d) 鞘内（IT）/脑室内给药（Camp-Sorrell，2004；Polovich & Gullatte，2007）。**注意：由于潜在的致命性神经毒性，长春碱类抗肿瘤药物禁止鞘内给药（例如长春新碱）。**

(1) 优点

(a) 提供更均匀的脑脊液药物浓度

(b) 可通过血脑屏障

(c) 可用于提取脑脊液标本，给予麻醉剂和抗生素

(2) 缺点

(a) 需要行腰椎穿刺或外科手术来放置脑室装置（例如Ommaya储药盒）

(b) 一般需由医生或经专业培训的注册护士来连接并给予化疗药

(3) 潜在并发症：颅内压力增高、头痛、精神紊乱、嗜睡、恶心、呕吐、谵妄和感染

(4) 护理干预

(a) 穿戴合适的PPE（Polovich & Gullatte，2007）。

(b) 观察置管部位有无感染征象。

(c) 评估患者有无头痛或其他颅内压增高的征象（Kosier & Minkler，1999）。
(d) 使用无菌操作技术连接Ommaya储药盒。装于储药盒内的药物必须是不含防腐剂的。
(e) 禁止使用Vacutainer®真空管抽取脑脊液；快速抽取脑脊液可能会损害脑室脉络丛。避免空气栓塞。

e) 腹腔（IP）化疗（Camp-Sorrell，2004；Hayden & Goodman，2005）：根据NCI（2008）指导，术后IP化疗合并静脉化疗是晚期卵巢癌的治疗方法之一。其他可能会采用IP化疗的情况包括恶性腹膜间皮瘤、阑尾恶性肿瘤、原发胰腺癌的腹膜转移和腹膜播散性转移（Marin，Oleszewski，& Muehlbauer，2007）。
(1) 优点
(a) 使腹腔内转移肿瘤直接接触药物，使病灶暴露于更高浓度的药物中
(b) 绕过了可阻止全身化疗药物到达腹腔的蜂窝状阻隔层
(c) 允许向腹腔内滴注放射性或胶体物质
(d) 允许长时间的周期性治疗
(2) 缺点
(a) 开始或后续需要外科手术来放置腹腔导管或腹腔植入式输液港
(b) 肿瘤体积需要足够小才可能使药物充分渗透
(3) 潜在并发症
(a) 腹部疼痛和绞痛
(b) 腹腔灌注液容量＞1500ml时可导致腹胀
(c) 严重的恶心、呕吐
(d) 出血
(e) 肠梗阻
(f) 肠穿孔
(g) 感染
(h) 过敏反应
(i) 腹胀导致的呼吸困难
(4) 护理干预
(a) 穿戴合适的PPE（Polovich & Gullatte，2007）。
(b) 对腹腔植入式输液港采用无菌操作技术，用19～20G、1～2″、90°无芯针连接。
(c) 采用管内液体加温器或温水浴将化疗药加热到体温温度（Otto，2004）。禁止微波加温。
(d) 根据相关规定要求检查导管或输液港是否通畅，必须冲管顺畅才能连接。输液港植入在腹腔而并非血管内。因此，不应该回抽到血液；不要试图通过抽吸来确定导管或输液港的位置。
(e) 为防止恶心，可前驱用药；为缓解腹部绞痛，可能会静脉给予劳拉西泮和麻醉药。
(f) 根据治疗方案灌注药物溶液：输注药液后，让患者每15分钟变换一次体位，持续两小时，以使腹腔内表面药物暴露最大化。

f) 胸腔内：往胸腔内灌注硬化剂，如氮芥、博来霉素、5-FU或无菌滑石粉（Hayden & Goodman，2005）；同样也可以灌注放射性胶体材料。
(1) 优点：硬化胸膜间隙，防止胸腔积液复发
(2) 缺点
(a) 需要插入胸管

(b) 必须由医生给药
(3) 潜在并发症
　(a) 疼痛
　(b) 感染
(4) 护理干预
　(a) 穿戴合适的 PPE（Polovich & Gullatte, 2007）。
　(b) 在灌注药物之前必须把胸腔积液彻底引流出来（胸腔穿刺术）。
　(c) 灌注药液之后夹闭输注管，让患者每 10~15 分钟改变一次体位，连续两个小时或遵医嘱（Otto, 2004）。
　(d) 评估并处理疼痛和焦虑。

g) 膀胱内（Hayden & Goodman, 2005; Washburn, 2007）：随着人口老化，膀胱癌的发病率日渐升高，并预计会呈持续上升趋势，因此膀胱的腔内化疗也日益增加，包括经尿道膀胱肿瘤切除术后的膀胱腔内灌注化疗。
(1) 优点：对于非肌层浸润的膀胱肿瘤，直接提供药物暴露，如塞替派、丝裂霉素、表柔比星、多柔比星和米托蒽醌。
(2) 缺点：需要放置导尿管
(3) 潜在并发症
　(a) 尿道感染
　(b) 膀胱炎
　(c) 膀胱痉挛
　(d) 泌尿系急症
　(e) 卡介苗（BCG）灌注后的流感样症状
　(f) 发疱剂的潜在外渗，可以引起腹腔坏死、瘘管形成和慢性疼痛
(4) 护理干预
　(a) 采用无菌技术插入导尿管。
　(b) 灌注化疗后遵医嘱或治疗方案安排患者改变体位，以及夹闭和开放尿管。
　(c) 当给予 BCG（Polovich & Gullate, 2007）时，穿着合适的 PPE，包括面具。抵抗力弱的医务工作者应避免处理或靠近 BCG。
　(d) 给予发疱性化疗药后，若止痛药无法止痛，应考虑外渗。释放药物并排尿，立即通知医生。

h) 静脉注射（IV）（Camp-Sorrell, 2004; Hayden & Goodman, 2005）
(1) 优点
　(a) 吸收一致性好
　(b) 可以使用发疱剂或其他药物
(2) 缺点
　(a) 需要在医疗机构进行精心的护理
　(b) 干扰患者的活动，长期使用可致血管硬化
　(c) 可能需要外科手术来放置中心静脉导管
(3) 潜在并发症
　(a) 感染
　(b) 静脉炎
　(c) 浸润
　(d) 外渗（INS, 2006）
　(e) 局部不适
　(f) 特殊药物相关的问题
(4) 护理干预的内容会在下面的章节讨论

4. 静脉输注细胞毒性药物管理：大多数细胞毒性药物是经静脉内给药的。请参考《肿瘤治疗通路工具指南——护理实践与教育》（Camp-Sorrell, 2004）（编者注：中文版已由北京大学医学出版社于 2013 年 5 月出版）获取完整的关于 IV 通路的论述。
a) 外周输液通路
(1) 当前输液部位

(a) 避免在同一部位输液 > 24 小时。
(b) 评估注射部位有无炎症和浸润的征象，考虑患者关于舒适度的意见。如果对输液部位的完整性有疑问，更换注射部位。
(c) 评估回血和通畅性。
(2) 新的输液部位：避免使用钢针给予发疱剂（Centers for Disease Control and Prevention，2002）。选择最小和最短的导管来进行治疗（INS，2006）。考虑使用表面麻醉来减少静脉穿刺的疼痛。
(a) 成人患者（Camp-Sorrell，2004；Hayden & Goodman，2005）
  i) 仔细评估患者手臂，确定合适的静脉穿刺部位。选择光滑、有弹性的血管，首选前臂的大血管。
  ii) 避免选择以下部位穿刺：
   • 损伤的或硬化的血管
   • 弯曲的部位
   • 细小、脆弱和弯曲的血管
   • 伴有静脉回流改变或淋巴水肿的肢体
   • 感觉不良或感觉异常的肢体
   • 下肢
  iii) 遵循规章制度和程序进行穿刺。
  iv) 确认回血，保持通畅。
  v) 稳妥地固定静脉输液装置，以便很好地观察注射部位。
  vi) 如果穿刺不成功，尝试使用另一手臂。如果另一手臂禁止穿刺，选择在第一次穿刺部位的近端进行穿刺。
(b) 有关年龄的考虑：对于儿童患者，遵循相关规章制度和指引，选择合适的穿刺部位（Sievers & Andam，2004）。
  i) 如有可能，不要选择在婴幼儿的脚和优势手输液。
  ii) 对于小于 12 个月的小孩，可在头皮血管进行静脉穿刺；然而，禁止使用头皮血管给予发疱剂。
  iii) 如有必要，穿刺和固定输液装置时，稳定小儿四肢。
b) 中心静脉导管（CVCs）：CVCs 包括经皮锁骨下导管、隧道式锁骨下导管和经外周置入中心静脉导管（PICCs）。（由于导管末端位于上臂的中部，中长导管被认为是外周导管。）理论上来说，植入式输液港是 CVC 的一种，但由于其独特之处，将在之后介绍。大多数 CVCs 要求使用大于 10ml 的注射器来减少对导管壁的压力［每平方英寸磅数（psi，1psi=70.4g/cm²）］（Camp-Sorrell，2004）。遵循厂商和规章制度的指导小心操作，避免导管破裂。CVC 置入后和给药前，执行以下步骤：
(1) 遵循指导，使用前确定导管的位置正确。
(2) 检查导管出口有无红斑、肿胀、分泌物和渗漏的征象。
(3) 检查同侧胸部有无静脉血栓形成的征象（INS，2006）。
(4) 回抽确定有无回血。如果无回血
  (a) 根据《肿瘤治疗通路工具指南——护理实践与教育》（Camp-Sorrell，2004）（编者注：中文版已由北京大学医学出版社于 2013 年 5 月出版）的描述，使用脉冲式的方法，用生理盐水轻轻冲管。

(b) 酌情改变患者的体位。
(c) 请患者咳嗽。
(d) 向患者解释延迟治疗的必要性。尽管患者可能告知其导管无回血的现象常见，仍然禁止实施化疗。
(e) 参照规章制度遵医嘱去除血凝块。
(f)按规章制度应用X线或染色试验确定导管的正确位置，排除导管故障或移位。

c) 植入式输液港：植入式输液港可以应用在静脉、腹膜、动脉和硬膜外。有些患者身上有多种类型的管道，因此需确定患者所使用的类型。
(1) 根据X线或荧光染色试验的结果，评估开始时的植入线路。
(2) 选择长度和大小适宜（例如需考虑输液港上的皮下脂肪和组织的量）的无芯针（Hayden & Goodman，2005）。
(3) 遵循规章制度准备患者的皮肤。
(4) 连接输液港，确保针头穿刺在储药盒的正确位置。
(5) 检查有无回血和通畅性。如无回血，重复以上所列CVCs的处理步骤。（硬膜外或腹腔通路装置应该无回血。）
(6) 检查注射部位有无针头脱出、输液渗漏、分泌物或者水肿。
(7) 检查同侧胸部有无静脉栓塞的症状和体征。
(8) 使用封闭式敷料固定针头。敷料应透明，便于很好地观察注射部位。专家们认为其他敷料特性并不让人满意（Camp-Sorrell，2004）。如果蝶形针不能很好固定在皮肤上，则需要将连接输液港的蝶形针的下面垫起来后妥善固定。
(9) CVC装置也会发生外渗，其表现并不明显。常见的症状包括颈肩部疼痛、胸痛、心悸、同侧胸部或颈部有液体波动感，以及与导管和外渗液位置有关的咳嗽。

d) 间歇或短期输液
(1) 输液前确定有无回血和通畅性。禁止挤压IV导管来确定有无回血，因为由此造成的静脉压力的显著改变会引起破裂。以下是确定静脉输液通畅的首选方法：
(a) 关闭输液，使用注射器插入离患者最近的注射口，轻轻地抽吸。
(b) 应用重力原理，把输液袋从输液泵上移除，放低至患者的静脉输液部位以下，观察有无血液回流。
(2) 使用无针Luer锁输液接头，在合适的注射口上连接第二根输液管（INS，2006）。
(3) 遵医嘱调整最初流速，密切观察患者的反应。
(4) 应用于经外周静脉给予发疱剂的短期输液时：
(a) 避免使用输液泵，以减少静脉压力。
(b) 输液期间陪伴患者。观察注射部位有无外渗的征象，同时每隔5~10分钟需再次确定有无回血。
(c) 避免采用外周静脉输注发疱剂的时间长于30~60分钟。
(d) 注意：外渗时临床表现可以是无明显症状，也可以是疼痛、肿胀以及无回血，所以发疱剂外渗难以确定；并且，也很难区别外渗与潮红反应和"回忆"反应。
(5) 一旦短期输液完成，检查静脉通畅性，使用相容溶液冲管。
e) 持续输液
(1) 根据操作指导检查回血和静脉输液通畅性。
(2) 根据规章制度，细胞毒性药物可以直接连接静脉输液导管，或装在相容的维持溶液中。
(3) 使用 Luer 锁装置固定所有的输液接头。
(4) 依照规章制度与流程全程监测输液部位。密切观察患者的反应，例如过敏反应的症状和体征（Otto, 2004）。
(5) 给予发疱剂时（Chu & DeVita, 2005；Vandergrift, 2001）
  (a) 禁止使用外周静脉持续给予发疱剂。
  (b) 如果输入任何发疱剂的时间大于 30～60 分钟，应使用中心静脉通路导管或植入式通路装置。
  (c) 根据规章制度，定期检查有无回血和是否通畅。
(6) 输液一旦完成，检查血管通畅性，使用相容溶液冲管（Otto, 2004）。
f) IV 推注：遵医嘱和/或医药指南采用推荐的 IV 推注速率、稀释剂，并注意药物其他的特殊注意事项（Hayden & Goodman, 2005；INS, 2006；Vandergrift, 2001）。
(1) 自由流动方法（侧臂技术）
  (a) 在离患者最近的注射口连接注射器。
  (b) 抽吸输液管，确定静脉通畅性。
  (c) 允许静脉输注溶液自由流动。
  (d) 缓慢静脉推注化疗药，允许用冲洗液稀释药液。给予药物的速率是 1～2ml/min，有特别说明者除外。
  (e) 给予发疱剂时，每推入 2～5ml 应再次确定有无回血。
  (f) 一旦静脉推注完成，检查血管通畅性，使用相容溶液冲管。
(2) 直接推注的方法：有些制度可能要求，对于特定的细胞毒性药物可采用直接静脉推注的方法（Hayden & Goodman, 2005；Temple & Poniatowski, 2005；Vandergrift, 2001）。
  (a) 选择合适的静脉，按照制度要求准备皮肤。
  (b) 建立通畅的静脉通道，用无菌溶液冲洗新输液管[主要是生理盐水（NS）或者 5% 葡萄糖溶液（D5W）]。
  (c) 通过轻轻抽吸输液管确定有无回血。
  (d) 分离冲管注射器，连接含有细胞毒性药物的注射器。使用无菌操作技术，尽量减少血液丢失。
  (e) 缓慢给予药物，每推注 2～5ml 药物后再次抽回血。
  (f) 静脉推注完后，分离含有细胞毒性药物的注射器。在此过程中应避免血液丢失，因为血液中会含有细胞毒性药物。
  (g) 连接含有无菌冲管液的注射器，轻轻冲洗导管。
  (h) 遵指示封闭或分离 IV 通路装置。

参考文献

American Society of Health-System Pharmacists. (2002). ASHP guidelines on preventing medication errors with antineoplastic agents. *American Journal of Health-System Pharmacy, 59*(17), 1648–1668.

Barber, F.D., & Fabugais-Nazario, L.E. (2003). What's old is new again: Patients receiving hepatic arterial infusion chemotherapy. *Clinical Journal of Oncology Nursing, 7*(6), 647–652.

Bedell, C.H. (2003). A changing paradigm for cancer treatment: The advent of new oral chemotherapy agents. *Clinical Journal of Oncology Nursing, 7*(Suppl. 6), 5–9.

Birner, A. (2003). Safe administration of oral chemotherapy. *Clinical Journal of Oncology Nursing, 7*(2), 158–162.

Camp-Sorrell, D. (Ed.). (2004). *Access device guidelines: Recommendations for nursing practice and education* (2nd ed.). Pittsburgh, PA: Oncology Nursing Society.

Centers for Disease Control and Prevention. (2002). Guidelines for prevention of intravascular catheter-related infections. *Morbidity and Mortality Weekly Report, 51*(32), 1–29.

Chu, E., & DeVita, V.T., Jr. (2005). *Physicians' cancer chemotherapy drug manual*. Sudbury, MA: Jones and Bartlett.

Dodd, M.J., Miaskowski, C., & Paul, S.M. (2001). Symptom clusters and their effect on the functional status of patients with cancer. *Oncology Nursing Forum, 28*(3), 465–470.

Frey, A.M. (2001). Intravenous therapy in children. In J. Hankins, R.A.W. Lonsway, C. Hedrick, & M. Perdue (Eds.), *Infusion therapy in clinical practice* (2nd ed., pp. 561–591). St. Louis, MO: Saunders.

Hagle, M.E. (2003). Arterial access devices. *Clinical Journal of Oncology Nursing, 7*(6), 669–674.

Hartigan, K. (2000). Patient education: The cornerstone of successful oral chemotherapy treatment. *Clinical Journal of Oncology Nursing, 7*(Suppl. 6), 21–24.

Hayden, B.K., & Goodman, M. (2005). Chemotherapy: Principles of administration. In C.H. Yarbro, M.H. Frogge, & M. Goodman (Eds.), *Cancer nursing: Principles and practice* (6th ed., pp. 351–411). Sudbury, MA: Jones and Bartlett.

Hood, L.E. (2003). Chemotherapy in the elderly: Supportive measures for chemotherapy-induced myelotoxicity. *Clinical Journal of Oncology Nursing, 7*(2), 185–190.

Houldin, A.D. (2000). *Patients with cancer: Understanding the psychological pain*. Philadelphia: Lippincott Williams & Wilkins.

Infusion Nurses Society. (2006). Infusion nursing standards of practice. *Journal of Infusion Nursing, 23*(Suppl. 6), S1–S88.

Kosier, M.B., & Minkler, P. (1999). Nursing management of patients with an implanted Ommaya reservoir. *Clinical Journal of Oncology Nursing, 3*(2), 63–67.

Linder, L.A. (2005). Measuring physical symptoms in children and adolescents with cancer. *Cancer Nursing, 28*(1), 16–26.

Marin, K., Oleszewski, K., & Muehlbauer, P. (2007). Intraperitoneal chemotherapy: Implications beyond ovarian cancer. *Clinical Journal of Oncology Nursing, 11*(6), 881–890.

Mendoza, T.R., Wang, X.S., Cleeland, C.S., Morrissey, M., Johnson, B.A., Wendt, J.K., et al. (1999). The rapid assessment of fatigue severity in cancer patients: Use of the Brief Fatigue Inventory. *Cancer, 85*(5), 1186–1196.

Mueller, P.S., & Glennon, C.A. (2006). A self-developed prechemotherapy education checklist. *Clinical Journal of Oncology Nursing, 11*(5), 715–719.

National Cancer Institute. (2008). *Ovarian epithelial cancer treatment (PDQ®)*. Retrieved June 28, 2008, from http://www.cancer.gov/cancertopics/pdq/treatment/ovarianepithelial/healthprofessional

National Center for Complementary and Alternative Medicine. (2007). *The use of complementary and alternative medicine in the United States*. Retrieved November 11, 2008, from http://nccam.nih.gov/news/camsurvey_fs1.htm#use

Otto, S. (2004). *Oncology nursing clinical reference*. St. Louis, MO: Mosby.

Piper, B.F., Dibble, S.L., Dodd, M.J., Weiss, M.C., Slaughter, R.E., & Paul, S.M. (1998). The revised Piper Fatigue Scale: Psychometric evaluation in women with breast cancer. *Oncology Nursing Forum, 25*(4), 677–684.

Polovich, M., & Gullatte, M.M. (2007). Principles and standards of chemotherapy administration. In M.M. Gullatte (Ed.), *Clinical guide to antineoplastic therapy: A chemotherapy handbook* (2nd ed., pp. 39–56). Pittsburgh, PA: Oncology Nursing Society.

Rimes, S., Gano, J., Hahn, C., Ramirez, M., & Milbourne, A. (2006). Caring for pregnant patients with breast cancer. *Oncology Nursing Forum, 33*(6), 1065–1069.

Santell, J.P., Protzel, M.M., & Cousins, D. (2004). Medication errors in oncology practice. *U.S. Pharmacist, 29*(4). Retrieved July 4, 2008, from http://www.uspharmacist.com/index.asp?show=article&page=8_1259.htm

Schwartz, A.L. (1998). The Schwartz Cancer Fatigue Scale: Testing reliability and validity. *Oncology Nursing Forum, 25*(4), 711–717.

Sheridan-Leos, N. (2007). A model of chemotherapy education for novice oncology nurses that supports a culture of safety. *Clinical Journal of Oncology Nursing, 11*(4), 545–552.

Sievers, T.D., & Andam, R. (2004). Chemotherapy administration and immediate postadministration issues. In N.E. Kline (Ed.), *The pediatric chemotherapy and biotherapy curriculum* (pp. 75–97). Glenview, IL: Association of Pediatric Oncology Nurses.

Temple, S.V., & Poniatowski, B.D. (2005). Nursing implications of antineoplastic therapy. In J.K. Itano & K.N. Taoka (Eds.), *Core curriculum for oncology nursing* (4th ed., pp. 785–802). St. Louis, MO: Elsevier Saunders.

Vandergrift, K.V. (2001). Oncologic therapy. In J. Hankins, R.A.W. Lonsway, C. Hedrick, & M.B. Perdue (Eds.), *Infusion therapy in clinical practice* (2nd ed., pp. 248–275). St. Louis, MO: Saunders.

Washburn, D.J. (2007). Intravesical antineoplastic therapy following transurethral resection of bladder tumors: Nursing implications from the operating room to discharge. *Clinical Journal of Oncology Nursing, 11*(4), 553–560.

Winkeljohn, D.L. (2007). Oral chemotherapy medications: The need for a nurse's touch. *Clinical Journal of Oncology Nursing, 11*(6), 793–797.

V. 细胞毒性药物治疗的急性反应

肿瘤专科护士必须对化疗急性反应有高度的警觉性。这部分内容涵盖了患者在化疗期间可能经历的各种不良反应，以及患者在接受化疗给药时及随后一段时间内可能经历的各种并发症。本节使用术语如下：

- 药物外渗："是指一部分药物渗漏到组织中。"（Mosby's Dictionary of Medicine, Nursing and Health Professions，2006，p.697）
- 发疱性药物："能够引起皮肤或者黏膜起疱的化学药物。"（Mosby's，2006，p.228）
- 刺激性药物："指能够引起刺激性或炎性反应的药物。"（Mosby's，2006，p.1091）
- 皮肤潮红反应（Flare reaction）："皮肤呈现高度敏感反应，出现周围发红的荨麻疹样损害。"（Mosby's，2006，p.743）
- 高度敏感性反应："免疫系统对致敏原不适应或者过度反应。"（Mosby's，2006，p.923）
- 过敏性反应："对原先接触过的抗原过度敏感的反应，可能威胁生命。该反应包括局部风团，全身皮肤潮红充血、发痒、血管神经性水肿，严重时引起全身血流障碍、支气管痉挛和休克。"（Mosby's，2006，p.93）

A. 外渗
  1. 病理生理学：发疱性药物外渗后通过以下两种主要作用机制之一造成继发性组织损伤。
    a) 发疱性药物与组织中健康细胞的细胞核的 DNA 相结合，导致细胞死亡。复合物又从死亡细胞中释放出来，再次被附近的健康细胞吸收。结合 DNA 的发疱性药物在组织中持续存在，不断重复摄取与释放的过程，造成了长期的组织损害（Luedke, Kennedy, & Rietschel，1979）。与 DNA 结合的发疱性药物有蒽环类药物柔红霉素、多柔比星、表柔比星、伊达比星、放线菌素 D、氮芥以及丝裂霉素。
    b) 当发疱性药物不结合细胞 DNA 时，更多的是通过间接作用来影响健康组织细胞，它最终会被组织代谢，比与 DNA 结合的发疱性药物更易被中和（Ener, Meglathery, & Styler，2004）。非 DNA 结合的发疱性药物包括紫衫醇和植物碱（长春碱、长春新碱、长春地辛、长春瑞滨）。
  2. 组织损伤程度：影响组织损伤程度的因素包括：
    a) 发疱性药物类型（DNA 结合型或者非 DNA 结合型）。
    b) 组织中发疱物质的浓度和剂量。
    c) 外渗的部位。
    d) 患者因素，例如老年患者、有共患病（如糖尿病）、免疫功能损害都会影响组织损伤范围以及患者对药物外渗治疗的反应（Ener et al.，2004；Schulmeister，2007a）。
  3. 外周血管外渗的危险因素有（Goolsby & Lombardo，2006；Sauerland, Engelking, Wickham, & Corbi，2006）。
    a) 静脉细小、脆弱。
    b) 之前多次静脉穿刺。
    c) 静脉经过刺激性强的药物治疗后。
    d) 感觉缺失。
    e) 由淋巴结清扫、淋巴水肿或者肢体切除引起的静脉选择范围受限。
    f) 嗜睡状态、认知损害、精神状态改变。
    g) 插入静脉导管时行穿刺探查。
    h) 没有正确地安全固定静脉导管。
    i) 注射部位上覆盖的组织很薄（如手背、手腕或肘部）。
    j) 使用坚硬的静脉输液装置（如蝶翼形钢针）。
  4. 外周血管药物外渗可能的病因（Sauerland et al.，2006）
    a) 静脉穿刺造成血管壁损伤或创伤。

b）导管在静脉内移位。

c）在近期静脉穿刺部位的远端静脉给予发疱性药物（<24小时）。

d）在近期曾给予发疱性药物发生外渗而且尚未愈合的部位的远端，再次通过静脉给予发疱性药物。

e）不正确的肌内或者皮下注射发疱性药物。

5. 中心静脉通路装置发生药物外渗的危险因素（Sauerland et al., 2006）

a）中心静脉穿刺置管过程不顺利（例如穿刺过程中使用的引针、导丝或导管无法送入）。

b）穿刺前或者穿刺中导管有缺口、导管被刺破。

c）导管末端放置的位置不正确，不在静脉内。

d）无损伤针固定不正确（植入式输液港）。

e）输液港植入位置较深。

f）导管末端存在纤维鞘或血栓。

g）导管移位。

h）导管留置时间过长（锁骨和第一肋骨之间狭窄处的挤压可增加导管破损的危险）。

6. 中心静脉通路装置发生药物外渗可能的病因（Sauerland et al., 2006）

a）静脉穿孔。

b）导管渗漏、破裂、折断。

c）植入式输液港的导管与底座脱离。

d）无损伤针的针头未完全插入输液港。

e）无损伤针的针头从输液港移位。

f）导管末端的纤维鞘或者血栓导致发疱性药物沿着导管反流到静脉穿刺处。

7. 发疱性药物外渗的症状和体征：局部静脉刺痛、局部皮肤潮红反应（见表10和附录4）。静脉刺痛和局部皮肤潮红是外周静脉化疗的独特反应，不会发生于中心静脉给药，因为化疗药物在大静脉内迅速被稀释（Wickham, Engelking, Sauerland, & Corbi, 2006）。发疱性药物外渗的症状和体征包括以下几点（Ener et al., 2004）。

a）肿胀（常见）。

b）发红。

c）给药部位针刺感、烧灼感、疼痛（不常发生）。

d）静脉通路无回血。

e）静脉滴速变慢或停止。

f）静脉导管或者植入式输液港针头周围有渗液。

8. 发疱性药物外渗可能导致的后果（Ener et al., 2004; Goolsby & Lombardo, 2006）

a）起疱（典型病例发生于外渗后的1~2周）。

b）皮肤剥脱或崩落（通常在外渗后2周内开始）。

c）组织坏死（通常是在外渗后2~3周较明显）。

（1）与DNA结合的发疱性药物在组织中存在的时间较长，随着时间的推移，坏死组织的部位不断扩大、加深。

（2）非DNA结合的发疱性药物在组织中较容易代谢，组织坏死通常较局限，随着时间不断改善。

d）肌腱、神经、关节损害。

e）局部功能受影响和感觉受损。

f）外观受损。

g）截肢。

9. 发疱性药物外渗管理：采用一种系统的方法，通过患者、给药护士、为患者治疗的肿瘤科医生互相协作，对可能发生的发疱性药物外渗进行最佳评估和管理。

a）外渗的初始处理：是指当药物外渗发生或者可疑发生时的处理（Goolsby & Lombardo, 2006; Schulmeister, 2007a）

（1）立即**停止**发疱性药物的静脉给药。

（2）拆除静脉输液管路，不要拔出静

表10. 发疱性药物外渗相关的症状和体征、静脉刺痛以及皮肤潮红反应

症状和体征	发疱性药物外渗		局部静脉刺痛	皮肤潮红反应
	急性表现	迟发性表现		
疼痛	典型的疼痛是烧灼痛、刺痛，或者给药局部冰冷的感觉。然而有些患者药物外渗时不发生疼痛	疼痛的程度通常随着时间延长加重	当输注药物时，沿着给药外周静脉出现疼痛和紧张的感觉	无疼痛；静脉表面的皮肤可能出现痒感
发红	给药局部皮肤发红是常见的症状，但不一定会发生，而且如果外渗部位位于组织深部，较难被发现（例如植入式输液港的针头脱出导致的外渗）	皮肤发红通常随着时间延长加重	静脉可能发红或者变暗	沿着静脉走向出现急性红斑或条纹，通常几分钟后渐渐缓解。沿静脉走向可能出现风疹块
肿胀	外渗表浅时肿胀通常容易被观察和发现（例如外周静脉的外渗），深部外渗不容易被发现（例如植入式输液港）	肿胀随着时间延长加重	不发生肿胀	不发生肿胀
血液回流	静脉通路没有血液回流	—	应该有血液回流，如果无血液回流，应考虑是否发生刺激物的渗透	有回血
溃疡	皮肤是完好的，无破损	如果发疱性药物外渗没有得到治疗，1～2周内出现水疱和剥脱，伴随组织坏死时可能需要外科清创、植皮或皮瓣替换	不发生溃疡	不发生溃疡

注：Based on information from Goolsby & Lombardo，2006；Sauerland et al.，2006；Schulmeister，2007a。

脉输液装置或无损伤针的针头。

(3) 使用小注射器（1～3cc，1cc=1cm³）回抽静脉通路中的残余药物。

(4) 拔出外周静脉输液装置或者输液港上连接的针头。

(5) 对可疑外渗部位进行评估。

(6) 评估患者的症状（例如疼痛、肢体活动范围受限）。

(7) 通知医生或者高级实践护士（APN）。

(8) 根据表11和医疗机构的相关规定采取适当的处理措施。

b) 发疱性药物的解毒药和治疗

(1) 功效：除了右丙亚胺（Totect®）局部注射大概有98.2%的有效率之外，其他关于药物外渗后应用解毒药的治疗作用是未知的。在欧洲的两项研究中，54例蒽环类药物外渗患者中有53例经活检证实不需要外科治疗。药物外渗的平均面积是25cm²（波动在1～253cm²），其中有11个患者的外渗范围超过75cm²。13个患者局部有后遗症，例如局部疼痛、纤维化、萎缩、局部感觉障碍，所有后遗症都被判定为轻度（Mouridsen et al.，2006；Schulmeister，2007b）。

(2) 个案报告：二甲亚砜、生长因子、早期的外科干预、生理盐水冲洗

表 11. 发疱性药物外渗处置指南

药物分类、药名	紧急	拮抗剂或治疗	拮抗剂或治疗性给药 病情观察和随访
烷化剂 • 盐酸氮芥 （nitrogen mustard, Mustargen®）	应用硫代硫酸注射后冰敷 6~12 小时（Merck and Co., Inc., 2005）	拮抗剂：硫代硫酸钠 作用机制：中和氮芥形成一种无毒的硫代硫酸酯，从尿液中排出 配制：配制 1/6 摩尔溶液 • 若用 10% 硫代硫酸钠配制：4ml 加 6ml 注射用水 • 若用 25% 硫代硫酸钠配制：1.6ml 加入 8.4ml 注射用水 保存：室温 15~30℃（59~86℉）	估计氮芥每外渗 1mg 即使用 2ml 的硫代硫酸钠溶液注射。使用 25G 或者更小号的针头在外渗部位做皮下注射（每次注射更换一个针头） 根据医院制度或根据需要定期评估外渗部位是否有疼痛、水疱和皮肤剥脱情况 指导患者观察外渗部位，并报告是否有寒战、发热、水疱、皮肤剥脱和疼痛加重 指导患者如果出现手臂和手的肿胀、僵硬，应报告医务人员
蒽环类抗生素 • 柔红霉素（Cerubidine®） • 多柔比星（Adriamycin®） • 表柔比星（Ellence®） • 伊达比星 Idamycin®	用冰袋冷敷（在 Totect® 治疗前 15 分钟必须取下冰袋）	治疗：Totect® 注：Totect® 是一种美国 FDA 承认的具有专利保护的治疗蒽环类药物外渗的药品（TopoTarget USA, 2007）。Zinecard® 和普通右丙亚胺则没有被注明，也没有被美国 FDA 证明可用于蒽环类药物外渗治疗。它们和 Totect® 没有同等疗效（FDA 2007） 作用机制：未知 剂量：推荐根据患者体表面积计算 Totect® 用量 • 第一天：1000mg/m² • 第二天：1000mg/m² • 第三天：500mg/m² 最大推荐剂量是第一天和第二天 2000mg/m²，第三天 1000mg/m²。当患者肌酐清除率小于 40ml/min 时，应减少一半剂量 配制：每支 500mg Totect® 必须用 50ml 稀释液混匀，再取出患者使用的剂量加入 1000ml 生理盐水输液袋中 保存：Totect® 急诊治疗套装为 10 支 500mgTotect® 和 10 支 50ml 溶剂，保存于 25℃（77℉）	第一次的 Totect® 输液必须在蒽环类药物外渗 6 小时内尽快给药 Totect® 静脉点滴必须维持超过 1~2 小时，而且必须使用大静脉，避开外渗部位（例如对侧肢体）。只有当患者有特殊情况（如淋巴水肿、肢体缺如等），才可使用同侧静脉，并需选择远离外渗的部位输注 Totect® 二甲亚砜绝对不能敷在外渗部位 根据需要或医院制度定期评估外渗部位是否有疼痛、水疱和皮肤剥脱 指导患者观察外渗部位，并报告是否有寒战、发热、水疱、皮肤剥脱和疼痛加重 指导患者如果出现手臂和手肿胀、僵硬，应报告医务人员 指导患者认识 Totect® 的副作用（例如恶心、呕吐、腹泻、黏膜炎、骨髓抑制、肝转氨酶升高、注射部位烧灼感） 观察患者的血象和肝功能

表 11. 发疱性药物外渗处置指南（续）			
药物分类、药名	紧急	拮抗剂或治疗	拮抗剂或治疗性给药 病情观察和随访
抗肿瘤抗生素 • 丝裂霉素（Mutamycin®） • 放线菌素D（Cosmegen®）	外渗后第一个24小时内每天用冰袋冰敷4次，每次15~20分钟	至今仍未知有相应的拮抗剂治疗	根据需要或医院制度定期评估外渗部位是否有疼痛、水疱和皮肤剥脱 需要时请医生或者高级实践护士会诊，必要时转诊到专业治疗机构（例如整形或外科手术咨询、物理治疗、疼痛管理、康复服务）

植物碱类化疗药
• 长春碱（Velban®）
• 长春新碱（Oncovin®）
• 长春地辛
• 长春瑞滨（诺维本，Navelbine®）
	外渗后第一个24~48小时内，每天至少热敷4次，每次15~20分钟
	抬高患肢（外周静脉外渗）
		拮抗剂：玻璃酸酶
		作用机制：降解玻璃酸，促进药物扩散
		配制：
		• Amphapase™（牛源性的）（玻璃酸酶注射剂）（Amphastar Pharmaceuticals，2005）
		  - 150U/ml，不需要稀释，直接使用
		  - 储存在2~8℃（36~46℉）冰箱
		• Hydase™（玻璃酸酶注射剂）
		  - 150U/ml，不需要稀释
		  - 储存在2~8℃（36~46℉）冰箱
		• Hylenex®（重组体）（人类玻璃酸酶注射剂）（Baxter Healthcare Corporation，2006）
		  - 150U/ml，不需要稀释，直接使用
		  - 储存在2~8℃（36~46℉）冰箱
		• Vitrase®（羊源性的）（玻璃酸酶注射剂）（ISTA Pharmaceuticals，2007）
		  - 每瓶2ml含200U，使用时取0.75ml加0.25ml生理盐水（最后浓度是150U/ml），储存在2~8℃（36~46℉）冰箱
			抽取1ml玻璃酸酶生理盐水溶液，分5次在外渗部位做皮下注射，每点注射0.2ml，使用25G或更小的针头。每次更换一个针头
			根据需要或医院制度定期评估外渗部位是否有疼痛、水疱和皮肤剥脱
			指导患者观察外渗部位，并报告是否有寒战、发热、水疱、皮肤剥脱和疼痛加重
			指导患者如果出现手臂和手肿胀、僵硬，应报告医务人员

紫杉醇类 • 多西他赛（Taxotere®） • 紫杉醇（Taxol®）	外渗后第一个24小时内每天至少4次使用冰袋冰敷，每次15~20分钟	未知有任何拮抗剂。多西他赛外渗可以引起色素沉着、发红和触痛（Sanofi-Aventis，2007） 紫杉醇是一种温和的发疱性药物，外渗可引起硬化、水疱，较少出现组织坏死（Bristol-MyersSquibb，2003；Stanford & Hardwicke，2003）	根据需要和医院制度定期评估外渗部位是否有疼痛、水疱和皮肤剥脱 指导患者观察外渗部位，并报告是否有发热、寒战、水疱、皮肤剥脱和疼痛加重 指导患者如果出现手臂和手肿胀、僵硬，应报告医务人员

或者高浓度喷氧在治疗发疱性药物外渗的功效方面没有做过（人类）临床研究。关于这些解毒药及治疗仅见于个案报告（Goolsby & Lombardo, 2006; Schrijvers, 2003; Wickham et al., 2006）。

10. 药物外渗及治疗记录：药物外渗及治疗记录应包括一些要素，见图17。
    a）评估。
    b）可疑化疗药物外渗的浓度和剂量。
    c）护理干预（局部冷敷、热敷，通知医生或高级实践护士）。
    d）化疗药物外渗治疗，解毒药的使用。
    e）随访建议。
    f）根据医疗机构指南进行患者健康教育。
    g）根据医院制度测量以及对外渗部位进行拍照。
11. 患者随访：根据患者的个体需求和医院相关规定随访。
    a）定期评估患者对化疗药物外渗治疗的反应。
    b）评估包括化疗药物外渗部位的检查和测量、皮肤完整性、疼痛或其他症状、手臂或手的活动度、感知觉等。
    c）根据医疗机构制度，获得随访的照片并记录拍照的日期、时间。
    d）有适应证时，请专科医生或高一级专科护士会诊（包括整形或者手外科咨询、物理治疗、疼痛管理、康复服务）。
    e）指导患者避免太阳光照射外渗部位，观察局部，如有高热、寒战、起疱、皮肤剥脱以及疼痛加重，应及时报告。

B. 刺激性
1. 刺激性药物：化疗药物会刺激外周血管引起炎症，包括博来霉素、卡铂、卡莫司汀、达卡巴嗪、依托泊苷、吉西他滨、异环磷酰胺、伊立替康、柔红霉素脂质体、多柔比星脂质体和美法仑（Ener et al., 2004）。
2. 具有发疱性药物特性的刺激性药物
    a）奥沙利铂（Eloxatin®）
      （1）此类药被分类为非发疱性药物，然而有案例报告可导致局部疼痛、炎症，甚至组织坏死，因此建议该类药至少归为刺激性药物（de Lemos & Walisser, 2005; Kennedy, Donahue, Hoang, & Boland, 2003），也可能是一种发疱性药物（Baur, Kienzer, Rath, & Dittrich, 2000）。
      （2）由于冰敷会导致局部血管收缩，会加重奥沙利铂与冷相关的神经毒性。
      （3）用热敷来处理奥沙利铂药物外渗能更好地减轻局部疼痛和炎症（Foo, Michael, Toner, & Zalcberg, 2003）。
      （4）据报道大剂量的地塞米松治疗（8mg每日2次，治疗14天）能减轻奥沙利铂外渗引起的炎症（Kretzschmar et al., 2003）。
    b）长春瑞滨（Navelbine®）
      （1）该药既是一种发疱性药物（Ener et al., 2004; Goolsby & Lombardo, 2006; Hadaway, 2007; Sauerland et al., 2006），也是一种刺激性药物（de Lemos, 2005; Rittenberg, Gralla, & Rehmeyer, 1995）。
      （2）长春瑞滨的说明书中标明它是一

图17. 化疗药物外渗记录要点

- 可疑发生外渗的日期、时间
- PICC或者CVC装置的类型和尺寸，无损伤针针头的型号和长度（植入式输液港）
- 外周或者中心静脉导管的留置部位情况以及是否通畅
- 穿刺的次数和部位（外周静脉给药）
- 描述给化疗药前和期间是否有回血以及回血的质量
- 化疗药物给药的方案（例如静脉推注、静脉点滴）
- 外渗的化疗药物的浓度和估计的渗出量
- 患者报告的症状（例如烧灼感、疼痛）
- 描述注射部位的表现，包括测量水肿以及是否有发红表现
- 对注射部位进行拍照，在拍摄野标明日期和时间
- 评估肢体的活动度和活动过程中的不适感
- 紧急护理干预（例如局部冷敷或热敷、通知医生）
- 随访建议（例如请整形外科会诊、预约时间）
- 患者教育（例如评估皮肤、测量体温、报告疼痛）

注：From "Extravasation Management," by L. Schulmeister, 2007, *Seminars in Oncology Nursing*, 23（3）, P.185. Copyright 2007 by Elsevier Inc. Reprinted with permission.

种刺激性药物,而且外渗能引起局部组织坏死或者血栓性静脉炎(BedfordLabs,2005)。

(3) 资料表明快速静脉推注6~10分钟,然后用75~124ml以上的液体静脉冲管能够减轻长春瑞滨所致的刺激(de Lemos,2005)。

c) 美法仑(Alkeran®)

(1) 文献中关于美法仑引起药物外渗的风险的说法是有争议的。Dorr(1986)和Camo、Gilmore、Gullatte及Hutcherson(2007)认为该药既不是刺激性药物,也不是发疱性药物。Ener(2004)认为该药是刺激性药物。Sauerland等(2006)认为它是一种发疱性药物。

(2) 美法仑的说明书中陈述静脉注射时如果发生外渗,可能引起局部组织损伤(GlaxoSmithKline,2008)。不建议对该药进行直接的外周静脉推注给药,推荐将该药缓慢注入连接输液港的快速静脉输液装置中。对于外周静脉情况差的患者,则必须通过中心静脉给予(GlaxoSmithKline)。

3. 发生药物刺激的危险因素
   a) 使用小静脉
   b) 之前使用过刺激性药物或硬化性药物,例如化疗

4. 可能导致静脉刺激的病因
   a) 输液药物低pH
   b) 药物或输注液体的浓度高

5. 静脉刺激的症状和体征(见表10)

6. 静脉刺激的处置
   a) 热敷可以减轻局部不适。
   b) 重新更换给药部位,选择较粗大的静脉给药。
   c) 咨询药师探索稀释刺激性药物的方法。
   d) 指导患者报告是否沿静脉出现硬的条索、疼痛,以及监测体温。

C. 潮红反应:皮肤潮红反应与外渗的区别是无疼痛或肿胀,回血良好(Hayden & Goodman,2005)。出现潮红反应时应:

1. 判断是否有回血。
2. 用生理盐水缓慢冲管,观察潮红是否消退。
3. 如果潮红不消退,遵医嘱给予氢化可的松。成人20~50mg静脉推注,而后生理盐水冲管。
4. 一旦皮肤潮红得到解决,回血一直良好,可以缓慢恢复静脉给药(Hayden & Goodman,2005)。
5. 如果接下来还需再次使用该药物,可以考虑使用抗组胺药和/或皮质激素类药物作为预处理。缓慢给药会有帮助(Hayden & Goodman,2005)。
6. 根据医疗机构制度记录反应情况,包括所有的治疗和患者的反应。

D. 急性输液反应:超敏反应、过敏反应、细胞因子释放综合征。

1. 病理生理学
   a) 化疗药物相关的超敏反应和过敏反应是一种快速的免疫系统的过敏反应——通常由IgE介导。这种反应可能是因治疗药物、溶剂或者输注工具等迅速引起的。症状可以从注射部位发痒到全身性休克。该反应通常发生在刺激性药物化疗开始的5~30分钟内(Gobel,2005)。
   b) 细胞因子释放综合征通常是指注射单克隆抗体时发生的输液反应,这种反应与细胞因子释放相关,例如从靶细胞和其他被动员的免疫细胞(如淋巴细胞)释放出来的白介素-2、干扰素和肿瘤坏死因子(Breslin,2007)。

2. 发生超敏反应和过敏反应的危险因素(Gobel,2005)
   a) 已知的能够引起超敏反应的化疗药物

（见图18）。

b）先前有过敏史，例如对一些药物、食物、蜜蜂叮咬等有过敏反应（Grosen, Siitari, Larrison, Giggelaar, & Roecker, 2000）、对血制品有过敏反应或对造影剂有过敏反应。

c）曾经暴露在该药物中。

d）没有使用已知有效的预处理。

3. 细胞因子释放综合征的危险因素：见图19（Breslin, 2007; Gobel, 2007; Lenz, 2007）。

图18. 急性超敏反应：可预见的化疗风险

潜在高风险
- 门冬酰胺酶
- 紫杉醇类
  - 紫杉醇
  - 多西他赛
- 铂类
  - 顺铂
  - 卡铂
  - 奥沙利铂
- 鬼白素
  - 依托泊苷
  - 替尼泊苷

中度危险性
- 蒽环类药物
  - 多柔比星
  - 柔红霉素
  - 伊达比星
  - 表柔比星
- 巯嘌呤
- 硫唑嘌呤

低危险性
- 博来霉素
- 苯丁酸氮芥和美法仑
- 环磷酰胺和异环磷酰胺
- 阿糖胞苷和氟达拉滨
- 达卡巴嗪
- 放线菌素D
- 氟尿嘧啶
- 羟基脲
- 甲氨蝶呤
- 聚乙烯乙二醇修饰的大肠埃希菌门冬酰胺酶
- 长春新碱和长春碱

注：From "Chemotherapy-Induced Hypersensitivity Reactions," by B.H.Gobel, 2005, *Oncology Nursing Forum*, 32（5）, p.1028. Copyright 2005 by Oncology Nursing Society.Reprinted with permission.

图19. 生物治疗药物相关的超敏反应和细胞因子释放综合征

干扰素
- 干扰素α
- 干扰素β（1A和1B）
- 干扰素γ

白细胞介素
- 阿地白介素
- 地尼白介素2

单克隆抗体（鼠）
- 替伊莫单抗
- 托西莫单抗

单克隆抗体（嵌合）
- 西妥昔单抗
- 利妥昔单抗

单克隆抗体（人化的）
- 贝伐珠单抗
- 吉妥珠单抗奥佐米星
- 阿仑珠单抗
- 曲妥珠单抗

单克隆抗体（人型）
- 帕尼单抗

注：Based on information from Gobel, 2007; Lenz, 2007.

---

a）第一次注射单克隆抗体。

b）未接受过化疗的患者接受单克隆抗体。

c）白血病或者淋巴瘤患者，尤其是血循环中淋巴细胞计数高的患者（> 25 000 mm^3）。

4. 预处理指导：执行以下步骤来预防超敏反应、过敏反应和输液反应。

a）观察并记录基础生命体征。

b）回顾患者的过敏史（例如食物、药物、环境）。

c）按医嘱给予预处理药物。常用预处理药包括H$_1$受体阻滞剂（苯海拉明）、H$_2$受体阻滞剂（如西咪替丁）、对乙酰氨基酚（针对MoAbs）及地塞米松。

d）确保急救物品和药物处于应急状态。

e）给药前必须获得医生针对紧急情况的医嘱，建议在处理超敏反应和输液反应时必须有书面的长期医嘱（Gobel, 2005, 2007; Lenz, 2007; Timoney,

Eagan, & Sklarin, 2003）。
f) 指导患者要向医护人员报告超敏反应和输液反应的症状。
g) 每次治疗都必须监测患者的反应；超敏反应可能发生在患者多次暴露于某种药物时，以及在多次输液或者治疗周期中。例如卡铂导致超敏反应的危险性可能随着药物多次输注而增加，或者在输液完成后才发生（Gobel, 2005；Winkeljohn & Polovich, 2006）。
h) 对于那些可能出现超敏反应的高危患者，在首次用药时，可以采取给药前先做划痕试验或者小剂量试验性给药的方法。对于重复使用卡铂达 7 次的患者，建议在再次应用卡铂前做皮试（Markman et al., 2003；Winkeljohn & Polovich, 2006）。
  (1) 用药时至少观察 30 分钟，查看患者是否有局部或者全身反应。如果没有超敏反应的表现，则继续使用该药物。
  (2) 当静脉推注可能引起超敏反应的药物时，应缓慢推注，持续观察患者是否有超敏反应的症状和体征。
    (a) 当患者出现严重的过敏反应同时伴有低血压时，不能再使用该药，除非存在特殊的情况（Weiss, 2001）。
    (b) 如果患者对某种药物敏感，应避免继续使用该药。如果这种药对患者的治疗计划是非常重要的，可使用抗组胺药或皮质类固醇做预处理，这样做可能可以预防超敏反应的再次出现（Gobel, 2005；Lenz, 2007；Timoney et al., 2003；Weiss, 2001）。

5. 超敏反应和过敏性反应的临床表现（Gobel, 2005）
  a) 焦虑不安。
  b) 胸闷。
  c) 呼吸短促，伴或不伴哮鸣音。
  d) 低血压。
  e) 荨麻疹或疹子。
  f) 局部或全身瘙痒。
  g) 眼眶或者脸部水肿。
  h) 轻度的头痛或头晕。
  i) 腹部痉挛、腹泻、恶心、呕吐（较少见）。

6. 细胞因子释放综合征的临床表现（病情严重的特征是发病迅速、症状更严重）（Breslin, 2007）
  a) 寒战、发热。
  b) 恶心。
  c) 低血压。
  d) 心动过速。
  e) 虚弱无力。
  f) 头痛。
  g) 皮疹。
  h) 咽喉部水肿。
  i) 呼吸困难。

7. 过敏反应的急救处理：通常在给药 30 分钟内或者开始加快静脉滴注速度的时候需要急救处理（Gobel, 2005；Timoney et al；2003）。抢救时行动快速是非常必要的。
  a) 立即**停止**静脉给药。
  b) 用生理盐水或其他适合的液体维持静脉通路。
  c) 守护在患者身边，由其他的工作人员通知医生和急救小组。如果发生在院外，则呼叫当地急救部门。
  d) 如果患者无呼吸困难或者呕吐，协助患者取仰卧位。休克时（收缩压 < 60mmHg）抬高下肢。
  e) 每 2 分钟监测生命征（脉搏、呼吸、血压、血氧饱和度）直至患者平稳，之后每 5 分钟测量一次，30 分钟后每 15 分钟测量一次。
  f) 保持呼吸道通畅，评估患者呼吸道是否有水肿。必要时给氧。做好心肺复

表 12. 用于治疗超敏反应或者过敏反应的急救药品[a]

适应证	药物	剂量	说明
支气管痉挛（呼吸困难、哮鸣音、喘鸣音）	肾上腺素	0.1～0.5mg 臀部 IM	IM 优于 IV，可以减少心脏副作用。臀部 IM 优于三角肌注射（也可以使用吸入疗法或皮下注射）。必要时可每 5～10 分钟重复一次
呼吸困难、呼吸急促（呼吸频率 >20 次/分）或氧饱和度下降	氧气	6～10L/min 面罩给氧	血流动力学不稳定的患者也会受益于氧气吸入治疗
	沙丁胺醇	2.5mg 雾化吸入治疗	如果心率 >110 次/分，持续给药
低血压（收缩压下降大于基础血压的 30%）	肾上腺素	0.1～0.5mg 臀部 IM[用 1:100 的溶液取 0.1～0.5ml 或用 Epiper® 肾上腺素自动注射器给药 0.3mg 或 5～10μg 静脉推注（0.2μg/kg）]	IM 注射优于 IV，用其可以减少心脏副作用，但除外心血管性虚脱的情况。建议动态观察心脏功能
	生理盐水 IV	500ml 液体推注	根据医嘱，推注时间应大于 10 分钟。如果患者仍处于低血压状态，应根据医嘱推注更多的液体，无论是否应用肾上腺素
荨麻疹、瘙痒、脸红、嘴唇或舌头肿胀	苯海拉明	20～50mg IVP	为了对抗组胺释放产生的多种作用，应使用 H_1 或者 H_2 受体阻滞剂
	法莫替丁 -或-	20mg IV	
	雷尼替丁	50mg IV	
预防迟发性反应	甲泼尼龙 氢化可的松注射剂 地塞米松	30～50mg IV 100～500mg IV 10～20mg IV	虽然较常用激素类药物，但是支持此建议的相关证据不多

[a] 其他急救药物（例如碳酸氢钠、呋塞米、利多卡因、盐酸纳洛酮、硝酸甘油舌下含服片）以及急救物品（例如氧气、吸引装置、简易呼吸气囊）应处于完好备用状态。
IM—肌内注射；IV—静脉用药；IVP—静脉推注
注：Based on information from Sampson et al., 2006.

苏抢救的准备。
g）根据症状给予急救药（表 12）。
f）为患者及家属提供精神支持。
g）在病历上记录所有的治疗和患者的反应。
h）过敏反应症状可能在先期干预几小时后再次发生，因此若患者曾经出现严重的反应，必须要住院化疗，24 小时密切监护（Sampson et al., 2006）。

8. 细胞因子释放综合征的临床处置（Gobel, 2007；Lenz, 2007）。
a）停止输液，观察患者直到症状缓解，通常在 30 分钟以内缓解。
b）根据医嘱给予额外的抗组胺药。
c）症状缓解后，恢复静脉输液，比原来的输液速度减慢 50%。
d）如果出现严重的反应，根据症状给予急救药品（表 12）。

9. 局部超敏反应的临床处置（Hayden & Goodman, 2005）
a）观察并评估症状（例如皮疹）。
b）根据医嘱给予苯海拉明、西咪替丁和/或皮质类固醇。
c）根据患者病情至少每 15 分钟监测一次生命体征，持续 1 小时，或根据患者需要监测。
d）根据医院制度记录发作情况，包括治疗措施和患者的反应。

E. 患者与家属健康教育
1. 在细胞毒性药物治疗开始前，告知患者及家属化疗药物和生物治疗药物可能导致的急性并发症，并指导他们立即报告有关外渗、潮红反应、超敏反应或者输液反应的症状和体征。
2. 记录给予患者的所有健康教育。Schulmeister 和 Camp-Sorrell（2000）指出，"在药物外渗的诉讼案件中，原告经常否认被告知外渗的风险或他们被告知认为风险很小或不重要"（p.532）。
3. 治疗结束后告知患者及家属及时报告迟发性反应相关症状的重要性。

参考文献

Amphastar Pharmaceuticals. (2005). Amphadase (hyaluronidase injection) [Package insert]. Rancho Cucamonga, CA: Author.

Baur, M., Kienzer, H.R., Rath, T., & Dittrich, C. (2000). Extravasation of oxaliplatin (Eloxatin®)—Clinical course. *Onkologie, 23*(5), 468–471.

Baxter Healthcare Corporation. (2006). Hylenex recombinant (hyaluronidase human injection) [Package insert]. Deerfield, IL: Author.

Bedford Labs. (2005). Vinorelbine [Package insert]. Bedford, OH: Author.

Breslin, S. (2007). Cytokine-release syndrome: Overview and nursing implications. *Clinical Journal of Oncology Nursing, 11*(Suppl. 1), 37–42.

Bristol-Myers Squibb. (2003). Taxol [Package insert]. Princeton, NJ: Author.

Camp, M.J., Gilmore, J.W., Gullatte, M.M., & Hutcherson, D.A. (2007). Antineoplastic agents. In M.M. Gullatte (Ed.), *Clinical guide to antineoplastic therapy: A chemotherapy handbook* (2nd ed., pp. 77–362). Pittsburgh, PA: Oncology Nursing Society.

de Lemos, M.L. (2005). Vinorelbine and venous irritation: Optimal parenteral administration. *Journal of Oncology Pharmacy Practice, 11*(2), 79–81.

de Lemos, M.L., & Walisser, S. (2005). Management of extravasation of oxaliplatin. *Journal of Oncology Pharmacy Practice, 11*(4), 159–162.

Dorr, R.T., Alberts, D.S., & Soble, M. (1986). Lack of experimental vesicant activity for the anticancer agents cisplatin, melphalan, and mitoxantrone. *Cancer Chemotherapy and Pharmacology, 16*(2), 91–94.

Ener, R.A., Meglathery, S.B., & Styler, M. (2004). Extravasation of systemic hemato-oncological therapies. *Annals of Oncology, 15*(6), 858–862.

Foo, K.F., Michael, M., Toner, G., & Zalcberg, J. (2003). A case report of oxaliplatin extravasation. *Annals of Oncology, 14*(6), 961–962.

Gobel, B.H. (2005). Chemotherapy-induced hypersensitivity reactions. *Oncology Nursing Forum, 32*(5), 1027–1035.

Gobel, B.H. (2007). Hypersensitivity reactions to biological drugs. *Seminars in Oncology Nursing, 23*(3), 191–200.

Goolsby, T.V., & Lombardo, F.A. (2006). Extravasation of chemotherapeutic agents: Prevention and treatment. *Seminars in Oncology, 33*(1), 139–143.

Grosen, E., Siitari, E., Larrison, E., Giggelaar, C., & Roecker, E. (2000). Paclitaxel hypersensitivity reactions related to bee-sting allergy. *Lancet, 355*(9200), 288–289.

Hadaway, L. (2007). Infiltration and extravasation. Preventing a complication of IV catheterization. *American Journal of Nursing, 107*(8), 64–72.

Hayden, B.K., & Goodman, M. (2005). Chemotherapy: Principles of administration. In C.H. Yarbro, M.H. Frogge, & M. Goodman (Eds.), *Cancer nursing: Principles and practice* (6th ed., pp. 351–411). Sudbury, MA: Jones and Bartlett.

ISTA Pharmaceuticals. (2007). Vitrase [Package insert]. Irvine, CA: Author.

Kennedy, J.G., Donahue, J.P., Hoang, B., & Boland, P.J. (2003). Vesicant characteristics of oxaliplatin following antecubital extravasation. *Clinical Oncology, 15*(5), 237–239.

Kretzschmar, A., Pink, D., Thuss-Patience, P., Dörken, B., Reichart, P., & Eckert, R. (2003). Extravasation of oxaliplatin. *Journal of Clinical Oncology, 21*(21), 4068–4069.

Lenz, H. (2007). Management and preparedness for infusion and hypersensitivity reactions. *Oncologist, 12*(5) 601–609.

Luedke, D.W., Kennedy, P.S., & Rietschel, R.L. (1979). Histopathogenesis of skin and subcutaneous injury induced by Adriamycin. *Plastic and Reconstructive Surgery, 63*(4), 463–465.

Markman, M., Zanotti, L., Peterson, G., Kulp, B., Webster, K., & Belinson, J. (2003). Expanded experience with an intradermal skin test to predict for the presence or absence of carboplatin hypersensitivity. *Journal of Clinical Oncology, 21*(24), 4611–4614.

Merck and Co., Inc. (2005). Mustargen [Package insert]. Whitehouse Station, NJ: Author.

Mosby's dictionary of medicine, nursing and health professions (7th ed.). (2006). St. Louis, MO: Elsevier Mosby.

Mouridsen, H.T., Langer, S.W., Buter, J., Eidtmann, H., Rosti, G., de Wit, M., et al. (2006). Treatment of anthracycline extravasation with Savene (dexrazoxane). Results from two prospective clinical multicentre studies. *Annals of Oncology, 18*(3), 546–550.

Rittenberg, C.N., Gralla, R.J., & Rehmeyer, T.A. (1995). Assessing and managing venous irritation associated with vinorelbine tartrate (Navelbine). *Oncology Nursing Forum, 22*(4), 707–710.

Sampson, H.A., Munoz-Furlong, A., Campbell, R.L., Adkinson, N.F., Bock, S.A., Branum, A., et al. (2006). Second symposium on the definition and management of anaphylaxis: Summary report—Second National Institute of Allergy and Infectious Disease/Food Allergy and Anaphylaxis Network symposium. *Journal of Allergy and Clinical Immunology, 117*(2), 391–397.

Sanofi-Aventis. (2007). Taxotere [Package insert]. Bridgewater, NJ: Author.

Sauerland, C., Engelking, C., Wickham, R., & Corbi, D. (2006). Vesicant extravasation part I: Mechanisms, pathogenesis, and nursing care to reduce risk. *Oncology Nursing Forum, 33*(6), 1134–1141.

Schrijvers, D.L. (2003). Extravasation: A dreaded complication of chemotherapy. *Annals of Oncology, 14*(Suppl. 3), 26–30.

Schulmeister, L. (2007a). Extravasation management. *Seminars in Oncology Nursing, 23*(3), 184–190.

Schulmeister, L. (2007b). Totect™: A new agent for treating anthracycline extravasation. *Clinical Journal of Oncology Nursing, 11*(3), 387–395.

Schulmeister, L., & Camp-Sorrell, D. (2000). Chemotherapy extravasation from implanted ports. *Oncology Nursing Forum, 27*(3), 531–538.

Stanford, B.L., & Hardwicke, F. (2003). A review of clinical experience with paclitaxel extravasations. *Supportive Care in Cancer, 11*(5), 270–277.

Timoney, J.P., Eagan, M.M., & Sklarin, N.T. (2003). Establishing clinical guidelines for the management of acute hypersensitivity reactions secondary to the administration of chemotherapy/biologic therapy. *Journal of Nursing Care Quality, 18*(1), 80–86.

TopoTarget USA. (2007). Totect [Package insert]. Rockaway, NJ: Author.

U.S. Food and Drug Administration. (2007). *Drugs@FDA drug details: Totect*. Retrieved October 16, 2007, from http://www.accessdata.fda.gov/scripts/cder/drugsatfda/index.cfm?fuseaction=Search.DrugDetails

Weiss, R.B. (2001). Hypersensitivity reactions. In M.C. Perry (Ed.), *The chemotherapy source book* (3rd ed., pp. 436–452). Philadelphia: Lippincott Williams & Wilkins.

Wickham, R., Engelking, C., Sauerland, C., & Corbi, D. (2006). Vesicant extravasation part II: Evidence-based management and continuing controversies. *Oncology Nursing Forum, 33*(6), 1143–1150.

Winkeljohn, D., & Polovich, M. (2006). Carboplatin hypersensitivity reactions. *Clinical Journal of Oncology Nursing, 10*(5), 595–598.

Ⅵ. 癌症治疗患者的护理

A. 患者教育
  1. 定义
     a) Rankin 和 Stallings（2001）将患者教育定义为"获得患者反馈最有效的方法，它可以减轻患者无助的感觉，增强患者对自身健康和疾病问题做出自主决策的能力"(p.4)。
     b) Bartlett(1985) 将患者教育定义为"一种有计划的经验学习，采取讲授、咨询、行为改变技术等方法相结合的方式来影响患者的认知和健康行为"（p.323-324）。
     c) Aujoulat、d'Hoore 和 Deccache（2006）认为患者教育应增加患者自主权，以患者为中心。患者宣教的程序包括宣教者和患者之间建立起持续的沟通关系。
  2. 患者宣教围绕以下几点展开（Blecher，2004）
     a) 专业知识与信息的传递。
     b) 根据个体的学习能力提供不同的教学方法。
     c) 为患者提供不同形式的教学策略。
     d) 对于特殊学习者和特殊的学习内容应采取相应的教学策略。
  3. 患者教育包括以下几个目的
     a) 鼓励患者积极参与健康护理。
     b) 解释诊断和治疗的选择。
     c) 知晓需要向医务人员报告的症状和体征。
     d) 演示执行自我照顾或适应潜在受限的能力。
     e) 增加应对危及生命情况的能力。
     f) 能够自主地决定是否治疗。
     g) 确定和使用社区资源。
  4. 根据患者的喜好和能力选择健康教育方法（例如通过听、看或演示等）。
  5. 患者教育的障碍
     a) 应该个体化地评估阻碍学习的因素，以下是一些常见的理解方面的障碍（JCAHO，2004）。
        (1) 缺乏诊断和治疗计划的相关知识。
        (2) 对治疗、患者/身边重要的亲人和医务人员的期望。
        (3) 对先前的治疗经历或者朋友或家属的治疗经历的担心和误解可能导致患者不愿意接受治疗。
        (4) 语言障碍。
        (5) 教育障碍。
        (6) 生理方面的障碍：视力、听力、认知能力受损和语言能力障碍都会影响患者对所学知识的理解。一位患者可能会有多方面的理解能力障碍。
     b) 克服障碍的方法
        (1) 允许患者表达自己的担忧。
        (2) 纠正患者对治疗和随访的一些误解。
        (3) 为患者提供面对面的翻译，或者通过通讯媒介翻译。注意：患者身边重要的亲人不适合做翻译，因为可能存在角色冲突或者无法表达复杂的医学术语（Lipson 1996）。
        (4) 西班牙语言版的癌症相关教育可以通过 NCI 获得，网址是 www.cancer.gov。
        (5) 教学方式必须根据患者的理解水平量身定做。
        (6) 要对患者进行个体化的评估，信息必须以适合患者的水平教给患者。
        (7) 对于低知识水平的患者，可通过 NCI 网站获得癌症相关资料，网址是 www.cancer.gov。

6. 记录：护士需要评估和记录患者对教育内容的反应，以达到规定的标准（JCAHO），进行风险管理以及促进医务人员间的沟通（Janousek, Heermann, & Eilers, 2005；JCAHO, 2004；Stolfi, Dudley, Moore, & Johnson, 2007）。

B. 治疗依从性
1. 随着各种口服治疗药物的增加，药物治疗的依从性备受关注。
   a) 口服药为患者提供了更加方便和灵活的治疗。
   b) 对治疗依从性的研究认为口服化疗药物的依从性一向较低（Bendell, 2003；Partridge, Avorn, Wang, & Winer, 2002；Weingart et al., 2007）。
2. 影响药物依从性的其他因素
   a) 费用。
   b) 方案的复杂性。
   c) 不良反应。
   d) 对治疗依从性的重要作用理解不够。
   e) 由于现阶段无临床症状，患者感觉良好，因此缺乏对疾病的认同。
3. 提高治疗依从性（Partridge et al., 2002；Saca-Hazboun, 2007；Viele, 2007）
   a) 提供患者健康教育。
      (1) 评估患者是否为学习做好准备。
      (2) 确定所需要的信息。
      (3) 提供多方面的资源，包括口头宣教、网络材料和打印的材料。
   b) 使用行为纠正法。
   c) 使用提醒系统。
      (1) 药片盒
      (2) 日历
      (3) 日记
      (4) 电话提醒
   d) 在每个治疗间歇期与患者讨论药物。
   e) 清点药片的数量。
   f) 照顾者应参与每一次讨论。

C. 药物毒性管理
1. 药物毒性管理的普遍原则
   a) 癌症治疗可引起不良反应。
   b) 多药治疗比单药治疗可能存在更多的药物副作用。
   c) 如果患者有以下情况，可能加重药物治疗副作用。
      (1) 存在肾功能或肝功能损害
      (2) 存在共患病
      (3) 存在营养失衡
      (4) 1岁以下的小儿或者老年患者
      (5) 患有高生长比率的肿瘤，通常对化疗药物更敏感，包括：
         (a) 骨髓
         (b) 胃肠道黏膜细胞
         (c) 毛囊和皮肤
         (d) 生殖系统的器官
2. 毒性反应分级
   a) 对毒性反应分级有利于客观地进行分析。
   b) 准确的分级有利于更好地评价针对毒性反应的治疗护理效果。
   c) 毒性反应的分级可以作为剂量调整或延迟治疗的依据。
   d) 多数毒性反应量表分为0～5级。0级表示无毒性反应，5级表示严重的危及生命的毒性反应。
   e) 胃肠道系统的毒性反应量表见图20。该量表和其他量表可以在互联网上获取，网址如下：
      (1) NCI CTCAE http://ctep.cancer.gov/forms/CTCAEv3.pdf
      (2) WHO 急性和亚急性毒性分类：http://whqlibdoc.who.int/offset/WHO_OFFSET_48.pdf
      (3) ECOG 毒性标准（Common Toxicity Criteria）：www.ecog.org/general/common_tox.html

图 20. 美国国家癌症研究所关于化疗并发症的通用术语标准：胃肠道系统症状

不良反应	简称	分级				
		1	2	3	4	5
腹泻	腹泻	在基础水平上每天增加的排便次数小于4次；与基础水平相比，人工造口的排便次数轻度增加	在基础水平上每天增加的排便次数达4～6次；与基础水平相比，人工造口的排便次数中度增加；不影响日常生活；不需24小时静脉输液	在基础水平上每天增加的排便次数≥7次，排便失禁；与基础水平相比，人工造口的排便次数重度增加；影响日常生活；需要住院治疗，24小时持续补液	出现威胁生命的严重后果（例如血流动力学衰竭）	死亡

注：腹泻包括来自小肠、结肠和/或人工造口的腹泻。
也应该考虑：脱水、高血压。

不良反应	简称	分级				
		1	2	3	4	5
黏膜炎/口腔炎（临床检查） • 受累部位 - 肛门 - 食管 - 大肠 - 喉 - 口腔 - 咽 - 直肠 - 小肠 - 胃 - 气管	黏膜炎（临床检查） • 受累部位	黏膜发红	散在的溃疡或出现假膜	融合成片的溃疡或假膜，损伤伴出血	组织坏死，明显的自发性出血，出现危及生命的严重情况	死亡

注：黏膜炎/口腔炎（功能性或症状性）也可以指由于射线、药物等引起的上消化道黏膜炎。

不良反应	简称	分级				
		1	2	3	4	5
黏膜炎/口腔炎（功能性/症状性） • 受累部位 - 肛门 - 食管 - 大肠 - 喉 - 口腔 - 咽 - 直肠 - 小肠 - 胃 - 气管	黏膜炎（功能性/症状性） • 受累部位	上呼吸道和消化道：轻度症状，正常饮食；轻度呼吸道症状，不影响功能 下消化道：轻度不适，不需要采取干预措施	上呼吸道和消化道出现症状，但可以咀嚼和吞咽改良的饮食；呼吸道症状影响功能，但不影响日常生活 下消化道：出现症状；有治疗干预指征，但不影响日常生活	上呼吸道和消化道出现症状，无法通过口腔进食足够的食物和水分；呼吸道症状影响日常生活 下消化道：大便失禁或其他症状，影响日常生活	出现危及生命的严重症状	死亡

图 20. 美国国家癌症研究所关于化疗并发症的通用术语标准：胃肠道系统症状（续）

不良反应	简称	分级				
		1	2	3	4	5
恶心	恶心	未改变饮食习惯，但出现食欲差	进食量减少，但没有明显的体重减轻、脱水或营养不良；静脉补液指征＜24小时	进食热量或液体不足；静脉补液、鼻饲喂食或全胃肠外营养指征≥24小时	出现危及生命的严重症状	死亡

也应该考虑：厌食、呕吐。

不良反应	简称	分级				
		1	2	3	4	5
呕吐	呕吐	24小时内出现一次	24小时内出现2～5次，静脉补液指征＜24小时	24小时内出现≥6次，静脉补液或全胃肠外营养指征≥24小时	出现危及生命的严重症状	死亡

也应该考虑：脱水。

注：From *Common Terminology Criteria for Adverse Events*（Version 3.0），by the National Cancer Institute Cancer Therapy Evaluation Program，2006. Retrieved October 3，2008，from http://ctep.cancer.gov/forms/CTCAEv3.pdf

参考文献

Aujoulat, I., d'Hoore, W., & Deccache, A. (2006). Patient empowerment in theory and practice: Polysemy or cacophony? *Patient Education and Counseling, 66*(1), 13–20.

Bartlett, E.E. (1985). At last, a definition [Editoral]. *Patient Education and Counseling, 7*(4), 323–324.

Bendell, C.H. (2003). A changing paradigm for cancer treatment: The advent of new oral chemotherapy agents. *Clinical Journal of Oncology Nursing, 7*(Suppl. 6), 5–24.

Blecher, C.S. (Ed.). (2004). *Standards of oncology education: Patient/significant other and public* (3rd ed.). Pittsburgh, PA: Oncology Nursing Society.

Janousek, L., Heermann, J., & Eilers, J. (2005). Tracking patient education documentation across time and care settings. *American Medical Informatics Association Annual Symposium Proceedings, 2005*, 993.

Joint Commission on Accreditation of Healthcare Organizations. (2004). *Comprehensive accreditation manual for hospitals: The official handbook*. Oakbrook Terrace, IL: Author.

Lipson, J.G. (1996). Culturally competent nursing care. In J.G. Lipson, S. Dibble, & P.A. Minarik (Eds.), *Culture and nursing care: A pocket guide* (pp. 1–6). San Francisco: University of California San Francisco Nursing Press.

Partridge, A.H., Avorn, J., Wang, P., & Winer, E.P. (2002). Adherence to therapy with oral antineoplastic agents. *Journal of the National Cancer Institute, 94*(9), 652–661.

Rankin, S.H., & Stallings, K.D. (2001). *Patient education: Principles and practice* (4th ed.). Philadelphia: Lippincott Williams & Wilkins.

Saca-Hazboun, H. (2007). Empowering patients with knowledge. An update on trends in patient education. *ONS Connect, 22*(5), 8–12.

Stolfi, A., Dudley, G., Moore, K., & Johnson, G. (2007, April). *Enhancing patient assessment, care, and documentation through technology*. Poster presented at the 32nd Annual Oncology Nursing Society Congress, Las Vegas, NV.

Viele, C.S. (2007). Managing oral chemotherapy: The healthcare practitioner's role. *American Journal of Health-System Pharmacy, 64*(9, Suppl. 5), S25–S32.

Weingart, S.N., Flug, J., Brouillard, D., Morway, L., Partridge, A., Bartel, S., et al. (2007). Oral chemotherapy safe practices at US cancer centres: Questionnaire survey. *BMJ, 334*(7590), 407.

Ⅶ. 癌症治疗的副作用

A. 骨髓抑制：是指骨髓中的中性粒细胞、巨核细胞和红细胞数目显著下降（Gobel & O'Leary, 2007）。在本节论述中包括以下术语：
- 中性粒细胞减少症：是指循环血液中的中性粒细胞明显减少（ANC < 1500/mm³），当 ANC < 500/mm³ 时称为重度（4度）中性粒细胞减少（Camp-Sorrell, 2005）。美国传染病学会进一步指出，当患者 ANC < 500/mm³ 或者 ANC 为 500～1000/mm³ 时，其 ANC 还会进一步降低（Gobel & O'Leary, 2007；Hughes et al., 2002）。
- 贫血：是指循环血液中血红蛋白（Hgb）浓度降低（< 12g/dl）或红细胞（RBCs）计数下降。通常血细胞比容（Hct）降低或 RBCs 计数减少也被称为贫血，但 Hgb 是最常用的指标，因为它能够反映贫血的生理结果（Gobel & O'Leary, 2007）。
- 血小板减少症：是指循环血液中血小板计数 < 100 000/mm³（Gobel & O'Leary, 2007）。
- 细胞减少症：指循环血液中各种细胞成分减少。
- 最低值：是指患者接受细胞毒药物治疗后，血细胞计数达到最低水平的时间和程度。最低值水平因人而异，通常出现于治疗后 7～10 天（Otto, 2007）。护士应能够认识到某些细胞毒性药物治疗会伴随较长的最低值期，比如亚硝基脲类药物。血小板和白细胞（WBC）通常最先降低（Gobel & O'Leary, 2007）。
- 造血：血细胞的形成和发展过程涉及细胞的增殖、分化和成熟（图 21）。在成年人中，造血发生在骨髓的髓细胞性组织中。
  - 造血过程开始于造血干细胞（HSCs），也称为多能干细胞（Ososki & O'Riley, 2007）。它们是最原始的血细胞，也是所有血细胞的来源。多能干细胞能够自我更新和保持细胞数量相对稳定，因为它们具备多向增殖分化及成熟的能力。当一个干细胞分裂时，其中一个子细胞停留在干细胞池内，而另一个子细胞离开细胞池，并成为不同类型的细胞。这些定向祖细胞在骨髓内分化和成熟。HSCs 是否增殖或分化取决于机体对外源性（如高海拔）和内源性影响（如压力、感染、出血、药物治疗）的反应。
  - 大多数化疗药物会引起不同程度的骨髓抑制，其程度和持续时间与药物的作用机制有关（如细胞周期特异性药物与血细胞快速减少有关）（Goble & O'Leary, 2007）。我们已经知道，疾病起源于骨髓的患者其骨髓抑制程度更严重，因为骨髓中的肿瘤细胞会排挤祖细胞。血细胞的寿命差别很大（表13）。成熟时间会有所不同，取决于细胞株。
1. 中性粒细胞减少症：化疗引起的中性粒细胞减少症（CIN）是与全身化疗（Lyman, 2005）相关的主要剂量限制性毒性。它给癌症患者带来显著的负面临床后果，包括危及生命的感染、住院时间延长、药物剂量减少和治疗延缓。
   a) 中性粒细胞的正常生理过程（图21）
   (1) 中性粒细胞和单核细胞起源于粒细胞-巨噬细胞集落形成单位的祖细胞。最早能识别的中性粒细胞是原粒细胞。从原粒细胞分化为分叶核粒细胞需要 7～14 天。正常骨髓每天可以产生 $(60～400)×10^7$ 个中性粒细胞（Smith, 2006）。
   (2) 中性粒细胞的分布（Gobel & O'Leary, 2007）
      (a) 一个健康成年人的骨髓中含有大量成熟和不成熟的中性粒细胞。在骨髓中，中性粒细胞成

表 13. 各血液成分的生存期

血液成分	生存期
红细胞	90～120 天
血小板	7～8 天
中性粒细胞	7～12 小时
单核细胞	3 天
巨噬细胞	3 天
嗜酸性粒细胞	3～8 小时
嗜碱性粒细胞	7～12 小时
组织肥大细胞	7～12 小时
B 淋巴细胞	取决于其类型和亚型
T 淋巴细胞	取决于其类型和亚型
自然杀伤细胞	未知

熟需要 7～14 天。
- (b) 体循环的血液中也存在成熟和不成熟的中性粒细胞，这些细胞是人体抵御细菌侵入的第一道防线。循环中的中性粒细胞半衰期只有 6～9 小时。
- (c) 中性粒细胞通过附着在血管壁和向组织迁移来发挥聚集细胞的功能。血管外组织中的中性粒细胞可存活长达两天（Smith, 2006）。

(3) 病理生理学（Camp-Sorrell, 2005）
- (a) 中性粒细胞的寿命大约只有 6～8 小时，因此骨髓必须不断产生中性粒细胞。化疗药物抑制骨髓并且损伤干细胞，因此，当成熟的中性粒细胞凋亡，却没有得到及时更新时，循环中的中性粒细胞计数就会减少。
- (b) WBC 的最低值取决于使用的药物类型和剂量。当大剂量化疗时，如果干细胞得不到快速补充，则白细胞数目会出现长时间的低谷（Camp-Sorrell, 2005）。
  - i) 在应用细胞周期特异性药物（如抗代谢药物）之后 7～14 天，中性粒细胞出现最低谷，在 7～21 天中性粒细胞恢复（Barton-Burke, Wilkes, & Ingwersen, 2001; Scott, 2004）。
  - ii) 细胞周期非特异性药物（如抗肿瘤抗生素）在用后 10～14 天引起中性粒细胞减少，在 21～24 天中性粒细胞恢复（Barton-Burke et al., 2001）。
  - iii) 某些细胞周期非特异性药物（如亚硝基脲类）导致延迟性和长期中性粒细胞减少。
    - 对于成年人，最低点出现在用药后 26～63 天，在 35～89 天恢复（Barton-Burke et al., 2001）。
    - 对于儿童，最低点出现在用药后 21～35 天，在 42～50 天恢复（Scott, 2004）。
  - iv) 多西他赛使用剂量为 100mg/m^2 时，每 3 周给药一次且输注时间超过 1 小时可以导致较早的、短暂的中性粒细胞减少（Camp-Sorrell, 2005）。

(4) 发病率：中性粒细胞减少症的发病率与用药种类、剂量、用药周期以及患者个体因素（如之前的治疗、骨髓受累程度）等有关（Camp-Sorrell, 2005）。

(5) 中性粒细胞减少症的危险因素（NCCN, 2008A）
- (a) 接受治疗前就存在导致中性粒细胞减少的疾病（Ozer et al., 2000），如骨髓增生异常综合征（MDS）
- (b) 使用可导致高度骨髓抑制的化疗方案
- (c) 肿瘤累及骨髓
- (d) 免疫系统豆状核变性，它可以发生于老年患者
- (e) 在化疗周期开始时中性粒细胞

图 21. 造血框架图

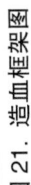

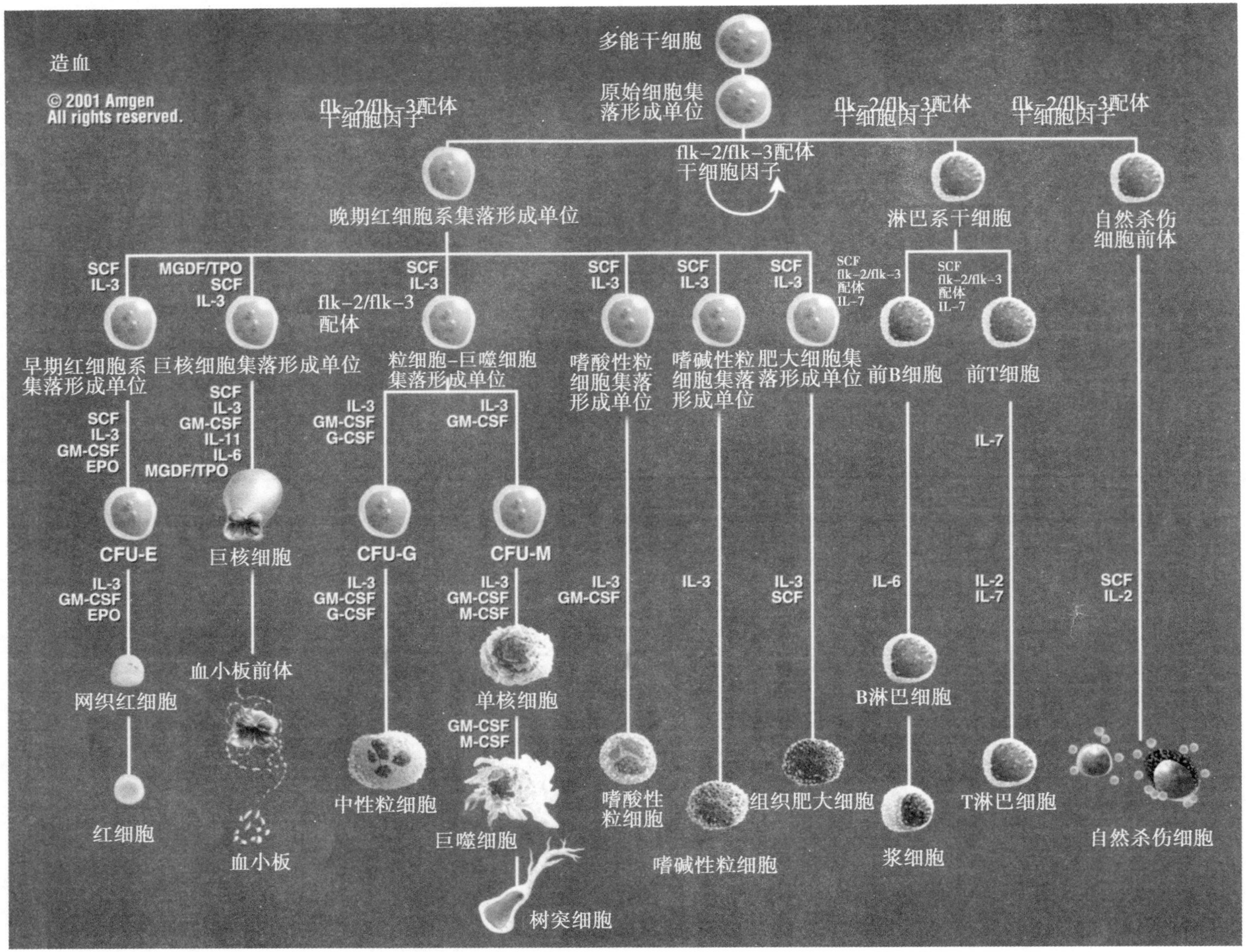

注：Figure courtesy of Amgen Inc. Used with permission.

计数低于正常值
- (f) 具有发热性中性粒细胞减少症病史
- (g) 肝肾功能不全，这可能会导致化疗药物的代谢减慢和排泄减少
- (h) 蛋白质-热量不足导致营养不良，可以降低身体制造和修复被化疗破坏的细胞的能力。
- (i) 同时使用下列药物：吩噻嗪类药物、利尿剂、免疫抑制剂。
- (j) 放疗史

(6) 中性粒细胞减少症患者感染的临床表现（Wujcik，2004）
- (a) 发热超过38℃（100.4℉）是中性粒细胞减少症最可靠、而且往往是唯一的感染征象。通常情况下，白细胞减少会引起典型的感染征象（如发红、水肿、化脓）。然而，中性粒细胞极度减少的患者可能不出现常见症状，甚至不会发烧。
- (b) 以下列举患有中性粒细胞减少症患者常见的感染部位和相应的症状、体征（NCCN，2008a；Wujcik，2004）。
    - i) 胃肠道：腹痛、消化道黏膜炎（消化道任何部位黏膜炎）或腹泻
    - ii) 呼吸道：发热、咳嗽、劳力性呼吸困难和呼吸音不清
    - iii) 泌尿道：发热、尿痛、尿频、血尿、尿混浊
    - iv) 体内装置[例如血管通道器材（VADs）、心室腹腔分流器]：发热、红斑、疼痛或压痛、水肿、溢液、局部硬结
    - v) 皮肤和黏膜：红斑、压痛、皮肤发热、水肿（尤其是在腋下、臀部、口腔、鼻窦，或会阴部、直肠区）
    - vi) 中枢神经系统（CNS）的征兆：精神状态改变、头痛、谵妄发作（NCCN，2008b）
- (c) 中性粒细胞减少相关的脓毒性休克死亡率高（Lichtman，2006）。

(7) 评估：使用实验室数据，通过计算中性粒细胞绝对计数来评估中性粒细胞。值得注意是，白细胞计数正常（4 000 ~ 10 000/mm^3）时也会出现中性粒细胞减少症（Gobel & O'Leary，2007）。因此，ANC的计算是对中性粒细胞状况进行正确评估的必要条件（Camp-Sorrell，2005）。ANC=（多形核粒细胞+杆状核粒细胞）% × WBC。
- (a) 获得全部的WBC计数，包括分类计数。
- (b) 中性粒细胞相加[多形核粒细胞（分叶状核粒细胞）和杆状核粒细胞]。
- (c) 将总和转换为百分比。
- (d) 白细胞总数乘以中性粒细胞百分比（多形核粒细胞+杆状核粒细胞）。ANC计算举例：白细胞计数=1600，多形核粒细胞=48，杆状核粒细胞=5。
    - i) 多形核粒细胞+杆状核粒细胞：48+5=53。
    - ii) 将总和转换为百分比：53/100=0.53=53%。
    - iii) 乘以白细胞计数，ANC=1600 × 0.53=848。

(8) 协同管理
- (a) 通过循证护理实践、研究和健康教育，护士在预防癌症患

者感染方面发挥了重要作用（Zitella et al.，2006）。

i）正确的手部卫生可以通过减少人与人之间的病原体传播，从而降低相关感染的风险（Zitella et al.，2006）。保护性隔离对宿主的内源性菌群以及通过水和食物传播的生物体没有任何作用。

ii）饮食：目前没有研究表明限制新鲜水果和蔬菜的饮食与降低中性粒细胞减少症癌症患者的感染风险相关。在患者的饮食注意事项中，限制新鲜水果和蔬菜的观点仍然不受支持（Gardner，2007；Wilson，2002；Zitella et al.，2006）。应该采用基本的食物安全食用方法，如避免食用未蒸熟的肉类、海鲜、蛋类以及未洗净的水果和蔬菜（Wilson）。

iii）环境（Zitella et al.，2006）
- 患有呼吸道传播病［包括水痘和肺结核（TB）］的患者应居住在有缓冲间的房间中，以保持适当的空气平衡。高效空气过滤器（HEPA）将空气再循环使用。如果患者居住的房屋没有缓冲间，可以使用便携式 HEPA。
- 研究显示对 CIN 患者采用保护性隔离或严密隔离，在感染、高热发作和抗生素使用方面均没有显著差异。

iv）植物（Zitella et al.，2006）
- 新鲜花或干花都会使癌症患者暴露于曲霉菌，所以在病房不宜放置。
- 如果植物必须放于房间内，应该由不直接照顾患者的人员养护植物。
- 如果护理人员不能避免养护植物，在养护时应戴上手套，并且脱去手套后要洗手。
- 花瓶中的水应每两天更换一次，将水倾倒于病房外。
- 花瓶使用后应消毒。

v）集落刺激因子（CSFs）治疗（表 14）：CSFs 的发展对降低化疗相关感染的发病率产生了巨大影响。
- FDA 批准非格司亭和培非司亭用于 CIN 的预防。药物使用建议：患者发生发热性中性粒细胞减少的风险＞20%时使用该药物（Amgen Inc.，2007b；NCCN，2008b）。
- FDA 批准沙格司亭粒细胞-巨噬细胞集落刺激因子（GM－CSF）］用于自体或异体骨髓移植后加速骨髓恢复（恢复骨髓细胞）（Bayer HealthCare，2008）。
- G-CSF 和 GM-CSF 可以用于急性粒细胞白血病（AML）的诱导化疗，用于自体同源 PBPCs 移植后动员外周血祖细胞（PBPCs），以及骨髓移植失败或植入延迟的患

表 14. 生长因子

分类	作用机制	药品	用法	适应证	不良反应	注意事项
集落刺激因子	刺激红细胞生成，机制同内源性促红细胞生成素	达促红素（Aranesp®）	SC	用于治疗慢性肾衰竭相关性贫血（不论患者是否接受透析治疗） 用于治疗非髓性恶性肿瘤化疗引起的贫血	高血压，皮疹，荨麻疹，红细胞成熟不全，肌肉痛，感染，疲乏，水肿，腹泻，血栓事件	当患者血红蛋白大于12g/dl时，使用本品会增加死亡及发生严重心血管事件的风险 在使用本品前和使用过程中保证患者有足够的铁储备 每周或每2周，每3周使用一次本品，但每次使用保持一致剂量 使用最低有效剂量 请勿摇晃容器或注射器 冷藏保存 不能冰冻
	刺激红细胞生成，机制同内源性促红细胞生成素	促红素α（Procrit®）	SC	用于治疗慢性肾衰竭相关性贫血（不论患者是否接受透析治疗） 用于治疗HIV感染患者使用齐多夫定治疗后引起的贫血 适用于治疗非髓性恶性肿瘤化疗引起的贫血 用于治疗择期接受非心脏性、非血管性手术来减少输入异体红细胞的需求	高血压，皮疹，荨麻疹，红细胞成熟不全，肌肉痛，感染，疲乏，水肿，腹泻，血栓事件	当患者血红蛋白大于12g/dl时，使用本品会增加死亡及发生严重心血管事件的风险 在使用本品前和使用过程中保证患者有足够的铁储备 本品每周使用3次或每周使用一次 使用最低有效剂量 请勿摇晃容器或注射器 冷藏保存 不能冰冻

表 14. 生长因子（续）

分类	作用机制	药品	用法	适应证	不良反应	注意事项
集落刺激因子	调节骨髓内中性粒细胞的产生	非格司亭（G-CSF, Neupogen®）	SC, IV	用于减少非髓性恶性肿瘤患者接受抗肿瘤治疗引起骨髓抑制的中性粒细胞减少性发热导致的感染 用于 AML 患者，缩短其接受诱导或巩固化疗后中性粒细胞的恢复时间和发热持续时间 用于骨髓移植前接受清髓化疗的患者，以缩短化疗导致的中性粒细胞减少持续时间及相关后遗症持续的时间 用于动员造血祖细胞进入外周血以便进行台细胞采集 用于先天性中性粒细胞减少症患者、循环中性粒细胞减少症患者以及特发性中性粒细胞减少症患者，通过长期使用降低中性粒细胞减少症的发病率、缩短相关后遗症持续时间	过敏性反应包括荨麻疹、皮疹和面部水肿；罕见脾破裂；成人呼吸窘迫综合征、恶心、呕吐、继发于骨髓内髓系细胞快速增长的骨痛、发热	冷藏保存 不能冰冻 使用 5% 的葡萄糖溶液稀释制剂 请勿使用盐水稀释本品 避免摇晃
	刺激角质细胞生长因子受体，促使上皮细胞增殖、分化和迁移	帕利夫明（rHuKGF, Kepivance®）	IV	用于血液病患者在进行干细胞移植前化疗导致的口腔黏膜炎，以降低其发病率及持续时间	皮疹、皮肤出现红斑、瘙痒、发热、感觉迟钝、舌苔变色、舌苔增厚、味觉改变、关节痛、血清淀粉酶升高、血清脂肪酶升高	化疗前 24 小时、化疗过程中及化疗后 24 小时内不能使用本品 在骨髓抑制性化疗前 3 天或化疗后 3 天使用本品 请勿摇晃配制溶液 配置后的溶液在室温下放置超过 1 小时后请勿使用 不可使用过滤器

表14. 生长因子（续）

分类	作用机制	药品	用法	适应证	不良反应	注意事项
集落刺激因子	调节骨髓内中性粒细胞的产生	培非司亭（Neulasta®）	SC	用于接受清髓性化疗的非髓性恶性肿瘤患者，降低其中性粒细胞减少相关的感染发生率	过敏反应，包括荨麻疹、皮疹、面部水肿；罕见脾破裂的风险；成人呼吸窘迫综合征，恶心、呕吐，继发于骨髓内髓系细胞快速增长的骨痛，发热	与非格司亭相比，培非司亭肾清除率低，作用更持久。在接受骨髓抑制性化疗前14天至化疗后24小时内不能使用本品。每个化疗周期单次注射剂量为6mg。固定剂量6mg不能用于儿童及体重少于45kg的青少年。冷藏保存。不能冷冻。请勿摇晃制剂
	诱导定向祖细胞沿粒细胞-巨噬细胞途径分裂和分化，包括中性粒细胞、单核/巨噬细胞和髓系树突细胞	沙格司亭（GM-CSF, Leukine®）	SC, IV	用于接受诱导化疗的AML患者，缩短中性粒细胞的恢复时间，减少感染的发生。用于动员患者的造血祖细胞以便进行自体细胞采集，加速祖细胞自体骨髓移植后细胞植入。用于加快异基因骨髓移植后骨髓细胞恢复。用于BMT失败的患者	水肿，毛细血管渗漏综合征，胸腔或心包积液，呼吸困难，发热，腹痛，头痛，寒战，腹泻，继发于骨髓内髓系细胞快速增长的骨痛	静脉用药时须用NS稀释本品。冷藏保存。不能冷冻。请勿摇晃制剂。请勿使用过滤器输注

表 14. 生长因子（续）

分类	作用机制	药品	用法	适应证	不良反应	注意事项
血小板生成因子	刺激巨核细胞生成和血小板生成	奥普瑞白介素（IL-11, Neumega®）	SC	用于预防严重的血小板减少症，减少接受化疗患者对输注血小板的需求	过敏性休克，稀释性贫血，腹泻，头晕，发热，液体潴留导致外周水肿、肺水肿、呼吸困难，毛细血管渗漏综合征，房性心律失常，原有胸积液加重，头痛，恶心，呕吐，失眠，鼻炎	冷藏保存，不可冷冻使用灭菌用水溶解溶解后 3 小时内使用溶解药液禁忌摇晃和冰冻避光保存

AML—急性粒细胞性白血病；BMT—骨髓移植；G-CSF—粒细胞集落刺激因子；GM-CSF—粒细胞-巨噬细胞集落刺激因子；IV—静脉注射；NS—生理盐水；SC—皮下注射

注：信息来源于厂商提供的药品说明书。

- 制药商建议在给予患者化疗药物后的 24 小时内应避免使用 G-CSF。可以每天使用达 14 天，直到 ANC > 10 000/mm^3 为止（Amgen Inc., 2007a, 2007b）。
- 培非司亭在每一化疗周期中使用，单次注射剂量为 6mg，在化疗前 14 天和化疗后 24 小时内请勿使用本品。

vi) 保护患者的皮肤和黏膜免受损伤（Gobel & O'Leary, 2007）

- 细致护理所有的留置装置。
- 预防压疮和便秘。
- 根据要求清洁和保护伤口。
- 水壶、义齿杯、喷雾器内的水每天至少更换一次。
- 权衡侵入性操作的风险-效益比（如胸腔穿刺、穿刺抽液术、经皮内镜下放置胃造瘘管、放置 VAD）。

vii) 指导中性粒细胞减少的患者学习他们能够采用的防护措施（Camp-Sorrell, 2005；Gobel & O'Leary, 2007；Zitella et al., 2006）

- 个人卫生
  - 经常使用肥皂和水洗手或者用杀菌剂洗手。洗手后如果不及时干燥，会使手上残留微生物。
  - 每天洗澡。
  - 保护皮肤免受割伤和烫伤，皮肤一旦破损立即给予清创处理。
  - 在花园工作时要戴手套。

者（Wilkes & Barton-Burke, 2006）。

- 经常进行口腔护理（每天至少3~4次）。
- 排尿和排便后清洗会阴。
- 只能使用电动剃须刀剃除体毛。
- 避免暴露于病原体（如戴口罩）。
- 避免接触感冒患者和传染病患者（如水痘、带状疱疹、流感）。
- 接种流感和肺炎疫苗。
- 避免接触在过去30天内接种活疫苗者（Centers for Disease Control and Prevention, 1993）。
- 不与他人共餐。
- 不直接看护宠物或家畜，避免接触动物粪便、唾液、尿液、垃圾箱和谷仓。
- 避免直接或间接接触爬行动物、鱼和鸟。
- 不接种活疫苗（如口服脊髓灰质炎疫苗、水痘疫苗、天花疫苗，以及鼻流感疫苗）。
- 避免接触新鲜的或干的植物和花，因为有可能引起曲霉菌感染。由不直接照护患者的人员负责养护植物。
- 不进入、穿行、逗留于装修/建筑工地，以及施工材料放置地或最近耕种的地方。
- 不吃未经过烹饪或清洗的食物。坚持采用基本的食物安全食用方法，避免食用配制、贮存、服务等安全性不能保证的食品。

(b) 中性粒细胞减少性发热的管理：有关发热性中性粒细胞减少症患者使用CSFs的安全性尚无定论（Camp-Sorrell, 2005）。对于中性粒细胞减少性发热，临床医生应该：

i）做以下培养（NCCN, 2008b）
- 尿：患者带有尿管且有症状或者尿常规异常时
- 血：如果患者有中心血管通路装置（CVAD），取两组静脉血（每组包括两瓶）：
  - 分别从外周和CVAD各取一组静脉血
  - 或者取外周静脉血两组或从CVAD取血两组
  - 其他可疑感染来源
- 粪便：对于腹泻患者，化验粪便，辨认有无难辨梭状芽胞杆菌和肠道病原体。
- 皮肤：从皮肤病变处针吸/活检。
- VAD的入皮点：如果有炎症，考虑进行常规真菌/分枝杆菌培养。
- 对水疱/溃疡性病变进行病毒培养。
- 当呼吸道病毒感染的症状出现时，尤其在季节性暴发时，对喉咙/鼻咽部进行微生物培养。

ii）收集特定病史并进行体格检

查以寻找感染源（NCCN, 2008b）
- 评估VADs、皮肤、肺部、鼻窦、口腔、咽、食管、肠、直肠、阴道周围及直肠周围区域，寻找感染的症状和体征。
- 获得患者的历史资料，包括并发症、最后一次化疗的日期和方案、既往感染情况、最近的抗生素治疗情况/预防措施、药物治疗以及HIV感染状况等。查找患者的暴露风险，包括在家中有相似症状的其他人、宠物、旅游地、最近使用的血液制品、结核病接触史等。

iii) 对成年人而言，如果出现呼吸道症状可以拍胸片；对儿童而言，在患儿病情允许的情况下才可以拍胸片。

iv) 根据经验抗生素使用，抗生素应可针对革兰阴性菌和革兰阳性菌，直到确定病原菌后选择有效抗生素。

v) 每天关注血培养结果。

(c) 患者及其家属的健康教育

i) 教育患者及重要家属在出现以下症状时及时报告：
- 体温>38℃（100.4°F）
- 寒战
- 排尿困难
- 呼吸困难
- 呼吸道充血或痰多
- 疼痛

ii) 加强卫生。

iii) 如需要，教会患者及重要家属皮下（SC）注射G-CSF/GM-CSF的方法。

参考文献

Amgen Inc. (2007a). Neulasta [Package insert]. Thousand Oaks, CA: Author.

Amgen Inc. (2007b). Neupogen [Package insert]. Thousand Oaks, CA: Author.

Barton-Burke, M., Wilkes, G.M., & Ingwersen, K.C. (2001). *Cancer chemotherapy: A nursing process approach* (3rd ed.). Sudbury, MA: Jones and Bartlett.

Bayer HealthCare. (2008). Leukine [Package insert]. Seattle, WA: Author.

Camp-Sorrell, D. (2005). Chemotherapy toxicities and management. In C.H. Yarbro, M.H. Frogge, & M. Goodman (Eds.), *Cancer nursing: Principles and practice* (6th ed., pp. 412–457). Sudbury, MA: Jones and Bartlett.

Centers for Disease Control and Prevention. (1993). Recommendations of the Advisory Committee on Immunization Practices (ACIP): Use of vaccines and immune globulins in persons with altered immunocompetence. *Morbidity and Mortality Weekly Report, 42*(No. RR-4). Retrieved October 1, 2008, from http://www.cdc.gov/mmwr/preview/mmwrhtml/00023141.htm

Gardner, A. (2007, April). *Neutropenic diet with leukemia patients*. Paper presented at the 32nd Annual Congress of the Oncology Nursing Society, Las Vegas, NV.

Gobel, B.H., & O'Leary, C. (2007). Bone marrow suppression. In M.E. Langhorne, J.S. Fulton, & S.E. Otto (Eds.), *Oncology nursing* (5th ed., pp. 488–504). St. Louis, MO: Elsevier Mosby.

Hughes, W.T., Armstrong, D., Bodey, G.P., Bow, E.J., Brown, A.E., Calandra, T., et al. (2002). 2002 guidelines for the use of antimicrobial agents in neutropenic patients with cancer [Electronic version]. *Clinical Infectious Diseases, 34*(6), 730–751.

Lichtman, M.A. (2006). Classification and clinical manifestations of neutrophil disorders. In M.A. Lichtman, E. Beutler, J.K. Thomas, U. Seligsohn, K. Kawshansky, & J.T. Prchal (Eds.), *Williams hematology* (7th ed., pp. 899–905). Columbus, OH: McGraw-Hill.

Lyman, G.H. (2005). Guidelines of the National Comprehensive Cancer Network on the use of myeloid growth factors with cancer chemotherapy: A review of the evidence. *Journal of the National Comprehensive Cancer Network, 3*(4), 557–571.

National Comprehensive Cancer Network. (2008a). *NCCN Clinical Practice Guidelines in Oncology™: Myeloid growth factors* [v.1.2008]. Retrieved October 24, 2008, from http://www.nccn.org/professionals/physician_gls/PDF/myeloid_growth.pdf

National Comprehensive Cancer Network. (2008b). *NCCN Clinical Practice Guidelines in Oncology™: Prevention and treatment of cancer-related infections* [v.1.2008]. Retrieved October 24, 2008, from http://www.nccn.org/professionals/physician_gls/PDF/infections.pdf

Ososki, R.E., & O'Riley, K. (2007). Leukemia. In M.E. Langhorne, J.S. Fulton, & S.E. Otto (Eds.), *Oncology nursing* (5th ed., pp. 232–257). St. Louis, MO: Elsevier Mosby.

Otto, S. (2007). Chemotherapy. In M.E. Langhorne, J.S. Fulton, & S.E. Otto (Eds.), *Oncology nursing* (5th ed., pp. 362–376). St. Louis, MO: Elsevier Mosby.

Ozer, H., Armitage, J.O., Bennett, C.L., Crawford, J., Demetri, G.D., & Pizzo, P.A. (2000). 2000 update of recommendations for the use of hematopoietic colony-stimulating factors: Evidence-based, clinical practice guidelines. American Society of Clinical Oncology Growth Factors Expert Panel. *Journal of Clinical Oncology, 18*(20), 3558–3585.

Scott, T.E. (2004). Neutropenia. In N.E. Kline (Ed.), *Essentials of pediatric oncology nursing: A core curriculum* (2nd ed., pp. 67–69). Glenview, IL: Association of Pediatric Oncology Nurses.

Smith, C.W. (2006). Production, distribution, and fate of neutrophils. In M.A. Lichtman, E. Beutler, J.K. Thomas, U. Seligsohn, K. Kawshansky, & J.T. Prchal (Eds.), *Williams hematology* (7th ed., pp. 855–861). Columbus, OH: McGraw-Hill.

Wilkes, G.M., & Barton-Burke, M. (2006). *2006 oncology nursing drug handbook*. Sudbury, MA: Jones and Bartlett.

Wilson, B.J. (2002). Dietary recommendations for neutropenic patients. *Seminars in Oncology Nursing, 18*(2), 44–49.

Wujcik, D. (2004). Infection. In C.H. Yarbro, M.H. Frogge, & M. Goodman (Eds.), *Cancer symptom management* (3rd ed., pp. 252–267). Sudbury, MA: Jones and Bartlett.

Zitella, L., Friese, C., Gobel, B.H., Woolery-Antill, M., O'Leary, C., Hauser, J., et al. (2006). Putting Evidence Into Practice: Prevention of infection. *Clinical Journal of Oncology Nursing, 10*(6), 739–750.

2. 贫血
   a) 红细胞生成：红细胞（RBCs）的正常生成及功能
      (1) 促红细胞生成素（EPO），作为 RBCs 生成的主要生长因子，绝大多数由肾产生。RBCs 在骨髓中生成，然后储存在胸骨、肋骨、椎骨、骨盆及股骨、肱骨的近端。血红蛋白分子将氧气从肺运输到身体各个组织，然后将二氧化碳从组织运送到肺（Gillespie & Berger, 2004；Spivak, 2002）。
      (2) 当组织缺氧时，EPO 作用于原始干细胞以加快 RBC 的生成（Amgen Inc., 2008a）。
   b) 铁是 RBCs 正常生成的必需物质。它由转铁蛋白运送至前体细胞，然后合成为亚铁血红素分子，以铁蛋白的形式保存于各组织。为了保证体内铁离子的含量，我们需要每日摄入一定量的含铁物质（Kogut & Luthringer, 2005；Loney & Chernecky, 2000）。红细胞生成的主要过程如下（图21）。
      (1) 一个多能干细胞发育成祖细胞，定向生成 RBCs。
      (2) 干细胞分裂、成熟，形成网织红细胞。
      (3) 血红蛋白的合成开始于红细胞阶段。RBCs 在骨髓的发育、成熟过程中增加了血红蛋白的数量。大约 25% 的血红蛋白是在网织红细胞离开骨髓后合成的（Bron, Meuleman, & Mascaux, 2001；Dessypris, 1999；Spivak, 2002）。
   c) 红细胞生成过程中 EPO 的功能：EPO 是一种糖蛋白细胞因子，主要由肾间质生成，用于应对身体的缺氧状态（Gillespie & Berger, 2004）。大于 90% 的 EPO 在肾生成，而只有一小部分在肝生成。当 EPO 分泌至血浆中时，便刺激骨髓中的红细胞前体细胞，加快 RBC 的生成和成熟（Loney & Chernecky, 2000）。由于 EPO 是红细胞生成的基本要素，因此该物质在血液中轻度降低便会导致贫血（Gillespie & Berger）。虽然促红细胞生成原本被认为是 EPO 的唯一生理功能，现在却发现 EPO 在组织中的受体不仅仅局限于造血细胞。活化的 EPO 受体还存在于内皮、肾、神经元及心肌细胞（Smith, 2004）。这个现象帮助我们解释了为什么很多贫血患者会出现神经毒性表现。EPO 通过以下两个途径使 RBCs 的生成增多：
      (1) 增加用于生成红细胞的干细胞的数量。
      (2) 缩短干细胞变为成熟 RBC 的时间（Erickson, 1996）。
   d) RBC 总量和容积：由于 EPO 生成和红细胞生成通常是序贯且连续的过程，因此在人体中循环的 RBC 总量是稳定的，但是对于相同年龄和性别的人来说，红细胞容积的变化可能超过 10%（Loney & Chernecky, 2000）。
   e) RBC 的生命周期：一个典型的 RBC 可以存活 90～120 天。这个生命周期长于中性粒细胞或血小板，是化疗后贫血的发生较白细胞和血小板减少症发生晚的主要原因。
   f) 病理生理学
      (1) 很难将癌症患者贫血的原因归结为某一个因素。贫血的发生由骨髓功能、红细胞生成、RBC 破坏、维持稳定血容量等不同的生理机制共同参与（Loney & Chernecky, 2000）。

(2) 贫血的分类（Gillespie & Berger, 2004；Hurter & Bush, 2007）

(a) 正常细胞性贫血：红细胞大小正常［平均红细胞体积（MCV）为 80～100fl］；由营养缺乏、溶血性贫血、再生障碍性贫血和慢性疾病造成。化疗或放疗可能直接减少RBC的生成。这些治疗导致骨髓抑制，继而导致多能干细胞的消耗。与癌症相关的严重的分解代谢也可能破坏蛋白质的合成，导致骨髓不能生成足量的RBCs。尽管红细胞的数量减少，但细胞的大小是正常的。

(b) 小细胞性贫血：RBCs体积较小（MCV < 80～100fl）；由铁缺乏、地中海贫血（遗传性血红蛋白生成减少）、铁粒幼细胞贫血和慢性疾病状态性贫血造成。对于癌症患者来说，铁缺乏的常见原因是吸收不足、血液流失造成的铁过度丢失或者其他与癌症相关的因素，比如铁的饮食摄入严重不足。如同Hurter 和 Bush（2007）的那样，"恶性肿瘤和其他疾病，比如慢性感染、炎症、充血性心力衰竭，是导致贫血的一些常见因素，被认为是慢性疾病性贫血"（p.350）。

(c) 大细胞性贫血：RBCs体积较大（MCV > 100fl）；由酒精和药物暴露、肝疾病、厌食、吸收不良综合征、维生素B_{12}缺乏、叶酸缺乏造成。维生素B_{12}和叶酸缺乏影响了RBC前体细胞生成所必需的DNA的合成。对于癌症患者来说，一些药物可能会导致叶酸缺乏，比如抗惊厥药物和叶酸拮抗剂（甲氨蝶呤、羟基脲和培美曲塞）。

(3) 化疗不仅仅抑制骨髓功能和红细胞生成，而且可能造成铁的饮食摄入不足、RBC分解和微血管出血（Kogut & Luthringer, 2005；Loney & Chernecky, 2000）。

(4) 化疗导致的贫血与骨髓抑制造成的RBCs数量下降有关。细胞毒性化疗药物抑制干细胞发育成红细胞。RBCs较WBCs或血小板有更长的生命周期。因此，RBC抑制在治疗后6周内可能都不明显（Loney & Chernecky, 2000）。

g) 红细胞发育的改变：细胞周期特异性药物抑制DNA的整体生成，因此导致了红细胞发育的改变。

h) 外周大红细胞症：即红细胞体积增加。维生素B_{12}和叶酸缺乏是巨幼红细胞性贫血的常见原因。这些物质的缺乏影响了红细胞前体细胞DNA的合成，同时破坏了骨髓中RBCs的正常成熟（Gillespie & Berger, 2004）。甲氨蝶呤可以消耗叶酸从而间接地导致贫血。

i) 因为超过90%的EPO由肾生成，因此任何具有肾毒性的物质（比如顺铂、卡铂）都可能会降低EPO的水平。如果循环中EPO的正常恒定水平改变，只有深度缺氧状态才能刺激EPO应答（Loney & Chernecky, 2000）。

j) 以下几种生理机制可以导致RBC的破坏增加。

(1) 抗代谢药物触发RBC的分解机制（比如5-FU、羟基脲、甲氨蝶呤、吉西他滨、卡培他滨）

(2) 酶缺乏症：患遗传性葡萄糖-6-磷酸脱氢酶缺乏症的患者缺乏一种RBCs抗氧化保护酶，当人体暴露于氧化物质（比如化疗、病毒或细菌感染）时，RBC、血红蛋白和细胞膜（Loney & Chernecky, 2000）就会遭到破坏。这是溶血性贫血的一种类型。镰状细胞性贫血是另外一种类型的溶血性贫血（Gillespie & Berger, 2004; Hurter & Bush, 2007）。

(3) 癌性贫血与慢性疾病性贫血一样，问题在于炎性细胞因子。TNF-α、IL-1、IL-6和IFN-γ紊乱是主要的致病因素。这些细胞因子影响红细胞的生成，导致铁的新陈代谢变缓，患者可患有"功能性铁缺乏症"。在这种类型的贫血中，红细胞的生存期也会缩短（Gillespie & Berger, 2004）。

k) 发病率

(1) 化疗所致贫血的程度与药物种类、剂量以及根据疾病程度而制订的治疗方案的频率有关。淋巴瘤、肺部肿瘤、妇科或生殖系统肿瘤的患者，接受细胞毒性药物治疗时患贫血的概率较高（Rogers, 2008）。

(2) 将近60%的实体瘤和淋巴瘤患者可能患有贫血，同时接受骨髓抑制性化疗和/或放疗的患者有更高的发病率（70%~90%）（Rogers, 2008）。

1) 危险因素

(1) 药物导致红细胞增殖减少（比如，通过骨髓抑制或者破坏EPO应答从而减少RBC生成）（Loney & Chernecky, 2000）。

(a) 已知具有肾毒性的药物：铂类药物或以铂类药物为基础的方案

(b) 环磷酰胺、甲氨蝶呤和5-FU联合治疗（采用此方案初始治疗后，其已知的可致贫血时间长达5年）（Rogers, 2008）

(c) 抗微管药物（比如紫杉烷类化合物、长春瑞滨）

(d) 喜树碱物质（比如伊立替康、拓扑替康）

(e) 生物治疗（比如白介素、干扰素、伊马替尼、舒尼替尼）（Rogers, 2008）

(f) 已接受大剂量化疗的患者行干细胞移植或对骨髓增生活跃区域进行放疗（比如骨盆、胸骨）（Rogers, 2008）

(g) 患者接受反复循环的骨髓抑制性化疗（Rogers, 2008）

(2) 肿瘤侵犯骨髓，导致RBC前体细胞减少。

(3) 之前的化疗/生物治疗伴或不伴之后的骨髓放疗暴露及其所致的骨髓纤维化。在成人中，胸骨、长骨或骶骨的纤维化是贫血的危险因素。在儿童中，脊柱或者骨盆的纤维化是危险因素。

(4) 急性出血，可导致血红蛋白快速下降和缺氧进行性加重；在老年人中，急性血液丢失的影响是非常深远的（Penninx, Cohen, & Woodman, 2007）。

(5) 年龄

(a) 年龄小于5岁的患者对化疗的耐受性较好，因为他们的骨髓有更多的造血细胞而脂肪细胞比例较低（Hoagland, 1992; Penninx et al., 2007）。

(b) 尽管关于老年人贫血的资料有限，但贫血会更多发生在这些群体中，而且随着年龄的增加，患病率增加。这些群体一旦开始任何治疗，贫血可能成为他们的首要并发症。与年龄相关的造血干细胞存储减少和增殖能力降低也间接增加了年龄较大群体的贫血发病率（Penninx et al., 2007）。

(6) 营养不良：化疗相关毒性所导致的摄入不足可以在很大程度上改变铁的吸收，并减少有效铁的储存。负氮平衡和体重下降的患者不能修复化疗破坏的细胞（Loney & Chernecky, 2000）。维生素 B_{12} 和叶酸缺乏通过影响DNA合成和破坏新细胞形成从而影响RBCs的生成（Cope & Red, 2006；Gillespie & Berger, 2004；Kogut & Luthringer, 2005；Van Cleave, 2006）。

(7) 并发症（NCCN, 2008）
    (a) 心脏病史/失代偿
    (b) 慢性肺疾病
    (c) 脑血管疾病

(8) 使用特殊药物（Shelton, 2006；Worrall, Tompkins, & Rust, 1999）
    (a) 酒精
    (b) 阿司匹林和非甾体类抗炎药（NSAIDs）
    (c) 抗惊厥药物（例如苯妥英钠、扑米酮、卡马西平）
    (d) 抗心律失常药物
    (e) 抗反转录病毒药物
    (f) 口服避孕药
    (g) 口服降糖药物
    (h) 抗生素
    (i) 镇静剂
    (j) 抗微生物药物

m) 临床表现：表15。

n) 协同管理

(1) 癌症患者首要的问题是与疾病相关的疲乏，这甚至比恶心和呕吐对患者体能和活动水平的影响更大。疲乏可能是贫血的首发表现。QOL问题变成患者最重要的问题。尽管如此，直到目前，疲乏仍没有得到足够的评估（Cella, 2006；Gillespie, 2003；Tchekmedyian, 2002）。有一个研究工具叫做癌症治疗的功能性评估-贫血（FACT-An），包括通用工具（FACT-G）附加13个与疲乏相关的问题和7个非疲乏相关性贫血的问题。它为研究者提供信息，以帮助研究者确定与患者相关的特定问题，以及贫血时他们的QOL。它还可以依据Hgb和疲乏水平将患者进行分类（Cella）。

(2) 确定贫血的潜在原因。

(3) 只可对由铁缺乏造成贫血的患者补充铁。一般情况下，血清铁水

表15. 贫血的症状

Hgb水平	分级	常见临床表现
10～11mg/dl	轻度贫血	• 活动无耐力 • 便秘，肠蠕动减慢 • 注意力集中或推理困难 • 疲乏 • 头痛
8～10mg/dl	中度贫血	• 无力，严重疲乏，虚弱，日常生活活动或健康维持改变 • 嗜睡 • 心动过速，应激性节律（如室性早搏）
＜8mg/dl	重度贫血	• 意识水平改变（如嗜睡或昏迷） • 发绀 • 尿量减少 • 呼吸困难 • 心律失常，威胁生命（如室性心动过速、心室纤颤、心脏骤停） • 低温 • 缺氧 • 自理困难

Hgb—血红蛋白

注：From "Therapeutic Options for Patients With Cancer-and Treatment-Related Anemia," by B.K. Shelton, 2006, *Johns Hopkins Advanced Studies in Nursing*, 4(5), p.111. Copyright 2006 by Galen Publishing. Reprinted with permission.

平低于100μg/L或者转铁蛋白饱和度低于20%被认为是功能性铁缺乏的证据,需要口服补充铁剂(NCCN,2008)。

(4) 注意缺氧相关的症状。改善Hgb和血氧水平对化疗和放射治疗都有积极的作用。缺氧的肿瘤细胞对放射治疗的耐受性是正常含氧细胞的2~3倍(Weiss,2003)。

　　(a) 鼓励患者休息以保存能量。这个建议只针对缺氧患者或者需要吸氧的患者。新规范注重鼓励那些接受治疗的患者、处于健康和疾病不同水平的患者进行锻炼,这是基于锻炼对QOL的积极影响(Mock,2003)。

　　(b) 如果氧饱和度低于90%,鼓励使用氧气。

(5) 比较实验室结果与重要的征象。表16说明了健康男性和女性的实验室指标正常范围。如果患者的实验室结果异常,要采取适当措施。

(6) 对于化疗导致的贫血,使用促红细胞生成药(ESAs)。ESAs可用于化疗相关性贫血的治疗,经研究证实其可以减少非髓性恶性肿瘤患者输注RBCs的需求(Amgen Inc.,2008a)。

　　(a) 两种类型的ESAs可以用于非髓性恶性肿瘤且伴有化疗所致贫血的患者,分别是促红细胞生成素α(Procrit®)和达促红素α(Aranesp®)。(注:第三种ESA倍他依泊汀,只在欧洲上市,未在美国上市。)最近,美国临床肿瘤学会(ASCO)和美国血液学会联合讨论以确定ESAs在临床机构的合理使用。他们的努力获得可观成果,包括以下信息。

　　i)"推荐将ESA作为化疗所致贫血且Hgb接近或者已经降至10g/dl患者的治疗选择,用以提高Hgb水平、减少血制品输注。RBC的输注依据贫血的严重程度和临床情况进行选择"(Rizzo et al.,2008,p.134)。

　　ii) 若患者贫血不严重,Hgb水平>10/dl但<12g/dl,则何时使用ESA取决于临床

表16. 贫血的实验室结果评估:正常值(成人)

实验室检查	正常值
红细胞计数	男性:4.7~6×10⁶/μl;女性:4.2~5.4×10⁶/μl
血红蛋白	男性:13.5~18g/dl;女性:12~16g/dl
血细胞比容	男性:42%~52%;女性:37%~47%
平均红细胞体积	78~100fl
平均红细胞血红蛋白	27~31pg/cell
红细胞分布宽度	11.5%~14%
网织红细胞计数	红细胞的0.5%~1.85%
铁	男性:20~300ng/ml;女性:15~120ng/ml
血清铁	男性:75~175μg/dl;女性:65~165μg/dl
总铁结合力	250~450μg/dl
血清促红细胞生成素水平	男性:17.2mIU/ml;女性:18.8mIU/ml
库姆斯试验(直接和间接的)	阴性
血清维生素B_{12}	190~900mg/ml
血清叶酸	>3.5μg/ml

注:From "Overview of Anemia"(p.791),by M.P. Lynch in D. Camp-Sorrell and R.A. Hawkins(Eds.),*Clinical Manual for the Oncology Advanced Practice Nurse*(2nd ed.),2006,Pittsburgh,PA:Oncology Nursing Society. Copyright 2006 by the Oncology Nursing Society. Reprinted with permission.

情况;"心肺功能储备有限,有冠状动脉疾病,症状性心绞痛,或者运动能力、体能、日常生活能力（ADLs）大幅度下降"的老年患者为特殊情况（Rizzo et al., 2008, p.134）。RBC输注仍然可以作为一种选择。

iii) 与使用ESA相关的危险包括死亡率增加、严重的心血管和血栓事件、肿瘤进展或复发的危险性增加。这些警告都包含在产品包装说明书扉页上的"黑匣子"里。我们应监测患者,为任何一种可能出现的非预期的产品相关事件提供医疗护理照顾。ESAs没有被指出会给患者及接受根治性治疗的患者带来不可控制的高血压。输血是纠正贫血的一个选择（NCCN, 2008）。医生们希望探讨有关缓解贫血治疗的风险和益处。

iv) FDA批准促红素α的初始皮下注射剂量每周为150U/kg或者40 000U。达促红素α的初始皮下注射剂量为每周2.25μg/kg或者每3周500μg。治疗应持续至使Hgb达到10g/dl,**但不应超过10g/dl**。如果在两周之间Hgb的增加速度>1g/dl,应减少剂量（Rizzo et al., 2008）。可接受的治疗方案包括达促红素α 100μg固定剂量每周皮下注射,200μg固定剂量每2周皮下注射,或者300μg固定剂量每3周皮下注射（NCCN, 2008）。促红素α的治疗方案有80 000单位每2周皮下注射,或者120 000单位每3周皮下注射（NCCN）。

v) "铁、总铁结合力、转铁蛋白饱和度、铁蛋白以及饱和铁的使用,对这些数值的基线和定期监测可能有助于限制促红细胞生成素的需求,最大限度地改善症状,并且确定促红细胞生成素治疗失败的原因"（Rizzo et al., 2008, p.135）。

vi) 有很强的证据反对ESAs单独用于恶性肿瘤（未治疗）相关的贫血患者,或者实体瘤或非髓性恶性肿瘤未接受化疗而患贫血的患者。这和2007年3月"黑匣子"警告中所添加的ESAs的处方信息一致（Rizzo et al., 2008）。2007年八个独立研究的信息回顾显示了产品不利于风险-获益的一面,FDA据此要求更改标签,包括2008年的"黑匣子"警告。医生期望探讨ESA使用的治疗目标、风险和获益（NCCN, 2008）。总结如下:

- ESA的使用指征不包括接受激素类药物、治疗性生物制剂或放射治疗的患者，除非该患者随后接受了可致骨髓抑制的化疗。
- ESAs 的使用指征不包括虽接受可致骨髓抑制的化疗，但预期结果可治愈的患者。
- ESAs 不可用于贫血、QOL、疲乏或者患者身体状况的症状改善。

(b) 尽管达促红素 α 和促红素 α 非常相似，但达促红素 α 有 5 个 N-连接的糖链，从而分子量较促红素 α 大，并有更长的半衰期。因此，它的使用频率较小（Amgen Inc., 2008a）。2006 年，Amgen 得到 FDA 批准，即可以每 3 周使用一次达促红素 α。临床试验证明每 3 周使用一次达促红素 α 和每周使用一次同样有效（Canon et al., 2006）。

i) 研究者发现每 3 周使用一次达促红素 α 对化疗所致的轻度和中度贫血均有效。

ii) 基于很多化疗方案为每 3 周使用一次达促红素 α，这使得贫血的管理简单化，因此达促红素 α 可以在患者来治疗时同时使用。

iii) 监测
- 开始 ESA 治疗后，应至少每周监测 Hgb。使用剂量应随时调整，以保证 Hgb 的最低有效水平，避免 RBC 输注（NCCN，2008）。如果 Hgb 水平两周内增加大于 1g/dl 或者 Hgb 达到了避免输血的水平，使用剂量应减少原来使用剂量的 40%。如果 Hgb 水平超过了避免输血的水平，应暂停使用 ESA，直至 Hgb 水平下降至需要输血的水平。这时，使用剂量应恢复至原始剂量减少 40% 的剂量（Amgen Inc., 2008a; Ortho Biotech, 2007）。
- 一旦达到 Hgb 的目标水平，每周监测 Hgb 直至稳定后定期监测（Amgen Inc., 2008a）。Hgb 的目标水平不应超过 10g/dl（Lyman & Glaspy, 2006）。
- 在看到 RBCs 的数量增多之前，ESAs 的治疗应至少 2 周。如果经过 4 周的达促红素 α 治疗或者 6 周的促红素 α 治疗没有任何反应，使用剂量应逐步向上调整（NCCN，2008）。
- 若剂量升级后 Hgb 仍无反应，6~8 周后也要停止治疗（Lyman & Glaspy, 2006）。
- 告知患者如果下肢出现疼痛或肿胀，出现气短或气短加重、血压升高、头晕或意识丧志，或者重度乏力，要立即通知医生（NCCN，2008）。

- 如果 Hct 降至低于 25%，Hgb 降至低于 8g/dl，或者患者心肺症状进展，遵医嘱 2～3 小时内输注 1～2 个单位 RBCs。
- 如果不能确定患者是否适用 ESAs，临床医生一定要认真考虑风险 - 获益比。由于研究尚在进行中，ESAs 的使用必须由临床医生根据当前的知识、"黑匣子"警告和毒性概况决定（NCCN，2008）。
- 监测患者的功能性铁缺乏，因其可用 ESA 治疗。大部分患者最终都需要补充铁以维持适宜的红细胞生成，ESA 刺激 RBC 生成快速拉动了储存铁的利用。此外，肿瘤组织中的炎症细胞因子可以延迟铁的释放。综上，这些因素减慢了贫血对 EPO 的充分反应（NCCN，2008）。在开始 ESA 治疗之前，应着重于监测基础铁的水平：血清铁、全铁结合力、血清铁蛋白。在治疗过程中，应定期重复监测（NCCN）。铁可以通过口服或者肠外途径补充。目前的研究已表明 IV 补充优于口服（NCCN）。

o）患者和家属教育
  (1) 鼓励患者建立 ADLs 的短期目标以保存体能（Loney & Chernecky，2000）。
  (2) 鼓励患者缓慢改变体位，以避免体位性低血压继发的头晕。
  (3) 确认患者的症状描述如疲乏，即使使用模糊术语（Loney & Chernecky，2000）。
  (4) 当告知患者有关化疗和 / 或放疗的不良反应时，同时告知贫血的潜在风险以及症状和体征。
  (5) 帮助患者和健康照顾者建立贫血持久症状的管理机制（例如疲乏、气短、耐力下降）。
  (6) 为患者提供 EPO 的自我管理指南，包括书面资料。
  (7) 允许的话，鼓励患者保持最佳的身体活动水平，间断休息（Shelton，2006）。
  (8) 提醒患者保持良好的饮食平衡，增加含铁丰富的食物以提高饮食质量。
  (9) 告知患者和健康照顾者血液输注的害处、风险和益处。

3. 血小板减少症（Camp-Sorrell，2005；Shuey，1996）
  a）血小板的正常生理：见图 21（Psaila & Bussel，2007）
    (1) 血小板是小的无核细胞颗粒，由巨核细胞释放至血液中。
    (2) 巨核细胞的形成是细胞因子和生长因子所组织的一连串复杂反应。
    (3) 血小板生成素是血栓形成的主要调节剂，它促进造血干细胞（HSCs）分化成巨核细胞。
    (4) 正常的血小板数量是 150 000～400 000/mm^3。血小板的平均生命周期是 7～10 天。血小板不储存于骨髓内，但可能封存于脾内。
    (5) 当血小板初步碰撞血管壁后，它

黏附在内皮表面的胶原蛋白上，并释放少量的化合物，包括5-羟色胺和腺苷二磷酸。这些化合物将招募更多的血小板黏附于胶原蛋白，并堆积在一起。这将导致形成血凝块、大的血小板凝集块或者止血栓。正常情况下，整个过程只需3~5分钟。
- (6) 凝血因子Ⅶ和Ⅻ的激活导致了血小板表面的蛋白质与破坏的内皮细胞接触，从而激发了继发性凝血。
- (7) 当外在和内在的凝血路径激活，它们将合二为一，产生激活因子促使凝血酶原转化为凝血酶。凝血酶促使纤维蛋白原转化为纤维蛋白，从而形成稳定的血凝块。
- (8) 纤维蛋白溶解是血凝块溶解的机制。负责纤溶的因子（纤溶酶原激活剂）存在于大部分体液、正常组织和肿瘤组织中（Gobel，2005）。

b) 病理生理学（Camp-Sorrell，2005）
- (1) 由化疗导致的急性或者延迟性骨髓抑制可以减少血小板生成。
- (2) 血小板减少症通常伴随有粒细胞减少症。
- (3) 对于实体肿瘤，普遍原则是当血小板 < 100 000/mm³ 时暂停化疗（Camp-Sorrell，2005），暂停化疗前要和患者的主管医生确认，但是也可能随机构规定和方案不同而不同。血小板数量减少时可能需要有针对性的治疗，医生接下来可能要决定是否有必要给予患者输注血小板或者生长因子。患有血小板减少症的儿童接受化疗时可能有必要调整剂量和延迟治疗（Felgenhauer et al.，2000）。
- (4) 以下药物可导致血小板减少症，属于剂量限制性毒性（Wilkes, Ingwersen, & Barton-Burke, 2008）。
    - (a) 铂类药（卡铂和顺铂）
    - (b) 达卡巴嗪
    - (c) 柔红霉素
    - (d) 多柔比星
    - (e) 硼替佐米
    - (f) 吉西他滨
    - (g) 洛莫司汀
    - (h) 丝裂霉素
    - (i) 塞替派
    - (j) 三甲曲沙
    - (k) 紫杉烷类化合物
- (5) 以下药物被发现可以导致血小板减少症的累积和延迟发生（Roesser, 2007; Wilkes et al., 2008）。
    - (a) 卡莫司汀
    - (b) 放线菌素D
    - (c) 氟达拉滨
    - (d) 洛莫司汀
    - (e) 丝裂霉素
    - (f) 紫杉醇
    - (g) 多西他赛
    - (h) 链佐星
    - (i) 塞替派
    - (j) 6-硫鸟嘌呤

c) 发病率
- (1) 化疗通常会导致血小板减少症。生长因子的使用（如G-CSF）可以允许使用较高剂量的化疗药物。反过来，这也导致了剂量限制性血小板减少症的发生率增加（Kurzrock，2000）。
- (2) 发病率随着药物剂量的改变而改变。

d) 危险因素（Gobel，2005；Lynch，2006）
  (1) 骨髓抑制性化疗、放化疗合并或者单纯放疗。
  (2) 疾病侵犯到骨髓。
  (3) 弥散性血管内凝血（DIC）。
  (4) 体温升高导致血小板破坏（Fuller，1990）。
  (5) 伴随疾病（Gobel，2005；Lynch，2006）。
    (a) 肝硬化或者肝转移
    (b) 糖尿病
    (c) 感染、败血症、HIV
    (d) 硬皮病、系统性红斑狼疮、结节病
    (e) 再生障碍性贫血
  (6) 营养缺乏（如维生素 B_{12}、叶酸缺乏）（Kogut & Luthringer，2005）
  (7) 已知影响血小板功能或生成的药物治疗（Wilkes et al.，2008）
    (a) 抗生素
    (b) 抗凝药物
    (c) 抗抑郁药
    (d) 阿司匹林
    (e) 可待因
    (f) 乙醇
    (g) 吲哚美辛
    (h) NSAIDs
    (i) 磺胺类药物
    (j) 儿童使用两性霉素 B
e) 临床表现（Camp-Sorrell，2005；Gobel，2005；Roesser，2007）
  (1) 瘀点（微小的紫红色点）和瘀斑（紫色瘀伤）提示软组织毛细血管出血，例如腰部、软腭、眼眉下方皮肤。
  (2) 显性出血（如鼻出血、齿龈出血、伤口出血、体腔出血或者现有管路周围出血）。黏膜（如鼻咽、口腔黏膜、胃肠道和泌尿道、上呼吸道）的毛细血管非常浅表，所以很容易出血。
  (3) 肝或者脾变大或触痛提示器官占位性肿大或破裂。
  (4) 大便或者尿液的隐性或者显性出血。
  (5) 头痛（可能提示颅内出血）。
  (6) 成人出现低血压或者心动过速，儿童则不发生此症状。
  (7) 月经期延长或经量增加。
f) 实验室指标
  (1) 血小板数量和出血风险（Kasper et al.，2005）
    (a) $\leq 100\,000/mm^3$：外伤或者手术可能引发过多出血。
    (b) $\leq 20\,000/mm^3$：可能发生自发性出血。
    (c) $\leq 10\,000/mm^3$：通常会发生严重出血。
  (2) Hgb 和 Hct：监测血小板减少症患者的失血体征，例如贫血的症状和体征。
  (3) 评估凝血试验（例如 PT、活化 PTT、凝血酶时间、血小板聚集）以确定患者是否出现弥散性血管内凝血。
  (4) 监测尿液、大便或者呕吐物中的隐性出血。补充铁剂患者的大便可能便潜血试验假阳性。
g) 协同管理（Roesser，2007）
  (1) 当血小板数量 $< 50\,000/mm^3$ 时，维持和加强出血的预防。
  (2) 减少患者活动，防止外伤（例如跌倒、碰撞）。不鼓励从事具有高受伤风险的活动（例如骑自行车、接触性体育活动）。
  (3) 保持环境安全，使用防滑地毯和

夜灯预防跌倒。
(4) 保持皮肤完整性（Roesser，2007）
   (a) 使用电动直边剃须刀。
   (b) 使用金属砂锉护理指甲或者使用金属指甲钳。
   (c) 确保患者知晓避免穿着紧身衣物（尤其是紧身内衣）。
   (d) 不要使用止血带。
   (e) 尽量减少侵入性操作，例如扎针和注射（尤其是肌内注射）。
(5) 保持黏膜完整性（Gobel，2005；Roesser，2007）。
   (a) 鼓励患者
      i) 轻柔擤鼻（例如擤鼻时张口预防颅内压增加）。
      ii) 性交前使用水性润滑剂。
      iii) 只可使用软毛牙刷或者海绵头棉棒，漱口时使用柔和的盐水溶液，而不是商业漱口水。
   (b) 不鼓励患者
      i) 血小板恢复正常前清洁牙齿。
      ii) 使用口腔冲洗工具。
      iii) 如果齿龈出血使用牙线。
      iv) 使用卫生棉条。
      v) 肛交。
      vi) 血小板<50 000/mm³时性交。
(6) 保持泌尿生殖道完整性（Gobel，2005；Petursson，1998；Roesser，2007；Shelton，1998）。
   (a) 增加患者水化，尽可能避免留置导尿管。如果必须导尿，尽量选择细的导管，并给予充分润滑。
   (b) 鼓励患者增加液体摄入量，每日2～3L。
(7) 保持胃肠道完整性（Gobel，2005；Petursson，1998；Roesser，2007；Shelton，1998）。
   (a) 提醒类固醇药物与食物同服。
   (b) 预防性使用大便软化剂或缓泻剂以避免便秘，避免使用灌肠、栓剂、强烈泻药或者直肠温度计。
   (c) 避免辛辣、过热和酸性食物。待食物变凉后再进食。
(8) 保持最佳的营养状况（Gobel，2005；Kogut & Luthringer，2005；Petursson，1998；Shelton，1998）
   (a) 鼓励食用含蛋白质丰富的食物，因巨核细胞生成需要蛋白质。
   (b) 鼓励患者服用软食，避免食用刺激性食物（如过热食物、酸性食物、辛辣食物）。
   (c) 不鼓励饮酒。
(9) 避免使用任何可能导致出血的药物（例如阿司匹林、NSAIDs）。非甾体类抗炎药用于防止血小板聚集，常被用于骨性关节炎、镇痛、退热。
(10) 采用恰当的药物和治疗
   (a) 当血小板数量为10 000～20 000/mm³或者患者出现症状（出血）时，基于机构指南和协议，给予患者预防性输注血小板。当患者接受侵入性操作时，血小板水平需保持在较高水平（例如50 000/mm³），或者患者血小板水平为20 000/mm³时，可接受较小的操作（Brant et al.，2006）。脑瘤患者如果血小板数量下降至50 000/mm³，通常需要输注血小板。血小板数量

< 10 000/mm³ 时，血小板输注是首选治疗方法（Roesser，2007）。

(b) 使用大便软化剂或者缓泻剂以避免便秘。

(c) 考虑使用 IL-11，也叫奥普瑞白介素，尽量缓解化疗所致的血小板减少症（Wyeth Pharmaceuticals Inc., 2006）。FDA 批准 IL-11 作为一种巨核细胞生长因子用于非髓性恶性肿瘤和非清髓性化疗方案（Camp-Sorrell, 2005）。IL-11 刺激 HSCs 和巨核细胞前体细胞的增殖，从而诱导巨核细胞成熟，加快血小板生成。现在，儿童的安全剂量和有效剂量还没有确定。尽管 IL-11 这种生长因子在预防出血方面的角色还没有确定，但其可能减少血小板输注的需求（Brant et al., 2006）。

i) 奥普瑞白介素有可能导致过敏和过敏性休克，这个信息在包装说明书扉页中的"黑匣子"警告中提到了。IL-11 的其他不良反应与血浆容量改变有关，可能包括体重增加、房性心律失常和短暂贫血，有些患者还存在视力障碍。当患者有体液潴留、充血性心力衰竭（CHF）、房性心律失常或者冠状动脉疾病等病史时，使用 IL-11 应特别谨慎。任何可能存在以上症状风险的患者，例如老年人，或者经过大剂量蒽环类抗生素预处理的患者都应该认真地监测（Camp-Sorrell, 2005；Wyeth Pharmaceuticals Inc., 2006）。

ii) IL-11 的推荐剂量为 50μg/kg，在化疗结束后 6～24 小时内皮下注射，每天一次。药物持续使用直到血小板最低值 ≥ 50 000/mm³。不推荐在 21 天治疗周期之外使用该剂量（Barbour & Crawford, 2007）。

iii) 每日监测患者的体液状态改变，尤其是呼吸困难、胸腔积液、体重增加、水肿、眼部刺激征或不适。这些不良反应被认为是由于肾性钠潴留和血浆容量增加造成的，而这些可以导致血管内液体量的增加（Roesser, 2007）。

(d) 新一代血小板生成剂（Psaila & Bussel, 2007）

i) 罗米司亭（Nplate™）由 FDA 在 2008 年批准。它是一种 Fc-肽融合蛋白，叫做肽体（peptibody）。肽体结合并激活血小板生成素受体，促使巨核细胞分化、增殖，生成血小板。血小板生成素肽体应用于患慢性免疫性血小板减少性紫癜（ITP）的患者，这种患者对皮质类固醇、免疫球蛋白的反应不充分，或者用于脾切除术后的患者。每周皮下注射，初始计量为 1μg/kg，且应只用于因血小板减少面临出血风险的ITP患者。每周调整剂量使血小板数量达到和保持≥ 50 000/mm³即可，使用目的并非使血小板数量正常化。最常见的不良反应有头痛、关节痛和头晕。说明书中提到了血小板生成素样肽体可以增加骨髓网状沉积的风险警告。临床试验还没有排除这种沉积和其他纤维沉积可能造成骨髓纤维化和血细胞减少的可能性。当停止使用血小板生成素样肽体后，血小板减少症可能再次恶化（Amgen Inc., 2008b）。

ii）艾曲泊帕是一种口服的非肽体血小板生长因子。它作用于血小板生成素受体的跨膜结构区域，使信号通路磷酸化，从而促进巨核细胞分化、增殖和血小板生成（Akhtari, 2007）。艾曲泊帕正在被测试用于丙型肝炎相关的血小板减少症、复发难治性ITP，其他试验还包括用于肉瘤、转移性疾病、肾损伤、肝损伤（Psaila & Bussel, 2007）。

iii）其他血小板生成制剂在治疗ITP、化疗所致血小板减少症和其他适应证方面是否有效的研究正在继续（Psaila & Bussel, 2007）。

h）患者和家属教育（Camp-Sorrell, 2005；Shelton, 1998）

（1）指导患者和其他重要家属关注血小板减少症的症状和体征。

（2）告知患者和其他重要家属在患者出现出血症状和体征时立即通知护士或医生。

（3）告知患者输血反应的症状和体征。

（4）强调避免受伤，列举出患者应该避免哪些活动以预防外伤。

（5）提供控制出血的干预指南（例如使用冰块、加压和肠道管理，肠道管理包括软化粪便和使用缓泻剂以防止便秘）（Roesser, 2007）。

（6）提供健康照顾者的姓名和电话，指导患者如出现下列症状立即呼叫。

（a）任何部位出血
（b）新的瘀斑或青紫
（c）头痛
（d）意识水平改变

（7）提供可能影响巨核细胞生成的药物清单。

参考文献

B．胃肠道和黏膜不良反应

Akhtari, M. (2007). Updates on thrombocytopenia, mobilizing hematopoietic stem cells, erythropoiesis-stimulating agents, neutropenia, and oral mucositis. *Meniscus Special Report: Supportive Care Issues in Cancer,* Issue 2, pp. 5–17.

Amgen Inc. (2008a). Aranesp [Package insert]. Thousand Oaks, CA: Author.

Amgen Inc. (2008b). Nplate [Package insert]. Thousand Oaks, CA: Author.

Barbour, S., & Crawford, J. (2007). Hematopoietic growth factors. In R. Padjur, L. Coia, W. Hoskins, & L. Wagman (Eds.), *Cancer management: A multidisciplinary approach. Medical, surgical and radiation oncology* (10th ed.). Melville, NY: PRR, Inc. Retrieved November 2, 2008, from http://www.cancernetwork.com/cancer-management/chapter40,article,10165/1172173?pageNumber+4

Brant, J., Damron, B., Friend, P., Lacher, M., Schaal, A., & Samsonow, S. (2006). *Putting Evidence Into Practice: Prevention of bleeding*. Pittsburgh, PA: Oncology Nursing Society.

Bron, D., Meuleman, N., & Mascaux, C. (2001). Biological basis of anemia. *Seminars in Oncology, 28*(2, Suppl. 8), 1–6.

Camp-Sorrell, D. (2005). Chemotherapy toxicities and management. In C.H. Yarbro, M.H. Frogge, & M. Goodman (Eds.), *Cancer nursing: Principles and practice* (6th ed., pp. 412–457). Sudbury, MA: Jones and Bartlett.

Canon, J., Vansteenkiste, J., Gyorgy, B., Mateos, M., Bastit, L., Ferreira, I., et al. (2006). Randomized double-blind, active-controlled trial of every-3-week darbepoietin alfa for the treatment of chemotherapy-induced anemia. *Journal of the National Cancer Institute, 98*(4), 273–284.

Cella, D. (2006). Quality of life and clinical decisions in chemotherapy-induced anemia. *Oncology, 20*(8). Retrieved January 9, 2008, from http://www.cancernetwork.com/article/showArticle.jhtml?articleId=191801189

Cope, D.G., & Reb, A.M. (Eds.). (2006). *An evidence-based approach to the treatment and care of the older adult with cancer*. Pittsburgh, PA: Oncology Nursing Society.

Dessypris, E.N. (1999). Erythropoiesis. In G.R.M. Lee, J. Foester, J. Lukens, F. Paraskevas, J.P. Greer, & G.M. Rodgers (Eds.), *Wintrobe's clinical hematology* (10th ed., pp. 169–192). Baltimore: Williams & Wilkins.

Erickson, J.M. (1996). Anemia. *Seminars in Oncology Nursing, 12*(1), 2–14.

Felgenhauer, J., Hawkins, D., Pendergrass, T., Lindsley, K., Conrad, E.U., III, & Miser, J.S. (2000). Very intensive, short-term chemotherapy for children and adolescents with metastatic sarcomas. *Medical and Pediatric Oncology, 34*(1), 29–38.

Fuller, A.K. (1990). Platelet transfusion therapy for thrombocytopenia. *Seminars in Oncology Nursing, 6*(2), 123–128.

Gillespie, T.W. (2003). Anemia in cancer: Therapeutic implications and interventions. *Cancer Nursing, 26*(2), 119–128.

Gillespie, T.W., & Berger, A.M. (2004). The mechanics of cancer-related anemia. *Anemia Management Institute, 1*, 1–16.

Gobel, B.H. (2005). Bleeding. In C.H. Yarbro, M.H. Frogge, & M. Goodman (Eds.), *Cancer nursing: Principles and practice* (6th ed., pp. 723–740). Sudbury, MA: Jones and Bartlett.

Hoagland, H.C. (1992). Hematologic complications of cancer chemotherapy. In M.C. Perry (Ed.), *The chemotherapy source book* (2nd ed., pp. 498–507). Baltimore: Williams & Wilkins.

Hurter, B., & Bush, N. (2007). Cancer-related anemia: Clinical review and management update. *Clinical Journal of Oncology Nursing, 11*(3), 349–358.

Kasper, D., Braunwald, E., Fauci, A., Houser, S., Longo, D., & Jameson, J. (2005). *Harrison's manual of medicine* (16th ed., pp. 275–280). New York: McGraw-Hill.

Kogut, V., & Luthringer, S. (Eds.). (2005). *Nutritional issues in cancer care*. Pittsburgh, PA: Oncology Nursing Society.

Kurzrock, R. (2000). RhIL-11 for the prevention of dose-limiting chemotherapy-induced thrombocytopenia. *Oncology (Williston Park), 14*(9, Suppl. 8), 9–11.

Loney, J., & Chernecky, C. (2000). Anemia. *Oncology Nursing Forum, 27*(6), 951–964.

Lyman, G., & Glaspy, J. (2006). Advances in the clinical management of chemotherapy-induced anemia and its treatment. *American Journal of Oncology Review, 5*(4), 236–241.

Lynch, M.P. (2006). Overview of anemia. In D. Camp-Sorrell & R.A. Hawkins (Eds.), *Clinical manual for the oncology advanced practice nurse* (2nd ed., pp. 787–788). Pittsburgh, PA: Oncology Nursing Society.

Mock, V. (2003). Clinical excellence through evidence-based practice: Fatigue management as a model. *Oncology Nursing Forum, 30*(5), 787–796.

National Comprehensive Cancer Network. (2008). *NCCN Clinical Practice Guidelines in Oncology™: Cancer and treatment-related anemia* [v.2.2009]. Jenkintown, PA: Author.

Ortho Biotech. (2007). Procrit [Package insert]. Raritan, NJ: Author.

Penninx, B., Cohen, H., & Woodman, R. (2007). Anemia and cancer in older persons. *Journal of Supportive Oncology, 5*(3), 107–113.

Petursson, C.T. (1998). Bleeding due to thrombocytopenia. In J.M. Yasko (Ed.), *Nursing management of symptoms associated with chemotherapy* (4th ed., pp. 127–134). Bala Cynwyd, PA: Meniscus Health Care Communications.

Psaila, B., & Bussel, J. (2007). *Recent insights into chemotherapy-induced thrombocytopenia*. Retrieved January 20, 2008, from http://www.medscape.com/viewprogram/6989_pnt

Rizzo, J., Somerfield, M., Hagerty, K., Seidenfeld, J., Bohlius, J., Bennett, C., et al. (2008). The use of epoetin and darbepoetin in patients with cancer: 2007 American Society of Clinical Oncology/American Society of Hematology clinical practice guideline update. *Journal of Clinical Oncology, 26*(1), 132–149.

Roesser, K. (2007). Symptom management. In M. Gullatte (Ed.), *Clinical guide to antineoplastic therapy: A chemotherapy handbook* (2nd ed., pp. 597–599). Pittsburgh, PA: Oncology Nursing Society.

Rogers, G. (2008). Managing patients with chemotherapy-induced anemia. *Johns Hopkins Advanced Studies in Medicine, 8*(10), 346–351.

Shelton, B.K. (1998). Bleeding disorders. In C.R. Ziegfeld, B.G. Lubejko, & B.K. Shelton (Eds.), *Oncology fact finder* (pp. 244–261). Philadelphia: Lippincott.

Shelton, B.K. (2006). Therapeutic options for patients with cancer- and treatment-related anemia. *Johns Hopkins Advanced Studies in Nursing, 4*(5), 109–114.

Shuey, K.M. (1996). Platelet-associated bleeding disorders. *Seminars in Oncology Nursing, 12*(1), 15–27.

Smith, R.E., Jr. (2004). Erythropoietic agents in the management of cancer patients. Part 2: Studies on their role in neuroprotection. *Journal of Supportive Oncology, 2*(1), 39–49.

Spivak, J. (2002). Iron and anemia of chronic disease. *Oncology, 16*(9, Suppl. 10), 25–33. Retrieved November 7, 2008, from http:/www.cancernetwork.com/display.article/10165/80513?Number=1

Tchekmedyian, M.S. (2002). Anemia in cancer patients: Significance, epidemiology, and current therapy. *Oncology, 16*(9, Suppl. 10), 17–24.

Van Cleave, J.H. (2006). The older adult with myelosuppression and anemia. In D.G. Cope & A.M. Reb (Eds.), *An evidence-based approach to the treatment and care of the older adult with cancer* (pp. 325–347). Pittsburgh, PA: Oncology Nursing Society.

Weiss, M.J. (2003). New insights into erythropoietin and epoetin alfa: Mechanisms of action, target tissues, and clinical applications. *Oncologist, 8*(Suppl. 3), 18–29.

Wilkes, G.M., Ingwersen, K., & Barton-Burke, M. (2008). *2008 oncology nursing drug handbook*. Sudbury, MA: Jones and Bartlett.

Worrall, L.M., Tompkins, C.A., & Rust, D.M. (1999). Recognizing and managing anemia. *Clinical Journal of Oncology Nursing, 3*(4), 153–160.

Wyeth Pharmaceuticals Inc. (2006). Neumega [Package insert]. Philadelphia: Author.

1. 恶心和呕吐：研究表明，医护人员推测患者由化疗引起的急性和迟发性的恶心、呕吐（CINV）程度均轻于其实际的临床表现，因此患者没有得到足量的预防止吐的药物（Fabi et al., 2003；Grunberg, Hansen, Deuson, & Mavros, 2002；Grunberg et al., 2004；Liau et al., 2005；Valle et al., 2006）。在处理CINV时，肿瘤专科护士要具有足够的知识和能力。该节讨论如下内容：
   - 恶心：恶心是一种不愉快的主观体验，被描述为胃和/或喉咙的翻腾样感觉，可伴随呕吐发生（NCI, 2008b）。自主神经参与了恶心和呕吐的发生过程。躯体症状可表现为心动过速，出汗，轻微头痛、头晕、面色苍白，流涎症，疲乏无力等（Camp-Sorrell, 2005）。
   - 干呕：食管、膈肌及腹部肌肉规律性收缩试图排出胃内容物但未排出，称为干呕（Camp-Sorrell, 2005）。
   - 呕吐：通过口腔强力排出胃、十二指肠或空肠的内容物（NCI, 2008b）。

   a）病理生理学

   （1）呕吐的机制（见图22）：恶心、干呕、呕吐这些现象可以独立存在，也可以连续发生。恶心是一种主观体验，机制尚不明确；但是与化疗给药相关的呕吐机制要更好理解一些。

   （a）呕吐是一个比较复杂的刺激过程所导致的结果，包括不同途径和激发各种神经递质受体（见图22和图23）。

   （b）当脑干中的一些统称为呕吐中

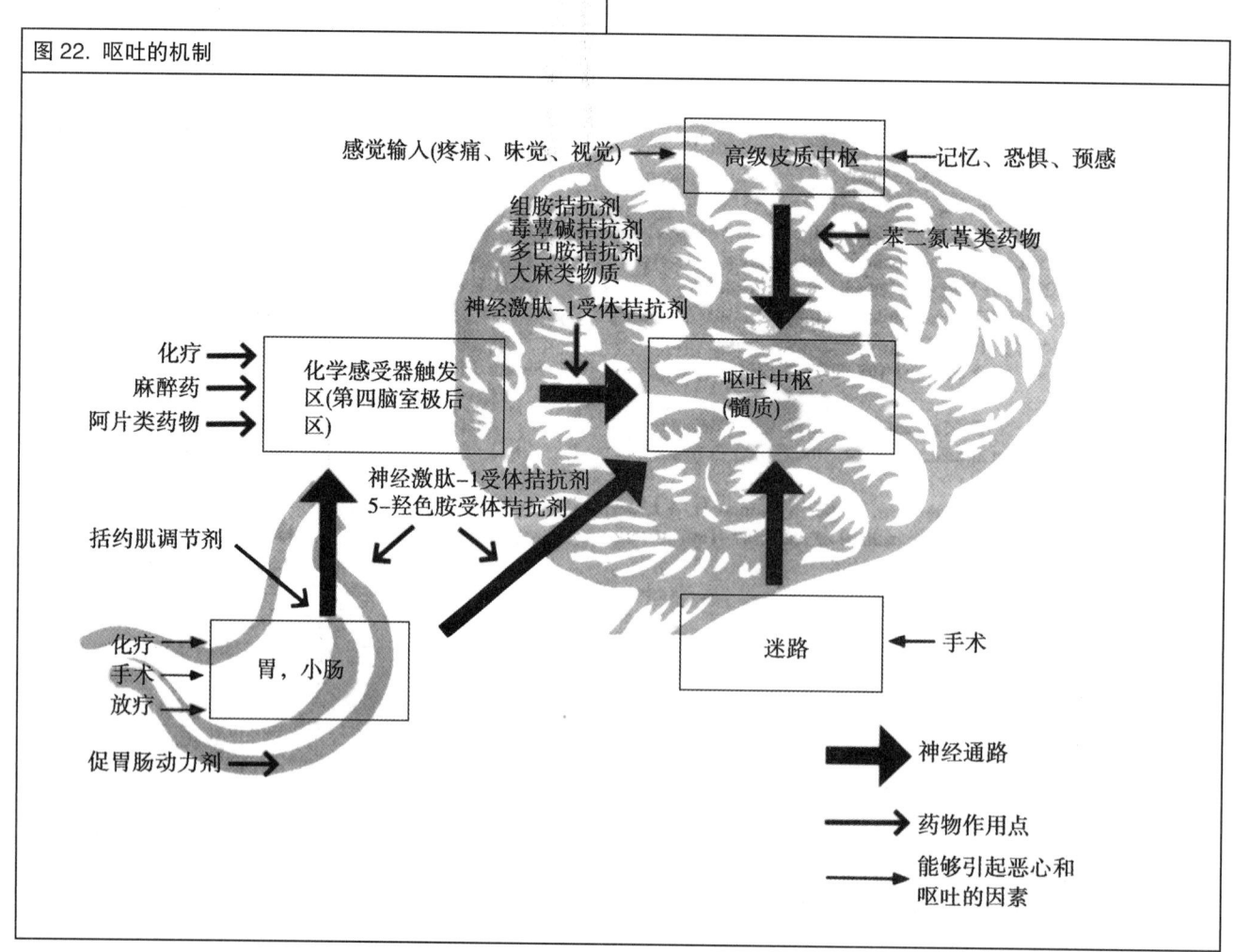

图22. 呕吐的机制

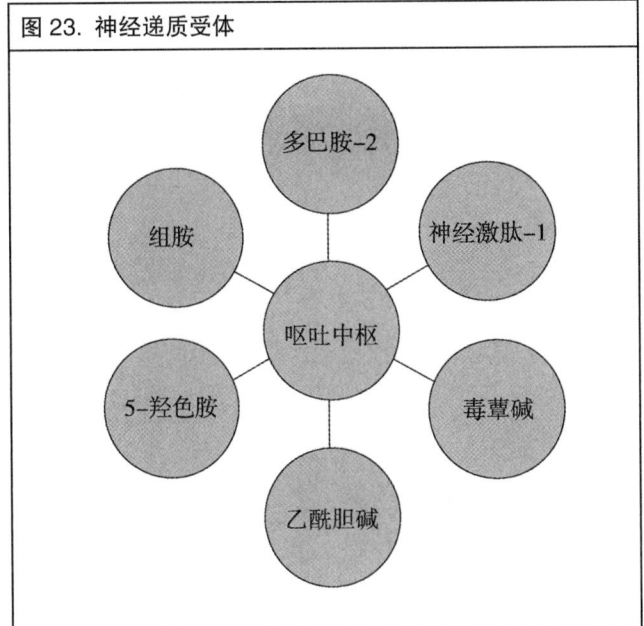

图23. 神经递质受体

注：Based on information from Diemunsch & Grelot, 2000; Hornby, 2001.

枢（VC）的神经结构受到刺激后即可发生呕吐。刺激可以通过胃肠道、化学感受器触发区（CTZ）、前庭器官（VA）、大脑皮层的内脏神经和迷走神经传入通路触发呕吐中枢。当VC受到刺激后，胃肠道蠕动减少，并发生反向蠕动。

(c) 化疗和放疗作用于肠道时，会刺激肠嗜铬细胞释放5-羟色胺（5-hydroxytryptamine-3，$5HT_3$）。在化疗、上腹部放疗、腹胀、梗阻引起的呕吐中，迷走神经起了关键的作用。5-羟色胺的释放引起迷走神经兴奋，进而通过CTZ或VC引起呕吐（O'Bryant, Gonzales, & Bestul, 2004）。5-羟色胺在急性恶心和呕吐中起重要作用。

(d) 化学感受器触发区（CTZ）是一个血管高度集中的区域，在第四脑室的表面，和呕吐中枢（VC）很接近。CTZ不受血脑屏障的限制，它可以探测到脑脊液和血液中的化学刺激因子，在化疗或其他原因如麻醉药和阿片类药物引起的恶心、呕吐中起一定的作用。

(e) 在迷走神经传入神经元中发现P物质，其与神经激肽-1受体结合可引起呕吐。通过对这种特殊机制引发呕吐的研究，又发明了一种新的止吐药物，即神经激肽-1受体拮抗剂（Campos et al., 2001; Hesketh, 2001）。

(f) 晕动症和迷路炎即是通过对内耳前庭器官的刺激而引发恶心和呕吐的。前庭器官在化疗导致的恶心和呕吐中可能起的作用不大。手术也可以刺激前庭器官从而引发呕吐。

(g) 还有一些因素如既往的记忆、恐惧、预期性感觉、疼痛以及异味等也可触发大脑皮层从而引起恶心和呕吐。

(h) 可引起恶心和呕吐的因素有化疗、生物治疗、靶向治疗、放疗、手术、阿片类药物和其他药物等。

(2) 治疗相关性呕吐的分类（NCCN, 2008b）

(a) 预期性恶心和呕吐：治疗前即发生的条件反射性呕吐，可以被一些特定的气味、味道或视觉感受激发。

ⅰ）预期性恶心和呕吐可能在治疗期间出现，而且可能持续到治疗后的1~2天。这种情况通常见于以往有恶心和呕吐控制不良体验者，且精神焦虑程度较高的患者会更明显一些。预期性恶心和呕吐通常发生于2~3个化疗周期后，为了减少该不良反应发生的危险，应该在最初治疗的时候就给予足量的止吐药物控制，这是非常必要的。婴幼儿和儿童一般不会出现预期性恶心和呕吐。

ⅱ）发病率：作为化疗条件反射（如气味、味道、视觉提示）的结果，预期性恶心和呕吐的发生率在18%~54%之间（NCCN，2008b）。

ⅲ）危险因素：以下因素可能会增加预期性恶心和呕吐发生的敏感性（Hesketh，2005；NCI，2008b）。

- 以往有过化疗相关性恶心和呕吐未得到很好控制的体验
- 中青年（即年龄＜50岁）
- 女性
- 在治疗前和治疗中精神高度紧张、焦虑
- 化疗后感觉温、热、头晕、出汗
- 晕动症患者更敏感
- 曾经有孕期恶心、呕吐
- 化疗后感觉无力、虚弱

(b) 急性恶心和呕吐：发生在化疗给药后的几分钟到几小时，可持续到24小时，取决于所给予的药物（NCCN，2008b）

ⅰ）化疗方式、剂量、给药顺序均会影响急性恶心和呕吐的发生风险与严重程度

ⅱ）联合化疗比单药化疗更易引起恶心和呕吐

ⅲ）化疗给药的持续时间也会影响恶心和呕吐。短时间内静脉给药比持续静脉给药更容易引起恶心、呕吐。

ⅳ）恶心、呕吐的发生率取决于化疗药物的致吐程度（见表17）和是否预防性使用止吐药物（Camp-Sorrell，2005）

ⅴ）危险因素：如下因素可增加急性恶心和呕吐的发生（Hesketh，2005；NCI，2008b）。

- 抗肿瘤药物的类型和剂量（见表17）
- 性别：女性较男性更易发生急性恶心和呕吐
- 年龄：50岁以上的患者较少发生恶心和呕吐
- 饮酒史：有慢性饮酒或大量饮酒史的患者较少发生严重的恶心
- 疾病进展
- 疲乏
- 疼痛

- 肿瘤负荷
- 伴随其他症状（如梗阻、胰腺炎、肝转移）
- 化疗期间严重的味觉干扰
- 治疗前高度焦虑
- 胃肠道对压力敏感
- 身体状况较差
- 在孕期有过剧吐或晨起的恶心和呕吐持续整个孕期

(c) 迟发性恶心和呕吐：在化疗后 24 小时发生，可持续 6 天（O'Bryant et al., 2004）

i) 迟发性恶心发生的高峰在化疗开始后的 48～72 小时（Tipton et al., 2005）

ii) 化疗药的代谢产物对中枢神

表 17. 不同化疗药物潜在的致吐性

发生率	级别	药物	出现时间（小时）	持续时间（小时）
极高度（>90%）	5	顺铂（>50mg/m²）	1～6	24～48+
		达卡巴嗪	1～3	1～12
		氮芥	0.5～2	8～24
		美法仑：大剂量	0.3～6	6～12
		链佐星	1～6	12～24
		阿糖胞苷：大剂量（>1g/m²）	1～4	12～48
高度（60%～90%）	4	卡莫司汀（>100mg/m²）	2～4	4～24
		环磷酰胺（600mg/m²）	4～12	12～24
		丙卡巴肼	24～27	不同
		依托泊苷：大剂量	4～6	24+
		司莫司汀	1～5	12～24
		洛莫司汀	4～6	12～24
		放线菌素 D（更生霉素）	2～5	24
		普卡霉素	1～6	12～24
		甲氨蝶呤：大剂量	1～12	24～72
		放线菌素 D	1～12	24～48
		阿糖胞苷（500mg/m²）	1～12	24～48
		表柔比星	6～12	24+
		伊达比星	6～12	24+
		奥沙利铂	1～6	24
中度（30%～60%）	3	多柔比星（>50～75mg/m²）	4～6	6+
		米托蒽醌	4～6	6+
		氟尿嘧啶	3～6	24+
		丝裂霉素-C	1～4	48～72
		卡铂	4～6	12～24
		柔红霉素（<50mg/m²）	2～6	24
		左旋门冬酰胺酶	1～4	2～12
		拓扑替康	6～12	24～72
		异环磷酰胺（<1.5g/m²）	3～6	24～72
		伊立替康	6～12	24+
		表柔比星	-	-
		伊达比星	-	-

表 17. 不同化疗药物潜在的致吐性（续）

发生率	级别	药物	出现时间（小时）	持续时间（小时）
低度 （10%～30%）	2	博来霉素	3～6	-
		阿糖胞苷（20mg/m^2）	6～12	3～12
		依托泊苷	3～8	-
		美法仑	6～12	-
		6-巯嘌呤	4～8	-
		甲氨蝶呤（＜100mg/m^2）	4～12	3～12
		长春碱	4～8	-
		羟基脲	-	-
		替尼泊苷	-	-
		吉西他滨	-	-
		长春瑞滨	-	-
		氟达拉滨	-	-
		拓扑替康	-	-
		卡培他滨	-	-
		三甲曲沙	-	-
		甲磺酸伊马替尼	-	-
极低度 （＜10%）	1	长春新碱	4～8	-
		苯丁酸氮芥	48～72	-
		白消安	-	-
		硫鸟嘌呤	-	-
		激素	-	-
		紫杉醇	4～8	-
		多西他赛	-	-
		塞替派	-	-
		硼替佐米	-	-
		替莫唑胺	-	-
		戊柔比星	-	-
		维 A 酸	-	-
		吉非替尼	-	-

注：From "Chemotherapy: Toxicity Management" (p.428), by D. Camp-Sorrell in C.H. Yarbro, M.H. Frogge, and M. Goodman (Eds.), *Cancer Nursing: Principles and Practice* (6th ed.), 2005, Sudbury, MA: Jones and Bartlett. Copyright 2005 by Jones and Bartlett. Reprinted with permission.

经系统和/或胃肠道持续的刺激也可能会加剧迟发性恶性和呕吐的发生（Camp-Sorrell，2005）

iii) 顺铂导致迟发性恶心和呕吐的发生率较高。

iv) Dibble、Israel、Nussey, Casey 和 Luce 做的一项关于乳腺癌患者的多中心纵向描述性研究（2003）发现，年轻的、体重较重的女性发生迟发性恶心更频繁一些。而且，该研究还发现，曾经有压力性呕吐的患者在使用环磷酰胺后更容易出现迟发性恶心。

b) 危险因素
(1) 接受含顺铂的治疗方案（60%～90%）（Jordan, Sipple, & Schmoll, 2007）

(2) 大剂量化疗
(3) 环磷酰胺、异环磷酰胺、多柔比星
(4) 对急性恶心和呕吐控制较差

c) 评估：确定恶心和呕吐的潜在原因、特定类型和药物致吐程度
   (1) 化疗：利用 Hesketh（2005）描述的致吐级别，估计一个特定方案的潜在致吐程度。
       (a) 从方案中最高致吐程度的药物开始，其他药物依次往上累加。
       (b) 一般来说，致吐程度 1 级的药物不计入整个方案的致吐程度中。
       (c) 一个或多个致吐程度 2 级的药物累加时，整个方案的致吐程度应该增加一个级别。
       (d) 每种致吐程度 3 级或 4 级的药物均使整个方案的致吐程度增加一个级别。
   (2) 生物治疗（IFN 或 IL-2）
       (a) 患者接受生物治疗时，可能会认为恶心和/或呕吐是流感样症状的表现之一。
       (b) 输注单克隆抗体的过程中可能会出现恶心和/或呕吐，其原因可能与输注过程有关而与抗体无关。
       (c) 一般恶心和呕吐会出现在第一次输注该药的过程中（如输注利妥昔单抗，(Kosits & Callaghan, 2000)）。
   (3) 靶向治疗：在过去十年中陆续出现的很多靶向药物是口服制剂，每种药物都有其独特的作用机制和副作用。现今 FDA 批准使用的大多数药物都会有轻度的恶心和呕吐（Hesketh，2005）
   (4) 身体因素：肿瘤阻塞、便秘、颅内压升高、脑转移、前庭功能异常、无法控制的疼痛等。
   (5) 代谢性因素：高钙血症、低钠血症、高血糖、尿毒症、肌酐增高。
   (6) 其他药物（如阿片类药物、抗生素）。
   (7) 心理因素：焦虑、恐惧、精神压力。

d) 恶心和呕吐的潜在并发症
   (1) 不适感
   (2) 治疗延期
   (3) 影响 QOL（如活动能力受损、疲乏等）
   (4) 脱水
   (5) 代谢紊乱
   (6) 厌食和体重下降
   (7) 营养不良导致身体虚弱乏力
   (8) 腹部肌肉紧张
   (9) 颅内压增高
   (10) 误吸的危险

e) 协同管理——药物作用：见表 18。
   (1) 最基本的目标是预防恶心和呕吐。
       (a) 根据化疗方案选择合适的止吐药物。
       (b) 根据给药的途径和剂量衡量方案的致吐程度。
       (c) 考虑化疗累积的致吐性。
       (d) 充分考虑呕吐的形式和持续时间，在应用可能导致呕吐的化疗药物的整个过程使用止吐药物。
       (e) 注意：对于接受生物治疗的患者而言，因为自身的免疫抑制反应，禁止使用激素类药物。激素类药物因其特殊作用被优先用于呕吐，它可以减少高敏反应发生或治疗恶心和呕

表18. 选择止吐药物来预防和治疗化疗相关性恶心和呕吐

分类	作用机制	药名	给药方法、剂量和时间	用法	副作用	护理要点
抗精神病药物	作用于多种CINV受体部位	奥氮平	2.5～5mg PO BID	暴发性恶心/呕吐	口干、体重增加、头晕、镇静状态	禁忌用于老年痴呆患者
抗焦虑药	CNS抑制剂，作用于大脑皮质的传入神经引起镇静	阿普唑仑	0.5～2mg PO TID，用于预防预期性恶心/呕吐时0.5～2mg PO TID，从治疗前一天晚上开始服用	预防预期性恶心/呕吐	镇静、意识模糊、激动、头晕、幻觉	老年患者，有进展性肝病或其他伴随疾病的患者起始剂量减到0.25mg PO BID或TID
		劳拉西泮	0.5～2mgPO或舌下含服；对于有预期性恶心/呕吐的患者，在治疗前一天晚上和治疗当天早上给予0.5～2mg口服，每4～6小时IV用药0.5～2mg	预防预期恶心呕吐和其他止吐药联合应用于急性恶心和呕吐	镇静、意识模糊、兴奋、激动、头晕、幻觉	肝肾功能不全的患者或老年人慎用。对于预期性恶心和呕吐，要在治疗前一天晚上和治疗当天早上首次给药
大麻素	作用于大麻素受体	屈大麻酚	5～10mg PO TID 或 QID	在使用基础止吐药失败后用于CINV的治疗	镇静、眩晕、欣快感、烦躁不安、口干、心动过速、体位性低血压	随药量增加会增加偏执或妄想的发生率；对于既往有精神病史的患者慎用
		大麻隆	1～2mg PO BID 最大给药剂量为6mg，TID	在使用基础止吐药失败后用于CINV的治疗	镇静、眩晕、欣快感、烦躁不安、口干、心动过速、体位性低血压	随药量增加会增加偏执或妄想的发生率；对于既往有精神病史的患者慎用
皮质类固醇	拮抗前列腺素的合成	地塞米松	化疗第1天12mg IV或者PO；化疗第2～4天8mg PO或IV	预防高度或中度致吐药物导致的恶心和呕吐；预防迟发性恶心或呕吐	缓慢给药，给药时间大于10分钟以避免肛周或阴道的烧灼或刺痛、失眠、焦虑、痤疮	在止吐药基础上加用皮质醇类药物可增加15%～25%的止吐效果。可以在5HT₃基案上加用地塞米松
多巴胺拮抗剂	阻断多巴胺受体	氯哌啶醇	每4～6小时1～2mg PO 或每4～6小时1～3mg IV	预防迟发性恶心/呕吐，或治疗暴发性恶心/呕吐	镇静、锥体外系症状、肌张力障碍、头晕、体位性低血压	和苯海拉明（25～50mg PO或IV）联合应用预防锥体外系症状；年轻患者有高度镇静的效果

表18. 选择止吐药物来预防和治疗化疗相关性恶心和呕吐（续）

分类	作用机制	药名	给药方法、剂量和时间	用法	副作用	护理要点
多巴胺拮抗剂	阻断多巴胺受体	甲氧氯普胺	每4~6小时20~40mg PO；每3~4小时1~2mg/kg IV	预防中度致吐药物引起的恶心/呕吐 预防迟发性或治疗暴发性恶心/呕吐	镇静、锥体外系症状、肌张力障碍、头晕、体位性低血压	大剂量用药时困倦的发生率增加 可能导致腹泻
		丙氯拉嗪	10mg PO或每4~6小时静脉给药 也可以每12小时给25mg栓剂	预防迟发性恶心/呕吐或治疗暴发性恶心/呕吐	镇静、锥体外系症状、肌张力障碍、头晕、体位性低血压	禁用于儿童 高度镇静
神经激肽-1拮抗剂	神经激肽-1拮抗剂	阿瑞匹坦	胶囊：化疗第1天125mg PO，第2天和第3天80mg PO	和其他止吐药联合预防急性和迟发性CINV 对于高度致吐性化疗，建议初始及复发性用药	便秘、呃逆、腹泻、血压下降、腹胀、疲乏	在第1天与皮质类固醇和5HT₃拮抗剂联合使用，在第2、3天与皮质类固醇药物联合使用 考虑将口服甲波尼龙和地塞米松减量50%和静脉甲波尼龙减量25%（因为阿瑞匹坦可使皮质类固醇的AUC增加1~3倍） 使用主要由CYP3A4代谢的化疗药物的患者需慎用此药 在使用阿瑞匹坦期间，口服避孕药的作用可能会降低 本品与华法林并用时，可导致INR降低，应严密监控INR值
5-羟色胺受体拮抗剂	5-羟色胺受体拮抗剂	多拉司琼	化疗前30分钟100mg PO或IV	预防CINV	头痛、腹泻、头晕、疲乏、肝功能异常	在D5W中速地塞米松会产生沉淀 可以快速静脉小壶给药
		格拉司琼	化疗前1个小时2mg PO；化疗前30分钟1mg PO或10μg/kg IV	预防初始化疗和重复化疗中的恶心和呕吐 可用于大剂量顺铂化疗	头痛、便秘、乏力、腹泻、发热、嗜睡	可以快速静脉小壶给药 建议患者口服药物时与牛奶或食物同服

表18. 选择止吐药物来预防和治疗化疗相关性恶心和呕吐（续）

分类	作用机制	药名	给药方法、剂量和时间	用法	副作用	护理要点
5-羟色胺拮抗剂	5-羟色胺受体拮抗剂	格拉司琼经皮贴剂（Sancuso®）	经皮贴剂含有34.3mg的格拉司琼，每个贴剂24小时释放3.1mg的药物。至少于化疗前24小时将该贴剂于上臂外侧。该贴剂药效最长可以持续7天（根据化疗方案而定）。在化疗结束后24小时以后移除该贴剂	预防中度或高度致吐、持续5天以上的化疗方案导致的恶心和呕吐	便秘；可能会掩盖进行性肠梗阻和/或胃肠胀气；头痛、皮疹、QTc延长	禁用于对该药高度敏感或对贴剂成分敏感的患者。出现严重皮肤反应时移除贴剂（过敏性皮疹、红斑、黄斑、丘疹或瘙痒）。在使用贴剂及贴剂移除后10天内避免阳光或人工光源直射
		昂丹司琼	单次8~32mg IV；在化疗前30分钟给药15分钟。口服剂量8~24mg/d 中等致吐性化疗时，化疗前30分钟给药，8mg 直至化疗结束后1~2天给药 BID 高度致吐性化疗时，化疗前30分钟口服24mg 口服药物每片剂量为8mg	预防成人接受一天高度或中度致吐性化疗药所引起的恶心/呕吐	头痛、腹泻、发热、便秘、短暂性的SGOT和SGPT升高、低血压	该药可与地塞米松联合应用
		帕洛诺司琼	0.25mg固定剂量静脉给药，给药时间大于30秒 化疗前30分钟给药	预防初始和重复性的中高度致吐性化疗引起的恶心和呕吐，预防初始和重复性化疗引起的中度致吐性的迟发性恶心和呕吐	头痛、便秘	药物消除的半衰期近40小时 是治疗迟发性恶心/呕吐的首选5HT₃受体拮抗剂 没有进一步评估时不建议7天内重复给药 目前不用于儿童患者

AUC—血浆浓度随时间变化曲线下面积；BID—每天2次；CINV—化疗导致的恶心和呕吐；CNS—中枢神经系统；D5W—5%葡萄糖溶液；5HT₃—5-羟色胺-3；INR—国际标准化比值；IV—静脉；LFT—肝功能试验；μg—微克；mg—毫克；PO—口服；QID—每天4次；QTc—QT间期；SGOT—血清谷草转氨酶；SGPT—血清谷丙转氨酶；TID—每天3次。

注：Based on information from Camp-Sorrell, 2005; Massaro & Lenz, 2005; Merck & Co., Inc., 2008; National Comprehensive Cancer Network, 2008b; Tipton et al., 2005.

吐，但可能会增加免疫抑制的危险（Genentech，2007；Kang & Saif，2007）。

(2) 控制急性恶心和呕吐（NCCN，2008b）（Tipton et al.，2005）

(a) 对于高度危险的患者（5级），在化疗之前联合使用5HT3受体拮抗剂、神经激肽（NK-1）受体拮抗剂和皮质类固醇药物。其次，地西泮也可以与上述止吐药物联合应用以增强针对某些致吐程度高的化疗方案的止吐效果。

　　i) 与单独使用$5HT_3$受体拮抗剂相比，联合使用皮质类固醇药物和$5HT_3$受体拮抗剂可以较好地控制恶心和呕吐，所以NCCN、ASCO和癌症支持治疗多国协作组织（MASCC）对使用高致吐性化疗方案的患者建议联合使用上述两种药物来控制急性恶心。

　　ii) 如果抗肿瘤治疗的方案（如CHOP方案）中包括类固醇药物，则不需要另外使用类固醇药物来止吐。

　　iii) 最近的数据分析表明，静脉和口服使用$5HT_3$受体拮抗剂效果无差异（Jordan，Grothey，et al.，2007）。

(b) 对于中度危险的患者（3级或4级）：联合使用皮质类固醇和$5HT_3$受体拮抗剂。较高危险的患者（如接受蒽环类抗生素和环磷酰胺方案的患者）可以考虑加用NK-1受体拮抗剂。某些患者可以考虑加用地西泮。

(c) 对于低度危险的患者（2级）：可以每日使用一种止吐药物如皮质类固醇、丙氯拉嗪、甲氧氯普胺（胃复安）或$5HT_3$受体拮抗剂，也可以加用地西泮。

(d) 对于危险程度最低的患者（1级）：不用常规预防性用药。连续评估有无恶心或/和呕吐，如果出现，按照低度恶心和呕吐危险的指导进行处理。

(e) 对于连续几天化疗的患者，每天根据使用的化疗药物危险程度给予相应的止吐药物。

(3) 控制迟发性恶心和呕吐（NCCN，2008b）

(a) 对于接受化疗的癌症患者来说，迟发性恶心和呕吐是一个重要的问题，最基本的目标是预防。我们在不断研究一些新的方法，如NK-1受体拮抗剂和长效的$5HT_3$受体拮抗剂等，来提高对这种恶心和呕吐的处理效果（Massaro & Lenz，2005）。

(b) 对于可能发生迟发性恶心和呕吐的患者（如接受顺铂化疗的患者）

　　i) 在第1天至第3天联合使用皮质类固醇和NK-1受体拮抗剂。

　　ii) 单独使用皮质类固醇、$5HT_3$受体拮抗剂或多巴胺受体拮抗剂。

　　iii) 根据患者特殊需求联合使用止吐药物（见表18）。

　　iv) 注意：对于儿童患者，慎用甲氧氯普胺。

(4) 控制预期性恶心和呕吐：根据化疗方案，使用最有效的止吐方案。

这些止吐药物必须用在化疗之前，而不是在评估患者的止吐效果不好之后使用。
- (a) 苯二氮䓬类药物（劳拉西泮或阿普唑仑）是处理预期性恶心和呕吐的主要药物（Aapro, Molassiotis, & Olver, 2004）。
- (b) 使用一些非药物干预措施有助于控制该种类型的恶心（见 f 部分）（Tipton et al., 2005）。

(5) 对于在当前或以往化疗周期中虽然用了最佳的预防性用药但还是出现暴发性恶心和呕吐的患者，要确保根据方案的潜在致吐性给予最佳的止吐方案（NCCN, 2008b）
- (a) 要对危险程度、止吐药物、疾病、当前身体状况和药物因素进行详细分析。
- (b) 考虑针对方案给予抗焦虑药物。
- (c) 考虑使用不同种类的止吐药物，避免出现不良反应叠加（见表18）。
- (d) 联合使用各种止吐药物以最大限度地控制恶心和呕吐。
- (e) 建议连续使用止吐药物（NCCN, 2008b）。
- (f) 根据每个患者的不同情况，联合采用止吐药物和非药物干预措施。

f) 协同管理：在止吐药物控制基础上，联合使用非药物干预措施。

(1) 音乐疗法是控制性使用音乐进而对患者的生理、心理和情感反应产生影响，通常与其他措施联合使用。
- (a) 在一个随机试验中，对33名骨髓移植并接受大剂量化疗的受试者采用音乐疗法后发现，音乐疗法能够明显降低恶心和呕吐的发生率。
- (b) 音乐疗法能够降低患者对恶心和呕吐的感受程度（Ezzone, Baker, & Terrepka, 1998），但是这尚未肯定，需要进一步的研究来证实。

(2) 适度的有氧运动可能会缓解恶心的感觉（Tipton et al., 2005），这也需要进一步的研究来证实。

(3) 通过对局部进行加压的按摩手法按压手腕可减轻恶心和呕吐的症状（NCI, 2008b）.
- (a) 在最新的对Cochrane数据库的资料进行的系统性回顾中（Ezzo, Streitberger, & Schneider, 2006），发现按压对迟发性恶心和呕吐没有显著的益处，但是对急性恶心有一些缓解作用，对呕吐则无效。
- (b) Dibble等（2007）对接受化疗的乳腺癌患者进行按压后发现，按摩p6点（前臂中间）有助于缓解迟发性CINV，这些也需要进一步研究证明。

(4) 目前正在研究针灸和电针灸对CINN的治疗作用。
- (a) 针灸是用很细的针扎入一些特殊的位置。
- (b) 电针灸是在用于针灸的针上加电刺激以增强刺激的程度。
- (c) 还需要进一步的研究来确定哪种方法更有效，以及探讨结合目前药物干预方法的治疗效果

（Ezzo et al.，2006）。
(5) 行为干预方法如自我催眠法、渐进性肌肉放松、生理反馈、引导想象、分散注意力和系统性脱敏可以单独或联合应用，也可与药物一起来预防或控制CINV。这些行为学方法被证明有效，也可以作为药物干预的辅助疗法。
(6) 饮食干预（Tipton et al.，2005；Wickham，2008）
  (a) 鼓励患者少量多餐。
  (b) 在用餐前给予止吐药物，这样就可以在用餐中或用餐后起效。
  (c) 指导患者避免进食油腻、辛辣、高盐和口味重的食物。
  (d) 确定并再次使用该患者以前有效控制恶心和呕吐的方法。
  (e) 鼓励患者进食凉的和室温状态的食物，这些温凉食物比热的食物散发出的气味小。
  (f) 建议患者在化疗间歇期即恶心的感觉较少的时候进行烹饪，然后将食物冷藏起来以备化疗后食用，或由其他家属进行烹饪。
  (g) 建议患者在不感到恶心和呕吐的时候进食喜欢的食物，以避免对这些食物产生永久的厌恶（NCI，2008b）。
  (h) 若患者愿意，当其出现CINV时可使用姜。
    i) 在对6个随机对照临床试验（RCCTs）的系统性回顾中发现，没有充足的证据表明姜能够缓解恶心和呕吐（Ernst & Pittler，2000）。
    ii) 在另一个随机试验中，对妇产科接受顺铂化疗的患者进行研究后发现，姜没有效果（Manusirivithaya et al.，2004）。
    iii) 需要进一步对化疗患者进行RCCTs来求证姜能否缓解恶心和呕吐。
g) 患者及家属的健康教育
  (1) 指导成年患者如果恶心和呕吐的持续时间大于24小时，或者严重到不能摄入液体时，应及时通知医护人员。要确保儿童患者呕吐大于2小时即通知医生。对于少年儿童而言，呕吐几个小时就可能导致脱水。
  (2) 提醒患者在到达医院进行化疗之前服用止吐药物。要确保化疗之前给予止吐药物。
  (3) 对于门诊患者，在治疗后要观察24～48小时以确保止吐方案的有效性（Camp-Sorrell，2005）。

2. 腹泻
  a) 病理生理学
    (1) 腹泻定义为排不成形便或水样便。化疗或特定的生物治疗后产生腹泻很常见。不处理或不及时处理可能会导致严重的脱水、需要住院治疗、化疗延期、化疗减量等，甚至死亡（Dranitsaris, Maroun, & Shah，2005）。
    (2) 癌症患者发生腹泻的病理生理学和病因学因素是多方面的。在治疗时需要考虑到所有可能引发腹泻的因素。化疗导致腹泻最常见的机制是渗透性腹泻、分泌性腹泻和渗出性腹泻（NCI，2008a）。

(a) 渗透性腹泻：渗透性腹泻一般都与肠道受损、饮食因素或消化问题有关。由于不能吸收的食物渗透压较高，会导致肠腔水分增多，最终导致大便的体积和量增加（Field，2003）。乳糖不耐受即为该种类型的腹泻，可发生于接受抗癌治疗的患者（Roy，2006）。渗透性腹泻患者的大便量较多，可因相关因素的消除而很快好转（如乳糖、葡萄糖等）（Vogel，Viele，& Stern，2004）。

(b) 分泌性腹泻：小肠和大肠分泌的液体和电解质量大于其吸收量，吸收和分泌失衡导致小肠腔存在大量的液体和电解质。多见于肠道感染和炎症，化疗、放疗或移植物抗宿主病（GVHD）导致的肠道受损，以及一些内分泌肿瘤。该种类型的腹泻大便量一般较大，而且不能很快缓解（Engelking，2004）。

(c) 渗出性腹泻：由黏膜完整性改变、上皮细胞缺失、酶功能异常和结肠吸收受损引起。炎症性疾病、癌症和抗癌治疗所继发的黏膜炎症和溃疡会导致血浆、蛋白质、黏液、血液和大便混合流出，最终导致渗出性腹泻。该类型的腹泻一般每日排便次数大于6次（Field，2003）。

b) 有高度危险导致腹泻的化疗药物（Weaver & Buckner，2007）
   (1) 伊立替康
   (2) 5-FU
   (3) 紫杉醇
   (4) 放线菌素D
   (5) 达卡巴嗪
   (6) 卡培他滨

c) 可能导致腹泻的化疗药物
   (1) 氟达拉滨
   (2) 阿糖胞苷
   (3) 伊达比星
   (4) 米托蒽醌
   (5) 喷司他丁
   (6) 氟脲苷
   (7) 拓扑替康
   (8) 顺铂
   (9) 奥沙利铂
   (10) 多西他赛
   (11) 培美曲塞
   (12) 羟基脲

d) 可能导致腹泻的生物制剂
   (1) IL-2
   (2) IFNs

e) 可能导致腹泻的靶向治疗药物
   (1) 单克隆抗体
   (2) 甲磺酸伊马替尼
   (3) 达沙替尼
   (4) 厄洛替尼（译者注：特罗凯）
   (5) 硼替佐米
   (6) 拉帕替尼
   (7) 吉非替尼（译者注：易瑞沙）
   (8) 苹果酸舒尼替尼
   (9) 坦罗莫司
   (10) 来那度胺和沙利度胺
   (11) 伏立诺他

f) 细胞毒药物治疗后腹泻的发生率
   (1) 用药不同，腹泻的发生率会有很大的差异。约80%的化疗相关性腹泻和特异性药物或联合用药相关（Arnold et al.，2005）。
   (2) 特异性药物、剂量、用药时间和

与其他抗肿瘤治疗联合均会影响化疗相关性腹泻的严重程度。

g）临床表现和结局：如果临床表现很严重，可能需要调整或修改治疗方案，这样可能会影响疗效。腹泻的临床表现包括如下几方面（Arnold et al., 2005；Benson et al., 2004；Vogel et al., 2004）。

（1）脱水：婴幼儿患者腹泻会迅速地导致脱水
（2）体位性低血压
（3）威胁生命的低血钾、代谢性酸中毒、高钙血症、营养不良
（4）心血管或肾的损害
（5）频繁出现化疗相关性腹泻可导致免疫功能受损
（6）肛周皮肤破溃和/或感染
（7）口服药物吸收减少
（8）疼痛（腹部痉挛）
（9）焦虑
（10）乏力
（11）QOL下降

h）危险因素

（1）盆腔、腹部、胸廓下段或腰椎的放疗可以导致肠腔细胞功能损害，引起急性或慢性毒性反应。
（2）5-FU联合大剂量的甲酰四氢叶酸（500mg/m^2）化疗或5-FU每周静脉注射给药1次（相对静脉持续泵入而言）（Goldberg, Sargent, et al., 2004）。伊立替康可以合并急性和迟发性腹泻。伊立替康联合静脉注射5-FU和甲酰四氢叶酸可增加腹泻的发病率和死亡率（Benson et al., 2004）。
（3）免疫抑制。
（4）肠道切除或胃切除手术。
（5）手术中对肠道进行某些操作可能会引发腹泻或肠梗阻。
（6）黏膜炎和中性粒细胞减少引发的肠道感染（如轮状病毒、大肠埃希菌、志贺杆菌、沙门菌、贾第虫或梭状芽胞杆菌等引起的感染）。
（7）GVHD。
（8）饮食因素（如乳糖不耐受，摄入咖啡因、酒精、辛辣食物或油腻食物，摄入一些高渗性的保健品等）。
（9）炎症状态，如憩室炎、肠激惹综合征或溃疡性结肠炎等。
（10）吸收不良，部分肠道梗阻，肠道水肿，蠕动障碍。
（11）焦虑和应激。

i）评估：准确地进行评估对确定腹泻的原因和类型非常重要，有助于选择合适的治疗方案。

（1）对感染引发的腹泻误用止泻药物会加重腹泻的严重程度和感染的并发症（Curry, Hospenthal, & Lee, 2007）。
（2）伊立替康可导致两种不同形式的腹泻（早发的和迟发性的），针对不同形式的腹泻需要采用不同的处理方法（Pfizer Oncology, 2007）。
（3）评估工具

（a）评估排泄特点和大便的特征（如出现时间、持续时间、频次、黏稠度、量、气味、颜色等）。化疗相关性腹泻一般出现在化疗给药后的24～96小时，较频发，大便可从水样便到糊状便（Engelking, 2004）。
（b）评估夜间腹泻的表现，可能与糖尿病性自主神经病变或感染

有关。缺乏睡眠或夜间睡眠中断会增加疲乏的感觉。
  - (c) 根据 NCI CTCAE 标准对腹泻进行分级（NCI CTEP, 2006）。
  - (d) 观察大便中是否带有血液或黏液。
  - (e) 监测患者是否出现大便失禁。
(4) 进行相关的体格检查：出现发热、大便带血、腹痛、虚弱等情况应排除感染、肠梗阻或脱水（Benson et al., 2004）。体格检查的顺序如下：
  - (a) 听诊肠鸣音。
  - (b) 触诊和评估腹部情况。
  - (c) 评估粪便嵌塞。特别注意血小板减少和中性粒细胞减少的患者。
  - (d) 注意营养不良、脱水、电解质失衡和感染的一些征象。
  - (e) 询问排便中或排便后是否感觉疼痛。
  - (f) 评估是否出现发热、虚弱和头晕。
  - (g) 确定大便中是否带血（便潜血或表面可见血）。
  - (h) 评估肛周皮肤是否破溃，是否有感染的征象和症状。
(5) 询问既往饮食情况（Engelking, 2008）
  - (a) 确定饮食习惯是否改变，特别注意食物中是否有纤维素大量增加的情况。
  - (b) 评估摄入食物中可能导致腹泻的因素（如刺激性食物、酒精、咖啡、纤维素、水果、含乳糖的食物/液体、含山梨醇的口香糖、糖或其他食物等）。
  - (c) 评估是否有食物或乳糖不耐受或过敏的情况。
(6) 既往用药情况：评估下列用药情况（Engelking, 2008）。
  - (a) 抑酸剂（尤其含有镁的药物）
  - (b) 抗生素
  - (c) 降压药
  - (d) 钾或钙剂
  - (e) 利尿药
  - (f) 咖啡因
  - (g) 茶碱类药物
  - (h) NSAIDs
  - (i) 抗心律失常药物
  - (j) 缓泻药或大便软化剂
  - (k) 促胃肠动力药（甲氧氯普胺）
  - (l) 氧化镁
  - (m) 阿片类药物（戒断症状）
(7) 评估其他可能的原因
  - (a) 旅行史（到美国以外的其他地方）
  - (b) 应用替代疗法（如保健品和草药疗法）
(8) 执行以下处理措施（Engelking, 2008）。
  - (a) 监测出入量。
  - (b) 监测体重。
  - (c) 监测实验室检查的指标。
    - i) 做粪便生物学检测看是否存在感染。
    - ii) 做血生化检查看是否有电解质失衡，特别是是否存在血钾异常。腹泻时血浆白蛋白水平也有可能下降。
    - iii) 检测全血细胞计数来确定是否存在中性粒细胞减少和/或感染。
  - (d) 检查皮肤饱满程度。

(e) 监测生命体征。
j) 协同管理
(1) 监测排便的次数、总量和黏稠度。对于结肠造口的患者来说，要监测每日造口排出糊状便的次数，进而评估化疗相关性腹泻。
(2) 补充水和电解质，包括钾。电解质和液体多在小肠吸收，腹泻时这些物质快速通过小肠而不被吸收，会引起严重的水和电解质失衡。
(3) 在排除感染之后，选择合适的止泻药物，可以减少排便的频次、量和肠道蠕动。在给予止泻治疗后合适的时候要再次评估化疗相关性腹泻的严重程度。表19列出了一些止泻药物。
(4) 持久性腹泻有感染征象时可以考虑使用抗生素（Benson et al., 2004）。
(5) 治疗化疗相关性腹泻时请参考图24。
k) 患者和家属的健康教育（Engelking, 2008；NCI, 2008a）：指导患者
(1) 知道什么时候开始使用止泻药物（如采用某些化疗方案时，应该提前准备止泻药物，这样在出现腹泻的时候可自行及时服用止泻药物）。
(2) 饮食中适当增加含果胶的食物，如香蕉、鳄梨或甜菜，未加香料的苹果酱，削皮的苹果。果胶是一种天然的纤维素，它可以减轻腹泻。
(3) 避免吃一些刺激胃肠道的食物（如全麦食品、坚果、种子食品、玉米、腌制的菜、开胃小菜、油腻的糕点、生鲜蔬菜等）。
(4) 进食一些低渣、低脂肪、精细、富含钾的食物，如BRAT饮食（香蕉、米饭、苹果酱或削皮的苹果和干面包）。
(5) 避免进食含酒精、咖啡因的食物，避免吸烟。
(6) 避免油腻、辛辣食物（如咖喱、胡椒粉、大蒜等）和油炸食物。
(7) 保证液体的摄入，每日喝8～10杯水（如清汤、温的淡茶、运动饮料等）。只补充水会导致缺乏必需的电解质和维生素。碳酸饮料和含咖啡因的饮料只含少量电解质，而且可能会加重腹泻的程度。含糖的饮料比较好，因为糖的吸收可以促进水和钠的重吸收。
(8) 避免饮用西梅汁和橘子汁。
(9) 食用室温状态的食物。热或冷的食物可能会加重腹泻。
(10) 避免进食牛奶和奶制品。
(11) 避免高渗性的保健品（如Ensure®），因其会导致大便量增多且不成形（Wadler, 2004）
(12) 每次排便后用温和的肥皂和温水清洗肛门区域并用软毛巾拭干。局部清洁可以降低感染的风险和对皮肤的刺激。
(13) 局部使用保湿药膏来保护肛周皮肤。
(14) 可以用温水坐浴来缓解肛周炎症导致的疼痛。也可以使用一些止痛药膏或者喷雾来缓解疼痛。
(15) 知道什么情况下的腹泻可以自己处理，什么情况下要寻求医生的帮助。
(16) 如果在止泻治疗后仍感到口渴加重、发热、困倦、头晕、心悸、肠痉挛、绞痛加重、有水样便或血

表19. 常见止泻药物

分类	作用机制	药物名称	给药途径、剂量和方式	副作用	护理要点
保水剂	溶剂型止泻剂	聚卡波非钙（FiberCon®，Equalactin®）	成人：每次1g，每天1～4次或根据需要服用；24小时不超过6g	腹胀、胃肠胀气	禁用于便中带血或黏液、肠梗阻的患者，以及粪便嵌塞或肠梗阻的患者 可能会影响某些药物的吸收 保证足够的水分摄入（每次服药至少需要8盎司水）（1盎司=28.3g）
抗动力药	减慢胃肠通过时间，提高肠道对水分的吸收；抑制胃肠蠕动	复方地芬诺酯片（Lomotil®）	成人：个体化治疗。首次口服10mg，以后5mg QID，最大剂量为20mg/d	口干、尿潴留、意识模糊、镇静、坐不能	侵袭性细菌性腹泻、伪膜性结肠炎、对于有进展性肝病的患者，该药可能会促使肝性脑病发生 禁用于2岁以下的儿童
		洛派丁胺（易蒙停，Imodium® A-D）	成人：首次口服4mg，以后每次不成形大便后口服2mg；每天不要超过16mg。特例：对于伊立替康导致的迟发性腹泻，口服剂量要大些（每2小时口服2mg）	便秘、疲乏、尿潴留、困倦、头晕	侵袭性细菌性腹泻 禁用于2岁以下的儿童
抗分泌药	和细菌毒素结合，刺激肠道对水分和电解质的吸收	次水杨酸铋（佩普-Pepto-Bismol®）	成人：根据需要一小时内每隔30分钟口服2片或30ml，24小时内口服不超过8次	有多种配方。根据包装上的指导选择合适的剂量	该药与华法林和四环素相互影响 注意同时口服阿斯匹林/水杨酸的患者每汤匙常规剂量的佩普含120mg的水杨酸，应避免应用 干血小板减少的患者 会使大便和舌头颜色变深
生长抑素类似物	抑制生长激素、胰岛素、胰高糖素和胰岛素的分泌；延长肠道通过时间；增加钠和水的吸收	奥曲肽（善宁，Sandostatin®）	成人：根据化疗导致的腹泻情况不同，可以选择 IV/IM 或 SC	腹部不适、肠胃胀气、恶心、便秘、腹泻、头痛、头晕、心律失常、心动过缓	该药会遮蔽胰岛素、口服降糖药反应。胰岛素和口服抗糖尿病药需要减少离子桔抗剂是否出现高血糖和低血糖 和环孢菌素同时给药时会降低环孢菌素的药物水平 该药可能会增加胆结石的发生率

表19. 常见止泻药物（续）

分类	作用机制	药物名称	给药途径、剂量和方式	副作用	护理要点
抗胆碱能药	乙酰胆碱拮抗剂	阿托品	成人：用于早期的胆碱能性腹泻（如伊立替康所致），0.25～1mg PO 或 SC	口干、视物模糊、口干、畏光、便秘、心动过速症	抗酸剂会影响阿托品的吸收 禁止用于闭角型青光眼患者
	乙酰胆碱拮抗剂	颠茄	根据药品说明来确定剂量	口干、视物模糊、畏光	该药有很多剂型 和很多药物都会有相互作用
	抗毒蕈碱反应的生物碱	东莨菪碱（经皮东莨菪碱贴剂）	1.5mg 的贴剂药效可以持续 72 小时 可以用于合并晕动病的恶心/呕吐	口干、视物模糊、畏光、静坐不能	可贴于耳后发炎的皮肤区域 不要用于发炎去除贴剂后要洗手 在使用贴剂后不良反应出现前至少 4 小时用药 该药禁止用于儿童和哺乳期妇女

请参考药品说明获取更多有关药物禁忌，药物之间相互作用和剂量的信息。

IM—肌肉注射；IV—静脉注射；PO—口服；QID—每天 4 次；SC—皮下注射。

注：Based on information from Benson et al., 2004; Engelking, 2008; Micromedex, 2007; Rosenoff, 2004; Spratto & Woods, 2007; Wadler, 2004; and manufacturers' prescribing information.

便、腹泻不止，一定要通知医生。以上这些症状都可能威胁生命。

3. 黏膜炎：黏膜炎是一种由细胞毒性药物治疗和放疗引起的常见并发症。它也可以由剂量限制的多维度放疗和/或同步放化疗引起（NCI，2008c；Sonis，2007）。严重的黏膜炎与 QOL 下降、感染风险增加、延长住院时间、阿片类药物的使用、肠外营养以及治疗剂量的减少和延迟密切相关（Murphy，2007；Rosenthal，2007）。以下为这次讨论中使用的专业术语。

- 黏膜炎：通常指包括口腔黏膜在内的任何部位的黏膜炎症。
- 口腔炎或口腔黏膜炎：任何口腔组织的炎症，包括黏膜，牙列、牙根尖周、牙周膜（Eilers & Million，2007）。口腔炎包括口腔感染。

a）病理生理学：口腔黏膜炎在传统上被归因于上皮干细胞受到细胞毒性药物和辐射的影响。最近，有证据表明微血管损伤和黏膜下层结缔组织损伤出现在上皮细胞损伤之前。口腔黏膜炎的形成现在被描述为五个阶段（Sonis，2007）。

(1) 开始阶段：细胞毒性药物或放射治疗中产生的活性氧会破坏 DNA，从而损伤黏膜细胞、组织和血管。

(2) 传导信号的上调和增益：细胞核因子 κB（NF-κB）被放疗和化疗激活。这样导致了大量基因上调和炎性细胞因子的释放，如 TNF-α、IL-1β 以及 IL-6。这些和其他细胞因子使得组织损伤和细胞凋亡。

(3) 信号传导及扩增：炎性细胞因子除了直接损伤组织外，还激活组织损伤的产物 TNF-α、IL-1β、IL-6 以及其他细胞因子，从而改变黏膜组织。

(4) 溃疡：口腔黏膜组织的损伤以溃疡为表现形式，损伤可由上皮细胞渗透到黏膜下层。同时细菌也渗透到黏膜下层，激活巨噬细胞，增加炎症细胞因子的释放，同时

图24. 治疗相关性腹泻的评估和处理方法

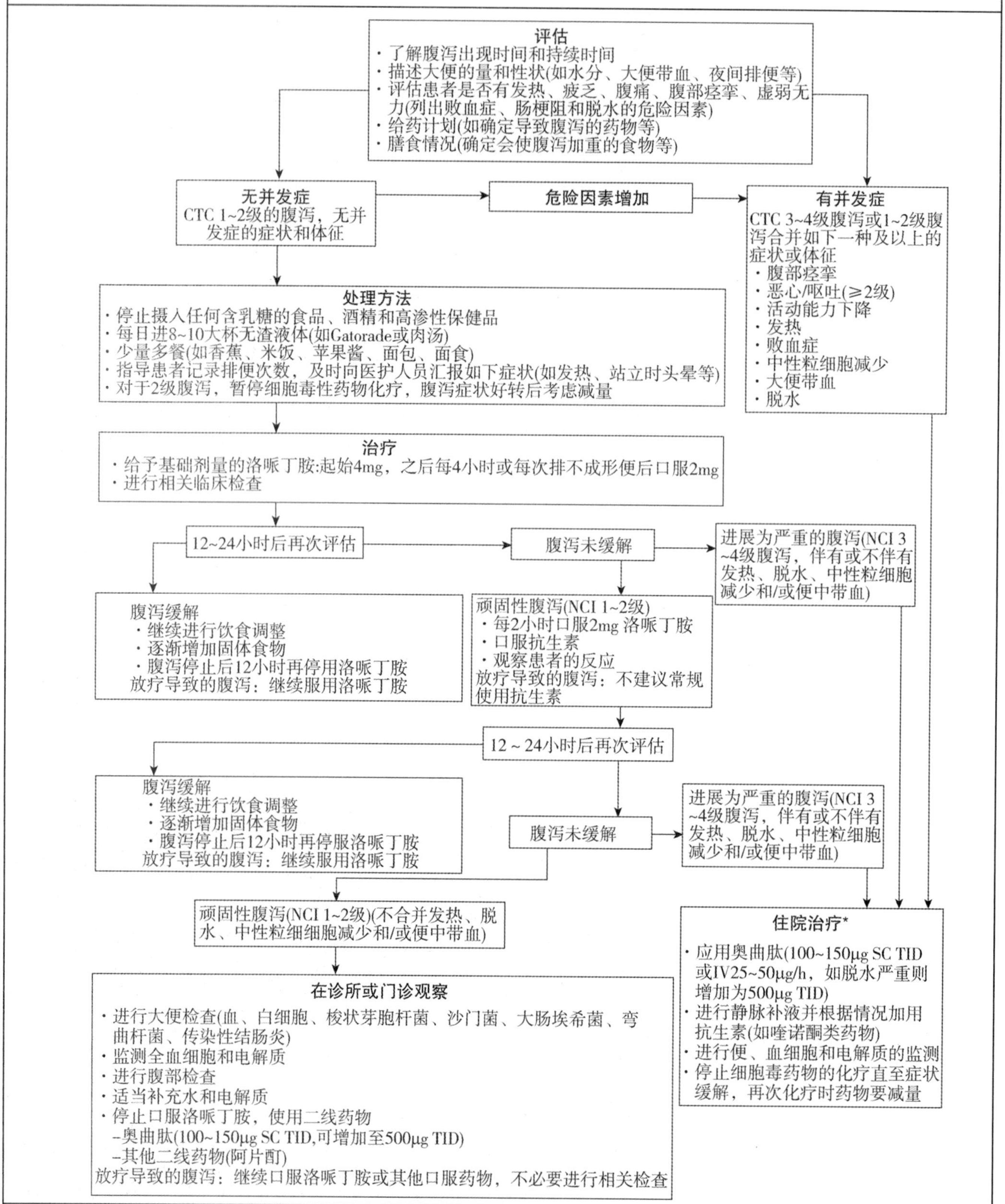

评估
- 了解腹泻出现时间和持续时间
- 描述大便的量和性状(如水分、大便带血、夜间排便等)
- 评估患者是否有发热、疲乏、腹痛、腹部痉挛、虚弱无力(列出败血症、肠梗阻和脱水的危险因素)
- 给药计划(如确定导致腹泻的药物等)
- 膳食情况(确定会使腹泻加重的食物等)

无并发症
CTC 1~2级的腹泻,无并发症的症状和体征

危险因素增加

有并发症
CTC 3~4级腹泻或1~2级腹泻合并如下一种及以上的症状或体征
- 腹部痉挛
- 恶心/呕吐(≥2级)
- 活动能力下降
- 发热
- 败血症
- 中性粒细胞减少
- 大便带血
- 脱水

处理方法
- 停止摄入任何含乳糖的食品、酒精和高渗性保健品
- 每日进8~10大杯无渣液体(如Gatorade或肉汤)
- 少量多餐(如香蕉、米饭、苹果酱、面包、面食)
- 指导患者记录排便次数,及时向医护人员汇报如下症状(如发热、站立时头晕等)
- 对于2级腹泻,暂停细胞毒性药物化疗,腹泻症状好转后考虑减量

治疗
- 给予基础剂量的洛哌丁胺:起始4mg,之后每4小时或每次排不成形便后口服2mg
- 进行相关临床检查

12~24小时后再次评估

腹泻缓解
- 继续进行饮食调整
- 逐渐增加固体食物
- 腹泻停止后12小时再停用洛哌丁胺
- 放疗导致的腹泻:继续服用洛哌丁胺

腹泻未缓解

顽固性腹泻(NCI 1~2级)
- 每2小时口服2mg 洛哌丁胺
- 口服抗生素
- 观察患者的反应
- 放疗导致的腹泻:不建议常规使用抗生素

进展为严重的腹泻(NCI 3~4级腹泻,伴有或不伴有发热、脱水、中性粒细胞减少和/或便中带血)

12~24小时后再次评估

腹泻缓解
- 继续进行饮食调整
- 逐渐增加固体食物
- 腹泻停止后12小时再停服洛哌丁胺
- 放疗导致的腹泻:继续服用洛哌丁胺

腹泻未缓解

进展为严重的腹泻(NCI 3~4级腹泻,伴有或不伴有发热、脱水、中性粒细胞减少和/或便中带血)

顽固性腹泻(NCI 1~2级)(不合并发热、脱水、中性粒细胞减少和/或便中带血)

在诊所或门诊观察
- 进行大便检查(血、白细胞、梭状芽胞杆菌、沙门菌、大肠埃希菌、弯曲杆菌、传染性结肠炎)
- 监测全血细胞和电解质
- 进行腹部检查
- 适当补充水和电解质
- 停止口服洛哌丁胺,使用二线药物
  - 奥曲肽(100~150μg SC TID,可增加至500μg TID)
  - 其他二线药物(阿片酊)
- 放疗导致的腹泻:继续口服洛哌丁胺或其他口服药物,不必要进行相关检查

住院治疗*
- 应用奥曲肽(100~150μg SC TID 或IV 25~50μg/h,如脱水严重则增加为500μg TID)
- 进行静脉补液并根据情况加用抗生素(如喹诺酮类药物)
- 进行便、血细胞和电解质的监测
- 停止细胞毒药物的化疗直至症状缓解,再次化疗时药物要减量

* 对于放疗相关性腹泻和一些化疗相关性腹泻的患者,没有出现败血症、发热或中性粒细胞减少,可以考虑选择门诊留观进行治疗。CTC,常见毒性标准;NCI,美国国家癌症研究所;SC,皮下注射;TID,每天3次;IV,静脉;CBC,全血细胞计数。
注:Based on information from Benson et al., 2004.
From "Management of Cancer Treatment–Related Diarrhea Issues and Therapeutic Strategies," by S.M. Kornblau, A.B. Benson,III, R. Catalano, R.E. Champlin, C. Engelking, M. Field, et al., 2000, *Journal of Pain and Symptom Management*, 19(2), p.125. Copyright 2000 by Elsevier. Adapted with permission.

也激活了血管生成。
(5) 愈合：来自细胞外组织的信号刺激黏膜上皮细胞增殖，直到黏膜恢复其正常的厚度。若组织不能完全恢复正常，以后受到损害的概率也会增加。

b) 发病率：口腔黏膜炎发生在
(1) 30%～40%接受标准剂量化疗的患者（Goldberg, Chiang, Selina, & Hamarman, 2004；NCI, 2008c；Rubenstein et al., 2004）
(2) 80%接受干细胞移植的患者（NCI, 2008c）
(3) 近乎100%的接受头颈部放疗的患者（NCI, 2008c）

c) 危险因素
(1) 影响DNA合成的化疗药物是最具有全身细胞毒性的（Dodd, 2004），但是药物分类不能独立预测黏膜炎的发生率（NCI, 2008c）。以下列举的化疗药物被证实与黏膜炎的发生相关。
 (a) 抗代谢药物
 (b) 抗肿瘤类抗生素
 (c) 烷化剂
 (d) 植物碱类
(2) 生物制剂，尤其是IL-2和INF。
(3) 中性粒细胞减少症。
(4) 改变黏膜的药物或治疗（Beck, 2004）
 (a) 氧疗：使黏膜表层变干
 (b) 抗胆碱能药物：减少唾液的生成
 (c) 苯妥英：引起牙龈增生
 (d) 类固醇：可能导致真菌过度繁殖
(5) 全身照射（TBI）或头颈部的放射治疗。
(6) 牙科疾病和口腔卫生较差（Beck, 2004）。
(7) 不合适的义齿：不合适的义齿会刺激黏膜以及破坏黏膜的完整性（Beck, 2004）。
(8) 老年人和青年
 (a) 需要进一步的研究证明年龄是否为发生黏膜炎的决定性危险因素（NCCN, 2008a）。
 (b) 老年人可能由于退行性改变、唾液分泌减少、黏膜角化功能减弱以及牙龈炎患病率增加而处于危险之中。青年人与老年人相比，更容易频繁地发生黏膜炎，这是由于他们的基底细胞更新率更高（Woo & Treister, 2006）。
(9) 烟酒史：酒精和香烟对黏膜有刺激性（Beck, 2004）。
(10) 营养不良
 (a) 营养摄入量减少会延迟愈合。
 (b) 含糖量高的膳食会引发龋齿（Beck, 2004）。
(11) 食用刺激性食物：酸性或辛辣食物会使黏膜损伤和发炎（Beck, 2004）。
(12) 脱水：脱水会改变黏膜的完整性。
(13) 头颈部的恶性肿瘤：尤其是接受外科手术后继续放疗的头颈部恶性肿瘤患者有很高的患病风险。
(14) 白血病、淋巴瘤、造血干细胞移植：这类患者会处于高风险中，是因为在他们治疗中使用的一些药物很可能造成口腔黏膜炎以及造成长期中性粒细胞减少。
(15) 在造血干细胞移植后为预防GVHD和出现GVHD后使用甲氨蝶呤治疗（Brennan, Bultizingslower, Schubert, & Keefe, 2006；Cutler et al., 2005）。
(16) 肝肾功能受损：某些损伤黏膜的

毒性药物代谢或排泄不充分。
(17) 多种治疗方式联合损伤黏膜（Beck，2004）。
d) 临床表现
(1) 黏膜炎的表现形式因药物治疗的不同和个体化差异而各不相同。严重程度与药物种类、剂量和使用频率相关（Keefe et al 2007）。
    (a) 口腔黏膜炎明显的特征在标准剂量化疗后 4～5 天即可显现。
    (b) 接受干细胞移植的患者在使用常规方案治疗后 3～5 天即可罹患黏膜炎。
    (c) 对于接受头颈部放疗的患者来说，通常在治疗第 2 周出现黏膜炎。
(2) 严重程度随细胞毒性药物剂量的增加而加强。那些通常在标准剂量时不具有全身细胞毒性的药物（如环磷酰胺）在使用高剂量时也会对黏膜细胞造成损伤（Keefe et al.，2007）。
(3) 黏膜炎的持续时间可能会随药物的频繁使用而延长，这是由于黏膜细胞没有恢复和愈合的时间（Beck，2004）。
(4) 体征和症状包括
    (a) 吞咽功能和味觉改变
    (b) 声音嘶哑或声音变小
    (c) 在吞咽或说话时会有疼痛感
    (d) 口腔黏膜颜色改变（如苍白、不同程度的红斑、白色斑块、病灶或溃疡的颜色改变）（Beck，2004）
    (e) 口腔湿度改变（如唾液的分泌量、分泌物的质量）
    (f) 口腔黏膜和舌水肿
    (g) 黏膜溃疡
e) 评估
(1) 使用标准化的评估工具或量表进行评估。临床中设计使用的量表要考虑到各种临床症状、体征和与口腔黏膜炎相关的功能障碍，各部分加起来得到一个总评分。三种常用的工具是
    (a) 口腔评估指南：此工具涵盖了反映口腔健康状况和功能的八方面内容（见表 20）。
    (b) 口腔评估：此工具使用数字评分的方法，单项为 1～4 分，包括五个方面（嘴唇、牙龈/口腔黏膜、舌、牙齿及唾液）。各项得分相加的总分代表了功能障碍的程度：轻度（6～10 分）、中度（11～15 分）、重度（16～20 分）（Beck，2004）。
    (c) NCI CTCAE：该工具由描述黏膜变化的 0～4 分级指数组成。此量表包括了临床评估和功能/症状分级两个部分（NCI CTEP，2006）。
(2) 在取出口腔内装置（如义齿）后再检查嘴唇、舌及口腔黏膜的颜色、湿度、完整性和清洁程度（Beck，2004）。
(3) 评估患者味觉、声音、吞咽以及在患者做吞咽动作时舒适度的改变等（Beck，2004）。
(4) 检查唾液分泌量及其质量（Beck，2004）。
f) 协同管理：目前对于口腔黏膜炎没有标准的预防和治疗方案。在与国际口腔肿瘤学会的合作中，MASCC 在综合了 1966—2007 年文献的意见和建议后，于 2004 年发表了临床实践指南。此指南随后于 2005 年和 2007 年进行了两次修订，主要内容如下。

表 20. 口腔评估指南

项目	评估工具	测量方法	数字和描述性评分		
			1	2	3
声音	听诊	与患者交谈	正常	低沉或刺耳	说话困难或疼痛
吞咽	观察	让患者做吞咽动作检测呕吐反射,将压舌板放在舌根部并压低观察结果	吞咽正常	吞咽时疼痛	不能吞咽
嘴唇	目测/触诊	观察和感觉组织	光滑、粉红色、湿润	干燥或有裂纹	溃疡或出血
舌	目测和/或触诊	感觉和观察组织的外观	粉红、湿润的舌乳头	有舌苔或舌乳头缺失,但有光泽,红肿或不红肿	有水疱或破裂
唾液	使用压舌板	将压舌板插入口中,接触舌中心和口底	湿润	厚或黏稠	没有
黏膜	目测	观察组织外观	红润、湿润	变红或有苔层(白度增加),没有溃疡	溃疡伴或不伴出血
牙龈	压舌板检测和目测	用压舌板的尖部轻压组织	红润、有点状凹陷、坚固	水肿伴或不伴红肿	自发出血或压迫后出血
牙齿或义齿(或义齿承托区)	目测	观察牙齿或义齿承托区的外观	干净,没有残渣	局部区域有斑块或残渣(存在于牙齿之间)	沿着牙龈线或义齿承托区均存在斑块或残渣

注:Table courtesy of June Eilers, PhD, APRN-CNS, BC, The Nebraska Medical Center. Used with permission.

(1) 护理计划的制订,包括患者的健康教育,都应试图减轻放疗、化疗造成的口腔黏膜炎的严重程度(Rubenstein et al., 2004)。健康教育应达到提高患者进行口腔护理的依从性、增加口腔护理的次数,以及提高自我应对口腔黏膜炎能力的目的。

(a) 对患者进行健康教育是促进良好口腔卫生必不可少的一个环节(Dodd, 2004)。

(b) 在进行口腔治疗前,应注意评估牙齿表面是否有潜在刺激因素,是否有牙龈炎、牙周感染以及义齿是否合适(Dodd, 2004)。患者在进行化疗前,应完善口腔检查和治疗。因为一旦治疗开始,若并发中性粒细胞减少和血小板减少症,会禁忌进行口腔矫正治疗(Beck, 2004)。如果成人和小儿将接受移植手术或预期有中性粒细胞减少的可能时,在治疗前有必要取出牙箍。

(c) 应强调摄入高蛋白质食物和大量的液体(>1500ml/d)以促进口腔黏膜再生(Vannice, 2008)。

(2) 口腔黏膜炎的预防(MASCC, 2005;Rubenstein et al., 2004)

(a) 对于消化道恶性肿瘤接受 5-FU 静脉输注治疗和接受大剂量美法仑治疗的患者,推荐使用口腔冰冻疗法(即咀嚼冰块)。

(b) 氯己定和阿昔洛韦不能用于预防及治疗由头颈部放疗和化疗引起的口腔黏膜炎。
(c) 对于血液系统恶性肿瘤使用高剂量化疗方案和 TBI 的患者，可以考虑使用角细胞生长因子。
(d) GM-CSF 漱口水不能用于预防接受造血干细胞移植（HSCT）患者的口腔黏膜炎。

(3) 胃肠道黏膜炎的预防（MASCC，2005；Rubenstein et al., 2004）
(a) 建议在使用环磷酰胺、甲氨蝶呤、5-FU（不论是否配合使用叶酸）治疗后选用雷尼替丁或奥美拉唑预防胃脘疼痛。
(b) 对接收放化疗联合治疗的 NSCLC 患者，推荐使用氨磷汀减轻其造成的食管炎的严重程度（MASCC, 2005）。但由于证据不足，ASCO 不推荐将氨磷汀常规用于同步化疗患者预防食管炎（Hensley et al., 2009）。
(c) 不推荐使用谷氨酰胺预防胃肠道黏膜炎。

(4) 治疗：目前暂没有基于循证医学证据的用于治疗口腔黏膜炎的推荐治疗方案。治疗目的也主要是减轻症状和预防组织的进一步损伤。这些干预措施包括以下内容（MASCC, 2005）。
(a) 鼓励使用增进口腔清洁度、湿度及舒适度的口腔护理制剂（见表 21）。
(b) 鼓励患者通过刷牙、使用牙线和漱口的方式保持黏膜健康。
(c) 提供全身镇痛药物控制黏膜炎所致的疼痛。MASCC 指南建议，对于干细胞移植术后出现黏膜炎疼痛的患者以使用自控式镇痛的方式为宜（Rubenstein et al., 2004）。
(d) 对黏膜病变进行细菌培养以便使用合适的抗生素。念珠菌感染时于黏膜上肉眼可见白色或乳白色斑块，在等待培养结果期间即应给予相应的治疗。

g) 患者及家属的健康教育：强调在接受对黏膜有毒性的治疗中，通过保持口腔卫生、湿润及完整性，从而预防黏膜的进一步损伤（Harris, Eilers, Cashavelly, Maxwell, & Harriman, 2007）。为了达到这个目标，患者需要做到

(1) 每日自检口腔并报告黏膜炎的体征和症状。
(2) 遵守口腔卫生护理程序：每次用餐后、睡前均需进行口腔卫生护理。若已有轻度至中度的功能障碍，行口腔卫生护理的频率应增至每 2～4 小时一次。若发展到严重功能障碍，可能需每小时进行一次口腔卫生护理。口腔卫生护理需包含以下内容：
(a) 临床医生建议每日至少用牙线清洁牙齿一次（Harris et al., 2007）；对于不常使用牙线清洁的患者，在免疫功能受抑制时不适合此项。
(b) 每日使用软毛牙刷刷牙两次，每次至少 90 秒（Harris et al., 2007）；海绵棉签的清洁效果不如牙刷，只有黏膜炎患者在刷牙时存在不能忍受的严重疼痛时才能使用棉签。
(c) 在饭后、睡前以及其他时间积

表21. 口腔黏膜炎的治疗：可用的药物

药物名称	功效	说明
无刺激性的漱口水		
0.9%的盐水	缺少正式的疗效评估	相对无害和经济的冲洗剂
碳酸氢钠	缺少正式的疗效评估	可创造一个促进细菌群生长的碱性环境 比较特殊的味道可能会影响患者持续使用 NCI推荐使用
0.9%的盐水/碳酸氢钠	缺少正式的疗效评估 1/2茶匙盐，2汤匙小苏打粉以及32盎司水相混合	比较廉价的冲洗剂 比较特殊的味道可能会影响患者持续使用 NCI推荐使用
漱口水，复方制剂	缺少数据证明对黏膜炎的预防/治疗有疗效	由多种成分组成，包括抗组胺药，碳酸钙制剂，抗酸药） 可能对缓解疼痛或不适有一定作用 患者可能会感觉麻木，但这样会造成潜在的伤害 应避免使用含有酒精酚剂
其他		
冷冻疗法（冰块）	一致证明对于接受静脉推注5-FU治疗的患者可减少口腔黏膜炎的发病率和严重程度 也推荐用于依达曲星冰静脉推注化疗时使用	不建议头颈部恶性肿瘤患者使用 MASCC（2005）也推荐用于高剂量美法仑治疗时 在静脉推注5-FU前口含冰块5min和治疗后口含冰块30min 不推荐接受卡培他滨和奥沙利铂治疗的患者使用，因为接触寒冷会造成潜在的不适（Harris et al., 2007）
L-谷氨酰胺	人体必需氨基酸，吸收性较差 不建议用于胃肠道黏膜炎的系统性预防	还没有证据表明可预防黏膜炎
外敷药剂/涂剂，黏膜保护剂		
硫糖铝混悬液	大多数数据表明在改变口腔黏膜炎的严重程度、疼痛评分以及其他主观症状（如味觉改变，口腔干涩）上没有显著的统计学差异	黏膜涂剂 没有表明有益处 较差的耐受性以及潜在的对胃肠道的副作用（Harris et al., 2007）
Gelclair® （译者注：口腔保护透明啫喱）	生物性口腔黏附凝胶，可形成黏膜保护屏障 可保持口腔湿润并提供患者喜爱的治疗 不推荐用于黏膜炎的预防或治疗	可能对促进患者吞咽和减轻疼痛有一定作用
组织保护剂		
氨磷汀	推荐用于减少非小细胞肺癌患者同步放化疗造成的食管炎（MASCC, 2005）。然而，由于证据不足，ASCO不推荐常规使用氨磷汀以预防由同步化疗造成的黏膜炎的食管炎（Hensley et al., 2009）。	组织保护剂 还需要进一步研究证明在口腔黏膜炎预防中所起的作用

表21. 口腔黏膜炎的治疗：可用的药物（续）

药物名称	功效	说明
消毒防腐剂		
氯己定	总体说来，数据显示在对口腔黏膜炎严重程度和任何类型的口腔菌群抑制作用上没有显著的变化	含有酒精 有文献报告冲洗会引起不适感，味觉改变 不推荐口腔黏膜炎患者使用（MASCC, 2005） 会造成牙齿变成棕色
过氧化氢	与黏膜炎加重或干燥、刺痛、疼痛和恶心有关，有文献报道可加剧舌痛症状	不推荐作为漱口水长期重复使用 有充分的证据表明，由于其损害或可能损害成纤维细胞和角质形成细胞，因而可能损伤新肉芽组织或扰乱正常的口腔菌群
聚维酮碘	具有抗病毒、抗细菌和抗真菌的功效，耐受性低于生理盐水	药效只局限于有新肉芽组织增生患者。禁忌吞咽 有待进一步研究
抗菌药物		
阿昔洛韦（及其类似物）	抗病毒药物 不推荐用于口腔黏膜炎的预防	—
抗菌剂	不推荐用于预防与放疗有关的口腔黏膜炎	有待更多的研究
抗炎药		
Kamillosan（洋甘菊提取物）冲洗剂	在临床试验中效果不佳	多数患者使用后仍出现黏膜炎
Chamomile（洋甘菊精油）	缺少数据证明其有效性	有报道称具有抗炎、抑消化作用 便宜，易获取且无害
口服皮质类固醇	在改变黏膜炎的严重程度方面与安慰剂相比没有显著差别	数据比较少，不能得出明确的结论
苄达明	非留体类抗炎药 抗肿瘤坏死因子活性	仅推荐用于预防接受放疗的头颈部实体瘤患者的口腔黏膜炎
镇痛药		
外用利多卡因	数据较少；能明显缓解疼痛一小段时间	需要频繁的使用；可能会导致敏感性下降、额外的创伤以及可能会造成烧灼感、弱味觉 不建议预防性使用
外用辣椒素	试验数据表明可显著减轻口腔疼痛	临床上此药可能使黏膜重新上皮化以及提高疼痛阈值 尚需进一步研究
吗啡	外用吗啡的效用比较有限。对于正接受干细胞移植的患者，建议使用自控吗啡镇痛	口服含有酒精配方的药物可能会造成烧灼感，为了充分治疗黏膜炎引起的疼痛，必须全面评估疼痛

表21. 口腔黏膜炎的治疗：可用药物（续）

药物名称	功效	说明
抗增殖活性药，黏膜保护剂，细胞因子制剂和生长因子		
GM-CSF	一些数据表明可减少口腔黏膜炎的严重程度和疼痛；也有一些数据不支持这个观点	不建议作为口腔漱口水使用；由于皮下注射时可出现一些难以耐受的副作用，包括局部皮肤反应、发热、胃痛以及恶心，所以难以停药率很高
G-CSF	无证据表明其对口黏膜炎有效	需要进一步研究
	数据支持较少；一些文献表明在以预防为目的的使用中，其可明显减少接受BMT的患者口腔黏膜炎的发生率	
角细胞生长因子-1：帕利夫明	已证明其在自体干细胞移植接受高剂量化疗的患者以及全身放疗的患者中预防口腔黏膜炎的疗效	在治疗准备前3天和移植后3天60mg/（kg·d）IV 需要进一步展多中心研究

ASCO—美国临床肿瘤学会；BMT—骨髓移植；5-FU—氟尿嘧啶；G-CSF—粒细胞集落刺激因子；GM-GSF—粒细胞 - 巨噬细胞集落刺激因子；IV—静脉注射；MASCC—癌症支持治疗多国协作组织；NCI—美国国家癌症研究所
注：Based on information from Bensinger et al., 2008; Harris et al., 2007; MASCC, 2005; NCI, 2007.
From "Nursing interventions and Supportive Care for the Prevention and Treatment of Oral Mucositis Associated With Cancer Treatment," by J.Eilers, 2004, *Oncology NursingForum, 31* (Suppl.4), pp.19-20.Copyright 2004 by Oncology Nursing Society. Adapted with permission.

极有效地使用合适的清洁剂清洁口腔（见表21）；为了除去口腔中的一些碎屑，应用漱口水漱口。患者应使用约一汤匙的清洗剂漱洗口腔30秒，然后吐出（Harris et al., 2007）。

(d) 避免使用冲牙器，冲牙器可能会使微生物进入溃疡或受损的牙龈组织，从而导致菌血症（Madeya, 1996）。

(e) 避免口腔接触各种刺激性物质，包括：含有苯酚、收敛剂或者酒精的漱口水，高度磨蚀性的牙膏，酸性、过烫或辛辣的食物和饮料，粗糙的食物，饮酒，抽烟，佩戴不合适的义齿、牙托，以及含有柠檬甘油的棉签和溶剂。

4. 厌食
   a) 病理生理学
   (1) 定义
       (a) 厌食是对食物欲望的异常丧失（NCI, n.d.）。
       (b) 恶病质是以脂肪和肌肉组织大量流失为特征的消耗性综合征（Illman et al., 2005）。
   (2) 厌食与恶病质实质上是相互关联的。食物摄入的减少是引起体重减轻、肌肉消耗、营养不良的因素之一。
   (3) 厌食/恶病质是一个复杂过程所导致的结果，涉及多种生理和心理因素。
       (a) 肿瘤影响（Inui, 2002）
           i) 胃肠道梗阻可导致营养吸收障碍、恶心、呕吐和疼痛。
           ii) 肿瘤释放的促炎细胞因子例如IL-6、IL-1、TNF-α、IFN-α可以导致饱腹感和新陈代谢异常。这些因素也可以作为肿瘤的促进因素从而导致预后不良（MacDonald, 2007）。

iii）新陈代谢异常可能升高血糖、氨基酸和游离脂肪酸的水平，结果引起过早的饱足感和食欲抑制。

iv）神经激素异常可以直接影响下丘脑食欲中枢。

v）继发于骨转移的高钙血症可以引起恶心、呕吐和厌食。

(b) 治疗影响（Mattox，2005）

i）手术可能导致吸收不良、梗阻、体液和电解质异常。

ii）化疗和放疗不良反应包括恶心、呕吐、黏膜炎、味觉改变、便秘、腹泻。

iii）联合治疗导致更多的不良反应。

(c) 心理影响

i）癌症相关的抑郁经常与不可控的食欲减退和不可逆的恶病质同时发生，尤其是终末期或有多种并发症的患者（Illman et al.，2005）。

ii）流行病学调查显示癌症患者的抑郁发生率估计可达10%～30%，而一般患者仅有5%～10%（Illman et al.，2005）。

iii）焦虑、恐惧、悲伤、疲乏、疼痛以及患者对身体形象改变的反应也会导致厌食。

(4) 恶病质导致患者生存期缩短、化疗耐受性降低以及治疗毒性增加（Del Fabbro，Dalal，Delgado，Freer，& Bruera，2007）。

b）发生率：癌症患者厌食/恶病质的总发生率大约为50%，临终前上升至80%（Inui，2002）。

c）危险因素（Del Fabbro，Dalal，& Bruera，2006）

（1）进展期癌症

（2）实体瘤：最常见于胃肠道和肺。

（3）慢性疾病如肺病和充血性心力衰竭。

（4）在青年和老年人中发生率增加。

（5）多种形式的治疗。

d）临床表现（Strasser & Breuera，2002）

（1）体重不自觉地比原先减轻超过5%

（2）食欲丧失

（3）肌肉萎缩

（4）脂肪组织流失

（5）疲乏和虚弱

e）评估

（1）监测体重：与治疗前体重相比较。

（2）获得过去饮食的情况或让患者完成几天的饮食日志。

（3）测量

(a) 通过肱三头肌皮肤褶皱处厚度可判断体内脂肪。

(b) 通过上臂中点肌肉环围可判断肌肉群。

（4）评价实验室检查结果（Bender et al.，2002）

(a) 用血清白蛋白反映内脏蛋白储存情况。低于3.5g/dl表明近来蛋白质被消耗。

(b) 血清前白蛋白低于15mg/dl表明蛋白质被消耗。

(c) 血清转铁蛋白低于200mg/dl反映身体制造血清蛋白的能力下降。

（5）评估功能状态（Chang，Xia，& Kasimis，2005；Ottery，1994）。

(a) 患者主观全面营养评估量表（Patient-Generated Subjective Global Assessment，PG-SGA）和厌食/恶病质治疗的功能性

评估是临床可以使用的由患者填写简单工具。
  (b) 评估功能状态的工具包括抑郁症和生活质量问卷。
f) 协同管理：营养干预的程度取决于体重下降的原因以及患者、家庭和健康照顾团队的总体目标。
  (1) 治疗癌症是主要目标。
  (2) 症状管理：恶心和呕吐、黏膜炎、腹泻、味觉改变、疲乏和吞咽困难等可能促进厌食，因此要管理这些症状。（参见本书中讨论管理的特定章节。）
  (3) 药物干预：孕激素和糖皮质激素是仅有的两类对刺激食欲有一定效用的药物（Jatoi，2006）。
    (a) 孕激素（Berenstein & Ortiz，2008）
      i) 醋酸甲地孕酮是最常用的。
      ii) 作用机制不清楚。
      iii) 最佳剂量不明确，范围为 100～1600mg/d。
      iv) 副作用包括深静脉血栓形成、水肿、男性阳痿和胃肠道功能紊乱。
    (b) 糖皮质激素（Mattox，2005）
      i) 作用机制不清楚，但可能与心情愉悦和抗炎反应有关。
      ii) 效用是短期的。
      iii) 可能发生许多长期和短期的副作用，包括免疫抑制、高血糖症和肌肉消耗。
    (c) 大麻酚类（Mattox，2005）
      i) 建议用于 AIDS 相关的厌食和 CINN。
      ii) 四氢大麻酚的合成物可口服。
      iii) 副作用包括心率增快、结膜充血、困倦、焦虑、幻觉，更高剂量时可出现妄想。
  (4) 非药物干预（Brown，2002；Del Fabbro et al.，2006）
    (a) 干预可能不会增加体重和延长生存期，但可以提高生活质量。
    (b) 向营养学家咨询，已经显示可以提高饮食的摄入。
    (c) 根据需要和可耐受的程度提供高热量、高蛋白质的饮食成分。
    (d) 肠内营养（Strasser & Bruera，2002）
      i) 不推荐常规应用，通常作为术前干预使用。
      ii) 患者肠道必须有功能。
      iii) 并发症包括吸入性肺炎、电解质紊乱、腹泻和感染。
    (e) 肠外营养（Nelson，2000）
      i) 应用局限于等待外科手术治愈患者的术前处置或有梗阻的患者。
      ii) 并发症包括高感染率。
g) 患者教育（Kellner，2004；McClement，2005）
  (1) 提供编写的食谱，强调高热量/高蛋白质的食物（见图25）。
  (2) 每周监测和记录体重，在每天的同一时间使用同一工具。
  (3) 鼓励少量多餐。
  (4) 每餐提供可口的饮食。
  (5) 鼓励体育活动。
  (6) 使用各种方法控制恶心和呕吐、黏膜炎、口干、味觉改变以及其他治疗的不良反应。

图25. 高热量/高蛋白质患者饮食食谱

高热量和高蛋白质饮食
下列食物含有高热量和/或蛋白质

主菜	水果	乳制品	非乳制品	点心	其他
蛋、畜肉、家禽肉、鱼、豆子、花生酱、热牛奶麦片、比萨、快餐、炖煮菜、砂锅菜、奶油汤、含块状食物的浓汤	果汁、花蜜、干果、水果糖浆、冰水果	全脂牛奶、高蛋白质牛奶（了解配方）、奶油、冰激凌、蛋奶冻、奶酪、松软的白干酪、奶昔、即食早餐粉、布丁	豆奶、米粉奶、杏仁奶	土豆片、洋芋片、玉米片奶酪、黄油或奶酪爆米花、饼干和花生酱、有调味汁的水果或蔬菜（例如乳脂酪、黑豆、鹰嘴豆泥）、糕点、糖果、甜饼干、蛋糕、烤坚果、种子	人造黄油、黄油、肉汁、蛋黄酱、酸奶、乳脂酪

高蛋白质牛奶

用夸脱测量（1夸脱=946.4ml）：
1夸脱全脂牛奶
1杯速溶脱脂干奶粉

用杯子测量：
1杯全脂牛奶
1/4杯速溶脱脂干奶粉

充分混匀并震荡。为了调味，可以加入水果糖浆、香草或咖啡精、巧克力、樱桃或槭树糖浆。可用于奶油汤、甜点心、热麦片和可可粉。

你可以食用含多种维生素的营养品，其补充的维生素应不超过美国食品和药品管理局（U.S.RDA）推荐的每日营养素供给量（标准）的100%。超过100%可能会干扰治疗。

如果你需要更多的信息，或你处于特殊饮食（低盐、糖尿病或低纤维素饮食）而不能够遵照这些建议，请联系肿瘤营养服务。

注：Copyright 2006 by Sidney Kimmel Comprehensive Cancer Center at Johns Hopkins. Used with permission.

(7) 即使患者没有食欲，也鼓励参与家庭活动以避免孤独感。不要强迫患者进餐。
(8) 提醒家属患者食欲缺乏是由疾病导致的，这不是他们的错误。
(9) 根据需要转介社会资源，例如家庭照顾和上门送餐服务。

5. 便秘：便秘被定义为粪便极度硬结、干燥，排便非常少，导致直肠充盈与排空的交替减少（Camp-Sorrell, 2005）。便秘可以是癌症的表现，或治疗的副作用，或肿瘤进展的结果。它也可能与癌症或治疗无关（Massey, Haylock, & Curtiss, 2004）。癌症治疗引起的抑郁、焦虑或疼痛可能导致便秘，可以单独发生或伴随其他功能性和生理性紊乱。最常见的原因是液体摄入不足和对疼痛的药物治疗（NCI, 2008a）。

a) 病理生理：大肠动力减低是便秘的主要原因。便秘的形成机制包括肠道收缩力量改变、结肠肌张力差、与直肠和肛门相关的感觉改变（Pace, 1999）。

(1) 动力减低的原因
   (a) 长春花生物碱：自主神经系统功能障碍可能导致升结肠嵌塞、腹部绞痛、麻痹性肠梗阻。当骶神经非功能性传入和传出通路被干扰时，直肠排空减少（Camp-Sorrell, 2005）。
      i) 长春新碱、长春瑞滨和长春碱导致的神经毒性会影响胃肠道平滑肌，导致蠕动减少或麻痹性肠梗阻。
      ii) 长春新碱可能破坏结肠的肌间神经丛。
(2) 某些引起恶心和呕吐的化疗药物可能会导致便秘，原因是它们使患者摄入减少，减慢胃肠道的蠕动。由于摄入食物缺乏，粪便产生得更少，运送时间增加，粪便变得坚硬而难以排出。

(3) 阿片类药物严重影响肠道保持适宜运动性的能力。它们是药物性便秘的主要原因（Robinson et al.，2000）。

b）发生率

(1) 临床上，便秘是癌症患者的普遍问题。便秘在癌症患者中发生率接近50%，晚期的患者或接受阿片治疗的患者便秘发生率分别升高至75%和90%（Engelking，2008）。老年患者更加常见，可能导致肠梗阻（Engelking）。

(2) 有报道在接受长春新碱治疗的患者中便秘占20%～35%，尤其是大剂量或长期治疗后（Engelking，2008）。

(3) 便秘、腹痛和麻痹性肠梗阻是长春新碱常见的副作用（Chu & DeVita，2004）。

(4) 长春瑞滨可能导致严重的便秘（3～4级），所有级别总体发病率为35%（Glaxo-SmithKline，2007）。

(5) 使用沙利度胺的患者便秘发生率高于55%（Celgene，2007b），使用来那度胺的患者便秘发生率大概为35%（Celgene，2007a）。

(6) 硼替佐米在41%的患者中引起便秘（Millennium，2007）。

c）临床结局

(1) 腹部或肠道不适或疼痛
(2) 恶心和/或呕吐
(3) 厌食
(4) 嵌塞
(5) 肠梗阻
(6) 肛裂
(7) 痔疮
(8) 肠破裂和致命的败血症

d）危险因素（Massey et al.，2004）

(1) 肠道机械性压力（例如继发于胃肠道肿瘤的肠道梗阻、腹水的压力）
(2) 脊髓T8至L3的破坏，导致支配肠道的神经受到挤压
(3) 动力下降
(4) 脱水
(5) 膳食纤维摄入减少
(6) 新陈代谢和内分泌紊乱（NCI，2008a）
  (a) 高钙血症
  (b) 阿狄森病（译者注：原发性慢性肾上腺皮质功能不全）
  (c) 甲状腺功能减退和甲状腺功能亢进
  (d) 库欣综合征
  (e) 低钾血症
  (f) 糖尿病
(7) 应用某些药物（Massey et al.，2004）
  (a) 神经毒性化疗药物
  (b) 抗胆碱能药物
  (c) 利尿剂
  (d) 阿片类药物
  (e) 含铝和钙的制酸药
  (f) 钙和铁的补充剂
  (g) 三环类抗抑郁药
  (h) 降压药
  (i) 抗焦虑药
  (j) 5HT$_3$受体拮抗剂
  (k) NSAIDs
(8) 滥用泻药

e）评估

(1) 评估排泄的形态，包括排泄的总量、频率、便意、大便性状、大便体积等，评估通便药或软便剂的长期使用情况以及提高肠道功能的其他方法（Pace，1999）。
(2) 评估患者平时的饮食模式，注意流质饮食和纤维素的摄入。
(3) 评估动力、活动水平和功能状态。
(4) 评估腹痛或痉挛。
(5) 判断患者最近的肠道活动情况（例如时间、量、硬度、颜色、便血）。
(6) 判断目前的药物使用情况。
(7) 使用实验室结果辅助评价代谢情况。
(8) 如果可能，应进行腹部触诊和直肠检查。儿科患者常规不做直肠检查。骨髓抑制患者应避免经直肠或造口的操作和检查，避免给予灌肠剂或栓剂等（Bisanz et al.，2008）。
(9) 使用影像学检查来鉴别机械性阻塞和肠梗阻导致的动力减退（Massey et al.，2004）。

f) 协同管理
(1) 药物干预
(a) 容积性泻药（例如甲基纤维素、蚤草）：导致水分被留在粪便中；不能耐受液体的患者限制使用，必须至少摄入200～300ml水（Bisanz et al.，2008）。
(b) 润滑剂和软化剂（例如矿物油、甘油栓）：润滑和软化粪便，大剂量能够导致直肠渗出和肛周刺激。
(c) 含盐泻药（镁盐、磷酸钠盐）：含镁和硫酸根，使得水分进入肠道；很少用于日常预防，更经常用于肠道的急性排空。
(d) 渗透性泻药（例如乳果糖、山梨醇）：在肠道中吸收和保留水分，可以软化粪便；通常在药物达到结肠后24～72小时内起效；副作用包括腹痛、排气和腹部胀气（Avila，2004）。
(e) 含有或不含电解质的聚乙二醇在非肿瘤患者中是有效的。NCCN（2008）建议对于顽固性便秘的癌症患者可以选择使用。
(f) 润湿性泻药（detergent laxatives）（例如多库酯钠）：直接作用于肠道，促使水和脂肪渗透入干燥的粪便中；减少结肠吸收水和电解质；当需避免用力排便时可短期使用。
(g) 刺激性泻药（例如比沙可啶、番泻叶）：直接作用于结肠刺激其动力，由肠道内的细菌降解所发动；最常用于预防。
(h) 栓剂：刺激肠道神经丛导致直肠排空，不建议作为长期的肠道处置。
(i) 促动力药（例如甲氧氯普胺）：可以被应用于延迟性胃排空；饭前和睡前应用，服药在60分钟内起效（Avila，2004）。对于腹部巨大肿瘤或肠道梗阻的患者，应避免使用促动力药（Bisanz et al.，2008）。
(j) 甲基纳曲酮是最近被批准的新型药物，应用于接受姑息治疗疾病进展的患者因阿片类药物引起的便秘。甲基纳曲酮是作用于外周的阿片类受体拮抗剂。这种药物在预防阿片类药物引起的便秘中已经表现出效果，并且不会降低对疼痛的缓解或引起阿片类药物戒断症状（Yuan，2004）。最常见的副作用是胃肠胀气、腹痛和恶心。禁忌用于已知或怀疑有机械性胃肠道梗阻的患者（Wyeth，2008）。

(k) 接受长春花生物碱治疗的患者预防性地联合应用泻药和大便柔软剂（Engelking，2008）。

(2) 其他

(a) 包括在肠道再训练方案中适当增加体育活动或被动练习，通过这些活动帮助粪便进入直肠可以促进排空。

(b) 在住院治疗期间帮助患者保持平常的排便习惯，提供私密、舒适的空间。

(c) 帮助患有中性粒细胞减少症和血小板减少症的便秘患者增加液体和纤维素的摄入，并口服药物。

(d) 对于骨髓抑制的患者，不要做直肠的检查或使用栓剂或灌肠，这样做可能增加感染和出血的危险。因为这可能会将细菌引入直肠或导致肛裂、龟裂或脓肿（Engelking，2008）。

(e) 轮换使用阿片类药物可以减轻便秘（例如从长效吗啡转换为透皮贴剂）（Bisanz et al.，2008）。

g) 和家庭教育

(1) 增加液体摄入：如果没有医学禁忌，鼓励患者每天喝至少8杯水（每杯8盎司，共计约合2000ml）。在尝试排便前饮用温水对于刺激肠道活动可能有效。不鼓励饮用咖啡、茶和葡萄柚汁，因为这些饮料有利尿作用（Engelking，2008）。

(2) 在饮食中增加纤维素：纤维素使粪便更快地通过肠道，减少粪便嵌塞的发生。

(a) 高纤维素食品包括麦麸、爆米花、玉米、葡萄干、枣、蔬菜、水果和全谷物。

(b) 告知患者在增加纤维素摄入的最初几周他们可能会经历腹部不适、胃肠胀气或排便习惯的改变。这些影响会因为慢慢增加纤维素用量而减小，肠道纤维耐受会增强，开始每天增加3～4g直至增加到每天6～10g。这种方法禁用于机械性肠梗阻，因为增加过多的肠内容物可能会加重梗阻（Engelking，2008）。

(c) 对于液体摄入不足的癌症患者，不推荐使用纤维素（Bisanz et al.，2007）。

(3) 鼓励患者规律锻炼，刺激胃肠道动力。

(4) 教会患者膈肌呼吸运动和腹部肌肉锻炼，可以帮助增加肌肉张力，辅助排便（Engelking，2008）。

(5) 帮助患者建立一个规律的排便计划。

(6) 指导患者报告便秘并注意便秘有关的并发症，例如粪便嵌塞。

(7) 强调患者如果三天没有肠道运动应该看医生，并开始执行排便计划。
6. 直肠周围蜂窝组织炎：炎症和会阴、直肠区域的水肿
   a) 病理生理学
      (1) 肛门直肠黏膜的微小裂口会引发感染。最常见的感染性微生物包括革兰阴性需氧杆菌、肠球菌和肠道厌氧菌（Alexander，Walsh，Freifeld，& Pizzo，2002）。
      (2) 局部感染的脓疮可能导致全身性败血症。
   b) 发病率：总发病率在过去的十年已经下降，据推测是因为在发热的中性粒细胞减少的患者中早期经验性应用抗生素。在血液恶性肿瘤患者中有5%被报道存在肛周组织感染（Bodey，2000）。
   c) 危险因素
      (1) 慢性中性粒细胞或血小板减少症呈慢性（持续时间大于7天）或中性粒细胞 < 100/mm³，则患者处于发展为感染的高危状态（Alexander et al.，2002；Wujcik，2004）。
      (2) 便秘：坚硬的粪便通过引起直肠黏膜损伤。
      (3) 腹泻：腐蚀性液体刺激损伤直肠周围组织。
      (4) 化疗和/或放疗导致的直肠周围黏膜炎。
      (5) 任何直肠损伤，例如直肠刺激或者直肠温度计或栓剂的使用。
      (6) 痔疮或肛裂/脓肿。
   d) 评估
      (1) 询问患者是否存在会阴和/或直肠的不适。对排便的恐惧使得患者可能不报告，这会增加便秘和疼痛的危险。大多数直肠脓肿的患者会抱怨钝痛、酸痛或跳痛，当坐位或排便时会加重（Fenton，2008）。
      (2) 监测体温。
      (3) 进行会阴区的检查。
         (a) 感染的侵入部位可能只是一个表现为微小发炎的小裂口。当直肠周围区域的肿胀和炎症严重时才发现。需要做细菌培养。
         (b) 寻找并记录组织的脱落和坏死。
   e) 协同管理（Alexander et al.，2002；Kline，2002；NCCN，2008a）
      (1) 确认抗生素包括特定的抗厌氧菌药，例如克林霉素或甲硝唑，加上广谱抗需氧菌药。如果需要，可以考虑针对肠球菌或念珠菌用药（NCCN，2008a）。
      (2) 应用退热药缓解发热。
      (3) 教会和鼓励患者坐浴及会阴冲洗。
      (4) 使用粪便软化剂和鼓励患者吃低纤维素饮食。需要时请营养师会诊。
      (5) 经常检查直肠周围黏膜，寻找炎症或皮肤破溃的任何迹象。
   f) 患者和家庭教育
      (1) 教会患者和主要照顾者
         (a) 仔细地清洁会阴，尤其是当中性粒细胞减少症存在时。
         (b) 提供适当的护肤脂和药用软膏。
         (c) 仔细观察感染或组织完整性破坏的任何迹象。
      (2) 确认患者和主要照顾者能够

(a) 辨别直肠周围蜂窝组织炎的危险因素。

(b) 应用各种措施降低直肠周围蜂窝组织炎进展的危险。

(c) 确认需要立即专业干预的情况（Wujcik，2004）。

　　i) 受影响的区域疼痛、发红或肿胀

　　ii) 体温＞38.0℃（100.4 °F）

参考文献

Aapro, M.S., Molassiotis, A., & Olver, I. (2004). Anticipatory nausea and vomiting. *Supportive Care in Cancer, 13*(2), 117–121.

Alexander, S.W., Walsh, T.J., Freifeld, A.G., & Pizzo, P.A. (2002). Infectious complications in pediatric cancer patients. In P.A. Pizzo & D.G. Poplack (Eds.), *Principles and practice of pediatric oncology* (4th ed., pp. 1239–1283). Philadelphia: Lippincott Williams & Wilkins.

Arnold, R.J., Gabrail, N., Raut, M., Kim, R., Sung, J., & Zhou, Y. (2005). Clinical implications of chemotherapy-induced diarrhea in patients with cancer. *Journal of Supportive Oncology, 3*(3), 227–232.

Avila, J. (2004). Pharmacologic treatment of constipation in cancer patients. *Cancer Control, 11*(3), 10–18.

Beck, S. (2004). Mucositis. In C.H. Yarbro, M.H. Frogge, & M. Goodman (Eds.), *Cancer symptom management* (3rd ed., pp. 276–287). Sudbury, MA: Jones and Bartlett.

Bender, C.M., McDaniel, R.W., Murphy-Ende, K., Pickett, M., Rittenberg, C.N., Rogers, M.P., et al. (2002). Chemotherapy-induced nausea and vomiting. *Clinical Journal of Oncology Nursing, 6*(2), 94–102.

Bensinger, W., Schubert, M., Ang, K., Brizel, D., Brown, E., Eilers, J., et al. (2008). NCCN Task Force report: Prevention and management of mucositis in cancer care. *Journal of the National Comprehensive Cancer Network, 6*(Suppl. 1), S-1–S-19.

Benson, A.B., Ajani, J.A., Catalano, R.B., Engelking, C., Kornblau, S., Martenson, J., et al. (2004). Recommended guidelines for the treatment of cancer treatment–induced diarrhea. *Journal of Clinical Oncology, 22*(14), 2918–2926.

Berenstein, E.G., & Ortiz, Z. (2008). Megestrol acetate for the treatment of anorexia-cachexia syndrome. *Cochrane Database of Systematic Reviews* 2008, Issue 3. Art. No.: CD004310. DOI: 10.1002/14651858.CD004310.pub2.

Bisanz, A., Palmer, J.L., Reddy, S., Cloutier, L., Dixon, T., Cohen, M.Z., & Bruera, E. (2008). Characterizing postoperative paralytic ileus as evidence for future research and clinical practice. *Gastroenterology Nursing, 31*(5), 336–344.

Bodey, G. (2000). Unusual presentation of infection in neutropenic patients. *International Journal of Antimicrobial Agents, 16*(2), 93–95.

Brennan, M., Bultizingslower, I., Schubert, M., & Keefe, D. (2006). Alimentary mucositis: Putting the guidelines into practice. *Supportive Care in Cancer, 14*(6), 573–579.

Brown, J.K. (2002). A systematic review of the evidence on symptom management of cancer-related anorexia and cachexia. *Oncology Nursing Forum, 29*(3), 517–532.

Campos, D., Pereira, J.R., Reinhardt, R.R., Carracedo, C., Poli, S., Vogel, C., et al. (2001). Prevention of cisplatin-induced emesis by the oral neurokinin-1 antagonist, MK-869, in combination with granisetron and dexamethasone or with dexamethasone alone. *Journal of Clinical Oncology, 19*(6), 1759–1767.

Camp-Sorrell, D. (2005). Chemotherapy: Toxicity management. In C.H. Yarbro, M.H. Frogge, & M. Goodman (Eds.), *Cancer nursing: Principles and practice* (6th ed., pp. 425–427). Sudbury, MA: Jones and Bartlett.

Celgene Corporation. (2007a). Revlimid [Package insert]. Summit, NJ: Author.

Celgene Corporation. (2007b). Thalidomid [Package insert]. Summit, NJ: Author.

Chang, V.T., Xia, Q., & Kasimis, B. (2005). The Functional Assessment of Anorexia/Cachexia Therapy (FAACT) appetite scale in veteran cancer patients. *Journal of Supportive Oncology, 3*(5), 377–382.

Chu, E., & DeVita, V.T. (2007). *Physician's cancer chemotherapy drug manual 2007*. Sudbury, MA: Jones and Bartlett.

Curry, J., Hospenthal, D.R., & Lee, J. (2007). *Pseudomembranous colitis*. Retrieved October 29, 2008, from http://www.emedicine.com/med/TOPIC1942.HTM

Cutler, C., Li, S., Kim, H.T., Laglenne, P., Szeto, K.C., Hoffmeister, L., et al. (2005). Mucositis after allogeneic hematopoietic stem cell transplantation: A cohort study of methotrexate and nonmethotrexate containing graft-versus-host disease prophylaxis regimens. *Biology of Blood and Marrow Transplantation, 11*(5), 383–388.

Del Fabbro, E., Dalal, S., & Bruera, E. (2006). Symptom control in palliative care—Part II: Cachexia/anorexia and fatigue. *Journal of Palliative Medicine, 9*(2), 409–421.

Del Fabbro, E., Dalal, S., Delgado, M., Freer, G., & Bruera, E. (2007). Secondary vs. primary cachexia in patients with advanced cancer. *Journal of Clinical Oncology, 25*(Suppl. 18), 9128.

Dibble, S.L., Israel, J., Nussey, B., Casey, K., & Luce, J. (2003). Delayed chemotherapy-induced nausea in women treated for breast cancer [Online exclusive]. *Oncology Nursing Forum, 30*(2), E40–E47.

Dibble, S.L., Luce, J., Cooper, B.A., Israel, J., Cohen, M., Nussey, B., et al. (2007). Acupressure for chemotherapy-induced nausea and vomiting: A randomized clinical trial. *Oncology Nursing Forum, 34*(4), 813–820.

Diemunsch, P., & Grelot, L. (2000). Potential of substance P antagonists as antiemetics. *Drugs, 60*(3), 533–546.

Dodd, M.J. (2004). The pathogenesis and characterization of oral mucositis associated with cancer therapy. *Oncology Nursing Forum, 31*(Suppl. 4), 5–23.

Dranitsaris, G., Maroun, J., & Shah, A. (2005). Severe chemotherapy-induced diarrhea in patients with colorectal cancer: A cost of illness analysis. *Supportive Care in Cancer, 13*(5), 318–324.

Eilers, J., & Million, R. (2007). Prevention and management of oral mucositis in patients with cancer. *Seminars in Oncology Nursing, 23*(3), 201–212.

Engelking, C. (2004). Diarrhea. In C.H. Yarbro, M.H. Frogge, & M. Goodman (Eds.), *Cancer symptom management* (3rd ed., pp. 528–555). Sudbury, MA: Jones and Bartlett.

Engelking, C. (2008). Diarrhea and constipation. In R.A. Gates & R.M. Fink (Eds.), *Oncology nursing secrets* (3rd ed., pp. 372–397). St. Louis, MO: Elsevier Mosby.

Ernst, E., & Pittler, M.H. (2000). Efficacy of ginger for nausea and vomiting: A systematic review of randomized clinical trials. *British Journal of Anaesthesia, 84*(3), 367–371.

Ezzo, J., Streitberger, K., & Schneider, A. (2006). Cochrane systematic reviews examine P6 acupuncture-point stimulation for nausea and vomiting. *Journal of Alternative and Complementary Medicine, 12*(5), 489–495.

Ezzone, S., Baker, R., & Terrepka, E. (1998). Music as an adjunct to antiemetic therapy. *Oncology Nursing Forum, 25*(9), 1551–1556.

Fabi, A., Barduagni, M., Lauro, S., Portalone, L., Mauri, M., Marinis, F., et al. (2003). Is delayed chemotherapy-induced emesis well managed in oncological clinical practice? An observational study. *Supportive Care in Cancer, 11*(3), 156–161.

Fenton, D. (2008). *Perirectal abscess.* Retrieved October 20, 2008, from http://www.emedicine.com/emerg/topic494.htm

Field, M. (2003). Intestinal ion transport and the pathophysiology of diarrhea. *Journal of Clinical Investigation, 111*(7), 931–943.

Genentech. (2007). Rituximab [Package insert]. South San Francisco, CA: Author.

GlaxoSmithKline. (2007). Navelbine [Package insert]. Research Triangle Park, NC: Author.

Goldberg, R.M., Sargent, D.J., Morton, R.F., Fuchs, C.S., Ramanathan, R.K., Williamson, S.K., et al. (2004). A randomized controlled trial of fluorouracil plus leucovorin, irinotecan, and oxaliplatin combinations in patients with previously untreated and metastatic colorectal cancer. *Journal of Clinical Oncology, 22*(1), 23–30.

Goldberg, S.L., Chiang, L., Selina, N., & Hamarman, S. (2004). Patient perceptions about chemotherapy-induced oral mucositis: Implications for primary/secondary prophylaxis strategies. *Supportive Care in Cancer, 12*(7), 526–530.

Grunberg, S.M., Deuson, R.R., Mavros, P., Geling, O., Hansen, M., Gruciani, G., et al. (2004). Incidence of chemotherapy-induced nausea and emesis after modern antiemetics: Perception versus reality. *Cancer, 100*(10), 2261–2268.

Grunberg, S.M., Hansen, M., Deuson, R., & Mavros, P. (2002). Incidence and impact of nausea/vomiting with modern antiemetics: Perception vs. reality [Abstract 996]. *Proceedings of the American Society of Clinical Oncology, 21,* 250a.

Harris, D.J., Eilers, J.G., Cashavelly, B.J., Maxwell, C.L., & Harriman, A. (2007). *Putting evidence into practice: Mucositis.* Pittsburgh, PA: Oncology Nursing Society.

Hensley, M.L., Hagerty, K.L., Kewalramani, T., Green, D.M., Meropol, N.J., Wasserman, T.H., et al. (2009). American Society of Clinical Oncology 2008 clinical practice guideline update: Use of chemotherapy and radiation therapy protectants. *Journal of Clinical Oncology, 27*(1), 127–145.

Hesketh, P.J. (2001). Potential role of NK1 receptor antagonists in chemotherapy-induced nausea and vomiting. *Supportive Care in Cancer, 9*(5), 350–354.

Hesketh, P.J. (2005). *Management of nausea and vomiting in cancer and cancer treatment.* Sudbury, MA: Jones and Bartlett.

Hornby, P.J. (2001). Receptors and transmission in the brain-gut axis: II. Excitatory amino acid receptors in the brain-gut axis. *American Journal of Physiology—Gastrointestinal and Liver Physiology, 280*(6), 1055–1060.

Illman, J., Corringham, R., Robinson, D., Davis, H., Rossi, J., Cella, D., et al. (2005). Are inflammatory cytokines the common link between cancer-associated cachexia and depression? *Journal of Supportive Oncology, 3*(1), 37–50.

Inui, A. (2002). Cancer anorexia-cachexia syndrome: Current issues in research and management. *CA: A Cancer Journal for Clinicians, 52*(2), 72–91.

Jatoi, A. (2006). Pharmacologic therapy for the cancer anorexia/weight loss syndrome: A data-driven, practical approach. *Journal of Supportive Oncology, 4*(10), 499–502.

Jordan, K., Hinke, A., Grothey, A., Voigt, W., Arnold, D., Wolf, H.H., et al. (2007). A meta-analysis comparing the efficacy of five 5-HT3-receptor antagonists for acute chemotherapy-induced emesis. *Supportive Care in Cancer, 15*(9), 1023–1033.

Jordan, K., Sipple, C., & Schmoll, H. (2007). Guidelines for antiemetic therapy for chemotherapy-induced nausea and vomiting. *Oncologist, 12*(9), 1143–1150.

Kang, S.P., & Saif, M.W. (2007). Infusion-related and hypersensitivity reactions of monoclonal antibodies used to treat colorectal cancer—Identification, prevention, management. *Journal of Supportive Oncology, 5*(9), 451–457.

Keefe, D.M., Schubert, M.M., Elting, L.S., Sonis, S.T., Epstein, J.B., Raber-Durlacher, J.E., et al. (2007). Updated clinical practice guidelines for the prevention and treatment of mucositis. *Cancer, 109*(5), 820–831.

Kellner, T. (2004). Nutritional problems. In B.K. Shelton, C.R. Ziegfeld, & M.M. Olsen (Eds.), *Manual of cancer nursing* (pp. 407–427). Philadelphia: Lippincott Williams & Wilkins.

Kline, N.E. (2002). Prevention and treatment of infections. In C.R. Baggott, K.P. Kelly, D. Fochtman, & G.V. Foley (Eds.), *Nursing care of children and adolescents with cancer* (3rd ed., pp. 266–278). Philadelphia: Saunders.

Kosits, C., & Callaghan, M. (2000). Rituximab: A new monoclonal antibody therapy for non-Hodgkin lymphoma. *Oncology Nursing Forum, 27*(1), 51–59.

Liau, C., Chu, N., Liu, H., Deuson, R., Lien, J., & Chen, J. (2005). Incidence of chemotherapy-induced nausea and vomiting in Taiwan: Physicians' and nurses' estimation vs. patients' reported outcomes. *Supportive Care in Cancer, 13*(5), 277–286.

MacDonald, N. (2007). Cancer cachexia and targeting chronic inflammation: A unified approach to cancer treatment and palliative/supportive care. *Journal of Supportive Oncology, 5*(4), 157–162.

Madeya, M. (1996). Oral complications from cancer therapy: Part 2—Nursing implications for assessment and treatment. *Oncology Nursing Forum, 23*(5), 808–819.

Manusirivithaya, S., Sripramote, M., Tangjitgamol, S., Sheanakul, C., Leelahakorn, S., Thavaramara, T., et al. (2004). Antiemetic effect of ginger in gynecologic oncology patients receiving cisplatin. *International Journal of Gynecological Cancer, 14*(6), 1063–1069.

Massaro, A.M., & Lenz, K.L. (2005). Aprepitant: A novel antiemetic for chemotherapy-induced nausea and vomiting. *Annals of Pharmacotherapy, 39*(1), 77–85.

Massey, R.L., Haylock, P.J., & Curtiss, C. (2004). Constipation. In C.H. Yarbro, M.H. Frogge, & M. Goodman (Eds.), *Cancer symptom management* (3rd ed., pp. 512–527). Sudbury, MA: Jones and Bartlett.

Mattox, T.W. (2005). Treatment of unintentional weight loss in patients with cancer. *Nutrition in Clinical Practice, 20*(4), 400–410.

McClement, S. (2005). Cancer anorexia-cachexia syndrome: Psychological effect on the patient and family. *Journal of Wound, Ostomy, and Continence Nursing, 32*(4), 264–268.

Merck & Co., Inc. (2008). Emend [Package insert]. Whitehouse Station, NJ: Author.

Micromedex. (2007). *Micromedex® healthcare series 2007* (version 5.1) [Intranet]. Greenwood Village, CO: Thomas Healthcare.

Millennium Pharmaceuticals. (2007). Velcade [Package insert]. Cambridge, MA: Author.

Multinational Association of Supportive Care in Cancer. (2005). *Summary of evidence-based clinical practice guidelines for care of patients with oral and gastrointestinal mucositis.* Retrieved November 14, 2007, from http://www.mascc.org/content/338.html

Murphy, B. (2007). Clinical and economic consequences of mucositis induced by chemotherapy and/or radiation therapy. *Journal of Supportive Oncology, 5*(9, Suppl. 4), 13–21.

National Cancer Institute. (2008a). *Gastrointestinal complications (PDQ®).* Retrieved July 17, 2008, from http://www.cancer.gov/cancertopics/pdq/supportivecare/gastrointestinalcomplications/HealthProfessional/page2

National Cancer Institute. (2008b). *Nausea and vomiting (PDQ®).* Retrieved July 16, 2008, from http://www.cancer.gov/cancertopics/pdq/supportivecare/nausea/HealthProfessional/page3

National Cancer Institute. (2008c). *Oral complications of chemotherapy and head and neck radiation (PDQ®).* Retrieved July 17, 2008, from http://www.cancer.gov/cancertopics/pdq/supportivecare/oralcomplications/healthprofessional

National Cancer Institute. (n.d.). *National Cancer Institute dictionary of cancer terms.* Retrieved July 14, 2008, from http://www.cancer.gov/dictionary

National Cancer Institute Cancer Therapy Evaluation Program. (2006). *Common terminology criteria for adverse events* (version 3.0). Bethesda, MD: National Cancer Institute. Retrieved October 4, 2008, from http://ctep.cancer.gov/reporting/ctc_v30.html

National Comprehensive Cancer Network. (2008a). *NCCN Clinical Practice Guidelines in Oncology™: Prevention and treatment of cancer-related infections* [v.1.2008]. Jenkintown, PA: Author.

National Comprehensive Cancer Network. (2008b). *NCCN Clinical Practice Guidelines in Oncology™: Prevention and treatment of cancer-related infections: Antiemesis* [v.3.2008]. Jenkintown, PA: Author.

Nelson, K.A. (2000). The cancer anorexia-cachexia syndrome. *Seminars in Oncology, 27*(1), 64–68.

O'Bryant, C.L., Gonzales, J.A., & Bestul, D. (2004). Guide to the prevention and management of nausea and vomiting in the oncology setting. *Oncology Special Edition, 7,* 67–74.

Ottery, F.D. (1994). Rethinking nutritional support of the cancer patient: The new field of nutritional oncology. *Seminars in Oncology, 21*(6), 770–778.

Pace, J. (1999). Symptom management. In C. Miaskowski & P.C. Buchsel (Eds.), *Oncology nursing: Assessment and clinical care* (pp. 275–304). St. Louis, MO: Mosby.

Pfizer Oncology. (2007). Camptosar [Packet insert]. Retrieved November 10, 2007, from http://www.pfizer.com/files/products/uspi_camptosar.pdf

Robinson, C., Fritch, M., Hullett, L., Petersen, M., Sikkema, S., Theuninck, L., et al. (2000). Development of a protocol to prevent opioid-induced constipation in patients with cancer: A research utilization project. *Clinical Journal of Oncology Nursing, 4*(2), 79–84.

Rosenoff, S.H. (2004). Octreotide LAR resolves severe chemotherapy-induced diarrhea (CID) and allows continuation of full-dose therapy. *European Journal of Cancer Care, 13*(4), 380–383.

Rosenthal, D. (2007). Consequences of mucositis-induced treatment breaks and dose reductions on head and neck cancer treatment outcomes. *Journal of Supportive Oncology, 5*(9, Suppl. 4), 23–31.

Roy, P. (2006). *Lactose intolerance.* Retrieved November 1, 2007, from http://www.emedicine.com

Rubenstein, E.B., Peterson, D.E., Schubert, M., Keefe, D., McGuire, D., Epstein, J., et al. (2004). Clinical practice guidelines for the prevention and treatment of cancer therapy-induced oral and gastrointestinal mucositis. *Cancer, 100*(Suppl. 9), 2026–2046.

Sonis, S.T. (2007). Pathobiology of oral mucositis: Novel insights and opportunities. *Journal of Supportive Oncology, 5*(9, Suppl. 4), 3–11.

Spratto, G.R., & Woods, A.L. (2007). *2008 PDR nurse's drug handbook.* Montvale, NJ: Thomson Healthcare.

Strasser, F., & Bruera, E.D. (2002). Update on anorexia and cachexia. *Hematology/Oncology Clinics of North America, 16*(3), 1–23.

Tipton, J., McDaniel, R., Barbour, L., Johnston, M., LeRoy, P., Kayne, M., et al. (2005). *Putting evidence into practice: Chemotherapy-induced nausea and vomiting.* Pittsburgh, PA: Oncology Nursing Society.

Valle, E.A., Wisniewski, T., Vadillo, F., Burke, T.A., & Corona, M. (2006). Incidence of chemotherapy-induced nausea and vomiting in Mexico: Healthcare provider predictions versus observed. *Current Medical Research and Opinion, 22*(12), 2403–2410.

Vannice, S. (2008). Mucositis. In R.A. Gates & R.M. Fink (Eds.), *Oncology nursing secrets* (3rd ed., pp. 372–397). St. Louis, MO: Elsevier Mosby.

Vogel, W., Viele, C., & Stern, J. (2004, April). *Cancer treatment–induced diarrhea: Interventions to minimize the roller coaster ride* [Continuing education program]. Ancillary event presented at the 29th Annual Congress of the Oncology Nursing Society, Anaheim, CA.

Wadler, S. (2004). Treatment guidelines for chemotherapy-induced diarrhea. *Oncology Special Edition, 7,* 83–87.

Weaver, C., & Buckner, C.D. (2007). *Managing side effects: Chemotherapy-induced diarrhea.* Retrieved November 1,

2007, from http://patient.cancerconsultants.com/SideEffects.aspx?TierId=1090&LinkId=54146&DocumentId=1002#a6

Wickham, R. (2008). Nausea and vomiting. In R.A. Gates & R.M. Fink (Eds.), *Oncology nursing secrets* (3rd ed., pp. 372–397). St. Louis, MO: Elsevier Mosby.

Woo, S., & Treister, N.S. (2006). *Chemotherapy-induced oral mucositis*. Retrieved October 20, 2008, from http://www.emedicine.com/derm/topic682.htm

Wujcik, D. (2004). Infection. In C.H. Yarbro, M.H. Frogge, & M. Goodman (Eds.), *Cancer symptom management* (3rd ed., pp. 252–272). Sudbury, MA: Jones and Bartlett.

Wyeth. (2008). Relistor [Package insert]. Madison, NJ: Author.

Yuan, C. (2004). Clinical status of methylnaltrexone, a new agent to prevent and manage opioid-induced side effects. *Journal of Supportive Oncology, 2*(2), 111–117.

C. 皮肤毒性：接受化疗或生物治疗的患者都可能产生一系列的皮肤并发症（Goodman, 2004）。最近，靶向治疗手段的应用例如EGFR抑制剂（EGFRIs）已经成为某些肿瘤的前沿治疗方法（例如结直肠、肺、头颈部、胃肠道肿瘤）。尽管大部分靶向药物避免了传统化疗带来的造血毒性和非特异性毒性（例如胃肠道毒性），但是多数患者发生了皮肤反应（Lacouture, Basti, Patel, & Benson, 2006）。

1. 皮疹的专用术语
   a) 根据外观及位置，描述其表形特征（Perez-Soler et al., 2005）
   b) 推荐用语包括脓疱/丘疹、皮疹、脓疱暴发或者有滤泡，以及滤泡内的脓疱暴发。
   c) 准确的皮疹描述对于适当的治疗非常必要，见图26。

2. 病理生理学
   a) 虽然人表皮生长因子受体/EGFR（HER1/EGFR）参与许多正常表皮生长过程，但其作用尚未确定。其异常表达与上皮肿瘤的形成和表皮过度增殖疾病有关，如牛皮癣。
   b) HER1/EGFR在表皮和滤泡性角化细胞、皮脂腺上皮、外分泌腺上皮、树突状抗原呈递细胞和各种结缔组织中都有表达（Perez-Soler et al., 2005）。
   c) 与临床观察结果相符，组织学研究结果表明皮疹一般有强烈的炎症表现，然而皮脂腺不受影响。
   d) 需要更多的研究来明确皮疹确切的组织学改变、涉及的关键结构、主要细胞介质和继发感染的发病率/程度（Perez-Soler et al., 2005）。
   e) 该类皮疹的病因病理学尚不明确，但不同于寻常痤疮。
   f) HER1/EGFR靶向药物引起的皮疹大部分为小脓疱，在严重的病例中可发展为脓疱病、蜂窝组织炎。
   g) 无炎症粉刺（黑头和白头）尚未见报道。
   h) HER1/EGFR靶向药物引起的皮疹中，微小粉刺（痤疮的最小损伤表现，它是最初的毛孔阻塞形式）和粉刺不明显。
   i) 脓疱显示滤泡内有中性粒细胞聚集，这是感染性毛囊炎的特点（Perez-Soler et al., 2005）。
   j) 当与患者沟通的时候，避免使用术语如痤疮、痤疮样、痤疮状表现等。
   k) 皮疹的病因学和特征
   (1) 不要混淆HER1/EGFR靶向药物引起的皮疹与寻常痤疮、类固醇导致的皮疹或者蜂窝组织炎，这些皮疹各有不同的特点。
   (2) 寻常痤疮有独特的病理变化，在临床上包括非炎症病灶，如粉刺；也包括炎性丘疹、脓疱和结节（Perez-Soler et al., 2005）。
   (3) 患者服用类固醇治疗癌症时，可能出现类固醇导致的痤疮。类固醇所致痤疮是广泛分布的红斑丘疹，单形多发，直径2～3mm、主要发生于躯干，切开和培养均未发现化脓性物质（Perez-Soler et al., 2005）。
   (4) 不要将EGFR皮疹与蜂窝组织炎混淆。蜂窝组织炎典型的表现为局部区域发热，红斑伴触痛，并可伴有全身发热（Perez-Soler et al., 2005）。

图26. 痤疮的暴发

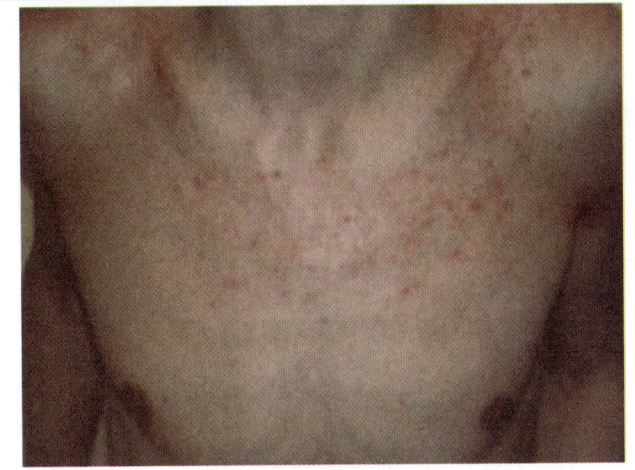
胸部丘疹损害

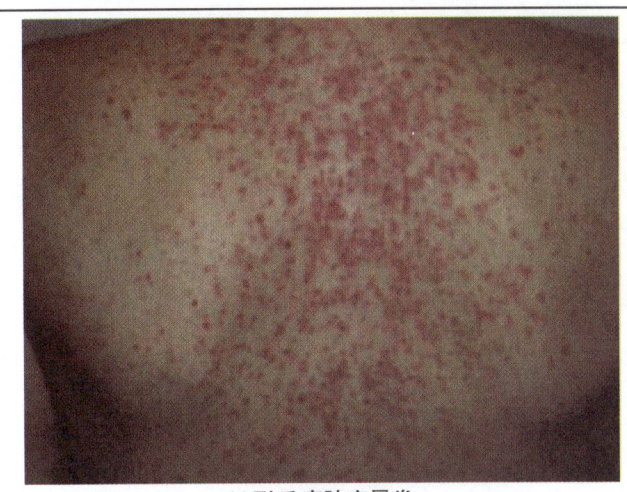
V形丘疹脓疱暴发

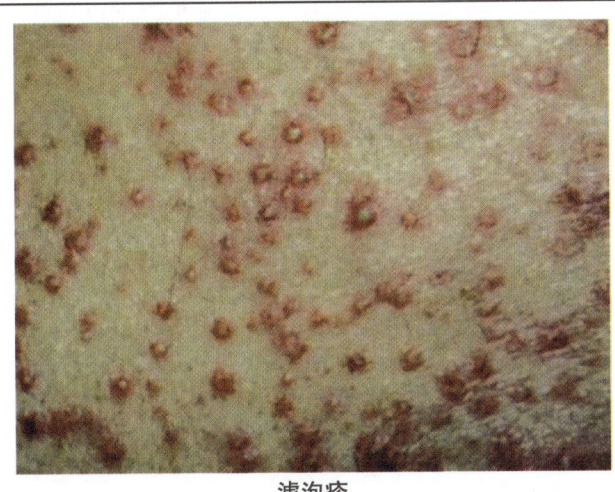
滤泡疹

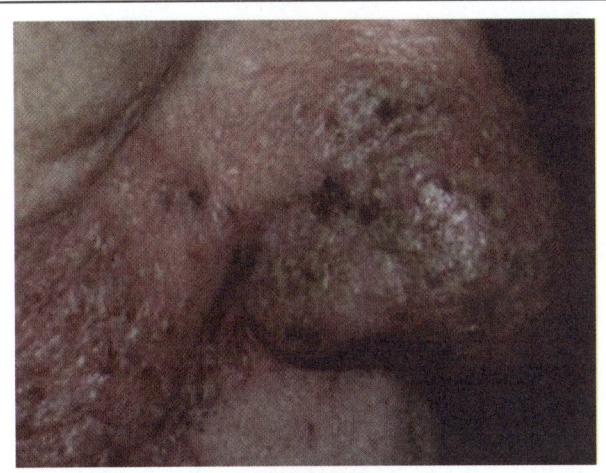
融合性的脓疱

注：From "clinical Signs, Pathophysiology and Management of Skin Toxicity During Therapy With Epidermal Growth Factor Inhibitors," by S. Segaert and E. Van Cutsem, 2005, *Annals of Oncology*, *16*(9), p.1427. Copyright 2005 by Oxford University Press. Reprinted with permission.

3. 发生率
   a）HER1/EGFR靶向药物引起的皮疹发生率较高（Luu, Lai, Patel, Guitart, & Lacouture, 2007）。皮疹一般出现在治疗的前两周。第一次皮疹出现的时间与药物和剂量有关（Perez-Soler et al., 2005）。
   （1）丘疹脓疱性的皮疹（45%～100%）
   （2）皮肤干燥（7%～35%）
   （3）甲周炎症（12%～16%）
   （4）脱发（12%～14%）
   （5）眼部反应（4%～12%）是EGFR抑制剂特征性反应，可导致眼部明显不适，以及潜在的视物模糊（Lacouture, 2007）。
   （a）睫毛粗长症
   （b）结膜炎
   （c）干燥性角膜结膜炎
   （d）流泪
4. 皮疹的严重程度分级：分级系统仅供参考，关键是强调早期干预，以控制整体结果（Rhee, Oishi, Garey, & Kim, 2005）。皮肤毒性分级的标准采用NCI CTCAE（NCICTEP, 2006）或者是ECOG

分级系统（见表22）。

a) **1级反应** 包括无症状、非融合的、痤疮样分布的（头、胸、上背部）斑丘疹（Rhee et al., 2005）。

b) **2级反应** 与1级反应相似，除此之外有瘙痒、干燥、水肿，并开始融合或生成脓疱（例如比1级更严重的皮疹）等相关症状（Rhee et al., 2005）。

c) **3级反应** 损害融合并有症状，可能伴随疼痛和溃疡（Rhee et al., 2005）。

d) **4级反应** 病变包括剥脱性或溃烂性皮炎。虽然3级和4级皮疹提示终止用EGFR制剂治疗，但是它们很少发生（Perez-Soler et al., 2005）。

5. 当患者或肿瘤科医生认为皮肤反应不可接受时，可能会导致药物剂量减少、剂量中断或治疗暂停（Perez-Soler et al., 2005）。然而，有部分报道指出，皮疹改善或自发好转时可以继续治疗（Perez-Soler et al.）。

6. 护理干预：皮疹治疗多取决于患者的症状。许多患者无症状，而且目前的治疗不是总能有效地消除或改善对皮肤的毒性作用（Rhee et al., 2005）（见表23）。

   a) 建议用化妆品覆盖皮疹。虽然可以用任何类型的粉底霜，但最好使用皮肤科医生推荐的化妆品（例如Dermablend® 遮瑕膏）。

   b) 指导患者卸妆和使用低致敏性的液体清洁剂（例如Neutrogena®、Cetaphil®、Dove®、IvorySkin Cleansing Liquid Gel®）（Perez-Soler et al., 2005）。

   c) 指导患者不可使用治疗寻常痤疮的非处方药物，如过氧苯甲酰和外用维A酸。这将导致过度干燥，可能加重皮疹（Meniscus Ltd., 2006）。

   d) 可自行使用不含芳香剂、酒精、凡士林油的润肤油（例如Neutrogena Norwegian Formula® 护手霜或Vaseline Intensive Care® Advanced Healing Lotion），防止皮肤干裂（Meniscus Ltd., 2006）。

   e) 指导患者避免阳光照射，使用含有氧化锌的、防日光系数（sun profection factor, SPF）至少为15的防晒霜（Lynch et al., 2007）（例如Anthelios®），戴帽子和太阳镜覆盖暴露的皮肤。

   f) 建议使用抗组胺药物如苯海拉明或盐酸羟嗪，这可能有利于治疗瘙痒（Perez-Soler et al., 2005）。

   g) 感染性皮疹应该应用短疗程的口服抗生素（如四环素），因为其能有效性地对抗葡萄球菌（Meniscus Ltd., 2006）。

   h) 如果皮疹疼痛明显，在减少HER1/EGFR靶向药物剂量前，可以考虑使用镇痛处方药。如果疼痛是局部的或越来越重，应考虑为蜂窝组织炎（Perez-Soler et al., 2005）。局部使用类固醇治疗的疗效尚不清楚，但使用其治疗轻度皮疹可能有一些功效。

7. 皮疹的管理

   a) 由于抗-EGFR治疗所致皮疹分类不明确，且缺少相关的前瞻性临床研究，所以其治疗方法存在争议（Perez-Soler et al., 2005）。

   b) 在HER1/EGFR抑制剂所致皮疹管理论坛上，Perez-Soler等（2005）广泛征集与会的肿瘤学家及皮肤病学家们提供的经验，根据现有的资料以及皮疹的特性，制定出皮疹管理策略，用以帮助出现HER1/EGFR相关皮疹的患者（见图27）。

表22. 美国国家癌症研究所皮肤不良反应通用分级标准（3.0 版[a]）表皮生长因子受体抑制剂相关皮肤毒性分类

不良反应	1级	2级	3级	4级	5级
皮肤干燥	无临床症状	有症状，不影响 ADLs	影响 ADLs	–	–
指甲改变	变色，变形，凹陷	指甲部分或完全缺失，一个或多个甲床疼痛	影响 ADLs	–	–
瘙痒/发痒	轻微的或局部的	强烈的或广泛的	强烈的或广泛的，影响 ADLs	–	–
皮疹/脱皮	黄斑或斑丘疹或红斑，没有相关症状	黄斑或斑丘疹或红斑伴有瘙痒或其他症状，局部脱皮或其他损伤面积＜50% BSA	严重的、普遍的红斑或黄斑、丘疹或出水疱；脱皮面积＞50% BSA	普遍的表皮剥脱、溃疡或大疱性皮炎	死亡
皮疹；粉刺/痤疮	无需干预	需指导干预	与之相关的疼痛、外形毁损、溃疡或脱发	–	死亡
其他皮肤病	轻度的	中度的	重度的	威胁生命的，致残的	死亡

[a]Version 2.0 of the National Cancer Institute Common Toxicity Criteria was used in trials prior to 2006.
ADLs—日常生活；BSA—体表面积
注：From *Common Terminology Criteria for Adverse Events*（Version 3.0），by National Cancer Institute Cancer Therapy Evaluation Program，2006. Retrieved December 11，2007，from http：//ctep.cancer.gov/reporting/ctc_v30.html

  c）如果损伤有非特异性的表现或分布，或者是出现了坏疽、水疱、紫癜或瘀斑，需要咨询皮肤病专家（Segaert & Van Cutsem，2005）。
 8. 继发感染：继发感染征象可能是不明显的，尤其是中性粒细胞减少以及使用类固醇的患者。
  a）由 HER1/EGFR 抑制剂引发的痤疮通常是无菌的，无论是细菌、真菌或是酵母菌的培养和涂片都呈阴性。
  b）炎性痤疮通常是无菌的，但常伴继发感染。
   （1）继发感染最常见的表现是痤疮增多。
   （2）可能会出现损伤处渗液增加或外观突然改变。
   （3）某些微生物（例如金黄色葡萄球菌）感染会导致典型的脓疱外观，表现为炎性损伤表面有黄色或褐色结痂。
   （4）培养新发皮疹上的脓疱，定期观察有无金黄色葡萄球菌生长。
   （5）经常培养可以评估继发感染的范围、菌种以及治疗方法。
   （6）如果怀疑有耐药性，可以在治疗前通过培养来确认菌株。
   （7）如果确诊为脓疱疮，或继发金黄色葡萄球菌感染，可考虑局部应用莫匹罗星（百多邦，Bactroban®）

表 23. 化疗和生物治疗的皮肤反应

皮肤改变	总体评价	化学治疗	生物治疗
头发改变	某些化疗药物可以引起头发改变和脱落。药物剂量、用药途径的选择，联合用药和其他个体化疗方案都会对是否脱发及脱发程度产生影响。EGFR 抑制剂治疗 2~3 个月后头发可能会发生改变，表现为头发变得稀疏、干燥、脆弱或卷曲（Segaert & Van Cutsem, 2005）	多柔比星、卡铂、顺铂、环磷酰胺、放线菌素D、依托泊苷、环乙亚胺、异环磷酰胺、紫杉醇、长春新碱和贝沙罗汀（Targretin®）（Ligand Pharmaceuticals, 1999）——秃头症：3%~6% 其他伴有程度较低的脱发损害的化疗药物包括博来霉素、氟尿嘧啶和甲氨蝶呤（OncoLink, 2001）	西妥昔单抗（Erbitux®）（ImClone Systems and Bristol-Myers Squibb, 2006）——秃头症：1~4 级 4%，2~4 级 0% 舒尼替尼（Sutent®）（Pfizer Labs, 2007）——头发颜色改变：所有级别 16%，3~4 级 0%
睫毛粗长症（见图 28）	虽然很少见，但某些药物可促进眼睫毛和眉毛的生长（Segaert & Van Cutsem, 2005）。睫毛过长可以引起结膜刺激。尽管许多研究者（Braiteh et al., 2008; Eaby et al., 2008; Esper et al., 2007; Segaert & Van Cutsem, 2007）认为睫毛粗长症的患者如果眼睛出现刺激症状，应该就诊眼科医生，并且需要仔细、认真地整理眼睫毛，但只有 Batis (2007) 建议患者不要剪掉睫毛，推荐使用睫毛膏或者电解脱毛（Braiteh et al., 2008; Segaert & Van Cutsem, 2005）	吉西他滨、干扰素 α-2b、环孢素、吉非替尼（Bouche et al., 2005）	帕尼单抗（Vectibix®）（Amgen Inc., 2006）——睫毛增长：所有级别 6% 西妥昔单抗（Erbitux®）（ImClone Systems & Bristol-Myers Squibb, 2006）——所有级别 6%
甲沟炎（见图 29）	手指甲和脚趾甲周围疼痛性组织感染；大脚趾和大拇指更为常见。经常迟发，在治疗 4~8 周后出现。穿松软的鞋子可能会起到预防作用；避免摩擦热水浸泡和减震者感到舒适；泻盐（硫酸镁）浸泡会促进感染部位的引流。局部应用杀菌或抑菌的软膏可能会有帮助（Segaert & Van Cutsem, 2005）	博来霉素、环磷酰胺、多柔比星、多西他赛和甲氨蝶呤	西妥昔单抗（Erbitux®）（ImClone Systems and Bristol-Myers Squibb, 2006）——包括甲沟炎在内的指甲异常：所有级别 16%，3 和 4 级 1% 帕尼单抗（Vectibix®）（Amgen Inc., 2006）——甲沟炎：所有级别 25%，3 和 4 级 2%
指甲脱落	指甲自行从甲床脱落	博来霉素、顺铂、多西他赛、多柔比星、美法仑和长春新碱	—
营养不良	甲板表面中间有横向的直线沟槽	博来霉素、顺铂、多西他赛、多柔比星、美法仑和长春新碱	—
Beau 线	甲板上呈可见的横向沟槽	博来霉素、顺铂、多西他赛、多柔比星、美法仑和长春新碱	—

表23. 化疗和生物治疗的皮肤反应（续）

皮肤改变	总体评价	化学治疗	生物治疗
色素沉着（见图30）	避免直接暴露在阳光下或采用有效的防晒措施来降低色素沉着 阳光照射会加重色素沉着，使用美白霜无效，但随着时间延长，黑色素会自行减少（数月）（Segaert & Van Cutsem, 2005） 在地中海地区人群中出现较多这些药物被认为会刺激黑色素细胞产生更多的黑色素（皮肤）变黑可能发生在化疗或生物治疗后2～3周肉并且黑色素可能会完成后持续数月 黑色素可能会遍及甲床、口腔粘膜、舌头、手掌和脚掌，可能会沿静脉出现，也可能会遍及整个皮肤表面（Goodman, 2004） 在继续暴发后，或例如湿疹、皮脂腺囊肿等其他原因引起的炎症完成后，可见黑色素沉着（Segaert & Van Cutsem, 2005）	博来霉素、白消安、环磷酰胺、达卡巴嗪、多西他赛、多柔比星、依托泊苷、氟尿嘧啶、羟基脲、甲氨蝶呤、氮芥、亚硝基脲和紫杉醇（Vassallo et al., 2001） 有报道经胃肠道和胸膜腔应用博来霉素后，指甲划过皮肤后引起"鞭击样"条纹（Goodman, 2004） 坦罗莫司（Torisel®）（Wyeth Pharmaceuticals, 2007）——指甲异常：所有级别14%, 3～4级0%	—
皮疹	—	多西他赛和紫杉醇（Hetherington et al., 2007）	帕尼单抗（Vectibix®）（Amgen Inc., 2006）——皮疹：所有级别22%, 3和4级1% 拉帕替尼（Tykerb®）（GlaxoSmithKline, 2007）——皮疹：当和卡培他滨（Xeloda®）联合用药时，所有级别28%, 3级2%, 4级0%（Roche Pharmaceuticals, 2008）；皮肤干燥：当和卡培他滨联合用药时，所有级别10%, 3和4级0%
皮肤水疱	—	长春碱、氟尿嘧啶和IL-2（White & Cox, 2006）	—
干燥症	皮肤、黏膜、结膜异常干燥（Segaert & Van Cutsem, 2005） 用沐浴油洗澡可能会减轻干燥症状应避免使用含酒精的啫喱、润肤剂或肥皂，因为它们可加重干燥 用润肤霜可以减轻干燥（Segaert & Van Cutsem, 2005）	坦罗莫司（Torisel®）（Wyeth Pharmaceuticals, 2007）——皮肤干燥：所有级别11%, 3和4级1%；皮疹：所有级别47%, 3和4级10% 贝沙罗汀（Targretin®）（Ligand Pharmaceuticals, 1999）——皮肤干燥：9.4%～10.7%；皮疹：12%～14%；剥脱性皮炎：8%～18%	厄洛替尼（Tarceva®）（Genentech, Inc., 2007）——皮肤干燥：所有级别75%, 3级8%, 4级<1%；皮疹：所有级别12%, 3和4级0% 吉非替尼（Iressa®）（AstraZeneca, 2004）——皮肤干燥：所有级别13%, 1级12%, 2级1%, 3和4级0% 舒尼替尼（Sutent®）（Pfizer Labs, 2007）——皮肤变色/变黄：所有级别19%, 3和4级0%；皮肤干燥：所有级别18%, 3和4级<1%；皮疹：所有级别27%, 3和4级1%

表 23. 化疗和生物治疗的皮肤反应（续）

皮肤改变	总体评价	化学治疗	生物治疗
疼痛性皲裂	手指、脚趾、皮肤皱襞和所有指间关节可能会出现皲裂（Segaert & Van Cutsem, 2005）。电裂可以用塑料瓶装的 50% 丙二醇溶液、10% 水杨酸软膏、水胶体敷料、氟氢缩松胶布或氰基丙烯酸乙酯水胶体来治疗。液体辅料（伤口保护膜）可能对保护皲裂有帮助（Segaert & Van Cutsem, 2005）	—	帕尼单抗（Vectibix®）（Amgen Inc, 2006）——所有级别 20%，3 和 4 级 1%
毛细血管扩张	皮下静脉大量增生（Goodman, 2004）。毛细血管扩张导致皮肤出现表面暗红色突起，可见于早期皮疹，出现在面部、鼻子、胸部、后背和四肢的滤泡性脓疱周围（Segaert & Van Cutsem, 2005）。用 EGFRIs 治疗引起的毛细血管扩张不像毛细血管扩张一样会在几个月后逐渐消失。有案例显示，脉冲有色激光治疗其消散（Segaert & Van Cutsem, 2005）。放射线可能导致毛细血管扩张，可能与毛细血管床的破坏有关（Goodman, 2004）	化疗引起的毛细血管扩张虽然并不严重，但可能因其发生部位而干扰治疗。一般是永久性的改变，但随着时间会变淡（Goodman, 2004）。卡莫司汀和氮芥应用局部可出现变脆和损伤（Goodman, 2004）	由 EGFRIs 引起的大范围的粉刺都可以引起广泛的毛细血管扩张
眼睛改变	副作用很广泛，从轻微的改变类似眼干、视物模糊到严重的、甚至永久性的改变，例如视网膜损伤、青光眼和白内障（Menisus Ltd., 2006）。使用 EGFRIs 出现的眼部刺激症状表现为干眼症、进展为眼睑红斑以及睫毛毛囊炎结痂（看起来像眼睑炎或结膜炎），眼部过敏很少见，但只要发生，通常在 EGFRIs 治疗的前 4 周内（Segaert & Van Cutsem, 2005）。治疗方法包括眼药膏、热敷和自然的流泪。保持眼部卫生很重要。治疗必须在眼科医生的指导下进行（Segaert & Van Cutsem, 2005）	比如抗代谢药物、烷化剂、紫杉醇类和铂剂等化疗药可引起视野、视觉敏锐性等方面的变化（Meniscus Ltd., 2006）。全身应用氟尿嘧啶时可引起眼干和/或过多地流泪。氟尿嘧啶的发病率是 3.8%，眼睑皮炎 5.8%，流泪 5.8%，阻塞性泪小管狭窄 5.8%，结膜炎 26.9%，角膜炎 3.8%，视物模糊 11.5%。随着流泪停止，过多流泪的症状就会缓解（Omoti & Omoti, 2006）。有报道使用他莫昔芬可以导致角膜浑浊、白消安、氨蝶呤和他莫昔芬可引起白内障，甲氨蝶呤和氟尿嘧啶化疗合并引起结膜烧灼感。应用标准剂量的长春新碱、环磷酰胺或替尼泊苷、阿糖胞苷和门冬酰胺酶联合化疗可引起急性淋巴细胞性白血病时，发现可导致他莫昔芬致角膜性即使是治疗剂量的他莫昔芬和 IFN 也可以引起不可逆转的视觉丧失（Omoti & Omoti, 2006）	帕尼单抗（Vectibix®）（Amgen Inc, 2006）——结膜炎 4%，眼睛充血 3%，持续流泪 2%，眼睛/眼睑刺激 1% 西妥昔单抗（ImClone Systems & Bristol-Myers Squibb, 2006）——结膜炎 1～4 级 7%，3 和 4 级 <1% 厄洛替尼（Tarceva®）（Genentech, Inc, 2007）——结膜炎：任何级别 12%，3 和 4 级 0%

表23. 化疗和生物治疗的皮肤反应（续）

皮肤改变	总体评价	化学治疗	生物治疗
肢端红斑（见图31和图32）	一般表现为感觉异常、皮肤感觉改变，例如由手脚麻刺感过渡到疼痛严重的水肿样红斑甚至手掌、脚底和指甲脱落和上皮再生。治疗中断4或5天之后发展成皮肤脱落和上皮再生，但是疗程可能与手掌和脚掌会恢复。虽然病因学不是很清楚，但是可能与手掌和脚掌外分泌腺和指甲的药物聚集有关。在用药期间冷敷和抬高四肢可能会降低发生率，并减轻毒性。一旦症状发生，要立即订定皮肤护理计划。支持性护理应该包括口腔护理、止痛（减轻疼痛）和冷敷。肢端红斑可能是GVHD的表现（Goodman, 2004）	用环孢素和复方磺胺甲噁唑可能会加重肢端红斑（Goodman, 2004）。大剂量的阿糖胞苷、环磷酰胺、多西他赛、多柔比星、羟基脲、甲氨蝶呤、巯嘌呤、卡培他滨、米托蒽醌、紫杉醇、5-FU、长春瑞滨、长春碱、柔红霉素、长春新碱、长春瑞滨和拓托泊苷（Goodman, 2004）	—
掌跖感觉丧失性红斑（手足综合征）（见图33）	首先表现为手掌和脚底的轻度皮红伴随手部麻刺感，通常表现在指端；进一步发展为严重的灼热性疼痛和压痛以及手掌和脚底出现水肿，患者可能会出现夹路或抓东西困难。如果继续治疗的严重程度与用药时间有关。早期发现和中断药物对控制症状是至关重要的（Goodman, 2004）。皮发生率和症状包括皮肤脱落、肿胀、小水疱或轻度疼痛。预防和治疗包括减轻手和脚的摩擦受热，让患者避免： • 热水（洗碗、长时间的沐浴、热水浴） • 碰撞脚（慢跑、有氧健身、走路、跳） • 使用一些需要他们双手在硬的表面攥紧的工具（园艺工具、家用器具、厨房刀） • 摩擦（用护肤液、按摩）	5-FU、多柔比星、卡培他滨的灌注疗法、各类封装的多柔比星、阿糖胞苷、氟尿嘧啶、伊达比星（Goodman, 2004）	拉帕替尼（GlaxoSmithKline, 2007）——当合用卡培他滨时出现掌跖感觉丧失性红斑：所有级别53%，3级12%，4级0%
光敏感	很弱的阳光照射即可发生晒伤。对于紫外线辐射出现红斑反应；皮肤出现红斑、水肿，而且可能出现小水疱。指导患者在太阳下戴宽帽檐的帽子、遮盖四肢，并且尽可能避免阳光直射。使用SPF至少为15的防晒霜	大剂量的甲氨蝶呤、5-FU、放线菌素D、多柔比星、博来霉素、达卡巴嗪、羟基脲和长春新碱（Goodman, 2004）	西妥昔单抗（Erbitux®）（ImClone Systems & Bristol-Myers Squibb, 2006）帕尼单抗（Vectibix®）（Amgen Inc., 2006）

表23. 化疗和生物治疗的皮肤反应（续）

皮肤改变	总体评价	化学治疗	生物治疗
一过性红斑或荨麻疹	荨麻疹的肿胀具有多样性，皮肤上突起的区域非常独特。它们主要出现于胸部、背部、四肢、面部或头皮。它通常发生在化疗的数小时内，在随后的几小时内就会消失。它可能普遍存在或者沿着静脉化疗的部位出现	多柔比星可导致沿着静脉方向的红斑和瘙痒麻疹发生（Goodman，2004） 氮芥能引起红斑和荨麻疹（Goodman，2004） 阿糖胞苷能引起短暂的红斑 博来霉素导致受压部位（如肘、肩、臀）红斑和色素沉着（Goodman，2004） 环磷酰胺造成全身荨麻疹（Goodman，2004） 苯丁酸氮芥、甲氨蝶呤、美法仑和替替派能引起荨麻疹、血管性水肿 门冬酰胺酶可引起肥胖性红斑反应（建议做皮肤试验） 阿糖胞苷介素可引起弥漫性红斑反应，随后进展为瘙痒性红斑 使用干扰素α-2a和干扰素α-2b会导致干燥、皮肤脱屑或者瘙痒性红斑丘疹（Goodman，2004） 非格司亭可以引起暂时的红斑出现和皮肤瘙痒症（Goodman，2004）	帕尼单抗（Vectibix®）——红斑：所有级别65%，3级和4级5%（Amgen Inc.，2006） 当化疗联合应用生物反应调节剂时，注意皮肤反应很重要，每一个新的药剂都可能导致皮肤反应。如果皮肤反应严重，则可能需要停用药物反应如广泛皮疹（Goodman，2004）
多形性红斑	通常表现为斑丘疹样的红斑性损害，进展为小水疱，能够进展表现为Stevens-Johnson综合征和中毒性表皮坏死松解症（使用分级标准）严重度。考虑停止使用加重病症的药物记录病因，咨询医生关于管理及疼痛管理措施检查组织破损处，并采用皮肤护理（Goodman，2004）	用高剂量的轻基脲、氨芥、白消安、苯丁酸氮芥、丙卡巴肼、博来霉素、甲氨蝶呤、阿糖胞苷治疗和5-FU可出现（Goodman，2004） 苯妥英钠、卡马西平、别嘌醇和各种抗生素治疗可出现（Goodman，2004）	—
痤疮样皮疹	一般表现为出现在脸和身体的一种弥漫性红斑，泡性丘疹及类似脓疱的痤疮致病因素（化疗）应去除。者为EGFRIs导致的，区域应该保持清洁，用温和的肥皂清洗以避免感染通常在治疗前5天内出现。可出现黄斑色素沉着（Goodman，2004）	放线菌素D，大剂量甲氨蝶呤，环孢素通常是诱发剂。长期的类固醇治疗也会在肩上、胸前、背和上臂引起丘疹、脓疱（Goodman，2004） 坦罗莫司（Torisel®）（Wyeth Pharmaceuticals，2007）——痤疮：所有级别10%，3和4级0%	西妥昔单抗（Erbitux®）（ImClone Systems & Bristol-Myers Squibb，2006）——痤疮样皮疹：所有级别90%，3～4级8% 帕尼单抗（Vectibix®）（Amgen Inc.，2006）——痤疮样皮疹：所有级别57%，3～4级7%；痤疮：所有级别13%，3～4级1% 拉帕替尼（Tykerb®）（GlaxoSmithKline，2007）——痤疮样皮炎：3级<1% 吉非替尼（Iressa®）（AstraZeneca，2004）——痤疮：所有级别25%，1级19%，2级6%，3～4级0% 曲妥珠单抗（Herceptin®）（Genentech, Inc.，2000）——皮疹：18%；单纯疱疹：2%；痤疮：2%

表 23. 化疗和生物治疗的皮肤反应（续）

皮肤改变	总体评价	化学治疗	生物治疗
瘙痒症或瘙痒	可能局限或广泛，症状可能因干燥而加重。应该鼓励患者每天饮用 8~10 杯水，减少摄入盐和酒精类。推荐使用的皮肤护理用品包括温和洁肤品如 Aveeno® 燕麦浴以及 Neutrogena®、Ivory® 和 Basis® 肥皂。使用保湿乳液，如沐浴后用 Aquaphor®、Lubriderm®、Alpha-Keri®、Cetaphil® 或者 Nivea®（Goodman, 2004）。穿宽松的衣服，需穿着棉布或者其他的软面料做的衣服可以缓解瘙痒。如果瘙痒继发于感染，可考虑使用抗生素以减轻瘙痒。在睡前增加剂量，鼓励利用分散注意力、放松、积极的组胺药，积极的意象或皮肤刺激来减轻瘙痒（National Cancer Institute, 2008）	烷化剂、抗代谢物质、抗生素、植物碱和亚硝脲类 多柔比星、柔红霉素、阿糖胞苷、门冬酰胺酶、紫杉醇和顺铂与大多数过敏反应有关（National Cancer Institute, 2008）门冬酰胺酶、顺铂、卡铂、阿糖胞苷、依托泊苷、替尼泊苷、干扰素 α-2a 和干扰素 α-2b、多柔比星、美法仑和柔红霉素都可能引起皮疹（Goodman, 2004）吉西他滨与肛周瘙痒有关 坦罗莫司（Torisel®）（Wyeth Pharmaceuticals, 2007）——瘙痒：所有级别 19%，3~4 级 1%	西妥昔单抗（Erbitux®）（ImClone Systems & Bristol-Myers Squibb, 2006）——瘙痒：1~4 级 11%，3~4 级 <1%；皮肤病：1~4 级 4%，3-4 级 0% 帕尼单抗（Vectibix®）（Amgen Inc., 2006）——瘙痒：所有级别 57%，3~4 级 2%；皮肤表皮脱落：所有各级别 25%，3~4 级 2% 厄洛替尼（TarcevaR）（Genentech, Inc., 2007）——瘙痒：所有级别 13%，3 级 <1%，4 级 0% 吉非替尼（Iressa®）（AstraZeneca, 2004）——瘙痒：所有级别 8%，1 级 7%，2 级 1%，3~4 级 0%

EGFR—表皮生长因子受体；EGFRI—表皮生长因子受体抑制剂；5-FU—氟尿嘧啶；GVHD—移植物抗宿主疾病；IFN—干扰素；IL—白细胞介素；IV—静脉；SPF—防日光系数

图27. 皮疹与表皮生长因子受体靶向治疗 *

- 使用积极的预防措施来管理皮肤反应。
- 建议患者抹一层稍厚的、不含酒精的润滑剂。
- 建议患者使用 SPF ≥ 15 的防晒霜，最好是含有氧化锌或二氧化钛。
- 如果出现药物相关性皮疹，请选择合适的药物†，并按照以下程序进行治疗。

皮疹严重程度　　　　　　　　　　**干预**

轻度
- 一般为局部
- 症状轻微
- 对日常生活无影响
- 无感染征象

继续以现有药物剂量进行EGFR靶向治疗，密切观察严重程度变化

不处理　或　局部使用1%或2.5%氢化可的松乳膏‡和/或1%克林霉素凝胶

2周后再评估；若反应恶化或无改善（无论专业照顾人员或患者自己报告），请按下一步治疗

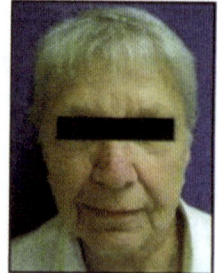

中度
- 广泛
- 有轻度症状（如瘙痒、触痛）
- 对日常生活有轻度影响
- 无感染征象

继续以现有药物剂量进行EGFR靶向治疗，密切观察严重程度变化，继续按以下程序处理皮肤反应

局部使用2.5%氢化可的松乳膏‡或1%克林霉素凝胶或1%吡美莫司乳膏
加上多西环素100mg BID或米诺环素100mg BID

2周后再评估；若反应恶化或无改善（无论专业照顾人员或患者自己报告），请按下一步治疗

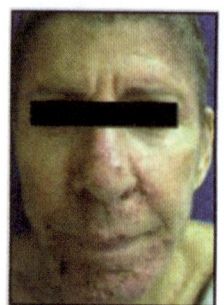

重度
- 广泛
- 症状严重（如瘙痒、触痛）
- 对日常生活有明显影响
- 有重复感染的可能性

减少靶向药物剂量，密切观察严重程度变化，继续按以下方法处理皮肤反应

2.5%氢化可的松乳膏‡或1%克林霉素凝胶或1%吡美莫司乳膏
加上多西环素100mg BID或米诺环素100mg BID
加上甲泼尼龙

2周后再评估；如果反应恶化，可考虑中断或终止靶向治疗

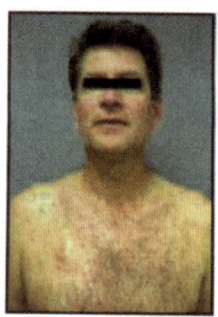

* 厄洛替尼（特罗凯，Tarceva®）；西妥昔单抗（爱必妥，Erbitux®）；帕尼单抗（Vectibix®）；拉帕替尼（Tykerb®）
† 参见相关医嘱。
‡ 应该根据医疗机构指南间断冲击式地应用局部外用类固醇激素。

注：From "Epidermal Growth Factor Receptor Inhibitor–Associated Cutaneous Toxicities: An Evolving Paradigm in Clinical Management," by T. Lynch, E.S. Kim, B. Eaby, J. Garey, D.P. West, and M.E. Lacouture, 2007, *Oncologist*, 12（5）, pp.617–618. Copyright 2007 by AlphaMed Press. Reprinted with permission.

图28. 睫毛粗长症

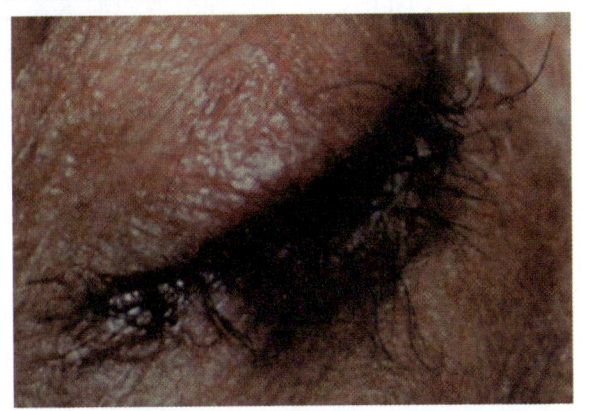

注：From "Clinical Signs, Pathophysiology and Management of Skin Toxicity During Therapy With Epidermal Growth Factor Inhibitors," by S. Segaert and E. Van Cutsem, 2005, *Annals of Oncology*, 16（9）, p.1428. Copyright 2005 by Oxford University Press. Reprinted with permission.

图29. 甲沟炎

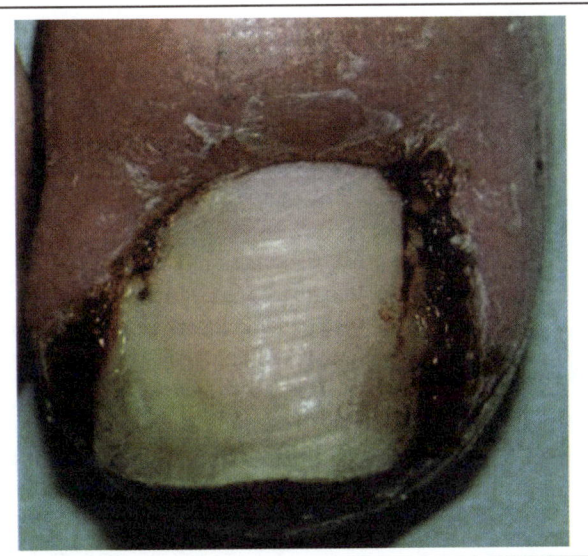

注：From "Clinical Signs, Pathophysiology and Management of Skin Toxicity During Therapy With Epidermal Growth Factor Inhibitors," by S. Segaert and E. Van Cutsem, 2005, *Annals of Oncology*, 16（9）, p.1428. Copyright 2005 by Oxford University Press. Reprinted with permission.

图30. 色素沉着

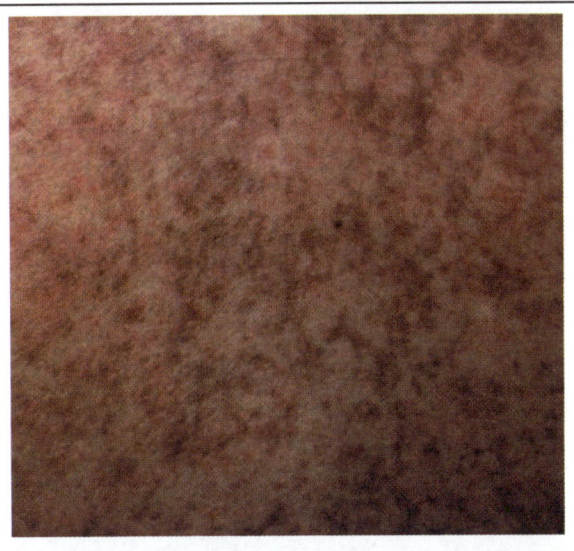

注：From "Clinical Signs, Pathophysiology and Management of Skin Toxicity During Therapy With Epidermal Growth Factor Inhibitors," by S. Segaert and E. Van Cutsem, 2005, *Annals of Oncology*, 16（9）, p.1428. Copyright 2005 by Oxford University Press. Reprinted with permission.

图31. 肢端红斑

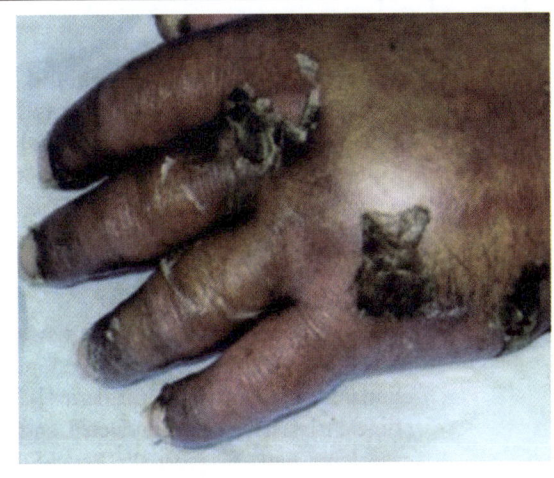

From "Painful Blistered Hands and Feet," by C. Coyle and V. Wenhold, 2001, *Clinical Journal of Oncology Nursing*, 5（5）, p.230. Copyright 2001 by Oncology Nursing Society. Reprinted with permission.

（Perez-Soler et al., 2005）。
9. 皮疹继发感染的处理
   a) 如果应用了试验以外的药物（因子），则应在每使用1周后进行评价，然后再继续使用。
   b) 如果使用2周后仍无改善，则应考虑治疗无效，并予以终止。
   c) 考虑应用鼻内用莫匹罗星（鼻腔专用百多邦，Bactroban Nasal®），每鼻孔每日1次（Perez-Soler et al., 2005）。

图 32. 皲裂

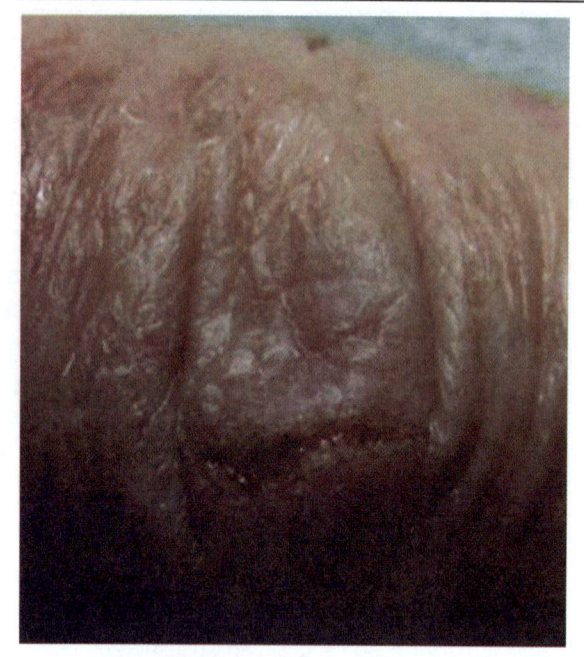

注：From "Clinical Signs, Pathophysiology and Management of Skin Toxicity During Therapy With Epidermal Growth Factor Inhibitors," by S. Segaert and E. Van Cutsem, 2005, *Annals of Oncology*, 16（9）, p.1428. Copyright 2005 by Oxford University Press. Reprinted with permission.

　　d）皮疹如发生继发感染，可短疗程口服抗生素。四环素类能对抗金黄色葡萄球菌，如米诺环素（美满霉素，Minocin®）。有数据显示其他种类的抗生素也有效（Perez-Soler et al., 2005）。

　　e）鲜有文献支持局部用药有效的说法[如局部应用克林霉素（Cleocin®, Clindaderm®）]。未进行过相关的临床试验，亦没有个案证明局部用药明显有效。

10．皮疹与药效/生存率

　　a）从多项接受 HER1/EGFR 靶向治疗的患者的临床试验数据中可以看出，皮疹与药效和/或患者的生存率呈正相关（Perez-Soler et al., 2005；Perez-Soler & Van Custem, 2007）。

　　b）研究结果表明，皮疹可能是预测药效的替代标志。然而，皮疹级别与药效/生存率之间的具体关系仍有待进一步研究（Perez-Soler et al., 2005；Perez-Soler & Van Custem, 2007）。

11．社会心理学问题

　　a）EGFRIs 引起的皮肤毒性可对患者的生理、心理和社会功能产生影响，也可影响其治疗耐受性。

　　b）在大多数个案中，并不需要完全终止 EGFRI 治疗；暂停 EGFRI 治疗常常是短期的，目的是减轻皮疹（Lynch et al., 2007）。

　　c）最显著的皮肤毒性以及与健康相关的 QOL 因子有（Wagner & Lacouture, 2007）：

　　　（1）失去工作能力

　　　（2）睡眠紊乱

　　　（3）干扰日常生活

　　　（4）习惯改变

　　　（5）皮肤疼痛、灼烧感、瘙痒和局部刺激

　　　（6）面部毛发增加

　　　（7）抑郁、沮丧、紧张和焦虑

　　d）为帮助那些正在忍受身心痛苦的患者，尤其是处于癌症晚期且预后不良的患者，我们需要做更多的研究，寻找有效的缓解不适的治疗手段（Perez-Soler et al., 2005）。

　　e）护理干预

　　　（1）与家庭成员和其他支持者（朋友、教友、上门护士、家庭护工）一起鼓励患者，帮助其重建自信与自尊。

　　　（2）通过积极预防皮疹的措施，解决患者功能受限的情况。

　　　（3）帮助患者寻找其他支持性组织，如个人咨询师或心理学专家。

　　　（4）注意倾听，支持患者。

12．其他皮肤毒性（Meniscus Ltd., 2006）

　　a）甲沟炎

　　b）毛发改变

　　c）干燥症

　　d）毛细血管扩张症

　　e）鼻腔黏膜炎

　　f）眼睛刺激征

　　g）色素沉着（见表 23）

13．EGFRIs 在临床应用中的进展：见表 24。

图 33. 掌跖感觉丧失性红斑（手足综合征）*

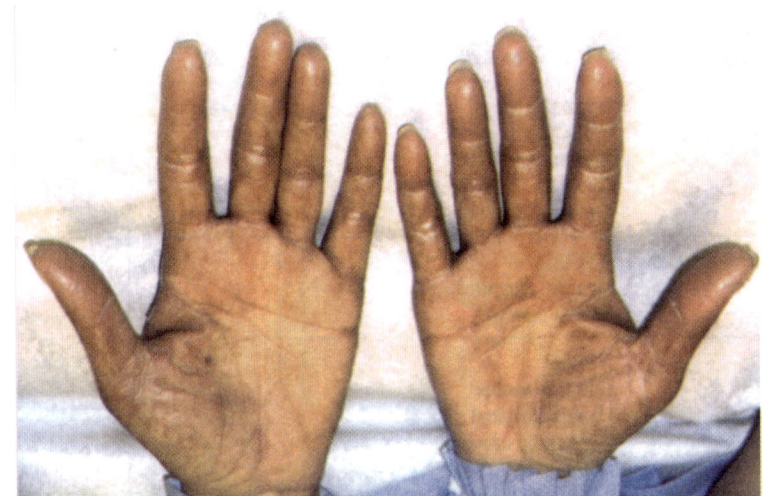

1 级
麻木、感觉迟钝或异常、刺痛、无痛性肿胀或红斑，和/或手足不适，不影响日常生活

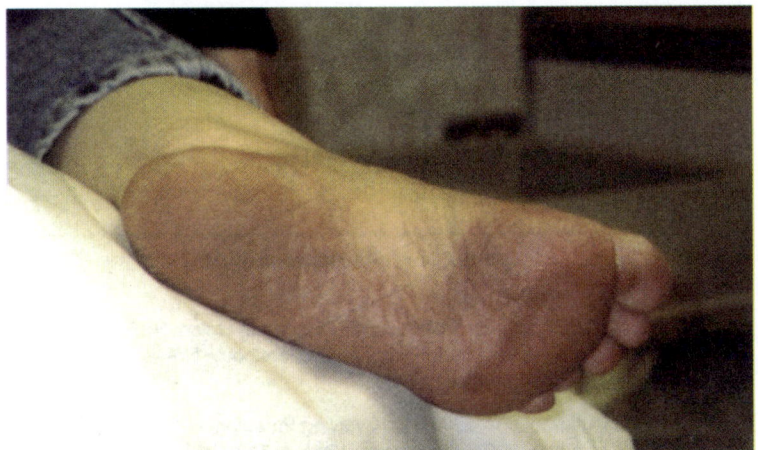

2 级
手掌和/或足底的疼痛性红斑、肿胀、不适，影响日常生活

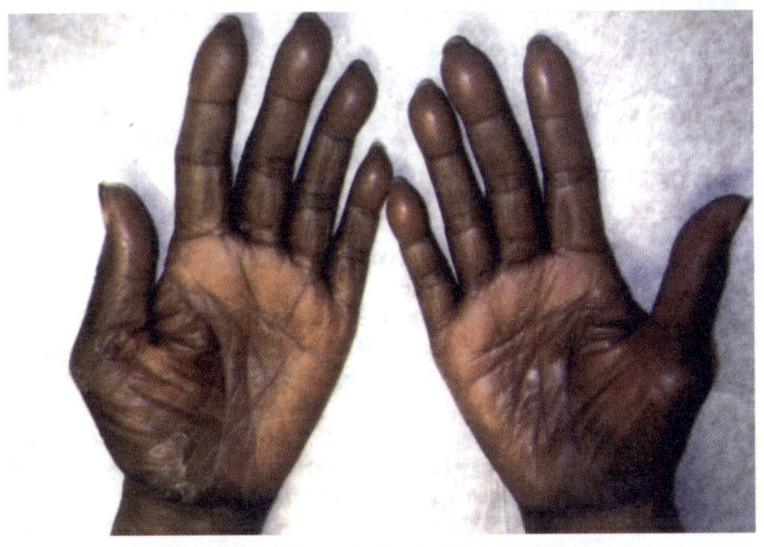

3 级
湿性脱皮、溃疡、起水疱，或手足严重疼痛与不适，不能工作与完成日常生活活动

* 分级来自 National Cancer Institute Cancer Therapy Evaluation Program.(2006) .*Common terminology criteria for adverse events*(version 3.0). Bethesda,MD:National Cancer Institute.

注：Photos courtesy of Susan Moore. Used with permission.

表 24. 表皮生长因子受体抑制剂在临床试验中的进展

药物	分类	靶点	适应证	最高临床试验阶段	
				美国	欧洲
尼妥珠单抗	MoAb	EGFR	NSCLC4 HNSCC 乳腺癌 神经胶质瘤 胰腺癌	探索阶段	III
培妥珠单抗 （Omnitarg™）	MoAb	HER-2（EGFR二聚体）	NSCLC 卵巢癌 乳腺癌	II	N/A
马妥珠单抗/EMD 72000	MoAb	Pan-HER	NSCLC 卵巢癌 子宫/宫颈癌 胰腺癌 胃癌	II	II
卡纽替尼/CI-1033	TKI	Pan-HER	卵巢癌	II	N/A
拉帕替尼（Tykerb®） （Glaxo-SmithKline，2007）	TKI	EGFR，HER-2	乳腺癌 NSCLC HNSCC 肾癌	III	III

注：2007年3月13日，美国FDA证实拉帕替尼（Tykerb®）（GlaxoSmithKline，2007）与卡培他滨合用对治疗HER-2（+）转移乳腺癌有效。

EGFR-表皮生长因子受体；EGFRI-表皮生长因子受体抑制剂；HER-人体表皮生长因子受体；HNSCC-头颈鳞状细胞癌；MoAb-单克隆抗体；N/A-暂无报道；NSCLC-非小细胞肺癌；TKI-酪氨酸激酶抑制剂；

注：From "Epidermal Growth Factor Receptor Inhibitor-Associated Cutaneous Toxicities: An Evolving Paradigm in Clinical Management," by T.Lynch, E.S.Kim, B.Eaby, J.Garey, D.P.West, and M.E.Lacouture, 2007, *Oncologist*, 12（5），p.613. Copyright 2007 by AlphaMed Press. Reprinted with permission.

参考文献

Amgen Inc. (2006). Vectibix [Package insert]. Thousand Oaks, CA: Author.

AstraZeneca. (2004). Iressa [Package insert]. Wilmington, DE: Author.

Basti, S. (2007). Ocular toxicities of epidermal growth factor receptor inhibitors and their management. *Cancer Nursing, 30*(Suppl. 4), S10–S16.

Bouche, O., Brixi-Benmansour, H., Bertin, A., Perceau, G., & Lagarde, S. (2005). Trichomegaly of the eyelashes following treatment with cetuximab. *Annals of Oncology, 16*(10), 1711–1712.

Braiteh, F., Kurzrock, R., & Johnson, F.M. (2008). Trichomegaly of the eyelashes after lung cancer treatment with the epidermal growth factor receptor erlotinib. *Journal of Clinical Oncology, 38*(7), 3460–3462.

Eaby, B., Culkin, A., & Lacouture, M.E. (2008). An interdisciplinary consensus on managing skin reactions associated with human epidermal growth factor receptor inhibitors. *Clinical Journal of Oncology Nursing, 12*(2), 283–290.

Esper, P., Gale, D., & Muehlbauer, P. (2007). What kind of rash is it? Deciphering the dermatologic toxicities of biologic and targeted therapies. *Clinical Journal of Oncology Nursing, 11*(5), 659–666.

Genentech, Inc. (2000). Herceptin [Package insert]. South San Francisco, CA: Author.

Genentech, Inc. (2007). Tarceva [Package insert]. South San Francisco, CA: Author.

GlaxoSmithKline. (2007). Tykerb [Package insert]. Research Triangle Park, NC: Author.

Goodman, M. (2004). Skin and nail bed changes. In C.H. Yarbro, M.H. Frogge, & M. Goodman (Eds.), *Cancer symptom management* (3rd ed., pp. 319–330). Sudbury, MA: Jones and Bartlett.

Hetherington, J., Andrews, C., Vaynshteyn, Y., & Fishel, R. (2007). Managing follicular rash related to chemotherapy and monoclonal antibodies. *Community Oncology, 4*(3), 157–162.

ImClone Systems & Bristol-Myers Squibb. (2006). Erbitux [Package insert]. Branchburg, NJ: Author.

Lacouture, M., Basti, S., Patel, J., & Benson, A. (2006). The SERIES Clinic: An interdisciplinary approach to the management of toxicities of EGFR inhibitors. *Journal of Supportive Oncology, 4*(5), 236–238.

Lacouture, M.E. (2007). *Tips to help with EGFR targeted therapy skin changes*. Durham, NC: AlphaMed Press.

Ligand Pharmaceuticals. (1999). Targretin [Package insert]. San Diego, CA: Author.

Luu, M., Lai, S.E., Patel, J., Guitart, J., & Lacouture, M.E. (2007). Photosensitive rash due to the epidermal growth factor receptor inhibitor erlotinib. *Photodermatology, Photoimmunology, and Photomedicine, 23*(1), 42–45.

Lynch, T., Kim, E.S., Eaby, B., Garey, J., West, D.P., & Lacouture, M.E. (2007). Epidermal growth factor receptor inhibitor-associated cutaneous toxicities: An evolving paradigm in clinical management. *Oncologist, 12*(5), 610–621.

Meniscus Ltd. (2006, October). *Cutaneous side effects associated with targeted therapy*. Retrieved October 7, 2008, from http://www.managecrc.com/html/side-effect-cutaneous-side-effects.asp

National Cancer Institute. (2008). *Pruritus (PDQ®)*. Retrieved October 23, 2008, from http://www.cancer.gov/cancertopics/pdq/supportivecare/pruritus/HealthProfessional

National Cancer Institute Cancer Therapy Evaluation Program. (2006). *Common terminology criteria for adverse events* (version 3.0). Bethesda, MD: National Cancer Institute. Retrieved December 11, 2007, from http://ctep.cancer.gov/reporting/ctc_v30.html

Omoti, A.E., & Omoti, C.E. (2006). Ocular toxicity of systemic anticancer chemotherapy. *Pharmacy Practice, 4*(2), 55–59.

OncoLink. (2001). *Coping with cancer: Hair loss/alopecia*. Retrieved January 10, 2008, from http://www.oncolink.com/experts/article.cfm?c=1&s=5&ss=6&id=1057

Perez-Soler, R., Delord, J.P., Halpern, A., Kelly, K., Krueger, J., Sureda, B.M., et al. (2005). HER1/EGFR inhibitor-associated rash: Future directions for management and investigation outcomes from the HER1/EGFR Inhibitor Rash Management Forum. *Oncologist, 10*(5), 345–356.

Perez-Soler, R., & Van Cutsem, E. (2007). Clinical research of EGFR inhibitors and related dermatologic toxicities. *Oncology (Williston Park), 21*(11, Suppl. 5), 10–16.

Pfizer Labs. (2007). Sutent [Package insert]. New York: Author.

Rhee, J., Oishi, K., Garey, J., & Kim, E. (2005). Management of rash and other toxicities in patients treated with epidermal growth factor receptor-targeted agents. *Clinical Colorectal Cancer, 5*(Suppl. 2), S101–S106.

Roche Laboratories. (2008). *Xeloda product information*. Retrieved January 8, 2008, from http://www.xeloda.com

Segaert, S., & Van Cutsem, E. (2005). Clinical signs, pathophysiology and management of skin toxicity during therapy with epidermal growth factor inhibitors. *Annals of Oncology, 16*(9), 1425–1433.

Segaert, S., & Van Cutsem, E. (2007). Clinical management of EGFRI dermatologic toxicities: The European perspective. *Oncology (Williston Park), 21*(11, Suppl. 5), 22–26.

Vassallo, C., Brazzelli, V., Ardigo, M., & Borroni, G. (2001). The irreplaceable image: Nails changes in onco-hematologic patients. *Haematologica, 86*(3), 334–336. Retrieved January 11, 2008, from http://www.haematologica.it/2001_03/0334.htm

Wagner, L., & Lacouture, M. (2007). Dermatologic toxicities associated with EGFR inhibitors: The clinical psychologist's perspective. *Oncology (Williston Park), 21*(11, Suppl. 5), 34–36.

White, G., & Cox, N. (2006). *Diseases of the skin* (2nd ed.). St. Louis, MO: Elsevier Mosby. Retrieved January 10, 2008, from http://www.merckmedicus.com/ppdocs/us/hcp/contect/white/chapters/white-ch-018-s002.htm

Wyeth Pharmaceuticals. (2007). Torisel [Package insert]. Philadelphia: Author.

D．脱发
1．病理生理学：脱发是化疗最为常见且最令患者痛苦的不良反应之一。对于男性和女性都有过关于化疗引起脱发导致不良情绪的报道（Hilton, Hunt, Emslie, Salinas, & Ziebland, 2008）。化疗导致的脱发包括身体各部位毛发的脱落。另外，这种类型脱发会影响形象、性欲和自信。目前毛囊对化疗应答的病理过程尚不明确。负责毛发生长的细胞有丝分裂及新陈代谢速度非常快。某些细胞毒性因子会扰乱毛发生长的增生期。头皮上的大部分毛囊处于毛发生长初期（Hesketh et al., 2004）。最近有调查研究涉及 *TP53* 的作用及其介导毛囊细胞应答的靶基因。有文献报道对 *TP53* 的药理性抑制在预防化疗引起的脱发方面起着积极作用（Botchkarev, 2003）。目前正在研究脱发的其他机制及预防的可能目标（Wang, Lu, & Au, 2006）。毛发损伤发生在发干或发根。

a）发干损伤会导致毛球部分萎缩或坏死，这又导致收缩。损伤部位的毛发脱落，结果是毛发呈片状或稀疏。

b）发根损伤会导致完全脱发。毛发在梳洗过程中脱落或自然脱落。很多强烈导致脱发的药物（如环磷酰胺、柔红霉素、多柔比星、依托泊苷、异环磷酰胺、紫杉醇）都与损伤发根有关。

2．发病率

a）一般有65%的化疗患者都会有不同程度的脱发（Wang et al., 2006）。

b）脱发的程度取决于药物的作用机制、剂量、血清半衰期、给药途径（如静脉推注与静脉持续泵入结果不同）、联合化疗的应用和治疗前的毛发情况（Batchelor, 2001）。

3．危险因素

a）细胞毒性药物的类型

（1）引起脱发的高危药物是环磷酰胺、柔红霉素、多柔比星、依托泊苷、异环磷酰胺（Hesketh et al., 2004）。

(2) 紫衫烷类、喜树碱和长春花生物碱也会引起明显脱发（Batchelor, 2001）。
b）某些非细胞毒性药物（如盐酸普萘洛尔、肝素钠、碳酸锂、泼尼松、维生素A、雄激素制剂）。
c）大剂量化疗：用于血液和骨髓移植的含有白消安的治疗方案极少引起永久性脱发（Machado, Moreb, & Khan, 2007；Tosti, Piraccini, Vincenzi, & Misciali, 2005；Vowels, Chan, Giri, Russell, & Lam-Po-Tang, 1993）。
d）某些疾病因素（如甲状腺功能减退、老龄）
e）细胞毒性治疗前毛发情况差
f）同时或之前行头部放疗（局部反应）

4．临床表现：在脱发前、脱发期间或脱发后出现头皮干燥、疼痛和皮疹。
a）脱发分级（NCI CTEP, 2006）
(1) 0级——无脱发
(2) 1级——毛发稀疏或片状脱发
(3) 2级——完全脱发
b）预期脱发时间（Freitas, 2005）
(1) 脱发大约在用药2～3周开始，可持续至治疗结束后1～2个月。
(2) 一般在化疗结束后3～5个月毛发再生。

5．协同管理：脱发也能给患者带来情绪上的伤害，甚至会导致其放弃治疗。此外，脱发会时刻提醒患者处于患病中，极大影响他们的自我感觉。目前仍未发现有效的预防措施。多种药物和生物学治疗正在研究中，如生长因子、细胞因子、抗氧化剂和细胞凋亡抑制因子（Wang et al., 2006）。

a）尽管曾经应用降低头皮温度的方法，但结果不一，目前不推荐。
(1) 通过血管收缩可减少头皮血液循环，但会为恶性肿瘤细胞提供庇护所，这是人们长期支持的观点（Christodoulou, Tsakalos, Galani, & Skarlos, 2006）。
(2) 研究表明应用电子冷疗装置对接受环蒽类抗生素治疗的患者（Ridderheim, Bjurberg, & Gustavsson, 2003）和接受表柔比星及多西他赛治疗的患者（Macduff, Mackenzie, Hutcheon, Melville, & Archibald, 2003）有一定的临床意义。头皮冷疗对预防化疗引起脱发的实用性、有效性及安全性需要随机临床试验来验证（Grevelmen & Breed, 2005）。
b）米诺地尔对化疗引起的脱发有一定作用。没发生脱发时应用效果最好。米诺地尔可减轻脱发的严重程度或缩短脱发的持续时间，但不能完全消除化疗引起的脱发（Duvic et al., 1996；Wang et al., 2006）。

6．患者和家庭健康教育：提供患者及家属如下建议（Batchelor, 2001；Hesketh et al., 2004）。
a）脱发的原因和脱发及生发的预期时间
b）应对脱发和毛发再生所采取的措施
(1) 大多数措施是以文献为基础的，没有在RCCTs中验证过。
(2) 使用不含洗涤剂、薄荷醇、水杨酸、酒精及浓香料的洗发水。
(3) 避免在毛发上使用持久的卷发剂、漂发剂、染发剂、烫发器和干发器，还要避免强烈摩擦。
(4) 避免过度的摩擦和梳理。
(5) 考虑剃光头以减少痒感，在允许的情况下可戴假发。
(6) 保护头皮免受冷及阳光刺激，可戴帽子、围巾和假发，用防晒霜。
(7) 如果眼睫毛变稀疏或完全脱落，灰尘和颗粒物更容易进入眼睛引起刺激，可使用太阳镜或有清晰镜片的眼镜保护眼睛。

(8) 告知患者化疗完成后长出的新发可能和以前的"头发"不一样（如颜色、质地改变）。

c）当地的支持性资源（如假发沙龙、围巾和帽子种类、支持群体）；感兴趣的患者可求助于美国形象设计计划"Look Good…Feel Better"，这项计划由 Personal Care Products Council Foundation 通过团体组织如美国癌症协会资助，对关于假发以及其他头部遮盖、化妆和皮肤护理等提供指导和支持（Personal Care Products Council Foundation，2004）。假发的费用可由患者保险支付，这可能就需要保险有关于毛发修复的规定。

(1) 做假发的材料是人工合成的或是真头发，后者费用更高。专业的假发沙龙或商店会与顾客讨论每种类型假发的生产及保存。

(2) 如果患者在脱发之前就咨询时尚专家，假发专家会有更充足的时间为患者配合适的发型。完全脱发前保存一部分正常头发有助于发色及发质配型。

(3) 脱发前买假发，应买可调节式的，这样随着脱发发生可调节其大小（Personal Care Products Council Foundation，2004）。

(4) 各种围巾和帽子可帮助保护头皮并预防热量损失。

参考文献

Batchelor, D. (2001). Hair and cancer chemotherapy: Consequences and nursing care—A literature study. *European Journal of Cancer Care, 10*(3), 147–163.

Botchkarev, V.A. (2003). Molecular mechanisms of chemotherapy-induced hair loss. *Journal of Investigative Dermatology Symposium Proceedings, 8*(1), 72–75.

Christodoulou, C., Tsakalos, G., Galani, E., & Skarlos, D.V. (2006). Scalp metastases and scalp cooling for chemotherapy-induced alopecia prevention. *Annals of Oncology, 17*(2), 350.

Duvic, M., Lemak, N.A., Valero, V., Hymes, S.R., Farmer, K.L., Hortobagyi, G.N., et al. (1996). A randomized trial of minoxidil in chemotherapy-induced alopecia. *Journal of the American Academy of Dermatology, 35*(1), 74–78.

Freitas, B.A. (2005). Coping: Altered body image and alopecia. In J.K. Itano & K.N. Taoka (Eds.), *Core curriculum for oncology nursing* (4th ed., pp. 55–58). St. Louis, MO: Elsevier Saunders.

Grevelman, E.G., & Breed, W.P. (2005). Prevention of chemotherapy-induced hair loss by scalp cooling. *Annals of Oncology, 16*(3), 352–358.

Hesketh, P.J., Batchelor, D., Golant, M., Lyman, G.H., Rhodes, N., & Yardley, D. (2004). Chemotherapy-induced alopecia: Psychosocial impact and therapeutic approaches. *Supportive Care in Cancer, 12*(8), 543–549.

Hilton, S., Hunt, K., Emslie, C., Salinas, M., & Ziebland, S. (2008). Have men been overlooked? A comparison of young men and women's experiences of chemotherapy-induced alopecia. *Psycho-Oncology, 17*(6), 577–583.

Macduff, C., Mackenzie, T., Hutcheon, A., Melville, L., & Archibald, H. (2003). The effectiveness of scalp cooling in preventing alopecia for patients receiving epirubicin and docetaxel. *European Journal of Cancer Care, 12*(2), 154–161.

Machado, M., Moreb, J.S., & Khan, S.A. (2007). Six cases of permanent alopecia after various conditioning regimens commonly used in hematopoietic stem cell transplantation. *Bone Marrow Transplantation, 40*(10), 979–982.

National Cancer Institute Cancer Therapy Evaluation Program. (2006). *Common terminology criteria for adverse events* (version 3.0). Bethesda, MD: National Cancer Institute. Retrieved October 4, 2008, from http://ctep.cancer.gov/reporting/ctc_v30.html

Personal Care Products Council Foundation. (2004). *Look good . . . feel better.* Retrieved August 19, 2008, from http://www.lookgoodfeelbetter.org/general/facts.htm

Ridderheim, M., Bjurberg, M., & Gustavsson, A. (2003). Scalp hypothermia to prevent chemotherapy-induced alopecia is effective and safe: A pilot study of a new digitized scalp-cooling system used in 74 patients. *Supportive Care in Cancer, 11*(6), 371–377.

Tosti, A., Piraccini, B.M., Vincenzi, C., & Misciali, C. (2005). Permanent alopecia after busulfan chemotherapy. *British Journal of Dermatology, 152*(5), 1056–1058.

Vowels, M., Chan, L.L., Giri, N., Russell, S., & Lam-Po-Tang, R. (1993). Factors affecting hair regrowth after bone marrow transplantation. *Bone Marrow Transplantation, 12*(4), 347–350.

Wang, J., Lu, Z., & Au, J.L. (2006). Protection against chemotherapy-induced alopecia. *Pharmaceutical Research, 23*(11), 2505–2514.

E. 心血管毒性
　1. 心血管毒性包括传导途径（心律失常）、血管（低血压、高血压、雷诺现象）、冠状动脉（不稳定型心绞痛、急性心肌梗死）、心肌细胞（心肌病）、心包积液等方面的改变（Sereno et al., 2008；Speyer, Ewer, & Feedberg, 2004）。某些情况下，心功能不全并不能与特定的药物联系在一起（Chung et al., 2008）。这些心血管毒性在化疗药物分类中有详细描述，见表 25。
　2. 传导通路障碍
　　a）病理生理学
　　　（1）传导干扰根据其来源（如心房、心室、传导阻滞）或威胁生命的症状的程度进行分类。
　　　（2）危及生命的心律失常如室性心动过速、心室颤动或高度心脏阻滞不多见，但是可能需要永久终止治疗。这个过程往往掺杂其他的加重因素，很难区分心脏疾病是由化疗药物还是由生物制剂引发（Shelton, 2006a）。
　　　　（a）电解质紊乱（如低钾血症、高钾血症、低钙血症、低镁血症）（Bashir et al., 2007；Richardson, 2004）。
　　　　（b）并发症（慢性阻塞性肺疾病、心脏疾病）（Yusuf, Razeghi, & Yeh, 2008）。
　　　（3）心律失常的机制包括（Shelton, 2006a）
　　　　（a）毛细管渗漏、腹泻、盗汗等体液丢失可以导致快速心律失常，通常对补液和药物治疗有反应。
　　　　（b）心肌细胞缺血时会释放氧自由基导致应激性异位搏动，如早搏、心房扑动、室性心动过速。
　　　　（c）心肌细胞内的炎性毛细血管通透性导致易激惹和节律障碍。
　　　　（d）心肌细胞不应期延长和动作电位的潜在干扰会有导致起搏点发生室性逸搏的风险，这通常会导致室性早搏或不寻常的室性心动过速，被称作尖端扭转型（Roden, 2004；Wong & Rautaharju, 1998；Yap & Camm, 2003）。
　　b）发病率
　　　（1）节律障碍的发病率在很大程度上是被低估的，特别是与癌症治疗相关的节律障碍，因为可能被归咎于其他原因（Sereno et al., 2008）。
　　　（2）即便在明确的案例中，发病率仍然可能没有被完全量化，因为在尽可能的情况下会利用各种预防措施。
　　　（3）发生率
　　　　（a）使用紫杉醇治疗卵巢癌的患者中，30% 出现无症状的心动过缓。目前已经观测到 5% 的患者出现更为严重的心脏问题（如室性心动过速、左束支传导阻滞）（Rowinsky et al., 1991；Soe, Berkman, & Mardelli, 1996）。
　　　　（b）10%~20% 的心律失常与细胞因子治疗有关，如 IL-2 治疗与水、电解质平衡有关（Lee et al., 1989；Quesada, Talpaz, Rios, Kurzrock, & Gutterman, 1986；Sandstrom, 1996）。
　　　　（c）某些药物可致心肌炎或 QT 间期延长，其发生率 < 5%（Greenberg, 2003；Yap & Camm, 2003）。
　　c）危险因素
　　　（1）特定的化学生物治疗药物可导致心律失常是因为其明确的病理生理机制，如氧化应激或 QT 间期延长（Shelton, 2006a）。
　　　（2）所有报道患有"毛细血管渗漏综合征"的患者均有发生继发性快速心律失常的危险，这与血管功能减退有关（Shelton, 2006a）。

表 25. 化疗药物的心脏毒性

分类	药物	发病率	特殊效应	护理注意事项
抗肿瘤类抗生素	博来霉素	一生最大剂量为 400 单位。常见剂量限制性毒性为肺间质纤维化。类似剂量下亦有心肌病报导（Bristol-Myers Squibb, 2006）鲜为人知的是雷诺现象的发病率或危险因素。人们认为氧自由基释放会致灌注不良区域出现局部缺血（Gayraud, 2007）坏疽也有报导。这似乎是一种特例，与剂量无关，而是与输液的速度有关（Grunwald et al, 2005）	雷诺现象与输液有关，输液中止或完成时便会得以缓解雷诺现象最初是出现四肢的疼痛与沉重感心肌病通常先出现射血分数下降和渐进性呼吸困难	一旦机体接受的剂量接近最大剂量，例行监测超声心动图
蒽环类抗肿瘤抗生素	柔红霉素	总量 < 600mg/m²，发病率为 0～41%（Kaszyk, 1986）总量 1000mg/m²，发病率为 12%（Kaszyk, 1986）	非特异性心律失常、心动过速、心肌病和/或 CHF。高剂量时可发生急性左心室衰竭。CHF 可能对治疗的反应迟钝（Bedford Laboratories, 2007b）急性毒性可在几小时内发作，与剂量无关虽然罕见，心肌炎 - 心包炎综合征可能会致命（Wilkes & Barton-Burke, 2007）心包积液	慢性效应与多柔比星相似，但机体可耐受更高累积剂量（Bottomley, 2004; Von Hoff et al., 1977）建议定期超声心动检测或 MUGA 扫描
	柔红霉素柠檬酸盐脂质体	慢性治疗剂量 > 300mg/m²，则心肌病和 CHF 的发病率增加在第三期临床研究中，13.8% 的患者报告出现后背疼痛、潮红和胸闷的复合症状（Gilead Sciences, Inc., 2006）	心肌病与 LVEF 的减少有关，尤其是使用过蒽环类药物或者是事先患有心脏疾病的患者（Gilead Science, Inc., 2006）	确保患者在每疗程前，总累积剂量达到 300 mg/m²（高危患者 160 mg/m²）之后进行体格检查，通过 MUGA 扫描或超声心动进行 MUGA 扫描建议定期进行超声心动检测或 MUGA 扫描复合症状通常发生在输液的前 5 分钟，输液中断则消退；如果输液常发生以较慢的速度进行，一般不复发（Gilead Sciences, Inc., 2006）

表25. 化疗药物的心脏毒性（续）

分类	药物	发病率	特殊效应	护理注意事项
蒽环类抗肿瘤抗生素	多柔比星	总量<550mg/m²时，发病率为0.1%~1.2%（Kaszyk, 1986; Von Hoff et al., 1979）。总量>550mg/m²时，发病率呈指数上升（Von Hoff et al., 1979）。总量1000mg/m²，发病率接近50%（Carlson, 1992; Von Hoff et al., 1979）。发病可能表现在治疗过程中或者是之后持续几个月到几年（Pfizer Inc., 2006a）。对儿科患者的最新副作用报道一些患者出现相关心脏损害（19名患者的12%，其中有3名患者需要接受心脏药物治疗（Bryant et al., 2007; Langer et al., 2004）	ECG改变；非特异性ST-T波改变；室性早搏和心房期前收缩；QRS波低电压；治疗过程中窦性心动过速也许会合急性发作（Kaszyk, 1986）。暴露7年后，射血分数下降，窦性心动过速和心肌病，而后伴发CHF的症状（Barry et al., 2007; Carlson, 1992）。一度认为持续输注比断续输注引发更多的心脏毒性，但是这个观点还未得到系统回顾的支持（van Dalen et al., 2008），心包积液可能少量，并且可能无急性症状	剂量累积的慢性效应也许可以导致CHF联合应用其他抗肿瘤药物（环磷酰胺、紫杉烷类化合物、曲妥珠单抗）被认为是一个有关的危险因素，虽然目前还不清楚确切的协同作用（Rahman et al., 2007）无论患者心脏病史和/或纵隔照射治疗的患者在低剂量下可能发生心脏性损害（Adams et al., 2003; Barry et al., 2007）在整个治疗过程中及治疗完成后每年都应该进行超声心动检查或MUGA扫描，对心功能监测BNP以监测早期变化（Anderson, 2008; Lenihan et al., 2007）应用右丙亚胺对抗心脏毒性损害，右丙亚胺在多柔比星前30分钟静脉推注或是静脉快速滴注保护剂（Ng & Green, 2007; Pfizer Inc., 2005; Swain & Vici, 2003）。多柔比星比例为10:1。多柔比星治疗前合用辅酶Q10显示了一些在减少心脏毒性方面的潜在好处（Bryant et al., 2007; van Dalen et al., 2008）
	米托蒽醌	剂量达到140mg/m²时发病率估计约为2.6%，剂量累积则危险增加（OSI Pharmaceuticals, 2008）	稀少，但有潜在致命风险，CHF可能在治疗期间或者结束治疗后几年发生	建立心脏功能基线 剂量超过100mg/m²时监测心脏毒性 应用其他心脏毒性药物、纵隔辐射或合并有其他心血管疾病则风险增加
	多柔比星脂质体聚乙二醇化脂质体多柔比星	对心肌的毒性作用尚未证实 在一项对支滋病相关的卡波济肉瘤患者的研究中，4.3%出现可能与药物相关的心脏不良影响（Ortho Biotech, 2008）当总剂量接近550mg/m²时，可能出现不可逆的毒性损害；接受纵隔放疗的患者或者之前或同时经过400mg/m²时就会发生心力衰竭（Ortho Biotech, 2008）	非特异性心律失常、心动过速、心肌病和/或CHF 在治疗周期中任何时间都可能出现以自限性心脏毒性为表现的急性心脏毒性。Ⅱ度房室阻滞也有报道（Kilickap et al., 2005; Safra, 2003）高剂量下可能会出现急性左心衰竭迟发的心肌毒性损害，而且多为不可逆的，对治疗的反应迟钝。与48例使用多柔比星治疗的患者相比较，10例使用聚乙二醇多柔比星的患者出现了既定的心脏损害（O'Brien et al., 2004; Ortho Biotech, 2008）心包积液（Ortho Biotech, 2008）	聚乙二醇化脂质体多柔比星（Escobar et al., 2003; Rivera et al., 2003）心脏毒性比多柔比星较小较大累积剂量方面的经验是有限的，考虑到心脏毒性参考传统多柔比星使用标准不可逆的心肌损害是剂量限制性的，长远的安全性未知（Safra, 2003）建议定期行超声心动监测或MUGA扫描

表 25. 化疗药物的心脏毒性（续）

分类	药物	发病率	特殊效应	护理注意事项
蒽环类抗肿瘤抗生素	盐酸表柔比星	在剂量累积达到 550mg/m² 时，约有 0.9% 的患者临床上出现明显的进展 CHF，剂量达 700mg/m² 时该率为 1.6%，900mg/m² 时为 3.3%（Ryberg et al., 1998）已经确立的总累积剂量为 400mg/m² 当总累积剂量超过 900mg/m² 时，进展性 CHF 的风险快速上升；超出累积剂量要非常谨慎（Berchem et al., 1996; OTN Generics, Inc., 2008）	对心肌的毒性作用，表现最严重的是潜在的致命性的 CHF，发生在治疗过程中或者是治疗终止后多年内（OTN Generics, Inc., 2008）	活跃或处于休眠状态的心血管疾病、之前或同时进行纵隔/心包区放疗，以前使用其他蒽环类药物或蒽二酮治疗，或同时使用其他心脏毒性药物可能增加心脏毒性的风险在乳腺癌的辅助治疗中，临床试验中最大累积剂量为 720mg/m² 心脏毒性可能在低累积剂量时发生，无论之前是否有心脏危险因素（OTN Generics, Inc., 2008）
	伊达比星	据报道相比于其他蒽环类药物更少发 CHF，但在剂量达到 150mg/m² 时的发病率为 1.2%（Anderlini et al., 1995）	对心肌的毒性作用，表现最严重的是潜在的致命性的 CHF，发生在治疗过程中或者是治疗终止后几个月到数年内（Pfizer Inc., 2006b）	已证实该药物可用于儿童（Pfizer Inc., 2006b）
	顺铂	抗肿瘤过程中导致氧自由基释放的抗肿瘤活性能产生酸中毒、缺血、动脉血栓、长期暴露会加重，这些症状也是可逆性的	雷诺现象已见报道，但未见冠状动脉疾病（Bristol-Myers Squibb, 2007b）顺铂引起的低镁血症与 QT 延长，以及随后的心动过缓、心房或心室心律失常有关（Slovacek et al., 2008）	保持血镁浓度 > 2.0mEq/L（Slovacek et al., 2008）
烷化剂	环磷酰胺（高剂量）	累积及标准剂量下毒性较少见有报道高剂量疗法 > 180～200mg/（kg·d）连续使用 4 天时发病率增加（Bristol-Myers Squibb, 2005）现已证实小儿地中海贫血患者同时应用环磷酰胺和白消安时心脏压塞的潜在危险（Bristol-Myers Squibb, 2005）	ECG: QRS 波群减少心脏肥大、肺淤血、心脏压塞的儿童常伴以前腹痛和呕吐为前驱症状（Bristol-Myers Squibb, 2005）	在极少数情况下可能会导致致命性的急性心包炎、心包积液、心脏压塞、出血性心肌坏死（Mills & Roberts, 1979; Wujcik & Downs, 1992）心脏毒性通常与 BMT 前短时间高剂量使用相关有报道心肌病死亡的病例，发生在 BMT 前准备中高剂量使用阿糖胞苷联合环磷酰胺时（Bristol-Myers Squibb, 2005）
	雌莫司汀（雌二醇氮芥）	3% 的患者出现 CHF，3% 的患者出现 MI（Pfizer Inc., 2008a）	一般液体潴留，某些患者可出现加重肿瘤或 CHF 的患者前列腺癌接受雌激素治疗的男性患者血栓形成或致死与非致死性 MI（Pfizer Inc., 2008a）	有脑血管或冠状动脉疾病史的患者慎用雌莫司汀因为可能会出现高血压，应定期监测血压（Pfizer Inc., 2008a）

表 25. 化疗药物的心脏毒性（续）

分类	药物	发病率	特殊效应	护理注意事项
烷化剂	美法仑	剂量相关的不良反应发生率 < 5%（GlaxoSmithKline, 2007a）	雷诺现象与剂量有关，仅发生在积极治疗中且随着治疗周期停止而消退	教导患者避免暴于寒冷环境并且戒烟，因为这些会加重疼痛
抗代谢药物	5-阿扎胞苷	毛细血管通透性与剂量有关。低血压及心律失常罕见报道（GlaxoSmithKline, 2007b）	心包积液 心律失常也许是低血压的代偿反应	通常表现为自限性，在用药同歇期缓解
	5-FU	5-FU心脏毒性发生率与剂量及诊疗计划有关。当剂量 > 800mg/（m²·d）时发生率为10%（Yusuf et al., 2008）。合并使用伊立替康和顺铂等抗肿瘤药物也可能会影响心脏性的发生率最高。静脉推注时发病率为 1.6% ~ 3%（Labianca et al., 1982; Tsibiribi et al., 2006），但输液（4~5天）治疗时为 7.6% ~ 18%（Eskilsson et al., 1988; Meydan et al., 2005）。5-FU（de Gramont 方案）输液 2天，发病率为3.9%（Meydan et al.）。据报道，1例因心肌缺血死亡（Soe et al., 1996），并且其他严重冠状动脉事件也得到重视（Akhtar et al., 1996; Becker et al., 1999）。文献指出在治疗第一和第二阶段发病率最高。在 de Gramont 方案中，夜间出现症状，于静脉输注后几小时内（Meydan et al., 2005）	心绞痛、心悸、盗汗和/或晕厥（Akhtar et al., 1993; Kleiman et al., 1987）。由于冠状动脉痉挛，发生类心绞痛性胸痛伴或不伴 MI，心律失常、心源性休克，缺血或梗死也有报道，推断与急性心肌缺血有关（Akhtar et al., 1996; Gradishar & Vokes, 1990; Kleiman et al., 1987; Meydan et al., 2005）。无症状下出现 ECG 改变显不常见，据报道，接受静脉滴注 5-FU 的小部分患者出现了短暂的症状性心动过缓（Talapatra et al., 2007）	有心脏疾病、电解质紊乱和心脏照射暴露的患者，其心脏毒性风险更高（Singh et al., 2004; Yucuf et al., 2008）。可以用长效硝酸酯类或钙通道阻滞剂治疗或预防（Eskilsson et al., 1988）。当出现心脏毒性作用时，常停用 5-FU，但再次使用小心谨慎则可能成功治疗而不出现心脏毒性（Weidmann et al., 1994）
	卡培他滨	心脏毒性少见；与氟化嘧啶联用时发病率为 1% ~ 18%（Bertolini et al., 2001; Roche Pharmaceuticals, 2008; Van Cutsem et al., 2002）。在两项随机第 III 期临床试验中，1~14天单独应用卡培他滨 1250mg/m²，一天2次，之后间隔7天，发病率为 3%（Van Cutsem et al.）。在另外两项药物治疗中，患者先接受紫杉烷类药物治疗，再接受卡培他滨治疗，发病率也是 3%（Van Cutsem et al.）	由于冠状动脉痉挛发生类心绞痛性胸痛伴或不伴 MI，心律失常、心源性休克。猝死也有报道，推断与急性心肌缺血或梗死有关。无症状下出现 ECG 改变显不常见，但也有报道（Meydan et al., 2005）。至少已发表的一份研究中报道出现雷诺现象（Coward et al., 2005）	有冠状动脉疾病史的患者出现这些不良事件更常见。发生 2级或3级不良反应时中断药物，发生4级心脏毒性不良反应则停止用药（Roche Pharmaceuticals, 2008）

表25. 化疗药物的心脏毒性（续）

分类	药物	发病率	特殊效应	护理注意事项
抗代谢药物	克拉屈滨	水肿和心动过速发病率为6% 胸痛也有报道（Bedford Laboratories, 2007; Bryson & Sorkin, 1993; Wilkes & Barton-Burke, 2007）	心动过速 全身水肿且不独立出现 胸痛不伴随缺血性ECG改变	多数事件发生于有心血管疾病史或胸部肿瘤的患者（Bryson & Sorkin, 1993）
	盐酸吉西他滨	应用吉西他滨时发生CHF和MI少见报道 很少报告心律失常，尤其是室上性的心律失常 与顺铂同用时，低血压的发生率为11%。一项研究中剂量超过1000mg/m²×5天，患者出现严重的低血压（Eli Lilly & Co., 2007）	低血压、MI、心律失常（Eli Lilly & Co., 2007）	年龄、性别和输注时间因素：低清除率的女性及老年人在任何剂量下都会出现吉西他滨高浓度蓄积 使用频率超过每周一次或输注时间短于60分钟则毒性增加（Eli Lilly & Co., 2007）
植物碱	酒石酸长春瑞滨	少见MI报道（Mayne Pharma, 2006） 报道5%的患者出现胸痛（Mayne Pharma, 2006） 高血压、低血压、血管扩张、室性心动过速和肺水肿有报道（GlaxoSmithKline, 2007b）	罕见的、多变的症状发病可能被误认为进展性急性心血管病	多数报道出现胸痛的患者有心血管疾病史或是胸部肿瘤（Mayne Pharma, 2006） 易被疑为有症状的急性心脏病 当患者主诉出现新症状时，应停止使用长春瑞滨进行心脏诊断测试（Mayne Pharma, 2006） 症状消失后可恢复治疗（Mayne Pharma, 2006）
	长春碱	药物的特异性反应与剂量无关，停止该药物时好转（Bedford Laboratories, 2007c）	雷诺现象	指导患者避免接触寒冷并且戒烟，因这会加重疼痛
	长春新碱	与长春新碱相关的雷诺现象在成人及青少年中发生已见个别报告，它似乎与剂量相关，但直到停止用药才会得以解决（Gottschling et al., 2004; Mayne Pharma, 2007） 一项研究报告了使用长春新碱的儿童心率、呼吸相关症状（Steinherz & Steinherz, 1995）	即使单剂量使用，也会出现雷诺现象	指导患者避免接触寒冷并且戒烟，因这会加重疼痛

表 25. 化疗药物的心脏毒性（续）

分类	药物	发病率	特殊效应	护理注意事项
杂项	三氧化二砷	大约 10% 的患者有与 QT 延长有关的心律失常。它通常是无症状的，但可以诱发室性心动过速。不可以给予药物，但可在 QTc < 500ms。一旦停药，治疗可在 QTc < 460ms 时恢复（Cephalon Oncology，2006）	心律失常	在治疗前行 12 号联心电图检查，如果 QTc > 500ms，则需停止治疗（Cephalon Oncology，2006） 给药前检查所有电解质，治疗前补充电解质，钾应该保持 > 4.0mEq/L，镁 > 1.8mEq/L（Cephalon Oncology，2006） 给药前评估其他可引起心律失常的因素
激素	他莫昔芬	QT 延长伴节律紊乱或心力衰竭较罕见（Barr Laboratories，2007）	QT 延长伴随心动过缓或室性心律失常，如没有明确的危险因素，治疗剂量或治疗时间长short（Slovacel et al.，2008）	监测 ECG 的 QT 延长情况 避免应用其他已知可引起 QT 延长的药物
紫杉烷类	紫杉醇	几乎 30% 的卵巢癌患者可出现无症状心动过缓、心肌缺血的发生率为 5%（Rowinsky et al.，1991） 重大心脏疾病在所有案例中占 3%（Bristol-Myers Squibb，2007c） 心肌缺血或 MI 罕见报道（Soe et al.，1996；Yusuf et al.，2008） 接受其他化疗的患者出现 CHF 可见报道（Bristol-Myers Squibb，2007c；D，Incalci et al.，1998；Platel et al.，2000）	对于所有剂量，均有报道出现无症状性心动过缓（40～60bpm）、低血压、无症状性室性心动过速（Rowinsky et al.，1991） 偶尔出现不典型胸痛伴或不伴心肌缺血，最初被认为是与稀释剂克列莫佛（Cremophor®）有关，但目前还不是很清楚（Salvatorelli et al.，2006；Soe et al.，1996） 心包积液	治疗前获得 ECG，H & P 和心脏评估基线结果；然而，输注过程中并不要求心脏监测（Arbuck et al.，1992；Rowinsky et al.，1991）
	多西他赛	低血压发生率为 2.8%（1.8% 需予以治疗）。高剂量治疗时的发病率比率（Sanofi-Aventis Pharmaceuticals，2008） 心脏不良反应与其他微管抑制药物相似（Salvatorelli et al.，2006）	输注过程中出现低血压，减慢速度可缓解，联合使用多柔比星（> 360mg/m²）的患者出现 CHF（Sparano，1999） 窦性心动过速、心房扑动、心律失常、不稳定型心绞痛和/或高血压（Sanofi-Aventis Pharmaceuticals，2008）	联合应用于 NSCLC 时，年长的成年患者对药物有良好的耐受性（Hainsworth et al.，2000）

化学治疗与生物治疗实践指南及建议 207

表 25. 化疗药物的心脏毒性（续）

分类	药物	发病率	特殊效应	护理注意事项
多磷酸酶抑制剂	拉帕替尼	大量研究结果汇集显示 1.6% 的患者会发生 4 级收缩功能障碍型心功能不全（Perez et al., 2008）在大量研究（Perez et al., 2008）性疾病（Perez et al., 2008）QT 间期延长可能加（GlaxoSmithKline, 2008）	最经常发生在之前接受蒽环类抗生素治疗的个体中平均发生在开始治疗后 13 周，持续约 7 周（Perez et al., 2008）QT 间期延长，导致心动过缓最常见，但可能导致尖端扭转型室速（Shelton, 2006a）	通过超声心动或 MUGA 扫描获得心脏功能基线（GlaxoSmithKline, 2008）如果射血分数下降至正常低限，至少要停止服药 2 周，当其恢复正常，患者无症状时，剂量减少，并以 1000mg/d 恢复（GlaxoSmithKline, 2008）监测心力衰竭的细微迹象
	索拉非尼	心力衰竭或无症状左室舒张功能下降的报道不常见（<1%）（Force et al., 2007）目前尚未证实准确的发病率（Kamba & McDonald, 2007; Patel et al., 2007）心肌缺血伴 MI（<1%）罕见报道（Bayer Healthcare Pharmaceuticals, 2008）	心力衰竭无症状的左室射血分数下降，最终舒张功能减低血管炎与高血压无症状的心肌缺血和急性 MI 有报道（Bayer Healthcare Pharmaceuticals, 2008）。胸痛伴有心肌缺血可能会发生	整个治疗过程中每周监测血压。按照标准用降压药控制高血压终止治疗可以缓解高血压高血压似乎与蛋白尿有关（Porta et al., 2007; Porta et al., 2007）如果有症状的心肌缺血与药品使用有关，则停止一切治疗（Bayer Healthcare Pharmaceuticals, 2008）
	舒尼替尼	I 期与 II 期研究就心脏毒性进行了评估。高血压在 75 例中发生 35 例，发病率为 47%（Chu et al., 2007; Pfizer Inc., 2008b）。这与登记试验和临床实践相一致有详尽报告报道了无症状左室舒张未期功能障碍（射血分数下降>15%）和心力衰竭，发病率分别为 28% 和 8%（Chu et al., 2007）。分类效应（症状多发生在同类药物中）涉及线粒体损伤及心肌细胞凋亡。这表明存在心脏毒性的风险，但发病率尚不清楚（Chu et al.; Force et al., 2007）目前尚未证实准确的发病率（Kamba & McDonald, 2007; Patel et al., 2008; Porta et al., 2007）	高血压无症状的左室舒张末期功能下降伴射血分数降低心力衰竭	见索拉非尼

表 25. 化疗药物的心脏毒性（续）

分类	药物	发病率	特殊效应	护理注意事项
mTOR抑制剂	坦罗莫司	试验表明QT间期延长导致心律失常，尤其是心室起源的心律失常（Wyeth Pharmaceuticals, 2008b）。经过批准后，FDA获得授权继续研究这些影响，目前正在进行中（Micromedex, 2008）	心律失常	它是此类药物中首先获得许可的药物。心脏毒性还识别，但是认为此药物针对性作用机制（Rubio-Viqueira & Hidalgo, 2006）
单克隆抗体	阿仑珠单抗	虽然应用在淋巴组织增生性的恶性肿瘤中，尤其是Sézary综合征中发病率较高，但心脏毒性并不常见（Lenihan et al., 2004）在已有的8位患者的个案报告中，4例因左心功能不全导致新发CHF（Lenihan et al., 2004）	一次剂量后就可能发生CHF，但在使用30mg，一周3次开始治疗后的6～11周（Bayer Healthcare Pharmaceuticals, 2007; Lenihan et al., 2004）尽管射血分数永久性减少，心内膜心肌活检却未见明显的心脏病理变化心律失常：心房颤动有见报道，但不清楚是否与毛细血管渗漏和低血压有关（Lenihan et al., 2004）造成与阿仑珠单抗相关的心脏毒性可能的机制是细胞因子的释放（Lenihan et al., 2004）	对有抗肿瘤抗生素使用史的患者使用此药要谨慎（Bayer Healthcare Pharmaceuticals, 2007; Lenihan et al., 2004）
	贝伐珠单抗	接受贝伐珠单抗治疗的患者15%～18%可出现明显的高血压。最早可于接受治疗的第2周内出现，发病率峰值出现在接受治疗的第二个月（Genentech, Inc., 2007a）据报道CHF发病率为1.7%，但之前有蒽环类抗生素治疗史的患者发病率可高达14%（Genentech, Inc., 2007a）	高血压血栓或出血CHF更常见于有蒽环类抗生素治疗史或是左胸壁辐射的患者（Genentech, Inc., 2007a）	检查生命体征基线，治疗高血压时每日两次所诊治或在家中常规监测如果尿蛋白3+，特别是如果伴有高血压，要中止治疗没有确定明确的降压治疗方案
	西妥昔单抗	不清楚	心脏骤停的病因尚不清楚，但已明确知道低血镁症可导致与QT间期延长相关的心律失常	保持血镁 2.0mEq/L在整个治疗过程中及结束治疗后8周监测镁水平（Bristol-Myers Squibb, 2007a）

表25. 化疗药物的心脏毒性（续）

分类	药物	发病率	特殊效应	护理注意事项
单克隆抗体	吉妥珠单抗奥佐米星	在剂量为9mg/m²时，反应罕见，并且与高血压、急性输注反应相关（各等级事件）：高血压，发病率16%；低血压，20%；心动过速，11%（常发生在输注的前24小时）（Wyeth Pharmaceuticals, 2008a）	高血压，心动过速，低血压	输液治疗前、治疗期间和输液4小时内监测生命体征 伴随化疗的评估仍复杂的
	利妥昔单抗	单独使用时的心脏毒性尚不清楚 24小时内输注相关死亡性的发生率：0.04%～0.07%（Genentech, Inc., 2007b） 需要中断治疗的轻度到中度低血压的发病率：10%（Genentech, Inc., 2007b） 心律失常可见个案报道	低血压和血管神经性水肿 输注相关的心脏不良事件：MI，心室颤动，心源性休克（Genentech, Inc., 2008b）。 虽然快速心律不齐不较常见，但有个案报道心动过缓和心脏传导阻滞且与QTc延长有关（Cervera Grau et al., 2008）	几乎所有死亡发生于第一次输注 临床上出现明显心肺反应的患者应中止用药并予以治疗 症状缓解后，恢复治疗但需减少输液量的50%（Genentech, Inc., 2007b）
	曲妥珠单抗	单独使用出现心功能不全的发病率：7% 联合应用紫杉类药物和环磷酰胺时发病率：11% 联合应用蒽环类药物和环磷酰胺时发病率：28% 高龄患者发生心功能问题的概率增加（Bird & Swain, 2008; Genentech, Inc., 2008）	接受曲妥珠单抗治疗的患者可出现心功能不全的体征和症状，包括呼吸困难、咳嗽加重、夜间阵发性呼吸困难、周围性水肿，S3奔马律或射血分数下降（Genentech, Inc., 2008） 首次输注时发生输注相关性不良事件的概率为80%；后续输注则降至40%（Genentech, Inc., 2008）	CHF与失能的心力表竭，死亡和可导致中风的附壁血栓相关 当出现明显的CHF或者无症状的射血分数下降时，强烈建议中止治疗 先前存有心功能不全的患者运动化恶化时要经常监测心功能额外小心 患者需要经常监测日益恶化的心功能（Genentech, Inc., 2008）
细胞因子	干扰素α	雷诺现象发生较罕见，但可能很严重。开始每日3 000 000单位治疗后3周至3年内出现发病的高峰期。某些患者合用羟基脲可能增加发生并发症的风险（Al-Zahrani et al., 2003; Schering Corp., 2008）	伴浅表皮肤溃烂或坏疽的雷诺现象（Al-Zahrani et al., 2003）	告知患者报告雷诺症状 停药以缓解症状

表 25. 化疗药物的心脏毒性（续）

分类	药物	发病率	特殊效应	护理注意事项
白细胞介素	IL-2	副作用与剂量相关（Shelton, 2009）剂量 >100 000IU/kg 时风险增加（Wilkes & Barton-Burke, 2007）。平均剂量为 600 000IU/kg（Novartis Oncology, 2007）多数不良反应具有自限性，但不是一成不变的，中止治疗后 2～3 天内可出现逆转或加重 各级低血压发生率可高达 71%，但严重的 4 级毒性反应发生率仅为 3%（Novartis Oncology, 2007）在 255 例转移性肾细胞癌单独接受 IL-2 治疗的患者中，药物相关死亡的发生率为 4%（11/255）；在 270 例因转移性黑色素瘤单独接受 IL-2 治疗的患者中，药物相关死亡的发生率为 2%（6/270）	由 CLS 导致心输出量改变。CLS 导致低血压和器官灌注减少，后果很严重（Novartis Oncology, 2007）。CLS 可能会导致心律失常（室上性和室性）、CHF、心绞痛、胸腔和心包积液、心肌炎、胸痛和 MI（罕见）（Novartis Oncology, 2007; Wilkes & Barton-Burke, 2007）阿地白介素治疗开始后 CLS 可立刻出现，临床上可见显著低血压（收缩压 90mmHg 或收缩压较基础血压下降 20mmHg）和低灌注（Novartis Oncology, 2007）。生物治疗引起的电流变化或细胞因子的释放通过导致细胞炎症或炎症因子的释放通过导致细胞炎症通路中断有关。毛细血管通透性和低血容量增加与上性心动过速的风险	对于出现进行性室性心律失常的患者，应暂停 IL-2 治疗，直到排除心肌缺血和室壁运动异常 如若发生心不良事件，应停止用药而不是减少剂量 在治疗开始时，患者应接受心脏、肺、肝和 CNS 功能监测 当联合应用干扰素 α 时，心脏毒性作用增强（Novartis Oncology, 2007）CLS 医疗导管从监测患者的体液和器官灌注状态开始；需要经常测定血压和脉搏以及监测器官功能，患者精神状态及监测中心静脉压来评估低血容量情况 心电变化与生物制剂有关，一般有必要停用该药物。一旦炎症得以解决，可能可以再次使用（Shelton, 2009）
免疫调节剂	沙利度胺	在一个小型 I 期研究中报道，2% 的患者出现心律不齐（Sharma et al., 2006）登记试验报告的心律失常型血栓型心动过缓或心动过速，心血管事件中，不需要临床干预（Celgene Corporation, 2007）血栓栓塞的发生率升高（高达 23%），但不清楚其是与免疫调节剂相关，还是由癌症所致（Celgene Corporation, 2007）	最常报道的心律失常类型是心动过缓 血栓栓塞没有显示既定的下肢或上肢模式或治疗期间某个时间段的模式，这与给患者使用高剂量皮质类醇相关（Elice et al., 2008）	评估患者头晕、心悸、心律失常等症状 在没有禁忌时开始预防血栓治疗来那度胺是另一种免疫调节剂，有着相似的疗效及心脏毒性（Celgene Corporation, 2008a; Menon et al., 2008）
免疫偶联物	地尼白介素 2	临床试验显示 27% 的患者出现血管渗漏综合征，也被称为 CLS，伴血压扩张、低血压和代偿性心动过速，6% 的患者需要住院治疗，死亡报道罕见。一旦发作，应延迟治疗，停药后可能症状仍会持续或恶化至少 2 周（Ligand Pharmaceuticals, 2006）	低血压，可能与毛细血管通透性和过敏性的血管炎导致的血管扩张有关（Ligand Pharmaceuticals, 2006）可能发生心律失常，但似乎与血容量的状态相关	准确记录出入量，测量体重，测量中心静脉压可能有助于确定患者液量与血管扩张和血容量的状态

AIDS—获得性免疫缺乏综合征; BMT—骨髓移植; BNP—脑利钠肽; bpm—次/分; CHF—充血性心力衰竭; CLS—毛细血管渗漏综合征; CNS—中枢神经系统; ECG—心电图; FDA—美国食品药品监督管理局; 5-FU—氟尿嘧啶; H&P—病史与体检; IFN—干扰素; IL—白介素; IU—国际单位; mEq/L—毫（克）当量/升; MI—心肌梗死; mTOR—雷帕霉素靶蛋白; MUGA—多门控心脏核素显像; NSCLC—非小细胞肺癌; QTc—校正的 QT 同期

(3) 心肌炎、心包炎或心包积液患者有心律失常的风险，这与他们主要的并发症有关（Shelton，2006c）。

(4) 由不明毒素、直接的心脏毒性或动作电位改变导致的心律失常是难以预测的，因此可能更加危险（Floyd & Perry，2008；Gianni，Salvatorelli，& Minotti，2007；Loerzel & Dow，2003）。

(5) 个体有既往史如心脏疾病、糖尿病、高血压、肺动脉高压或电解质紊乱，则更容易在癌症治疗时出现心律失常（Viale & Yamamoto，2008；Yahalom & Portlock，2005）。

d) 临床表现

(1) 大多数心律失常的患者会报告如心悸、胸闷不适、呼吸困难或头晕等主观症状。

(2) 晕厥经常作为室性心律失常的首发症状（Field & ACLS Subcommittee，2006）。

(3) 大多数患者报告容量不足伴房颤。多见呼吸困难和疲乏，以及心房心输出量下降（约占心输出量的1/3），导致其他心脏疾病症状的恶化（Kellen，2004）。

e) 评估

(1) 对于在初次评估时疑为心律失常的患者，要比较心尖部和外周的心率。这不仅提供准确的心率，也描述了室性心律失常或心力衰竭可能导致的脉短绌现象（Shelton，2006a）。

(2) 进行心率听诊，可以听到心脏杂音，包括心包积液（心音低）或心脏衰竭（奔马律或杂音）（Shelton，2006a）。

(3) 接着评估生命体征及伴随症状，如呼吸困难、低氧血症（血氧饱和度低）、低血压或胸部不适，以确定心律失常的严重性（Field & ACLS Subcommittee，2006）。

(4) 需要做12导联心电图（ECG）来确定心律失常的类型。

(5) 必要时需要连续或间断进行心电监护。如果QT间期延长，特别是在没有心律失常的情况下，需要进一步评估以查找潜在病因（Roden，2004；Shelton，2006a；Yap & Camm，2003）。

(a) 化学生物治疗药物与QT间期延长的心律失常相关的药物包括5-FU及其衍生物、他莫昔芬、坦西莫司和三氧化二砷。常见导致QT间期延长、可能需要停用的药物包括苯丙胺类药物、抗抑郁药、止吐药、唑类抗真菌药、氟喹诺酮类、大环内酯类、钙通道阻滞剂、苯丁酮类、组胺受体拮抗剂、美沙酮和质子泵抑制剂（CephalonOncology，2006；Macdonald & Struthers，2004；Roden，2004；Slovacek，Ansorgova，Macingova，Haman，& Petera，2008；Yap & Camm，2003）。

f) 协同管理

(1) 改善症状，如低氧血症、贫血、液体失衡、电解质紊乱等，同时确定是否需要使用抗心律失常药物治疗（Field & ACLS Subcommittee，2006；Kellen，2004）。

(a) 是否采用纠正病因的确切治疗取决于临床症状和心血管功能

失代偿的程度（Field & ACLS Subcommittee，2006）。
(b) 急性发作心房颤动自行转复的概率可高达71%，但目前尚不清楚这种转复是否因为治疗了可能的病因，或者某些人天生存在这种心律失常（Ergene et al.，1999；Kellen，2004）。
(2) 如果可以纠正病因，则无需使用抗心律失常药物治疗。
　(a) 心律失常或是心律失常风险高的患者，需要经常监控电解质水平，并补充电解质以保证钾＞4.0mEq/L，镁＞2.0 mEq/L（Macdonald & Struthers，2004；Shelton，2006a）。
　(b) 尚未明确最佳钙离子水平，但通常要求钙离子水平＞1.1mEq/L。
(3) 对有症状的心律失常可以采用同步电复律或起搏治疗（Field & ACLS Subcommittee，2006）。
(4) 抗心律失常药物可快速缓解节律异常（Field & ACLS Subcommittee，2006；Shelton 2006a）。
　(a) 以调整迷走神经活动或采用腺苷作为一线措施治疗室上性心动过速，用胺碘酮、β-阻断剂或钙通道阻滞剂治疗难治性节律异常。可能需要使用射频消融术治疗折返心律。
　(b) 有两种处理心房颤动的方式：控制心率和转复为窦性心律。对这些治疗方案的Meta分析表明，节律控制（转复为正常）与高住院率和更多不良反应相关，并且中风发病率在两种治疗组相似（Cordina & Mead，2005；Sherman，2007）。控制心率需要β-阻断剂、地高辛和一些钙通道阻滞剂。控制节律则需要胺碘酮、高剂量的钙通道阻滞剂或电生理疗法（Field & ACLS Subcommittee，2006）。
　(c) 治疗心室节律异常需要使用胺碘酮、利多卡因或其他药物以延长不应期。这些药物也可能会导致药物性心律失常（Field & ACLS Subcommittee，2006；Humphreys，2002）。
　(d) 对于难治性心律失常患者，可能需要电生理专家提供治疗、植入起搏器、同步电复律或行消融术。
g) 患者及家属健康教育
　(1) 向患者及家属讲授心律失常的症状及治疗的重要性。
　(2) 告知他们应在何时致电或来诊所，更重要的是，当他们感到呼吸困难或头晕时，应立即联系紧急医疗服务。
　(3) 一旦确诊心律失常患者，应讲授预防策略，如水化或保持电解质平衡。
　(4) 如果发生室上性心动过速，教会患者诱发迷走神经活动，包括咳嗽或使用下坠力（如同大便时用力那样）（Field & ACLS Subcommittee，2006）。
　(5) 室性心律失常的患者有猝死的危险，建议家属学习基本的生命支持技术。
3. 血管异常
　a) 毛细血管渗漏综合征，与使用IL-2有关，包括体液与蛋白质渗出到人体组织中，其结果是外周血管阻力降低、低血压以及血管内容量减少（Battiato & Wheeler，2005；Newton, Jackowski, & Marrs, 2002）。

b）脉管炎：该综合征可由高剂量的阿糖胞苷、多西他赛、奥普瑞白介素、舒拉明、坦罗莫司引起（Camp-Sorrell，2005）。非心源性动脉痉挛和供血不足可表现为雷诺综合征，它是由末梢小动脉收缩导致指（趾）端循环障碍造成的。

c）高血压：可能由非特异血管痉挛性炎症（Kamba & McDonald，2007）或者血管收缩引起。

(1) 病理生理学

(a) 雷诺综合征是由于指（趾）端主动脉微脉管系统一过性的痉挛所致，最常见于手指。血管痉挛立刻引起血管的损害，导致指（趾）端疼痛、变色的局部症状（Boin & Wigley，2005）。

(b) 异常的神经传导和血管直径也是该综合征的病理生理原因之一（Boin & Wigley，2005）。

(c) 通过刺激产生更多 α-2-肾上腺素的反应和血管痉挛，血管平滑肌细胞内酪氨酸激酶活性增加、酪氨酸磷酸化，从而应对寒冷。

(d) 雷诺综合征患者体内经常发现存在抗 SS-A 抗体和高水平的 IL-6（Mitnick，2000）。

(e) 在一些药物中，炎性介质导致的内皮损伤可以解释这个过程（例如紫衫烷类、血管生成抑制剂），但是这个机制不能很满意地解释博来霉素、长春新碱或者 IFN 引起的雷诺综合征（Gayraud，2007；Gottschling, Meyer, Reinhard, Krenn, & Graf, 2004）。

(f) 多激酶抑制通过阻碍 BCR-ABL 受体和 VEGF 的活动，抑制血管生成，减少细胞的一氧化氮（NO）生成（Yusuf, Razeghi, & Yeh, 2008）。

(g) 显著的高血压与抗血管生成的 VEGF 抑制物有关，例如贝伐珠单抗、舒尼替尼、索拉非尼。据报道 11%～16% 接受贝伐珠单抗治疗的患者血压显著升高，需要额外使用抗高血压的药物（Yusuf et al., 2008）。

(h) 导致高血压的病理生理机制被认为与血管内皮壁丧失 VEGF，从而导致 NO 合成酶减少和 NO 的血管扩张反应减少有关（Albert，2005；Kamba & McDonald，2007；Yusuf et al., 2008）。

(i) 血管收缩引起高血压（Brunner et al., 2005；Mourad, des Guetz, Debbabi, & Levy, 2008；Zeb, Ali, & Rohra, 2007）。

(j) 内皮壁的损伤被认为与动脉粥样硬化事件有直接关系，例如静脉血栓栓塞（VTE）。VTE 在使用 VEGF 抑制剂的患者中发生率较高的事实可以支持这一理论（Force, Krause, & Van Etten, 2007；Kamba & McDonald, 2007；Rosiak & Sadowski, 2005）。基于一系列的危险因素，罹患癌症的患者中发生 VTE 的危险概率从 1.9% 到 11%。联合使用沙利度胺使得危险概率上升到 30%，并且血管抑制剂使得危险概率上升到30%，在低危人群中亦是如此（Yusuf et al., 2008）。

(k) 低水平 NO 与水钠潴留有关，进一步加重高血压（Kamba & McDonald, 2007）。

(2) 发生率

(a) 雷诺综合征在大多数治疗中并不常见，在注册的试验和说明书中很少报道。只在一些治疗方案中有案例报道（Al-Zahrani et al., 2003; Coward, Maisey, & Cunningham, 2005; Gayraud, 2007; Gottschling et al., 2004; Grunwald, Bolte, Wiebe, Ganser, & Schoffski, 2005; Story, 2005）。

(b) 血管生成抑制治疗和使用多种酪氨酸酶抑制剂引起的高血压发生率较高（Albert, 2005; Chu et al., 2007; Floyd & Perry, 2008; Kamba & McDonald, 2007; Martel et al., 2006; Mourad et al., 2008; Patel et al., 2008; Porta et al., 2007; Viale & Yamamoto, 2008; Yusuf et al., 2008）。

(c) 经临床试验数据分析发现，与贝伐珠单抗相关的高血压约占所有患者的67%（Chu et al., 2007; Martel et al., 2006; Mourad et al., 2008; Rosiak & Sadowski, 2005）。

(d) 与其他多种酪氨酸酶抑制剂相关的高血压，例如舒尼替尼引起的高血压，发生率为11%～18%（Ewer, Lenihan, & Khakoo, 2007; Patel et al., 2008; Porta et al., 2007）。

d) 危险因素

(1) 已经注意到酪氨酸激酶抑制剂、IFN、博来霉素可增加雷诺综合征的发生率（Al-Zahrani et al., 2003; Boin & Wigley, 2005; Coward et al., 2005; Grunwald et al., 2005）。

(2) 与药物相关的雷诺综合征的发展中，先天的血管功能缺陷或者高血压是其最显著的相关因素（Boin & Wigley, 2005; Lisse & Oberto-Medina, 2006）。

(3) 药物导致的雷诺综合征与遗传的雷诺综合征有明确的本质不同（Boin & Wigley, 2005）。

(4) 它也是一些疾病的继发症状，这些疾病包括恶性肿瘤（淋巴瘤、肉瘤）、自身免疫性疾病（风湿性关节炎、硬皮病、系统性红斑狼疮）、激素失调（甲状腺功能低下、雌激素治疗），或者由某些药物治疗引起（博来霉素）（Lisse & Oberto-Medina, 2006）。

(5) 过热或过冷，或者情绪压力可加剧血管痉挛（Boin & Wigley, 2005; Gayraud, 2007）。

(6) 与其他罹患因素相比，发生癌症治疗相关的高血压的患者很可能事先有高血压或者心血管疾病（Rosiak & Sadowski, 2005; Sharp, 2006）。

(7) 使用贝伐珠单抗治疗时，经常在高血压出现前发生蛋白尿，从而支持其毒性与内皮炎症反应有关的可能性（Gerber, 2008; Patel et al., 2008）。

e) 临床表现

(1) 雷诺综合征被定义为常见的指

（趾）端发凉、苍白、疼痛，发生于有血流灌注组织和无血流灌注组织之间的区域（Boin & Wigley，2005；Gayraud，2007；Lisse & Oberto-Medina，2006）。
- (a) 通常症状很快发作，持续几分钟或者几个小时。
- (b) 虽然观察到的表现不尽相同，但是雷诺综合征通常发生于手指，而且大部分是单侧的。
- (c) 血管痉挛导致的血液低灌注首先引起指（趾）端的苍白和疼痛。随之出现发绀和疼痛减轻，而最终的循环再通将伴随疼痛。

(2) 高血压被定义为收缩压高于140mmHg或者舒张压高于90mmHg（Cushman，2007；DHHS，NIH，& National Heart，Lung，and Blood Institute，2004）。
- (a) 由多种酪氨酸酶抑制剂和血管生成抑制剂引起的高血压可能无症状，或者伴随头痛、视力障碍、疲乏、心动过速或者心力衰竭。
- (b) 高血压发作无特定模式，首发症状可能是收缩压升高，也可能是舒张压升高；在治疗间隙中可逆。
- (c) 由于血管生成抑制剂通常被应用于已经有高血压倾向的患者（例如肾细胞癌、胃癌、结直肠癌患者），因此不易与其他病因机制区分开。
- (d) 对传统治疗无反应证明其是由抗癌治疗引起的（Force et al.，2007）。

f) 评估
(1) 具有雷诺综合征或者高血压的患者在诊所或者医院随诊时应当评估其健康史，完成血压以及远肢端的检查。
(2) 通过具有已知的危险因素并有相关症状和体征诊断雷诺综合征。
- (a) 雷诺综合征肉眼可见，容易确认。
- (b) 由于症状肉眼可见并伴有疼痛，因此患者的报告高度可信。

(3) 用甲襞毛细血管镜以及免疫学检查协助诊断雷诺综合征的病因（Gayraud，2007；Pope，2007）。
(4) 高血压可能更为不明显，需要在每次随诊中评估血压。
(5) 治疗相关的高血压最早可能开始出现于治疗的前两周，但是高峰出现时间为治疗的第二个月（Mourad et al.，2008；Rosiak & Sadowski，2005）。

g) 协同管理
(1) 预防触发因素可以最大限度减轻雷诺综合征。
- (a) 建议患者避免碰触冷的物体并且戒烟（Pope，2007）。
- (b) 当程度较轻时，可以使用一些支持性干预措施，例如工作的时候戴手套（例如从冰箱里拿东西）或者在气温低的时候在手套或口袋里放取暖器。
- (c) 症状严重时，首要的治疗是使用钙离子通道阻滞剂（Pope，2007）。
- (d) 血管紧张素转化酶（ACE）抑制剂以及血管紧张素受体阻断剂（ARBs）也能通过抑制内皮激活，有效治疗雷诺综合征。
- (e) 针对顽固症状的治疗包括磷酸二酯酶-5抑制剂（例如西地那非），硝酸盐、内皮受体阻断剂（例如波生坦），以及依前列醇（Boin & Wigley，2005；Gayraud，2007；Lisse & Oberto-Medina，2006；Pope，2007）。

(2) 血管收缩导致的高血压最好使用可舒张血管的药物，可以利用ACE抑制剂以及血管紧张素受体阻滞剂（ARBs）来抑制血管紧张素酶Ii，或者直接舒张血管的药物（例如钙离子通道阻滞剂）（Higgins, Williams, & Guideline Development Group, 2007; Jurcut et al., 2008; Kolasinka-Malkowska, Filipiak, Gwizdala, & Tykarski, 2008）。

- (a) 利尿剂也可以通过减少循环血液量来减轻VEGF抑制剂相关的高血压（Mourad et al., 2008）。
- (b) 全国高血压管理指南推荐噻嗪类利尿药作为一线治疗药物，但是当心力衰竭可能发生的时候强烈推荐使用ACE抑制剂。
- (c) β受体阻滞剂对于一些患者来说也是重要的治疗选择（London, 2008）。

h) 患者与家属教育（Sharp, 2006; Viale & Yamamoto, 2008）

(1) 告知患者关于血管并发症的症状和体征。

(2) 教育患者改变生活习惯，例如戒烟、低脂饮食、适当运动和压力管理，从而减少血管并发症的发生率和严重程度（Appel et al, 2003; Elmer et al., 2006）。

(3) 建议患者向他们的健康照顾者报告并发症，这样他们能够及时评估并采取预防措施。

(4) 高血压可以威胁生命并导致卒中，因此患者要能够辨认高血压危象以及卒中的征象。
- (a) 记忆衰退
- (b) 黑蒙或濒临昏厥
- (c) 视觉异常
- (d) 持续头痛
- (e) 言语不利
- (f) 肢端麻木或刺痛
- (g) 面部下垂

(5) 患者可能需要抗高血压药物自我管理的指导。

(6) 很多药物可能导致急性静态平衡障碍、眩晕、恶心以及跌倒的危险。

4. 冠状动脉疾病

a) 某些药物高剂量使用时（例如5-FU）可致冠状动脉痉挛，从而导致局部缺血或者梗死（Anand, 1994; Becker, Erckenbrecht, Haussinger, & Frieling, 1999; Ewer & Yeh, 2006; Floyd & Perry, 2008; Gradishar & Vokes, 1990; Kleiman, Lehane, Geyer, Pratt, & Young, 1987; Labianca, Beretta, Clerici, Fraschini, & Luporini, 1982; Pottage, Holt, Ludgate, & Langlands, 1978; Tsibiribi et al., 2006; Yusuf et al., 2008）。

b) 对局部进展的头颈部鳞癌患者给予西妥昔单抗治疗的临床试验中发现，缺血性心肌病和心肌梗死的发生率增加，但是与此药物的关系尚不明确（Bristol-Myers Squibb, 2007a）。在西妥昔单抗用于转移性结直肠癌的治疗中，未发现类似结果。

c) 在接受IL-2治疗的患者中，由于心肌炎导致毛细血管通透性增加、自律性增加以及"心肌应激"，使得心肌梗死增加（Jones & Ewer, 2006; Lee et al., 1989; Siegel & Puri, 1991）。

d) 鲜有报道应用紫杉烷类药物导致心肌缺血和心肌梗死而引起死亡的病例（Soe, Berkman, & Mardelli, 1996）。在对心律失常或其他症状进行随访时，发现心肌酶或者肌钙蛋白水平改变要比心电图改变更早地检测出早期心肌梗死（Field & ACLS Subcommittee, 2006; Shelton, 2006b）。有此不良反应的患者很少用到药物监测和减量计划。

e) 虽然没有研究证明血栓性心脏病与化疗或生物治疗药物有明确关系，但是可能与某些药物导致高凝状态有关（Ewer & Yeh, 2006; Floyd & Perry, 2008; Ng, Better, & Green, 2006; Yusuf et al., 2008）。

f) Kleiman等（1987）和Soe等（2004）

报道高剂量的化疗药可能导致与变异型心绞痛类似的痉挛性心绞痛。在经常被报告为罕见案例的患者中，可见不明原因胸痛伴ECG改变，并能自行缓解的案例（Ewer & Yeh，2006；Yusuf et al.，2008）。

g) 芳香酶抑制剂与冠状动脉疾病的发生率增加有关，冠状动脉疾病的发病机制尚不明确（Bird & Swain，2008；Towns，Bedard，& Verma，2008）。一旦有与化疗或生物治疗明确相关的心肌梗死出现，应当永久停止该治疗（Jones & Ewer，2006）。

5. 心力衰竭/心肌病

a) 心力衰竭被定义为心肌收缩力不足，从而导致人体所需血液灌注量不足（Heart Failure Society of America，2006；Hunt et al.，2005）。

b) 病理生理学（Barry，Alvarez，Scully，Miller，& Lipshulta，2007；Ewer & Ewer，2008；Ewer & Yeh，2006；Jones & Ewer，2006；Jones，Swanton，& Ewer，2006；Ng et al.，2006；Slordal & Spiget，2006；University of Florida Shands Cancer Center，2006；Yusuf et al.，2008）

(1) 生理机制中，与心力衰竭相关的因素包括可获得氧量（例如红细胞减少使得携氧能力下降）、心肌细胞力量、心室肥大、心肌扩张以及循环血量（Yusuf et al.，2008）。

(2) 贫血间接导致可获得氧量减少。贫血致运送氧气减少，从而引起血氧饱和度下降，导致心脏收缩加强，频率增加，以达到将氧气运送到组织的目的。由于工作负荷增加而导致心力衰竭，就是所谓的"高排血量心力衰竭"。这种结局与其他病因作用机制所导致的结果相同。

(3) IL-2所致心力衰竭的病因是：毛细血管通透性增加导致心肌细胞周围间质液体聚集以及心肌嗜酸细胞浸润（Jones & Ewer，2006；Viale & Yamamoto，2008）。

(4) IL-11相关的肾性钠潴留导致水潴留和功能性心肌炎（Smith，2000）。

(5) 蒽环类药物所致的心肌病可以由抗肿瘤抗生素如多柔比星、柔红霉素、表柔比星、伊达比星等DNA嵌入剂引起。文献证明这是化疗所致萎缩性心肌病最明确的病因（Barry et al.，2007；Doroshow，1991；Grenier & Lipshultz，1998；Jones et al.，2006；Singal & Iliskovic，1998）。

(6) 自由基增加和抗氧化剂减少使得心肌氧化增加，从而导致心肌细胞损伤和/或凋亡（Santos，Moreno，Leino，Froberg，& Wallace，2002；Singal & Iliskovic，1998；Speyer & Wasserheit，1998；Viale & Yamamoto，2008；Yusuf et al.，2008）。

(7) 在射血分数改变或者左心室壁增厚之前可能已存在不可逆损伤（Ewer & Lenihan，2008）。

c) 蒽环类药物毒性类型（Barry et al.，2007；Jones et al.，2006；Yusuf et al.，2008）

(1) 蒽环类药物的早期毒性（类型I）

(a) 出现于使用蒽环类药物期间或完成蒽环类药物治疗后一年内（Gianni et al.，2007；Krischer et al.，1997）

i) 病例严重程度不同。

ii) 一些病例表现为持续、无症状的左室功能障碍。

iii）还有一些病例表现病情进展，伴有心电图改变、心肌病相关症状、运动耐受量改变以及明显的心力衰竭表现。
(b) 与剂量相关：毒性增加与更高的累积剂量和更高的最大剂量相关（Floyd & Perry, 2008；Grenier & Lipshultz, 1998；Yusuf et al., 2008）。
(2) 蒽环类药物的晚期毒性（类型 Ii）（Barry et al., 2007；Ganz et al., 2008）
(a) 出现于完成蒽环类药物治疗一年后或更长时间。
(b) 据推测由左室收缩功能降低和左室壁偏薄、室壁压力增加以及渐进性心室功能障碍引起（Ewer & Lenihan, 2008；Grenier & Lipshultz, 1998）。
(c) 与剂量相关：发生率与更高的累积剂量和更高的最大剂量相关（Speyer & Wasserheit, 1998；Swain, Whaley, & Ewer, 2003）。
(d) 与蒽环类药物的早期毒性相比更为常见（Jones & Ewer, 2006）。
d) 非蒽环类药物引起心肌病的类型（Ewer & Ewer, 2008；Ewer & Lenihan, 2008；Ewer & Yeh, 2006；Ng et al., 2006；Slordal & Spigot, 2006；Yusuf et al., 2008）
(1) 急性（Loerzel & Dow, 2003）
(a) 使用药物的 24 小时内出现。
(b) 自限性。
(c) 与剂量不相关（Camp-Sorrell, 2005）。
(d) 可导致心肌电生理改变，从而影响心电图。
(e) 化疗引起的电生理改变：最常见的电生理改变是低电压（Steinherz & Yahalom, 1997）。
(f) 化疗导致心肌代偿功能减退（Kaszyk, 1986）；但是暂时的改变通常不需要停止治疗（Ewer & Ewer, 2008；Ewer & Lenihan, 2008；Ewer & Tan-Chiu, 2007）。
(g) 出现以下情况需要停止治疗（Ewer & Lenihan, 2008）。
i) 5-FU 相关的急性改变（Akhtar, Salim, & Bano, 1993；Georgieva et al., 2007）
ii) 高剂量的环磷酰胺引起内壁损伤导致心肌坏死
iii) 药物引起严重心律失常
(2) 亚急性（Story, 2005）
(a) 治疗 4~5 周后出现症状。
(b) 血纤维蛋白性心包炎和心功能不全，可以通过多门控心脏核素显像（MUGA）扫描来诊断。
(c) 通常可逆。
(d) 根据患者的情况来决定是否停止化疗。
(e) 如果出现亚急性心肌毒性症状，通常需要停止生物治疗（Sandstrom, 1996；Seigel & Puri, 1991）。
(3) 慢性（Story, 2005）
(a) 药物使用后几周或几个月可能出现不可逆的心肌病（Camp-Sorrell, 2005；Floyd & Perry, 2008；Yusuf et al., 2008）。
(b) 由于对心肌细胞的直接损伤，具有心脏毒性的药物的累积剂量可导致心功能减弱

（Yahalom & Portlock，2005）

(c) 如果放疗作用于左胸部、胸腔和/或纵隔腔，慢性心脏毒性增加（Carlson，1992；Jones & Ewer，2006；Loerzel & Dow，2003；Yusuf et al.，2008）

(d) 如果出现慢性毒性，对心脏有毒性的化疗需要停止（Yahalom & Portlock，2005）

(e) Erb-2 受体阻断剂，例如曲妥珠单抗和拉帕替尼，可能也在心肌细胞中通过抑制线粒体功能和酪氨酸激酶通路（重要的代谢通路）导致心肌病（Ewer & Ewer，2008；Ewer & O'Shaughnessy，2007；Ewer & Tan-Chiu，2007；Perez et al.，2008；Suter et al.，2007）。当肿瘤细胞酪氨酸激酶被攻击时，肿瘤细胞会死亡；同理，心肌细胞也会发生死亡。

(f) 可能是可逆的（Telli, Hunt, Carlson, & Guardino，2007）。

(g) 时间：最早出现于用药后 48 小时，最晚出现于用药后 89 天（Perez et al.，2008；Suter et al.，2007）。

(h) 新型的多重激酶抑制剂（如舒尼替尼）和抗血管药（如贝伐珠单抗）较少直接抑制酪氨酸激酶，但是能引起类似的潜在心肌功能紊乱（Chu et al.，2007；Force et al.，2007；Gerber，2008）。

(i) 持续时间从 2 周到 8 周不等（Perez et al.，2008）。

(j) 平均左室射血分数（LVEF）减少 10%～15%，平均值为 40%～43%（Ewer et al.，2007；Perez et al.，2008）。

e）发生率

(1) Krischer 等（2007）报道，根据儿科癌症课题组研究，6000 名儿童癌症患者使用蒽环类药物治疗中，早期毒性发生率为 1.6%。近期更多数据也证明了该结论（Bryant et al.，2007）。

(2) 急性与亚急性毒性的发生率不高（Strory，2006），接近 10% 的急性毒性会发生暂时的心电图改变（Camp-Sorrell，2005）。

(3) 慢性毒性与累积剂量相关（Loerzel & Dow，2003）。

(4) 研究表明一些药物（如表柔比星、伊达比星、米托蒽醌）比其他蒽环类药物的心脏毒性低（Hurteloup & Ganzina，1986；Loerzel & Dow，2003；Shenkenberg & Von Hoff，1986）。

(5) 更多的新数据显示，虽然较低剂量的蒽环类药物不会改变心脏的射血分数，但是可以损害心脏承受其他压力的能力，因此增加了发生心脏事件的危险性（Ewer & Lenihan，2008）。

(6) 蒽环类药物、紫杉烷类药物、曲妥珠单抗联合用于乳腺癌的辅助性治疗时，增加了心脏毒性的发生率，这就引发了更多研究评估最佳给药顺序以及如何联合使用的问题（Barry et al.，2007；D'Incalci, Schuller, Colombo, Zucchetti, & Riva，1998；Ewer & O'Shaughnessy，2007；Ganz et al.，2008；Gianni et al.，2007；Jones et al.，2006；Perez et al.，2008；Suter et al.，2007）。

f）危险因素

(1) 一些药物，例如抗肿瘤抗生素中多柔比星、柔红霉素、表柔比星、伊达比星，可直接损伤心肌肌原纤维。

(2) 紫杉醇类药物在与其他心脏毒性药物联合使用时，例如与多柔比星联用时，会增加后者的心脏毒性。这是因为紫杉醇（不包括多西他赛）可影响多柔比星的药物清除率（Bird & Swain, 2008; D'Incalci et al., 1998; Ewer & O'Shaughnessy, 2007; Mackey et al., 2008; Perez et al., 2008; Sparano et al., 1999; Towns et al., 2008）。

(3) 有案例报道接受非常高剂量环磷酰胺的成人出现出血性心肌炎，例如为骨髓移植做准备的患者（Mills & Roberts, 1979; Satti et al., 2007）。高剂量的环磷酰胺被认为对儿童有潜在的心脏毒性（Bryant et al., 2007; van Dalen, Caron, Dickinson, & Kremer, 2008）。当与蒽环类药物联用时，可加重此类不良反应。

(4) 蒽环类药物所致的心脏毒性（Rahman, Yusuf, & Ewer, 2007）
   (a) 儿童患者中化疗所致的心脏毒性多数与蒽环类药物相关（Bottomley, 2004; Iarussi et al., 2001）。
   (b) 在儿童和成人的临床应用中，发现所有蒽环类药物均可导致心脏毒性（Floyd & Perry, 2008; Grenier & Lipshultz, 1998; Jones & Ewer, 2006; van Dalen et al., 2008）。
   (c) 根据药物种类不同，出现药物心脏毒性的累积剂量也不同。
   (d) 多柔比星是蒽环类药物中应用最广并且研究最多的药物（Loerzel & Dow, 2003; Speyer & Wasserheit, 1998）。它可以作为典型药物来研究蒽环类药物相关的心肌炎（Jones & Ewer, 2006; Yusuf et al., 2008）。

(5) 使用其他药物可增强蒽环类药物所致的心脏毒性。
   (a) 米托蒽醌：该药物已知有心脏毒性。研究认为在使用蒽环类药物或者在放疗时使用该药物可增加心脏毒性（Kaszyk, 1986）。
   (b) 放线菌素 D
   (c) 丝裂霉素 C
   (d) 博来霉素
   (e) 安吖啶：Krischer 等（1997）报道，在用蒽环类药物后使用安吖啶造成心脏毒性的危险度是单独使用蒽环类药物的 2.5 倍。
   (f) 非常高剂量的环磷酰胺（通常 > 100mg/kg）
   (g) 达卡巴嗪
   (h) 长春新碱
   (i) 己烯雌酚：据报道，通常联用多柔比星时心脏毒性比单独使用多柔比星高 10 倍（6.75% 比 0.7%）（Leaf et al., 2003）。
   (j) 他莫昔芬较少引起左室功能降低（Barr Laboratories, 2007）。
   (k) 紫杉烷类药物（例如紫杉醇、多西他赛）加入到蒽环类药物标准治疗中作为乳腺癌的辅助化疗用药被证明是有效的，但是同时也加重了心脏毒性（Gianni et al., 2007）。
   (l) 曲妥珠单抗被用于治疗 HER2 阳性的乳腺癌患者。当同时使用蒽环类药物或者紫杉烷类药物时心脏毒性严重程度将增加（Ewer & Ewer, 2008; Ewer & O'Shaughnessy, 2007; Gianni et al., 2007; Suter et al., 2007）。
      i) 它并不像蒽环类药物一样引起肌细胞结构损伤。
      ii) 射血分数平均减少 10%～15%，出现明显心力衰竭症状的患者的概率为 0～3.9%。
      iii) 88% 的病例是可逆的，并不需要永久性地停止药物。
   (m) 单独使用蒽环类药物时心肌病的发生率约为 6%，使用蒽环类药物和紫杉烷类药物时发生率为 11%，而同时使用三种药物时发生率可达28%（Ganz et al., 2008; Gianni et al., 2007; Suter et al., 2007）。
(6) 高剂量治疗
    (a) 用药计划：在更短时间内使用更高剂量的心脏毒性药物可增加毒性（Hortobagyi et al., 1989; Iarussi et al., 2001）。将剂量分为多次小剂量注射可减轻毒性（Von Hoff et al., 1979）。
    (b) 对肺部或者纵隔的胸部放疗（Adams, Hardenbergh, Constine, & Lipshultz, 2003; Bottomley, 2004; Carlson, 1992）：当患者接受蒽环类药物和纵隔放疗时，心脏毒性反应可在较低剂量时即出现（Chronowski et al., 2003）。
    (c) 与造血干细胞移植相关的高剂量化疗可导致一系列威胁生命的亚急性心肌病，发生高峰期在执行预处理方案后的第6天和第16天之间（Chung et al., 2008）。
(7) 年龄
    (a) 营养不良可能增加心脏毒性。由于儿童在生物学、代谢方面与成人的差异和组织的高敏感性，以及儿科化疗方案的治疗强度，如果儿童已存在营养不良，则有更高的危险性（Carlson, 1992; Kaszyk, 1986）。
    (b) 有关老年人的不同证据
        i) 一些研究证明老年人的危险性比一般成年人高，这与老年人身体的自我修复能力较差以及可能已存在心脏病有关（Carlson, 1992; Kaszyk, 1986; Von Hoff, Rozencweig, Layard, Slavik, & Muggia, 1977）。
        ii) 其他研究指出老年人能够接受积极治疗，同时在接受实体瘤治疗时，老年人能接受与青年人相同的化疗（Damon, 1992）。在一些特定药物治疗时，年龄更大可增加心脏功能不全的发生率（例如曲妥珠单抗）。对老年女性的研究发现，在接受蒽环类药物辅助化疗时，她们有更高的心肌病风险（Gianni et al., 2007）。
(8) 已存在心脏疾病（Kaszyk, 1986）（例如心脏异常）或胸部肿瘤，均可增加心肌病的危险度（Bottomley, 2004; Jones & Ewer, 2006; Yusuf et al., 2008）。
(9) 吸烟可引起心血管的改变，例如血管收缩、高血压以及动脉硬化（Kaszyk, 1986）。
(10) 纵隔放疗增加发生心肌病的危险。
g) 临床表现（Fares, 2008; Heart Failure Society of America, 2006; Hunt et al., 2005; Ng et al., 2006）
    (1) 最常见的临床表现是呼吸困难。
    (2) 心力衰竭经常表现为心脏负荷过重的症状，例如心动过速、洪脉、奔马律、心脏杂音。
    (3) 由于心肌收缩力量不足，为了增加重要器官的组织灌注量而出现一些代偿性症状，包括呼吸困难、颈静脉怒张、四肢发凉、苍白或发绀、肠鸣音减少伴随恶心或者消化不良等，以及尿量减少。
    (4) 当血液在一定时间内不能回流入心脏时，即出现静脉淤血。可出现伴随肝、脾大的四肢水肿，肺部听诊可闻及湿啰音，也可出现胸腔和心包积液。
h) 评估
    (1) 住院或居家的高危患者应当每日

评估体重。有关心力衰竭的文献证明患者体重增加是对失代偿性心力衰竭高度敏感和特异的监测指标（Hunt et al.，2005）。

(2) 可以通过患者汇报呼吸困难、体重增加以及水肿的程度来判断心力衰竭的程度。

(3) 在门诊和居家随诊时，对具有心肌病风险的患者要评估其呼吸音和心音。

(4) 蒽环类药物相关毒性的诊断（Jannazzo，2007；Jurcut et al.，2008；Shelton，2009）

　(a) 蒽环类药物所致的心脏毒性最好是通过一系列心内膜活检来诊断（Ewer & Lenihan，2008；Loerzel & Dow，2003）。并非在所有情况下都能做这样的活检，并且通过活检来获取该组织是一个侵入性的手段。在儿科患者中很少用该诊断方法。

　(b) MUGA 扫描被广泛应用作为监测早期蒽环类药物心脏毒性的一种手段。它可以作为显示心脏损伤的可靠指标，但是不能反映早期的可逆性损伤（Ewer & Lenihan，2008；Speyer & Wasserheit，1998；Yusuf et al.，2008）。

(5) 3D 彩色多普勒超声心动扫描被广泛运用于各种类型的心肌病诊断中。它的优点是非侵入性，同时可以测量 LVEF、分数下降以及左室壁的厚度（Ewer & Lenihan，2008；Jurcut et al.，2008；Speyer & Wasserheit，1998；Yusuf et al.，2008）。

(6) 血液中心肌肌钙蛋白的浓度可用于监测蒽环类药物毒性（Anderson，2008；Ewer & Lenihan，2008；Jurcut et al.，2008）引起早期的心肌细胞损伤（Speyer & Wasserheit，1998）。

(7) 脑利尿钠肽水平被用来监测左心衰竭。在术后、贫血、心房颤动、肺源性心脏病、室壁肥大、肺栓塞或者肺癌的患者中，它可能增高（Anderson，2008）。

(8) ECG 能够监测由于心脏毒性引起的心脏电生理学异常。最常见的是 QRS 波低平或者心动过速。缺血性 ST 段改变可单独存在或者伴随前胸 4、5、6 导联显示的左室缺血。

(9) 生物治疗前的评估（Loerzel & Dow，2003；Novartis Oncology，2007；Shelton，2009）

　(a) 在使用 IL-2 治疗前：确定患者有左室功能的基线调查，从而确认 IL-2 治疗的可行性。

　(b) 在使用一些单克隆抗体（例如曲妥珠单抗）和化疗药物前：确定患者有 MUGA 扫描和 ECG，从而确认心脏功能的基线。

(10) 整个治疗过程中的评估，尤其是对高危患者（Loerzel & Dow，2003）

　(a) 在给药前检查心脏的基线结果（例如射血分数）。射血分数可能不是最敏感的指标，不应当作为评估心脏毒性的唯一指标（Ewer & Lenihan，2008）。其他的临床评估可以包括心室舒张功能、室壁厚度或者室壁异常运动。

　(b) 观察 CHF 的临床表现（例如心动过速、气短、干咳、颈静脉怒张、踝部水肿，心尖部搏动点移位、肝大）。

(11) 评估与计算所应用药物（例如多柔比星）的累积剂量，并且记录在病历中。一般蒽环类药物的心脏毒性剂量水平：

(a) 多柔比星为 $400\sim450mg/m^2$（Swain et al.，2003）

(b) 柔红霉素为 $400mg/m^2$（Jannazzo，2007）

(c) 表柔比星为 $900mg/m^2$（Ryberg et al.，1998）

(d) 伊达比星为 $150mg/m^2$（Anderlini et al.，1995）

(12) 评估心率、节律和规律性，包括杂音、分裂音以及额外心音（奔马律或者第三心音能提示心功能不全）。

(13) 评估电解质（例如钾、钙），电解质水平异常可影响心功能。

i) 协同管理（Fares，2008；Yusuf et al.，2008）

(1) 在执行治疗方案的过程中或多柔比星给药之前，给予保护心脏的铁螯合剂右丙亚胺，从而预防一些患者的心肌毒性（例如接受 $300mg/m^2$ 多柔比星的转移性乳腺癌患者）（Barry et al.，2007；Carlson，1992；Safra，2003；Speyer et al.，1992；Swain & Vici，2003；van Dalen et al.，2008）。铁螯合剂抑制自由基的产生。Speyer 和 Wasserheit（1998）报道，在儿童临床试验中右丙亚胺能显著减少儿童的心脏毒性。相关的儿科患者试验还在进行中（Bryant et al.，2007；Swain & Vici，2003；）。右丙亚胺被 FDA 批准用于减少成年人的心脏毒性（Pfizer Inc.，2005）。

(2) 给予蒽环类药物的脂质体[多柔比星脂质体（Doxil®）或者柔红霉素脂质体（DaunoXome®）]。据研究它们的心脏毒性较小，从而使患者可以耐受更高的药物剂量（Escobar，Markman，Zanotti，Webster，& Belinson，2003；Rahman et al.，2007）。

(3) 给予治疗 CHF 和增加心输出量的药物（例如利尿药、心肌收缩药、血管舒张药、氧气）。

(a) 在接受左乳放疗和 TBI 治疗的儿童中，给予 ACEI 来预防心肌病（Cardinale et al.，2006；Nakamae et al.，2005）。

(b) 酒石酸美托洛尔作为一种β受体阻断剂，能够有效治疗在接受多柔比星治疗中患有严重 CHF 的儿童患者（Shaddy et al.，1995）。

(c) 制订活动或者锻炼的计划。

(d) 清淡饮食计划（例如低盐饮食）对于 CHF 患者来说非常必要。ω-3 脂肪酸在增加和去除多柔比星毒性方面均有报道，但是没有明确临床证据证明（Germain et al.，2003）。

(4) 如果患者的射血分数低于 40%～45%，应当停止用药或者减少心脏毒性药物的用药剂量（Ewer & Lenihan，2008；Ewer & Tan-Chiu，2007；Loerzel & Dow，2003；Ng et al.，2007）。

(5) 监测 ECG；对于接受化疗的患者，推荐患者在接受蒽环类药物治疗后的 3 个月、6 个月以及 1 年时进行 ECG 检查（Barry et al.，2007；Ng & Green，2007）。

(6) 三氧化二砷使用期间的监测建议（Cephalon Oncology, 2006）
　(a) 每周监测血电解质。
　(b) 进行 ECG 的基线监测与每周监测。
　(c) 监测延长 QT 的药物。
　(d) 停药直至 QTc < 0.46。
(7) 心肌肌钙蛋白 I 和肌钙蛋白 T 以及脑利尿钠肽水平被推荐作为监测即刻和持续心脏毒性的有效指标。在应用蒽环类药物前，这些指标水平高被认为提示发生心脏毒性的危险性高；在治疗中，这些指标水平升高能在射血分数改变前预测早期的心脏毒性（Jones et al., 2006; Lenihan et al., 2007; Urbanova, Urban, Danova, & Simkova, 2008）。
(8) 监测 MUGA 扫描的结果（Genentech, Inc., 2008）。
(9) 在应用任何被报道可引起心力衰竭的药物前，以及在应用这些药物第 1 年内的至少每 3 个月，都应当用 MUGA 扫描或者 ECG 评价心功能。蒽环类药物、环磷酰胺、紫杉烷类药物、曲妥珠单抗联合治疗乳腺癌时应执行推荐的特定监测（Rahman et al., 2007; Yusuf et al., 2008）：
　(a) 使用蒽环类药物和环磷酰胺的 3 个月后以及使用紫杉烷类药物前监测。
　(b) 完成紫杉烷类药物治疗后以及使用曲妥珠单抗前，心功能必须高于正常的低限，并且不能低于基线的 15%。
　(c) 开始曲妥珠单抗治疗后 3、6 和 15 个月监测。
　(d) 之后，每 5 年扫描一次。
　(e) 治疗由曲妥珠单抗引起的无症状的 LVEF 减少具体如下（Barry et al., 2007; Genentech, Inc., 2008; Mackey et al., 2003; Rahman et al., 2007）。

LVEF 与正常值低限的关系	低于基线 < 10%	低于基线 10%~15%	低于基线 ≥ 16%
在正常值内	继续	继续	停 4 周
低于正常值低限	继续	停 4 周	停 4 周

(10) 如果 LVEF 低于基线 ≤ 15% 并且 4~8 周内恢复正常，可以重新使用曲妥珠单抗。
(11) 如果 LVEF 的减少持续 8 周以上，或者因曲妥珠单抗引起的停药已经超过 3 次，应当永久停止使用曲妥珠单抗。

j) 患者和家属教育（Ewer et al., 2007; Loerzel & Dow, 2003; Story, 2005; van Dalen et al., 2008）
(1) 告知患者心脏毒性是药物可能的不良反应之一（例如多柔比星、柔红霉素、柔红霉素脂质体、米托蒽醌、高剂量 5-FU、高剂量环磷酰胺、ILs、IFNs、某些单克隆抗体）；见表 25。
(2) 告知患者 CHF 的症状和体征及应在何时告知医生和护士；告知患者即使在治疗结束之后，仍然需要对可能出现的迟发反应进行密切监测。
(3) 指导患者戒烟、戒酒，因为烟酒会刺激心肌（Appel et al., 2003）。
(4) 告知患者慢性心脏毒性通常是剂量相关的，并且可能不可逆。
(5) 告知患者及家属在家中可用来管理症状的护理方法。
(6) 确认患者了解正在进行的治疗方案以便于接下来的护理，包括以下方面（Fares，2008）。
- (a) 每年的标准体格检查和记录。
- (b) 每 2～5 年行 MUGA 扫描、超声心动图和/或心电图检查。应当根据危险因素的数量决定做这些检查的间隔时间。已存在心血管疾病或危险因素，或者接受多种药物而有潜在心脏毒性的患者应当增加监测心功能的频率。
- (c) 每 3 年做 24 小时 Holter 监测。

(7) 在怀孕、全身麻醉或者剧烈运动之前，都需要进行心脏问题的咨询。

(8) 鼓励患者保持健康的生活习惯，包括戒烟酒、规律锻炼、保持合适的体重和营养饮食（Appel et al.，2003；Bottomley，2004；Elmer et al.，2006）。

(9) 强调应当由熟悉患者病史、治疗经过以及迟发反应危险性的医务人员对其进行终身随访（Bottomley，2004）。

6．心包积液
- a) 病理生理学（Shelton，2006c）
  - (1) 脏层心包膜和壁层心包膜之间的间隙有负压，并且有少量液体。
  - (2) 这个间隙的负压使得心房和心室在心脏周期中可以充盈和扩张。
  - (3) 累积的多余心包积液造成间隙正压，阻碍静脉血回流心脏。
  - (4) 一些抗肿瘤治疗增加毛细血管的通透性，使心包积液增加的危险性增高。
- b) 发生率
  - (1) 所有治疗中，实际心包积液的发生率低于 5%（Shelton，2006c）。
  - (2) 如果相关治疗得当，可以完全康复。
- c) 危险因素（Ewer & Yeh，2006；Floyd & Perry，2008；Jones & Ewer，2006；Yusuf et al.，2008）
  - (1) 阿糖胞苷以及 IL-2 等抗肿瘤药物治疗被发现与心包积液有明确的关系。
  - (2) 当同时存在甲状腺功能低下、自身免疫病、尿毒症等并发症时，心包积液的发生率将会增加。
  - (3) 临床症状包括胸痛、咳嗽和呼吸困难。
- d) 评估（Shelton，2006c）
  - (1) 心包积液随着抗肿瘤治疗而缓慢累积，早期症状不明确，表现为体液潴留及右心衰竭。心音遥远、脉压变小、双侧颈部静脉充盈是最常见的症状。
  - (2) 心包积液的进一步症状表现为收缩压降低，因此出现脉压进一步减少、心率增快、脉搏难以测量。
- e) 协同管理
  - (1) 大多数心包积液的临床症状不明显，无需积极干预。
  - (2) 处理药物相关的心包积液时，一般谨慎监测治疗中的致病因素或者终止引起积液的治疗即可（Yusuf et al.，2008）。
- f) 患者及家属教育（Shelton，2006c）
  - (1) 告知患者出现乏力和呼吸困难时报告医务人员。
  - (2) 建议患者自测体重，评价体液潴留量（例如体重增加、戒指变紧、踝部肿胀）。
  - (3) 患者可能在持续一段时间的心包积液后出现右心衰竭的症状，表现为水肿、呼吸困难以及颈静脉怒张。

参考文献

Adams, M.J., Hardenbergh, P.H., Constine, L.S., & Lipshultz, S.E. (2003). Radiation-associated cardiovascular disease. *Critical Reviews in Oncology/Hematology, 45*(1), 55–75.

Akhtar, S.S., Salim, K.P., & Bano, Z.A. (1993). Symptomatic cardiotoxicity with high-dose 5-fluorouracil infusion: A prospective study. *Oncology, 50*(6), 441–444.

Akhtar, S.S., Wani, B.A., Bano, Z.A., Salim, K.P., & Handoo, F.A. (1996). 5-fluorouracil-induced severe but reversible cardiogenic shock: A case report. *Tumori, 82*(5), 505–507.

Albert, K. (2005). Hypertension in the oncology setting. *Clinical Journal of Oncology Nursing, 9*(6), 677–680.

Al-Zahrani, H., Gupta, V., Minden, M.D., Messner, M.A., & Lipton, J.H. (2003). Vascular events associated with alfa-interferon therapy. *Leukemia and Lymphoma, 44*(3), 471–475.

Anand, A.J. (1994). Fluorouracil cardiotoxicity. *Annals of Pharmacotherapy, 28*(3), 374–378.

Anderlini, P., Benjamin, R.S., Wong, F.C., Kantarjian, H.M., Andreeff, M., Kornblau, S.M., et al. (1995). Idarubicin cardiotoxicity: A retrospective study in acute myeloid leukemia and myelodysplasia. *Journal of Clinical Oncology, 13*(11), 2827–2834.

Anderson, K.M. (2008). Clinical uses of brain natriuretic peptide in diagnosing and managing heart failure. *Journal of the American Academy of Nurse Practitioners, 20*(6), 305–310.

Appel, L.J., Champagne, C.M., Harsha, D.W., Cooper, L.S., Obarzanek, E., Elmer, P.J., et al. (2003). Effects of comprehensive lifestyle modification on blood pressure control: Main results of the PREMIER clinical trial. *JAMA, 289*(16), 2083–2093.

Arbuck, S.G., Adams, J., & Strauss, H. (1992, September). *A reassessment of cardiac toxicity associated with Taxol*. Abstract presented at the Second National Cancer Institute Workshop on Taxol and Taxus, Alexandria, VA.

Barr Laboratories. (2007). Tamoxifen [Package insert]. Pomona, NY: Author.

Barry, E., Alvarez, J.A., Scully, R.E., Miller, T.L., & Lipshultz, S.E. (2007). Anthracycline-induced cardiotoxicity: Course, pathophysiology, prevention, and management. *Expert Opinion on Pharmacotherapy, 8*(8), 1039–1058.

Bashir, H., Crom, D., Metzger, M., Mulcahey, J., Jones, D., & Hudson, M.M. (2007). Cisplatin-induced hypomagnesemia and cardiac dysrhythmia. *Pediatric Blood and Cancer, 49*(6), 867–869.

Battiato, L.A., & Wheeler, V.S. (2005). Biotherapy. In C.H. Yarbro, M.H. Frogge, & M. Goodman (Eds.), *Cancer nursing: Principles and practice* (6th ed., pp. 543–558). Sudbury, MA: Jones and Bartlett.

Bayer Healthcare Pharmaceuticals. (2008). Nexavar [Package insert]. West Haven, CT: Author.

Becker, K., Erckenbrecht, J.F., Haussinger, D., & Frieling, T. (1999). Cardiotoxicity of antiproliferative compound fluorouracil. *Drugs, 57*(4), 475–484.

Bedford Laboratories. (2007a). Cladribine [Package insert]. Bedford, OH: Author.

Bedford Laboratories. (2007b). Daunorubicin hydrochloride [Package insert]. Bedford, OH: Author.

Bedford Laboratories. (2007c). Vinblastine [Package insert]. Bedford, OH: Author.

Berchem, G.J., Ries, F., Hanfelt, J., Duhem, C., Keipes, M., Delagardelle, C., et al. (1996). Epirubicin cardiotoxicity: A study comparing low with high-dose–intensity weekly schedules. *Supportive Care in Cancer, 4*(4), 308–312.

Bertolini, A., Flumano, M., Fusco, O., Muffatti, A., Scarinici, A., Pontiggia, G., et al. (2001). Acute cardiotoxicity during capecitabine treatment: A case report. *Tumori, 87*(3), 200–206.

Bird, B.R., & Swain, S.M. (2008). Cardiac toxicity in breast cancer survivors. Review of potential cardiac problems. *Clinical Cancer Research, 14*(1), 14–24.

Boin, F., & Wigley, F.M. (2005). Understanding, assessing, and treating Raynaud's phenomenon. *Current Opinions in Rheumatology, 17*(6), 752–760.

Bottomley, S.J. (2004). Late effects of childhood cancer: Cardiovascular system. In N.E. Kline (Ed.), *Essentials of pediatric oncology nursing: A core curriculum* (pp. 273–274). Glenview, IL: Association of Pediatric Oncology Nurses.

Bristol-Myers Squibb. (2005). Cytoxan [Package insert]. Princeton, NJ: Author.

Bristol-Myers Squibb. (2006). Blenoxane [Package insert]. Princeton, NJ: Author.

Bristol-Myers Squibb. (2007a). Erbitux [Package insert]. Princeton, NJ: Author.

Bristol-Myers Squibb. (2007b). Platinol [Package insert]. Princeton, NJ: Author.

Bristol-Myers Squibb. (2007c). Taxol [Package insert]. Princeton, NJ: Author.

Brunner, H., Cockcroft, J.R., Deanfield, J., Donald, A., Ferrannini, E., Halcox, J., et al. (2005). Endothelial function and dysfunction Part II: Association with cardiovascular risk factors and diseases. A statement by The Working Group on Endothelins and Endothelial Factors of the European Society of Hypertension. *Journal of Hypertension, 23*(2), 233–246.

Bryant, J., Picot, J., Levitt, G., Sullivan, I., Baxter, L., & Clegg, A. (2007). Radioprotection against the toxic effects of anthracyclines given to children with cancer: A systematic review. *Health Technology Assessment, 11*(27), iii, ix–x, 1–84.

Bryson, H.M., & Sorkin, E.M. (1993). Cladribine: A review of its pharmacodynamic and pharmacokinetic properties and therapeutic potential in hematological malignancies. *Drugs, 46*(5), 872–894.

Camp-Sorrell, D. (2005). Chemotherapy: Toxicity management. In C.H. Yarbro, M.H. Frogge, & M. Goodman (Eds.), *Cancer nursing: Principles and practice* (6th ed., pp. 412–457). Sudbury, MA: Jones and Bartlett.

Cardinale, D., Colombo, A., Sandri, M.T., Lamantia, G., Colombo, N., Civelli, M., et al. (2006). Prevention of high-dose chemotherapy-induced cardiotoxicity in high-risk patients by angiotensin-converting enzyme inhibition. *Circulation, 114*(23), 2474–2481.

Carlson, R.W. (1992). Reducing the cardiotoxicity of the anthracyclines. *Oncology, 6*(6), 95–108.

Celgene Corporation. (2007). Thalomid [Package insert]. Summit, NJ: Author.

Celgene Corporation. (2008a). Revlimid [Package insert]. Summit, NJ: Author.

Celgene Corporation. (2008b). Vidaza [Package insert]. Summit, NJ: Author.

Cephalon Oncology. (2006). Trisenox [Package insert]. Frazer, PA: Author.

Cervera Grau, J.M., Esquerdo Galiana, G., Belso Candela, A., Llorca Ferrandiz, C., Juarez Marroqui, A., & Macia Escalante, S. (2008). Complete atrioventricular block induced by rituximab in monotherapy in an aged patient with non-Hodgkin's diffuse large B-cell lymphoma. *Clinical and Translational Oncology, 10*(5), 298–299.

Chronowski, G.M., Wilder, R.B., Tucker, S.L., Ha, C.S., Younes, A., Fayad, L., et al. (2003). Analysis of in-field control and late toxicity for adults with early-stage Hodgkin's disease treated with chemotherapy followed by radiotherapy. *International Journal of Radiation Oncology, Biology, Physics, 55*(1), 36–43.

Chu, T.F., Rupnick, M.A., Kerkela, R., Dallabrida, S.M., Zurakowski, D., Nguyen, L., et al. (2007). Cardiotoxicity associated with tyrosine kinase inhibitor sunitinib. *Lancet, 370*(9604), 2011–2019.

Chung, T., Lim, W.C., Sy, R., Cunningham, I., Trotman, J., & Kritharides, L. (2008). Subacute cardiac toxicity following autologous hematopoietic stem-cell transplantation in patients with normal cardiac function. *Heart, 94*(7), 911–918.

Cordina, J., & Mead, G. (2005). Pharmacological cardioversion for atrial fibrillation and flutter. *Cochrane Database of Systematic Reviews* 2005, Issue 2. Art. No.: CD003713. DOI: 10.1002/14651858.CD003713.pub2.

Coward, J., Maisey, N., & Cunningham, D. (2005). The effects of capecitabine in Raynaud's disease: A case report. *Annals of Oncology, 16*(5), 835–836.

Cushman, W.C. (2007). JNC-7 guidelines: Are they still relevant? *Current Hypertension Reports, 9*(5), 380–386.

Damon, L.E. (1992). Anemia of chronic disease in the aged: Diagnosis and treatment. *Geriatrics, 47*(4), 47–54, 57.

D'Incalci, M., Schuller, J., Colombo, T., Zucchetti, M., & Riva, A. (1998). Taxoids in combination with anthracyclines and other agents: Pharmacokinetic considerations. *Seminars in Oncology, 25*(Suppl. 13), 16–20.

Doroshow, J.H. (1991). Doxorubicin-induced cardiac toxicity. *New England Journal of Medicine, 324*(12), 343–345.

Dunbar, S.B., Funk, M., Wood, K., & Valderama, A.L. (2004). Ventricular dysrhythmias: Nursing approaches to health outcomes. *Journal of Cardiovascular Nursing, 19*(5), 316–328.

Eli Lilly & Co. (2007). Gemzar [Package insert]. Indianapolis, IN: Author.

Elice, F., Jacoub, J., Rickles, F.R., Falanga, A., & Rodeghiero, F. (2008). Hemostatic complications of angiogenesis inhibitors in cancer patients. *American Journal of Hematology, 83*(11), 862–870.

Elmer, P.J., Obarzanek, E., Vollmer, W.M., Simons-Morton, D., Stevens, V.J., Young, D.R., et al. (2006). Effects of comprehensive lifestyle modification on diet, weight, physical fitness, and blood pressure control: 18-month results of a randomized trial. *Annals of Internal Medicine, 144*(7), 485–495.

Ergene, U., Ergene, O., Fowler, J., Kinay, O., Cete, Y., Oktay, C., et al. (1999). Must antidysrhythmic agents be given to all patients with new-onset atrial fibrillation? *American Journal of Emergency Medicine, 17*(7), 659–662.

Escobar, P.F., Markman, M., Zanotti, K., Webster, K., & Belinson, J. (2003). Phase 2 trial of pegylated liposomal doxorubicin in advanced endometrial cancer. *Journal of Cancer Research and Clinical Oncology, 129*(11), 651–654.

Eskilsson, J., Albertsson, M., & Mercke, C. (1988). Adverse cardiac effects during induction chemotherapy treatment with cisplatin and 5-fluorouracil. *Radiotherapy and Oncology, 13*(1), 41–46.

Ewer, M.S., & Lenihan, D.J. (2008). Left ventricular ejection fraction and cardiotoxicity: Is our ear really to the ground? *Journal of Clinical Oncology, 26*(8), 1201–1203.

Ewer, M.S., Lenihan, D.J., & Khakoo, A.Y. (2007). Sunitinib-related cardiotoxicity: An interdisciplinary issue. *Lancet, 370*(9604), 2011–2019.

Ewer, M.S., & O'Shaughnessy, J.A. (2007). Cardiac toxicity of trastuzumab-related regimens in HER2-overexpressing breast cancer. *Clinical Breast Cancer, 7*(8), 600–607.

Ewer, M.S., & Tan-Chiu, E. (2007). Reversibility of trastuzumab cardiotoxicity: Is the concept alive and well? *Journal of Clinical Oncology, 25*(34), 5532–5533.

Ewer, M.S., & Yeh, E. (2006). *Cancer and the heart.* Hamilton, Ontario, Canada: BC Decker.

Ewer, S.M., & Ewer, M.S. (2008). Cardiotoxicity profile of trastuzumab. *Drug Safety, 31*(6), 459–467.

Fares, W.H. (2008). Management of acute decompensated heart failure in an evidence-based era: What is the evidence behind the current standard of care? *Heart and Lung, 37*(3), 173–178.

Field, J.M., & ACLS Subcommittee. (2006). *Advanced cardiovascular life support provider manual.* Dallas, TX: American Heart Association.

Floyd, J.D., & Perry, M.C. (2008). Cardiotoxicity of cancer therapy. In M.C. Perry (Ed.), *The chemotherapy source book* (4th ed., pp. 179–190). Philadelphia: Lippincott Williams & Wilkins.

Force, T., Krause, D.S., & Van Etten, R.A. (2007). Molecular mechanisms of cardiotoxicity of tyrosine kinase inhibition. *National Review of Cancer, 7*(5), 332–344.

Ganz, P.A., Hussey, M.A., Moinpour, C.M., Unger, J.M., Hutchins, L.F., Dakhil, S.R., et al. (2008). Late cardiac effects of adjuvant chemotherapy in breast cancer survivors treated on Southwest Oncology Group Protocol S8897. *Journal of Clinical Oncology, 26*(8), 1223–1230.

Gayraud, M. (2007). Raynaud's phenomenon. *Joint, Bone, Spine, 74*(1), e1–e8.

Genentech, Inc. (2007a). Avastin [Package insert]. South San Francisco, CA: Author.

Genentech, Inc. (2007b). Rituxan [Package insert]. South San Francisco, CA: Author.

Genentech, Inc. (2008). Herceptin [Package insert]. South San Francisco, CA: Author.

Georgieva, S., Kinova, E., Iordanov, V., Gudev, A., Tzekova, V., & Velikova, M. (2007). Acute heart failure after treatment with 5-fluorouracil. *Journal of B.U.ON., 12*(1), 113–116.

Gerber, D.E. (2008). Targeted therapies: A new generation of cancer treatments. *American Family Physician, 77*(3), 311–319.

Germain, E., Bonnet, P., Aubourg, L., Grangepont, M.C., Chajes, V., & Bougnoux, P. (2003). Anthracycline-induced cardiac toxicity is not increased by dietary omega-3 fatty acids. *Pharmacological Research, 47*(2), 111–117.

Gianni, L., Salvatorelli, E., & Minotti, G. (2007). Anthracycline cardiotoxicity in breast cancer patients: Synergism with trastuzumab and taxanes. *Cardiovascular Toxicology, 7*(2), 67–71.

Gilead Sciences, Inc. (2006). Daunoxome [Package insert]. San Dimas, CA: Author.

GlaxoSmithKline. (2007a). Alkeran [Package insert]. Research Triangle Park, NC: Author.

GlaxoSmithKline. (2007b). Navelbine [Package insert]. Retrieved April 30, 2004, from http://www.gsk.com

GlaxoSmithKline. (2008). Tykerb [Package insert]. Research Triangle Park, NC: Author.

Gottschling, S., Meyer, S., Reinhard, H., Krenn, T., & Graf, N. (2004). First report of a vincristine dose-related Raynaud's phenomenon in an adolescent with malignant brain tumor. *Journal of Pediatric Hematology and Oncology, 26*(11), 768–769.

Gradishar, W.J., & Vokes, E.E. (1990). 5-fluorouracil cardiotoxicity: A critical review. *Annals of Oncology, 1*(6), 409–414.

Greenberg, M.I. (2003). The dose makes the poison: Arsenic trioxide. *Emergency Medicine News, 25*(7), 23–25.

Grenier, M.A., & Lipshultz, S.E. (1998). Epidemiology of anthracycline cardiotoxicity in children and adults. *Seminars in Oncology, 25*(Suppl. 10), 72–85.

Grunwald, V., Bolte, O., Wiebe, S., Ganser, A., & Schoffski, P. (2005). Acral necrosis after inadequate excessive administration of bleomycin in a testicular cancer patient. *Onkologie, 28*(1), 41–43.

Hainsworth, J.D., Burris, H.A., III, Litchy, S., Morrissey, L.H., Barton, J.H., Bradhof, J.E., et al. (2000). Weekly docetaxel in the treatment of elderly patients with advanced nonsmall cell lung carcinoma: A Minnie Pearl Cancer Research Network phase II trial. *Cancer, 89*(2), 328–333.

Heart Failure Society of America. (2006). HFSA 2006 comprehensive heart failure practice guidelines: Executive summary. *Journal of Cardiac Failure, 12*(1), 10–38.

Higgins, B., Williams, B., & Guideline Development Group. (2007). Pharmacologic management of hypertension. *Clinical Medicine, 7*(6), 612–616.

Hortobagyi, G.N., Frye, D., Buzdar, A.U., Ewer, M.S., Fraschini, G., Hug, V., et al. (1989). Decreased cardiac toxicity of doxorubicin administered by continuous intravenous infusion in combination chemotherapy for metastatic breast carcinoma. *Cancer, 63*(1), 37–45.

Humphreys, M. (2002). Ventricular tachycardia: A life-threatening dysrhythmia. *CONNECT: The World Journal of Critical Care Nursing, 2*(2), 48–50, 52.

Hunt, S.A., Abraham, W.T., Chin, M.H., Feldman, A.M., Francis, G.S., Ganiats, T.G., et al. (2005). ACC/AHA 2005 guideline update for the diagnosis and management of chronic heart failure in the adult. A report of the American College of Cardiology/American Heart Association Task Force on Practice Guidelines (Writing Committee to Update the 2001 Guidelines for the Evaluation and Management of Heart Failure): Developed in collaboration with American College of Chest Physicians and the International Society for Heart and Lung Transplantation: Endorsed by the Heart Rhythm Society. *Circulation, 112*(12), e154–e235.

Hurteloup, P., & Ganzina, F. (1986). Clinical studies with new anthracyclines: Epirubicin, idarubicin, esorubicin [Abstract]. *Drugs Under Experimental and Clinical Research, 12*(1–3), 233–246.

Iarussi, D., Indolfi, P., Casale, F., Coppolino, P., Tedesco, M.A., & Di Tullio, M.T. (2001). Recent advances in the prevention of anthracycline cardiotoxicity in childhood. *Current Medicinal Chemistry, 8*(13), 1649–1660.

Jannazzo, A. (2007). Monitoring of anthracycline-induced cardiotoxicity. *Annals of Pharmacotherapy, 42*(1), 99–104.

Jones, R.L., & Ewer, M.S. (2006). Cardiac and cardiovascular toxicity of nonanthracycline anticancer drugs. *Expert Review of Anticancer Therapy, 6*(9), 1249–1269.

Jones, R.L., Swanton, C., & Ewer, M.S. (2006). Anthracycline cardiotoxicity. *Expert Opinions on Drug Safety, 5*(6), 791–809.

Jurcut, R., Wildiers, H., Ganame, J., D'Hooge, J., Paridaens, R., & Voigt, J.U. (2008). Detection and monitoring of cardiotoxicity— What does modern cardiology offer? *Supportive Care in Cancer, 16*(5), 437–445.

Kamba, T., & McDonald, D.M. (2007). Mechanisms of adverse effects of anti-VEGF therapy for cancer. *British Journal of Cancer, 96*(12), 1788–1795.

Kaszyk, L.K. (1986). Cardiac toxicity associated with cancer therapy. *Oncology Nursing Forum, 13*(4), 81–88.

Kellen, J.C. (2004). Implications for nursing care of patients with atrial fibrillation: Lessons learned from the AFFIRM and RACE studies. *Journal of Cardiovascular Nursing, 19*(2), 128–137.

Kilickap, S., Barista, I., Akgul, E., Aytemir, K., Aksoyek, S., Aksoy, S., et al. (2005). cTnT can be a useful marker for early detection of anthracycline cardiotoxicity. *Annals of Oncology, 16*(5), 798–804.

Kleiman, N.S., Lehane, D.E., Geyer, C.E., Jr., Pratt, C.M., & Young, J.G. (1987). Prinzmetal's angina during 5-fluorouracil chemotherapy. *American Journal of Medicine, 82*(3), 566–568.

Kolasinska-Malkowska, K., Filipiak, K.J., Gwizdala, A., & Tykarski, A. (2008). Current possibilities of ACE inhibitor and ARB combination in arterial hypertension and its complications. *Expert Review of Cardiovascular Therapy, 6*(5), 759–771.

Krischer, J.P., Epstein, S., Cuthbertson, D.D., Goorin, A.M., Epstein, M.L., & Lipshultz, S.E. (1997). Clinical cardiotoxicity following anthracycline treatment for childhood cancer: The Pediatric Oncology Group experience. *Journal of Clinical Oncology, 15*(4), 1544–1552.

Labianca, R., Beretta, G., Clerici, M., Fraschini, P., & Luporini, G. (1982). Cardiac toxicity of 5-fluorouracil: A study of 1083 patients. *Tumori, 68*(6), 505–510.

Langer, T., Stohr, W., Bielack, S., Paulussen, M., Treuner, J., & Beck, J.D. (2004). Late effects surveillance system for sarcoma patients. *Pediatric Blood and Cancer, 42*(4), 373–379.

Leaf, A.N., Propert, K., Corcoran, C., Catalano, P.J., Trump, D.L., Harris, J.E., et al. (2003). Phase III study of combined chemo-hormonal therapy in metastatic prostate cancer (ECOG 3882): An Eastern Cooperative Oncology Group study. *Medical Oncology, 20*(2), 137–146.

Lee, R., Lotze, M., Skibber, J., Tucker, E., Bonow, R., Ognibene, F., et al. (1989). Cardiorespiratory effects of immunotherapy with interleukins. *Journal of Clinical Oncology, 7*(1), 7–20.

Lenihan, D.J., Alencar, A.J., Yang, D., Kurzrock, R., Keating, M.J., & Duvic, M. (2004). Cardiac toxicity of alemtuzumab in patients with mycosis fungoides/Sezary syndrome. *Blood, 104*(3), 655–658.

Lenihan, D.J., Massey, M.R., Baysinger, K.B., Adorno, C., Warneke, D., Steinert, L., et al. (2007). Superior detection of cardiotoxicity during chemotherapy using biomarkers [Abstract]. *Journal of Cardiac Failure, 13*(6, Suppl. 2), S151.

Ligand Pharmaceuticals. (2006). Ontak [Package insert]. San Diego, CA: Author.

Lisse, J.R., & Oberto-Medina, M. (2006). *Raynaud phenomenon.* Retrieved January 26, 2008, from http://www.emedicine.com/MED/topic1993.htm

Loerzel, V.W., & Dow, K.H. (2003). Cardiac toxicity related to cancer treatment. *Clinical Journal of Oncology Nursing, 7*(5), 557–562.

London, M.J. (2008). Beta blockers and alpha2 agonists for cardioprotection. *Best Practice and Research in Clinical Anaesthesiology, 22*(1), 95–110.

Macdonald, J.E., & Struthers, A.D. (2004). What is the optimal serum potassium level in cardiovascular patients? *Journal of the American College of Cardiology, 43*(2), 156–161.

Mackey, J.R., Clemons, M., Cole, M.A., Delgato, D., Dent, S., Paterson, A., et al. (2008). Cardiac management during adjuvant trastuzumab therapy: Recommendations of the Canadian Trastuzumab Working Group. *Current Oncology, 15*(1), 24–35.

Martel, C.L., Presant, C.A., Ebrahimi, B., Upadhyaya, G., Vakil, M., Yeon, C., et al. (2006). Bevacizumab-related toxicities: Association of hypertension and proteinuria. *Community Oncology, 3*(2), 90–99.

Mayne Pharma. (2006). Navelbine [Package insert]. Paramus, NJ: Author.

Mayne Pharma. (2007). Vincristine [Package insert]. Paramus, NJ: Author.

Meydan, N., Kundak, I., Yavuzsen, T., Oztop, I., Barutca, S., Yilmaz, U., et al. (2005). Cardiotoxicity of de Gramont's regimen: Incidence, clinical characteristics and long-term follow-up. *Japanese Journal of Clinical Oncology, 35*(5), 265–270.

Menon, S.P., Rajkumar, S.V., Lacy, M., Falco, P., & Palumbo, A. (2008). Thromboembolic events with lenalidomide-based therapy for multiple myeloma. *Cancer, 112*(7), 1522–1528.

Micromedex. (2008). *Temsirolimus.* Retrieved November 28, 2008, from http://www.thomsonhc.com

Mills, B.A., & Roberts, R.W. (1979). Cyclophosphamide-induced cardiomyopathy: A report of two cases and review of the English literature. *Cancer, 43*(6), 2223–2226.

Mitnick, H.J. (2000). Paraneoplastic rheumatic syndromes. *Current Rheumatology Reports, 2*(2), 163–170.

Mourad, J.J., des Guetz, G., Debbabi, H., & Levy, B.I. (2008). Blood pressure rise following angiogenesis inhibition by bevacizumab. A crucial role for microcirculation. *Annals of Oncology, 19*(5), 927–934.

Nakamae, H., Tsumura, K., Terada, Y., Nakane, T., Nakamae, M., Ohta, K., et al. (2005). Notable effects of angiotensin II receptor blockade, valsarten, on acute cardiotoxic changes after standard chemotherapy with cyclophosphamide, doxorubicin, vincristine, and prednisone. *Cancer, 104*(11), 2492–2498.

Newton, S., Jackowski, C., & Marrs, J. (2002). Biotherapy skin reaction. *Clinical Journal of Oncology Nursing, 6*(3), 181–182.

Ng, R., Better, N., & Green, M.D. (2006). Anticancer agents and cardiotoxicity. *Seminars in Oncology, 33*(1), 2–14.

Ng, R., & Green, M.D. (2007). Managing cardiotoxicity in anthracycline-treated breast cancers. *Expert Opinion on Drug Safety, 6*(3), 315–312.

Novartis Oncology. (2007). Proleukin [Package insert]. East Hanover, NJ: Author.

O'Brien, M.E.R., Wigler, N., Inbar, M., Rosso, R., Grischke, E., Santoro, A., et al. (2004). Reduced cardiotoxicity and comparable efficacy in a phase 3 trial of pegylated liposomal doxorubicin HCl (CAELYX/DOXIL) versus conventional doxorubicin for first-line treatment of metastatic breast cancer. *Annals of Oncology, 15*(3), 440–449.

Ortho Biotech. (2008). Doxil [Package insert]. Raritan, NJ: Author.

OSI Pharmaceuticals. (2008). Novantrone [Package insert]. Melville, NY: Author.

OTN Generics, Inc. (2008). Epirubicin hydrochloride [Package insert]. San Francisco: Author.

Patel, T.V., Morgan, J.A., Demetri, G.D., George, S., Maki, R.G., Quigley, M., et al. (2008). A preeclampsia-like syndrome characterized by reversible hypertension and proteinuria induced by the multitargeted kinase inhibitors sunitinib and sorafenib. *Journal of the National Cancer Institute, 100*(4), 282–284.

Perez, E.A., Suman, V.J., Davidson, N.E., Sledge, G.W., Kaufman, P.A., Hudis, C.A., et al. (2008). Cardiac safety analysis of doxorubicin and cyclophosphamide followed by paclitaxel with or without trastuzumab in the North Central Cancer Treatment Group N9531 adjuvant breast cancer trial. *Journal of Clinical Oncology, 26*(8), 1231–1238.

Pfizer Inc. (2005). Zinecard [Package insert]. New York: Author.

Pfizer Inc. (2006a). Adriamycin [Package insert]. New York: Author.

Pfizer Inc. (2006b). Idamycin [Package insert]. New York: Author.

Pfizer Inc. (2008a). Emcyt [Package insert]. New York: Author.

Pfizer Inc. (2008b). Sutent [Package insert]. New York: Author.

Platel, D., Pouna, P., Bonoron-Adele, S., & Robert, J. (2000, March 1). Preclinical evaluation of the cardiotoxicity of taxane-anthracycline combinations using the model of isolated perfused rat heart [Abstract]. *Toxicology and Applied Pharmacology, 163*(2), 135–140.

Pope, J.E. (2007). The diagnosis and treatment of Raynaud's phenomenon: A practical approach. *Drugs, 67*(4), 517–525.

Porta, C., Paglino, C., Imarisio, I., & Bonomi, L. (2007). Uncovering Pandora's vase: The growing problem of new toxicities from novel anticancer agents. The case of sorafenib and sunitinib. *Clinical and Experimental Medicine, 7*(4), 127–134.

Pottage, A., Holt, S., Ludgate, S., & Langlands, A.O. (1978). Fluorouracil cardiotoxicity. *BMJ, 1*(6112), 547.

Quesada, J.R., Talpaz, M., Rios, A., Kurzrock, R., & Gutterman, J.U. (1986). Clinical toxicity of interferons in cancer patients: A review. *Journal of Clinical Oncology, 4*(2), 234–243.

Rahman, A.M., Yusuf, S.W., & Ewer, M.S. (2007). Anthracycline-induced cardiotoxicity and the cardiac sparing effect of liposomal formulation. *International Journal of Nanomedicine, 2*(4), 567–583.

Richardson, M.T. (2004). Electrolyte imbalances. In C.H. Yarbro, M.H. Frogge, & M. Goodman (Eds.), *Cancer symptom management* (3rd ed., pp. 440–460). Sudbury, MA: Jones and Bartlett.

Rivera, E., Valero, V., Arun, B., Royce, M., Adinin, R., Hoelzer, K., et al. (2003). Phase II study of pegylated liposomal doxorubicin in combination with gemcitabine in patients with metastatic breast cancer. *Journal of Clinical Oncology, 21*(17), 3249–3254.

Roche Pharmaceuticals. (2008). Xeloda [Package insert]. Nutley, NJ: Author.

Roden, D.M. (2004). Drug-induced prolongation of the QT interval. *New England Journal of Medicine, 350*(10), 1013–1022.

Rosiak, J., & Sadowski, L. (2005). Hypertension associated with bevacizumab. *Clinical Journal of Oncology Nursing, 9*(4), 407–411.

Rowinsky, E.K., McGuire, W.P., Guarnieri, T., Fisherman, J.S., Christian, M.C., & Donehower, R.C. (1991). Cardiac disturbances during the administration of Taxol. *Journal of Clinical Oncology, 9*(9), 1704–1712.

Rubio-Viqueira, B., & Hidalgo, M. (2006). Targeting mTOR for cancer treatment. *Current Opinion in Investigational Drugs, 7*(6), 501–512.

Ryberg, M., Nielsen, D., Skovsgaard, T., Hansen, J., Jensen, B.V., & Dombernowsky, T. (1998). Epirubicin cardiotoxicity: An analysis of 469 patients with metastatic breast cancer. *Journal of Clinical Oncology, 16*(11), 3502–3508.

Safra, T. (2003). Cardiac safety of liposomal anthracyclines. *Oncologist, 8*(Suppl. 2), 17–24.

Salvatorelli, E., Menna, P., Cascegna, S., Liberi, G., Calafiore, A.M., Gianni, L., et al. (2006). Paclitaxel and docetaxel stimulation of doxorubicinol formation in the human heart: Implications for cardiotoxicity of doxorubicin-taxane chemotherapies. *Journal of Pharmacology and Experimental Therapy, 318*(1), 424–433.

Sandstrom, S.K. (1996). Nursing management of patients receiving biological therapy. *Seminars in Oncology Nursing, 12*(2), 152–162.

Sanofi-Aventis Pharmaceuticals. (2008). Taxotere [Package insert]. Bridgewater, NJ: Author.

Santos, D.L., Moreno, A.J., Leino, R.L., Froberg, M.K., & Wallace, K.B. (2002). Carvedilol protects against doxorubicin-induced mitochondrial cardiomyopathy. *Toxicology and Applied Pharmacology, 185*(3), 218–227.

Satti, T.M., Ullah, K., Ahmed, P., Raza, S., Chaudry, Q.U., Ikram, A., et al. (2007). Cardiac complications after stem cell transplantation. *Journal of the College of Physicians and Surgeons—Pakistan, 17*(7), 420–422.

Schering Corp. (2008). Intron [Package insert]. Kenilworth, NJ: Author.

Sereno, M., Brunello, A., Chiappori, A., Barriuso, J., Casado, E., Belda, C., et al. (2008). Cardiac toxicity: Old and new issues in anti-cancer drugs. *Clinical Translational Oncology, 10*(1), 35–46.

Shaddy, R.E., Olsen, S.L., Bristow, M.R., Taylor, D.O., Bullock, E.A., Tani, L.Y., et al. (1995). Efficacy and safety of metoprolol in the treatment of doxorubicin-induced cardiomyopathy in pediatric patients. *American Heart Journal, 129*(1), 197–199.

Sharma, R.A., Steward, W.P., Daines, C.A., Knight, R.D., O'Byme, K.J., & Dalgeish, A.G. (2006). Toxicity of the immunomodulatory thalidomide analogue, lenalidomide: Phase I clinical trial of three dosing schedules in patients with solid malignancies. *European Journal of Cancer, 42*(14), 2318–2325.

Sharp, K. (2006). Hypertension: Just the facts. *Clinical Journal of Oncology Nursing, 10*(6), 727–729.

Shelton, B.K. (2006a). Dysrhythmias. In D. Camp-Sorrell & R. Hawkins (Eds.), *Clinical manual for the oncology advanced practice nurse* (2nd ed., pp. 299–319). Pittsburgh, PA: Oncology Nursing Society.

Shelton, B.K. (2006b). Myocardial infarction. In D. Camp-Sorrell & R. Hawkins (Eds.), *Clinical manual for the oncology advanced practice nurse* (2nd ed., pp. 349–368). Pittsburgh, PA: Oncology Nursing Society.

Shelton, B.K. (2006c). Pericarditis, pericardial effusion, and pericardial tamponade. In D. Camp-Sorrell & R. Hawkins (Eds.), *Clinical manual for the oncology advanced practice nurse* (2nd ed., pp. 369–384). Pittsburgh, PA: Oncology Nursing Society.

Shelton, B.K. (2009). Biological agents. In D. Ashenbrenner & S. Venable (Eds.), *Drug therapy in nursing* (3rd ed., pp. 644–668). Philadelphia: Lippincott Williams & Wilkins.

Shenkenberg, T.D., & Von Hoff, D.D. (1986). Mitoxantrone: A new anticancer drug with significant clinical activity. *Annals of Internal Medicine, 105*(1), 67–81.

Sherman, D.G. (2007). Stroke prevention in atrial fibrillation: Pharmacologic rate versus rhythm control. *Stroke, 38*(2), 615–617.

Siegel, J.P., & Puri, R.K. (1991). Interleukin-2 toxicity. *Journal of Clinical Oncology, 9*(4), 694–704.

Singal, P.K., & Iliskovic, N. (1998). Doxorubicin-induced cardiomyopathy. *New England Journal of Medicine, 339*(13), 900–904.

Singh, R., Sagar, T., & Ramanan, S. (2004). 5-fluorouracil cardio toxicity—Revisited. *Indian Journal of Medical and Paediatric Oncology, 25*(4), 35–38.

Slordal, L., & Spiget, O. (2006). Heart failure induced by noncardiac drugs. *Drug Safety, 29*(7), 567–586.

Slovacek, L., Ansorgova, V., Macingova, Z., Haman, L., & Petera, J. (2008). Tamoxifen-induced QT interval prolongation. *Journal of Clinical Pharmacy and Therapeutics, 33*(4), 453–455.

Smith, J.W. (2000). Tolerability and side effect profile of rhIL-11. *Oncology, 14*(9, Suppl. 8), 41–47.

Soe, M.S., Berkman, A., & Mardelli, J. (1996). Case report: Paclitaxel induced myocardial ischemia. *Maryland Medical Journal, 45*(1), 41–43.

Sparano, J.A. (1999, June). Doxorubicin/taxane combinations: Cardiac toxicity and pharmacokinetics. *Seminars in Oncology, 26*(Suppl. 9), 14–19.

Speyer, J., & Wasserheit, C. (1998). Strategies for reduction of anthracycline cardiac toxicity. *Seminars in Oncology, 25*(5), 525–537.

Speyer, J.L., Ewer, M.S., & Freedberg, R.S. (2004). Cardiac effects of cancer therapy. In M.D. Abeloff, J.D. Armitage, J.E. Niederhuber, M. Kaston, & W. McKenna (Eds.), *Abeloff's clinical oncology* (4th ed., pp. 1251–1268). New York: Churchill Livingstone.

Speyer, J.L., Green, M.D., Zeleninch-Jacquotte, A., Wernz, J.C., Rey, M., Sanger, J., et al. (1992). ICRF-187 permits longer treatment with doxorubicin in women with breast cancer. *Journal of Clinical Oncology, 10*(1), 117–127.

Steinherz, L.J., & Steinherz, P.G. (1995). Cardiac failure and dysrhythmias 6–19 years after anthracycline therapy: A series of 15 patients. *Medical and Pediatric Oncology, 24*(6), 352–361.

Steinherz, L.J., & Yahalom, J. (1997). Adverse effects of treatment. In V.T. DeVita Jr., S. Hellman, & S.A. Rosenberg (Eds.), *Cancer: Principles and practice of oncology* (5th ed., pp. 2739–2747). Philadelphia: Lippincott-Raven.

Story, K.T. (2005). Alterations in circulation. In J.K. Itano & K.N. Taoka (Eds.), *Core curriculum for oncology nursing* (4th ed., pp. 364–379). St. Louis, MO: Elsevier Saunders.

Suter, T.M., Procter, M., van Veldhusen, D.J., Muscholl, M., Bergh, J., Carlomagno, C., et al. (2007). Trastuzumab-associated cardiac adverse effects in the Herceptin adjuvant trial. *Journal of Clinical Oncology, 25*(25), 3859–3865.

Swain, S., Whaley, F.S., & Ewer, M.S. (2003). Congestive heart failure in patients treated with doxorubicin: A retrospective analysis of three trials. *Cancer, 97*(11), 2869–2879.

Swain, S.M., & Vici, P. (2003). The current and future role of dexrazoxane as a cardioprotectant in anthracycline treatment: Expert panel review. *Journal of Cancer Research and Clinical Oncology, 130*(1), 1–7.

Talapatra, K., Rajesh, I., Rajesh, B., Selivamani, B., & Subhashini, J. (2007). Transient asymptomatic bradycardia in patients on infusional 5-fluorouracil. *Journal of Cancer Research and Therapeutics, 3*(3), 169–171.

Telli, M.L., Hunt, S.A., Carlson, R.W., & Guardino, A.E. (2007). Trastuzumab-related cardiotoxicity: Calling into question the concept of reversibility. *Journal of Clinical Oncology, 25*(23), 3525–3533.

Towns, K., Bedard, P.L., & Verma, S. (2008). Matters of the heart: Cardiac toxicity of adjuvant systemic therapy for early-stage breast cancer. *Current Oncology, 15*(Suppl. 1), 516–529.

Tsibiribi, P., Descotes, J., Lombard-Bohas, C., Barel, C., Bui-Xuan, B., Belkhiria, M., et al. (2006). Cardiotoxicity of 5-fluorouracil in 1350 patients with no history of heart disease. *Bulletins in Cancer, 93*(3), E27–E30.

University of Florida Shands Cancer Center. (2006). *Cardiac toxicity*. Retrieved November 11, 2008, from http://www.ufscc.ufl.edu/Patient/content.aspx?section=UFSCC&id=23159

Urbanova, D., Urban, L., Danova, K., & Simkova, I. (2008). Natriuretic peptides: Biochemical markers of anthracycline cardiac toxicity. *Oncology Research, 17*(2), 51–58.

U.S. Department of Health and Human Services, National Institutes of Health, & National Heart, Lung, and Blood Institute. (2004). *The seventh report of the Joint National Committee on Prevention, Detection, Evaluation, and Treatment of High Blood Pressure (JNC-7)* [NIH Pub # 04-5230, August 2004]. Retrieved November 28, 2008, from http://www.nhlbi.nih.gov/guideline/hypertension/jnc7full.pdf

Van Cutsem, E., Hoff, P.M., Blum, J.L., Abt, M., & Osterwalder, B. (2002). Incidence of cardiotoxicity with the oral fluoropyrimidine capecitabine is typical of that reported with 5-fluorouracil. *Annals of Oncology, 13*(3), 484–485.

van Dalen, E.C., Caron, H.N., Dickinson, H.O., & Kremer, L.C. (2008). Cardioprotective interventions for cancer patients receiving anthracyclines. *Cochrane Database of Systematic Reviews* 2008, Issue 2. Art. No.: CD003917. DOI: 10.1002/14651858.CD003917.pub3.

Viale, P.H., & Yamamoto, D.S. (2008). Cardiovascular toxicity associated with cancer treatment. *Clinical Journal of Oncology Nursing, 12*(4), 627–638.

Von Hoff, D.D., Layard, M.W., Basa, P., Davis, H.L., Von Hoff, A.L., Rozencweig, M., et al. (1979). Risk factors for doxorubicin-induced congestive heart failure. *Annals of Internal Medicine, 91*(5), 710–717.

Von Hoff, D.D., Rozencweig, M., Layard, M., Slavik, M., & Muggia, F.M. (1977). Daunomycin-induced cardiotoxicity in children and adults: A review of 110 cases. *American Journal of Medicine, 62*(2), 200–208.

Weidmann, B., Teipel, A., & Niederle, N. (1994). The syndrome of 5-fluorouracil cardiotoxicity: An elusive cardiopathy. *Cancer, 73*(7), 2001–2002.

Wilkes, G.M., & Barton-Burke, M.B. (2007). *2007 oncology nursing drug handbook*. Sudbury, MA: Jones and Bartlett.

Wong, S., & Rautaharju, F.M. (1998). The QT interval: Physiological determinants, pathophysiological changes and significance for clinical practice. *Canadian Journal of Cardiovascular Nursing, 9*(1), 23–28.

Wujcik, D., & Downs, S. (1992). Bone marrow transplantation. *Critical Care Clinics of North America, 4*(1), 149–166.

Wyeth Pharmaceuticals. (2008a). Mylotarg [Package insert]. Philadelphia: Author.

Wyeth Pharmaceuticals. (2008b). Torisel [Package insert]. Philadelphia: Author.

Yahalom, J., & Portlock, C.S. (2005). Cardiac toxicity. In V.T. DeVita Jr., S. Hellman, & S.A. Rosenberg (Eds.), *Cancer: Principles and practice of oncology* (7th ed., pp. 2545–2555). Philadelphia: Lippincott Williams & Wilkins.

Yap, Y.G., & Camm, A.J. (2003). Drug induced QT prolongation and torsades de pointes. *Heart, 89*(11), 1363–1372.

Yusuf, S.W., Razeghi, P., & Yeh, E.T. (2008). The diagnosis and management of cardiovascular disease in cancer patients. *Current Problems in Cardiology, 33*(4), 163–196.

Zeb, A., Ali, S.R., & Rohra, D.K. (2007). Mechanism underlying hypertension and proteinuria caused by bevacizumab. *Journal of the College of Physicians and Surgeons—Pakistan, 17*(7), 448–449.

F. 肺毒性

肺毒性包括可逆的气道反应性疾病直至永久的弥漫性纤维化和结构破坏等一系列病变。大部分少见，发生率在低风险组的1%和高风险组的8%之间（Chernecky，2008）。少数情况下这些毒性反应是致命的（Boeck, Hausman, Reibke, Schultz, & Heinemann, 2007; Giusti, Shastri, Cohen, Keegan, & Pazdur, 2007; Gupta & Mahipal, 2007; Keijzer & Kuenen, 2007; Leimgruber et al., 2006; Makris et al., 2007）。由于患者对生存的渴望越来越强烈，多种模式联合治疗及多靶点治疗的使用变得越来越普遍，于是逐渐出现更多的肺毒性。比如急性早幼粒细胞白血病分化综合征（acute promyelocytic leukemia differentiation syndrome）或肺静脉闭塞性疾病（VOD），尚不能肯定肺部改变是否与疾病本身、排异反应、化疗药物或联合应用化放疗有关。化疗导致的肺毒性反应分为急性、慢性和不明确三类。明确癌症患者肺部症状和体征的病因并非易事，因其毒性表现与广泛的致病原因所导致的表现极其相似，包括感染性因素、肺部肿瘤（Chernecky & Shelton, 2001; Meadors, Floyd, & Perry, 2006; Tietjen & Stover, 2002）。因此，应尽早检测到肺毒性的迹象，并对肺毒性有一个清楚的认识。

1. 间质性肺疾病（ILD）：肺炎——化疗所致急性反应/肺毛细血管渗漏综合征/化疗相关成人呼吸窘迫综合征和肺纤维化（NCI CTEP，2006）。
   a）病理生理学（Vahid & Marik，2008）
      （1）多种肺部病变，包括肺泡和周围间质损伤（King，2007a）
      （2）可能的病理改变包括（Daba, El-Tahir, Al-Arifi, & Gubara, 2004; Kachel & Martin, 1994; King, 2007a; Koh & Castro, 1996; Specks, 2008）
         (a) 肺实质损伤。
         (b) 肺泡、肺泡细胞壁、间质间隙和终末支气管炎症。
         (c) 白介素（ILS）释放和生长因子转化（Daba et al., 2004）。
         (d) 肺泡毛细血管内皮损伤导致间质成纤维细胞的改变（Kachel & Martin, 1994; Koh & Castro, 1996）。
         (e) 成纤维细胞和微成纤维细胞活化，导致肺泡间质内胶原沉积（Chernecky, 2008）。
      （3）病变主要源于炎症反应（Chernecky, 2008; Chernecky & Shelton, 2001; Meadors et al., 2006）。
         (a) 液体或血性分泌物渗出到肺泡内。
         (b) 肺泡壁退化所致的肺泡（间隙）渗液（Budinger & Sznajder, 2006）。
         (c) 血管、气道和/或肺泡壁纤维化和硬化。

(4) 病变分解导致组织瘢痕和纤维化，从肺间质开始，逐渐发展至肺泡囊。
(5) 肺的硬化及顺应性差导致其弹性下降，呼吸负荷增加（Chernecky，2008）。
(6) 长期暴露于化疗药物可导致广泛的肺实质病变，如结缔组织改变、肺泡闭塞、气道扩张，使得肺在X线扫描下呈现"蜂窝状"（Daba et al.，2004；King，2007a；Koh & Castro，1996）。
(7) 肺部压力增加可致肺动脉高压、肺心病和心力衰竭（Chernecky，2008；Segura et al.，2001）。
(8) 细胞损伤机制（Meadors et al.，2006）
　（a）直接损伤：一些化疗药物，如大剂量阿糖胞苷和丝裂霉素C，可直接导致肺泡和毛细血管内皮损伤（Chan & King，2007；Forghieri, Luppi, Morselli, & Potenza，2007；Morgensztern & Govidan，2008；Wickham，1986）。
　（b）代谢性损伤：环磷酰胺从肺部代谢，形成烷化代谢产物和丙烯醛（一种活性乙醛）造成中毒（Gupta & Mahipal，2007；Hamada et al.，2003；Kachel & Martin，1994；Malik, Myers, DeRemee, & Specks，1996；Specks，2008；Vahid & Marik，2008；Wilkes & Barton-Burke，2008）。
　（c）多激酶抑制剂，包括酪氨酸激酶抑制剂（如伊马替尼、达沙替尼）、EGFR抑制剂（如西妥昔单抗、帕尼单抗）（Vahid & Marik，2008）。
　　ⅰ）作用于跨膜受体，调节酪氨酸激酶。
　　ⅱ）该途径的抑制作用可发生于身体的多个细胞结构，包括肺泡和肺细胞（Vahid & Marik，2008）。
　（d）肺水肿（非心源性）
　　ⅰ）急性发作与毛细血管渗漏综合征有关。
　　ⅱ）临床上与其他原因所致的肺水肿很难区分，但高密度CT可帮助区分病因（Forghieri et al.，2007；Le-Chiong & Matthay，2004）。
　（e）出血性肺炎是肺实质损伤和微血管出血，类似于肺泡出血，但通常是肺泡和间质间隙同时出血（Balk，2007）。
　（f）急性过敏反应是毛细血管快速渗透的免疫反应。这可能是直接损伤、肺水肿和小气道出血的一个综合反应（Balk，2007）。
b）因宿主个体差异和所用药物差异，其发生率各不相同。大部分肺炎综合征并不常见。
c）危险因素
（1）与肺毒性相关的化疗药物包括：博来霉素、白消安、卡莫司汀、环磷酰胺、阿糖胞苷、吉西他滨、甲氨蝶呤、丝裂霉素和他莫昔芬（Boeck et al.，2007；Daba et al.，2004；Tietjen & Stover，2002）。
（2）其他与呼吸困难相关的药物包括：硫唑嘌呤、苯丁酸氮芥、氯脲菌素、多西他赛、厄洛替尼、依托泊苷、吉西他滨、洛莫司汀、美法仑、巯嘌呤、丙卡巴肼、司莫司汀、维 A 酸、长春碱、长春地辛和替尼泊苷（Camp, Gilmore, Gullatte, & Hutcherson, 2007; Tietjen & Stover, 2002）。

(3) ILD 的一般人口学因素
  (a) 年龄：随着年龄的增加，抗氧化防御系统的有效性下降，这是一个可观察到的正常生理现象。因此，70 岁以后，源于特定毒性药物的肺毒性易感性明显增加（Hydzik, 1990; Wagner, Mehta, & Laber, 2007; Wickham, 1986）。
  (b) 吸烟史（Chernecky, 2008）。
  (c) 肌酐清除率作为一个预测药物清除程度的重要参数，与肺炎和肺纤维化的高风险密切相关（McLeod, Lawrence, Smith, Vogt, & Gandara, 1987; Ngan, Liang, Lam, & Chan, 1993; Patel, 1990; Van Barneveld et al., 1984; Yahalom & Portlock, 2008）。
  (d) 高浓度氧（供氧浓度60%），如全身麻醉时，能增强博来霉素的肺毒性（Ginsberg & Comis, 1984）。
  (e) 原有肺疾病（如 COPD）或肺储备功能降低（Chernecky, 2008; Segura et al., 2001; Wickham, 1986）。
  (f) 自身免疫疾病促进炎性介质释放，从而增加药物相关肺毒性的倾向性（Chernecky, 2008; King, 2007a; Lake, 2007; Varga, 2007）。

(4) 治疗相关因素（见表26）
  (a) 胸部放疗增加 ILD 发生率（Chernecky, 2008; Comis, 1992; Segura et al., 2001; Senan, Paul, Thompson, & Kay, 1992）。
  (b) 多药联合治疗方案可增加肺毒性的发生率和严重性，但此尚无明确结论。尤其是这些化疗方案中包含博来霉素、丝裂霉素、环磷酰胺、甲氨蝶呤或卡莫司汀时（Boeck et al., 2007; Czarnecki & Voss, 2006; Segura et al., 2001）。
  (c) 任何一种药是否是致病因素，或者这些抗肿瘤药物的相互作用是否会导致毒性增强，这些都尚未明确（Boeck et al., 2007）。
  (d) 同步放化疗，尤其在应用博来霉素、卡莫司汀、环磷酰胺或多柔比星时，与间质性肺炎的发生相关（Chernecky, 2008; Chernecky & Shelton, 2001; Hydzik, 1990; Segura et al., 2001; Wickham, 1986）。
  (e) 累积剂量：对于对肺部有直接损伤的细胞毒药物而言，通常剂量增加，毒性反应增强。这是由于药物在肺部逐渐积累的原因。临床上存在两种剂量相关的肺毒性模型。
    i) 一旦达到阈值效应，肯定会增加发生肺毒性的风险（如博来霉素的累积剂量超过 450～500 单位时）。若没有其他诱发因素，当白消安总剂量 > 500mg 时，便会继发肺毒性（GlaxoSmithKline, 2008b）。
    ii) 丝裂霉素的最大推荐剂量为 30mg/m^2（Chan & King, 2007）。
    iii) 基于线性效应，药物使用剂量越大，肺毒性发生的风险便会随之增加（如卡莫司汀）（Brrstol-Myers Squibb, 2007a）。
  (f) 长期治疗（如白消安）（Barton-Burke et al., 2007）。

表26. 化疗药物的肺毒性

分类	药物	发生率	特征性表现	备注
烷化剂	白消安	发生率很低，但症状严重。发生率与肺损伤和肺炎有关。发生率为2.5%～11.5%，通常出现在长期用药的患者中，也可急性发作。重要并发症之一为进展性和难治性肺纤维化合并支气管肺炎。长期治疗会发生肺纤维化合并支气管肺炎与肺发育不良（GlaxoSmithKline, 2008b）	隐匿发作，包括咳嗽，呼吸困难，低热；支气管发育不良发展为肺纤维化（"白消安肺"）（Barton-Burke et al., 2007）肺纤维化合并支气管肺发育不良虽发生少，却是长期白消安治疗后的严重并发症，平均在治疗后4年发作，也有识发者（发作期从4个月至10年）（GlaxoSmithKline, 2008b）胸片显示弥漫性线状影，有时伴有网状结节影，结节状渗出影或实变影。也可发生胸腔积液（GlaxoSmithKline, 2008b; Smalley & Wall, 1966）	检查记录基础肺功能评价X线，PFTs，CT检查以协助诊断
	苯丁酸氮芥	发生率低。大剂量时出现呼吸功能障碍（GlaxoSmithKline, 2006）	肺纤维化；长期用药者出现支气管肺发育不良（GlaxoSmithKline, 2006）	检查记录肺功能基线
	环磷酰胺	发生率很低。弥漫性肺泡损伤是环磷酰胺相关肺疾病的常见表现（Rossi et al., 2000）早期毒性反应发生在48天之内，肺损伤的进展程度与剂量，给药时间无关（Erasmus, 2000; Hamada et al., 2003; Patel, 1990; Specks, 2008）有报道同步应用甲氨蝶呤或胺碘酮和患者肺毒性增加，有报道宿主病患者肺毒性的发生率增加（Bhagat et al., 2001; Gupta & Mahipal, 2007; Hamada et al., 2003; Specks, 2008）	肺水肿，纤维化，肺泡出血和肺纤维蛋白沉积被认为是烷化剂的代谢产物丙烯醛累积所致（Patel, 1990; Twohig & Matthay, 1990）。这些代谢产物会导致脂质过氧化，而这些脂质通常由肺抗氧化脂质作用来清除。但代谢产物大量聚集时会侵蚀脂质层，造成微血管损伤（Patel; Specks, 2008）慢性纤维化可以在药物应用后15周至6年开始出现（Hamada et al., 2003）有报道长期应用大剂量环磷酰胺致死亡。也有与其他烷化剂过敏性的报道（Bristol-Myers Squibb, 2005）PFTs中的一个临床改变对于预测环磷酰胺肺毒性有重要指示意义，即肺一氧化碳弥散量下降（Hamada et al., 2003; Malik et al., 1996）	吸入氧浓度>60%，发生率和严重性均可能增加（Specks, 2008）治疗包括中止用药和应用类固醇药物，而对初始毒性反应效果较好（Bristol-Myers Squibb, 2005; Specks, 2008）。皮质激素对弥散性间质纤维化伴胸膜增厚疗效大佳（Hamada et al., 2003）
	异环磷酰胺	间质性肺炎伴发肺纤维化发生率不一，非小细胞肺癌中发生率高达6%（Vahid & Marik, 2008）暂时性高铁血红蛋白血症患者可能会发生急性呼吸困难伴呼吸低氧血症（Vahid & Marik, 2008）	呼吸困难，呼吸急促和咳嗽提示肺毒性可能（Bristol-Myers Squibb, 2008a）	4-硫代环磷酰胺和谷胱甘肽相互作用，耗尽了储备的抗氧化剂，以至于发生高铁血红蛋白血症（Vahid & Marik, 2008）

表 26. 化疗药物的肺毒性（续）

分类	药物	发生率	特征性表现	备注
烷化剂	美法仑	有报道发生支气管肺炎育不良（GlaxoSmithKline, 2007） 在 425 例接受美法仑注射治疗的患者中急性超敏反应（包括过敏反应）的发生率为 2.4%（GlaxoSmithKline, 2007）	肺纤维化，间质性肺炎，支气管痉挛和呼吸困难可能是罕见超敏反应的征象，而非肺毒性。抗组胺药和皮质激素治疗对这些患者有效（GlaxoSmithKline, 2007）	若发生超敏反应，IV 或 PO 的美法仑均不能再使用，因为有报道口服美法仑的患者也曾出现超敏反应（GlaxoSmithKline, 2007）
	奥沙利铂	与肺纤维化相关（研究对象发生率 <1%），可能会致命（Pasetto & Monfardini, 2006） 联合治疗时发生率升高（Ruiz-Casado et al., 2006） 在之前未接受治疗的晚期直肠癌患者中，发生急性咽喉感觉迟钝综合征（3 级和 4 级）的概率为 1%~2% 奥沙利铂联合 5-FU/LV 治疗，咳嗽、呼吸困难和缺氧的总发生率为 43%（所有分级），其中 3 级和 4 级为 7%。相比之下，之前未接受治疗的直肠癌患者应用伊立替康联合 5-FU/LV 治疗，上述症状的总发生率为 32%（所有分级），其中 3 级和 4 级 5%（Sanofi-Aventis Pharmaceuticals, 2007）	类似过敏反应，与肺部嗜酸性细胞浸润有关（Vahid & Marik, 2008） 用肾上腺素、皮质激素、抗组胺药物治疗 曾有接受该药治疗的患者报告主观感觉吞咽困难或呼吸困难，但不伴有喉痉挛和支气管痉挛（没有喘鸣或喘息）（Sanofi-Aventis Pharmaceuticals, 2007）	若出现不明原因的呼吸系统症状，如干咳、呼吸困难、肺部杂音、放射性肺浸润，应停止使用奥沙利铂，直至进一步的肺部检查排除 ILD 和肺纤维化（Sanofi-Aventis Pharmaceuticals, 2007）
	替莫唑胺	呼吸困难 5%~8%，鼻窦炎 6%，咳嗽 5%（Schering Corporation, 2007） 使用剂量超过 150~200mg/m^2 的患者，ILD 发生率高达 4.8%（Maldonado et al., 2007; Vahid & Marik, 2008）	与亚硝基脲和丙卡巴肼一起使用会出现变态反应，包括极少发生的过敏反应（Maldonado et al., 2007; Schering Corporation, 2007） 大剂量时易发生肺炎	测量并记录肺功能基线

表26. 化疗药物的肺毒性（续）

分类	药物	发生率	特征性表现	备注
抗癌细胞因子	白介素-2（IL-2）	危及生命的4级呼吸系统功能紊乱：3%（ARDS、呼吸衰竭、气管插管）；1%（呼吸暂停）不良事件发生率为10%（N=525）（Chiron Corporation, 2002）呼吸困难：43%肺部改变：24%（包括肺充血、湿啰音、干啰音）呼吸系统功能紊乱：11%（ARDS、X线胸片显示浸润、非特异性肺部改变）咳嗽增加：11%	肺充血、呼吸困难、肺水肿、呼吸衰竭、呼吸急促、胸膜渗液、喘鸣、呼吸暂停、气胸、咯血（Chiron Corporation, 2002）	测量并记录肺功能基线，评估患者是否能够耐受大剂量IL-2若血压可耐受，出现呼吸症状时，考虑控制液体入量若患者出现难治性症状，考虑控制剂量或中断用药
	干扰素α-2b（IFN α-2b）	罕见（Schering Corporation, 2008）	发热、咳嗽、呼吸困难、肺浸润、肺炎	评估症状，考虑控制剂量
	奥普瑞白介素（IL-11）	呼吸困难：48%咳嗽加重：29%胸腔积液：10%（Wyeth Pharmaceuticals, 2008b）	外周水肿、呼吸困难；应严密监测已存在的体液聚集，包括心包积液或腹水患者若出现以下任何一种症状或体征，应立即就医：舌、喉或面部肿胀，呼吸、吞咽或说话困难，呼吸短促，喘鸣（Wyeth Pharmaceuticals, 2008b）	停止使用IL-11几天后，体液潴留是可逆的建议采取合理措施监测液体平衡。对于长期应用利尿剂的患者，应严密监测水、电解质水平（Wyeth Pharmaceuticals, 2008b）
抗代谢药	卡培他滨	呼吸困难：14%（Roche Pharmaceuticals, 2006）不是主要毒性但可出现以下副作用：咳嗽0.1%，哮喘0.2%，鼻出血、咯血和呼吸窘迫0.1%（Roche Pharmaceuticals, 2006）	呼吸困难、咳嗽、呼吸窘迫；中断治疗和对症治疗未控制毒性反应	一旦调整剂量，之后不应再增加剂量（Roche Pharmaceuticals, 2006）
	阿糖胞苷	当应用剂量>5g/m²时（6~12小时后）出现阿糖胞苷综合征（Castleberry et al., 1981; Haupt et al., 1981; Mayne Pharma, 2006a; Spratto & Woods, 2004）阿糖胞苷脂质体：无毒性资料（Enzon Pharmaceuticals, 2007）	突发呼吸窘迫综合征、肺水肿迅速进展、毛细血管渗漏综合征、呼吸衰竭、成人呼吸疾病（Haupt et al., 1981）	高分辨率CT示弥漫性双侧片状渗出影（Forghieri et al., 2007）限制液体入量可能会减轻症状

表26. 化疗药物的肺毒性（续）

分类	药物	发生率	特征性表现	备注
抗代谢药	磷酸氟达拉滨	咳嗽：10%*；44%** 肺炎：16%*；22%** 呼吸困难：9%*；22%** 过敏性肺炎：0%*；6%** *N=101；**N=32（Berlex Laboratories, 2006）	已发现肺部超敏反应，如呼吸困难、咳嗽和间质性肺浸润 在一项应用磷酸氟达拉滨联合喷司他丁治疗成人难治性慢性淋巴细胞白血病的临床观察中，存在高发的致命性肺毒性。因此，不建议该项联合用药（Berlex Laboratories, 2006）	—
	盐酸吉西他滨	据报道一些肺毒性的发生率为0.2%~13%（Roychowdhury et al., 2000; Vahid & Marik, 2008） 呼吸困难：23%（严重呼吸困难3%）（Eli Lilly & Co., 2007） 很少有关于实质性肺毒性，包括间质性肺炎、肺纤维化、肺水肿、成人呼吸窘迫综合征等报道（Eli Lilly & Co., 2007） 有报道发生严重肺毒性，可能与支气管痉挛、毛细血管渗透性肺水肿或弥漫性肺泡出血有关（Boeck et al., 2007; Vahid & Marik, 2008）。这可能会导致死亡，但极少发生（Vahid & Marik, 2008） 也曾报道＜1%的患者出现迟发性肺纤维化 肺出血的致死率为20%（Vahid & Marik, 2008）	可能发生呼吸困难、咳嗽、支气管痉挛、实质性肺毒性（极少）。若症状进展，则应中止用药。尽早对症处理可改善症状（Eli Lilly & Co., 2007） 极少数的情况下，一些患者即使中止治疗也会出现呼吸衰竭和死亡（Pavlakis et al., 1997） 一些患者在末次剂量用药2周后才出现肺部症状（Eli Lilly & Co., 2007）	输注时间＞60分钟，1次以上毒性增加（Castleberry et al., 1981; Spratto & Woods, 2004） 联合应用其他肺毒性药物时其肺毒性风险增加（Boeck et al., 2007; Vahid & Marik, 2008） 皮质激素可用来治疗支气管痉挛。再次给药时可能需要提前应用皮质激素（Vahid & Marik, 2008）
	甲氨蝶呤	肺水肿：1%~2%（Hospira, Inc., 2007） 过敏性肺炎的发生率为5%~10%（Rossi et al., 2000）。其毒性反应不是剂量相关性的，但患者若过度频繁用药更容易发生肺损伤（Aronchick & Gefter, 1991; Kohli et al., 2004; Lateef et al., 2005）	发热、呼吸困难、咳嗽（特别是干咳）、非特异性肺炎、慢性同质性阻塞性肺疾病（有死亡报道）（Hospira, Inc., 2007; Kohli et al., 2004; Lateef et al., 2005）	反复应用脱敏疗法是有效的办法（Davis et al., 2003; Kohli et al., 2004）

表26. 化疗药物的肺毒性（续）

分类	药物	发生率	特征性表现	备注
抗肿瘤抗生素	硫酸博来霉素	治疗患者中发生率为10%（Bristol-Myers Squibb, 2006a）约1%的非特异性肺炎进展为肺纤维化并死亡（Keijzer & Kuenen, 2007）年龄>70岁和总应用剂量>400单位的患者更常见。该毒性反应不可预见，偶有报道（Bristol-Myers Squibb, 2006a）年轻患者接受低剂量时，若不采用静脉推注，毒性可能降低（Bristol-Myers Squibb, 2006a; Chisholm et al., 1992）	硫酸博来霉素导致的肺炎特征包括呼吸困难、哮音。其X线检查片常见下肺野不透光影，这与一些感染性支气管肺炎或者肺转移的患者相似。在其他症状出现前，会先出现一氧化碳弥散量异常（Sleijfer et al., 1995）	早期毒性可自愈。警惕毒性反应的早期信号以避免发生不可逆肺损伤。每1~2周行胸片检查。发现肺部改变应停止用药。矛盾的是相关研究显示暴露于高浓度增加的环境时，肺部对氧中毒的敏感性增加，应谨慎维持室内氧气浓度（25%）（Bristol-Myers Squibb, 2006a）
	丝裂霉素	单药治疗和联合化疗中均有肺毒性的报道，发生率为3%~36%，用药后6~12个月发生。既往用药史、累积剂量>30mg/m²或联合应用其他抗肿瘤药物，毒性反应会增加（Bristol-Myers Squibb, 2000）	呼吸困难、干咳、弥漫性肺泡损伤、毛细血管渗漏、肺水肿。使用长春花生物碱时，若之前或者同时应用丝裂霉素，有发生严重支气管痉挛的报道。急性呼吸窘迫在长春花生物碱注射后几分钟至几小时发生。每个药物的总剂量各不相同，应区别考虑（Bristol-Myers Squibb, 2000）	如早期处理，肺炎症状和体征可能可逆，即使影像学检查正常。一旦出现呼吸困难，也应停止用药（Luedke et al., 1985）。吸氧时应该高度关注，因为氧本身会对肺产生毒性。注意体液平衡，防止水中毒（Bristol-Myers Squibb, 2000）
	米托蒽醌	联合用药时，类似超敏反应的急性肺炎发生率不同（Vahid & Marik, 2008）	突发呼吸困难和呼吸急促伴低氧血症 X线和CT检查示片状浸润	进行支气管活检或开胸肺活检常有效，使用皮质激素治疗常有效（Vahid & Marik, 2008）
杂类	三氧化二砷	呼吸系统事件（所有分级，N=40）： • 咳嗽：65% • 呼吸困难：53% • 缺氧：23% • 胸腔积液：20% • 喘鸣：13% 3级和4级： • 呼吸困难：10% • 缺氧：10% • 胸腔积液：3%（Cephalon, 2006）	不良反应并非长期或不可逆，通常也不需要中止用药（Cephalon, 2006）	检查记录肺功能基线

表26. 化疗药物的肺毒性（续）

分类	药物	发生率	特征性表现	备注
杂类：抗血管生成剂	贝伐珠单抗	肺出血罕见，＜1%（Vahid & Marik, 2008）	肺鳞状细胞癌患者更常见，咯血为最常见的临床表现（Vahid & Marik, 2008）	出现毒性反应时停止用药（Genentech, Inc., 2007a）
杂类：蛋白酶抑制剂	硼替佐米	报道的急性肺炎综合征甚少，移植的日本患者和1例未接受造血干细胞移植的非洲裔美国人的个案中有报道（Ohri & Arena, 2006）	突发呼吸窘迫伴肺浸润推测病理生理反应为急性脉管炎（Pitini et al., 2007）	出现肺部症状时立即停止用药（Millennium Pharmaceuticals, Inc., 2008）
杂类	来那度胺	超敏反应	类似超敏性肺炎综合征（Thornburg et al., 2007）	怀疑肺毒性时立即停止用药（Celgene Corporation, 2008）
	沙利度胺	急性肺毒性罕见，没有关于发生率的报道（Celgene Corporation, 2007）有个案报道怀疑但未证实存在肺泡出血	突发毛玻璃样改变见于沙利度胺治疗，尚不确定是感染，同质性肺毒性或肺泡出血。沙利度胺中的抗血管生成分相关。然而出血的病理机制尚不明确（Khalsa et al., 2007）	感染因素和药物毒性比较，前者导致肺部症状的风险更大有其他出血症状时应怀疑沙利度胺引起肺泡出血导致呼吸窘迫（Khalsa et al., 2007）
单克隆抗体	阿仑珠单抗	输注速度相关呼吸困难：17%急性输注相关反应一般于治疗第一周出现发生率（N=149）： • 呼吸困难：26% • 咳嗽：25% • 支气管炎/肺炎：21% • 肺炎：16% • 支气管痉挛：9% （Bayer Healthcare Pharmaceuticals, 2007）	出现输注相关反应：低血压、肢体僵硬、发热、呼吸短促、支气管痉挛、寒战和/或皮疹不良反应包括哮喘、支气管炎、COPD、咯血、缺氧、胸腔积液、胸膜炎、气胸、肺水肿、肺纤维化、肺浸润、呼吸窘迫、呼吸功能不全、鼻窦炎、喘鸣、咽部发紧（Bayer Healthcare Pharmaceuticals, 2007）	为了避免和减轻输注相关不良反应，患者在输注前应口服抗组胺药和对乙酰氨基酚作为预处理，并密切监测相关不良反应
	西妥昔单抗	ILD＜1%，为特异性表现（Bristol-Myers Squibb/ImClone, 2007）	严重、潜在致死性中止用药后可能会继续恶化特征性表现包括呼吸困难、呼吸急促、活动无耐力甚至刚开始使用就停药，症状仍会进一步恶化	对于所有化疗周期发生的呼吸困难，均需评估PFTs停止用药直到排除ILD如恢复用药，剂量减少为之前的50%（Bristol-Myers Squibb/ImClone, 2007）

表26. 化疗药物的肺毒性（续）

分类	药物	发生率	特征性表现	备注
单克隆抗体	吉妥珠单抗/奥加米星	缺氧：5% 肺炎：13% 咳嗽加重：17% 呼吸困难：32%（常发生于首次给药24小时内） 因严重肺毒性而死亡的报道较少（Wyeth Pharmaceuticals, 2008a）	临床表现包括呼吸困难、肺浸润、胸腔积液、非心源性肺水肿、呼吸功能不全、缺氧和ARDS。这些判断是输注反应相关的后遗症在输注前、中、后监测不断加重的咳嗽、呼吸困难、咽炎、肺炎及生命体征	禁止静脉推注（Wyeth Pharmaceuticals, 2008a） 患者白细胞计数大于30 000µl时风险增加。伴有肺原发疾病的患者毒性反应会加重
	帕尼单抗	ILD: 1%（Amgen Inc., 2008; Giusti et al., 2007）	监测输注反应（Giusti et al., 2007）治疗2~4月时出现，ILD的特征为呼吸困难、咳嗽、肺浸润，即使终止用药，症状还可能加重（Amgen Inc., 2008; Cohenuram & Saif, 2007）	通过PFTs和高分辨率CT检查确诊为间质性肺炎，则需要终生停用该药（Cohenuram & Saif, 2007）
	利妥昔单抗	临床试验中38%出现肺毒性（N=135）涉及肺功能相关输注死亡：0.04%~0.07% 支气管痉挛：8%（Genentech, Inc., 2007b）	常见不良反应为逐步加重的咳嗽、呼吸困难和鼻窦炎痉挛、呼吸困难和鼻窦炎输注相关反应表现为综合的肺部反应：缺氧、支气管痉挛、呼吸困难、肺浸润和ARDS（Genentech, Inc., 2007b） 有报道输注后6个月后出现闭塞性细支气管炎，也有少数报道在输注后3个月出现肺浸润（包括Wagner et al., 2007），其中一些导致命后果（Wagner et al., 2007）	出现严重症状时停止治疗，待症状消失后恢复用药，输注速度减缓50% 对肺炎或继续应用利妥昔单抗治疗重新或继续应用利妥昔单抗（Genentech, Inc., 2007b） 其安全性尚不明确（Genentech, Inc., 2007b）
	曲妥珠单抗	单独用药： • 咳嗽加重：26% • 呼吸困难：22% 上市后，有报道发生严重超敏反应（包括过敏反应）、输注反应、肺毒性致死罕见报道（Genentech, Inc., 2008）	咳嗽、呼吸困难、鼻炎、咽炎、肺浸润、胸腔积液、非心源性肺水肿、肺功能不全、缺氧和ARDS发生增加（Genentech, Inc., 2007b） 上市后，其他严重反应如肺浸润和肺纤维化报道甚少（Genentech, Inc., 2007b）	伴有原发肺疾病或弥漫肺肿瘤导致静息时也感到呼吸困难的患者，出现严重毒性反应的风险可能增加。联合用药毒性反应增加（Genentech, Inc., 2007b）

表 26. 化疗药物的肺毒性（续）

分类	药物	发生率	特征性表现	备注
亚硝基脲	卡莫司汀	虽发生甚少，但有肺毒性致死的病例报道。这些致死的病例中大部分接受了长期的卡莫司汀治疗，累积剂量>1400mg/m²。但也有患者接受小剂量治疗后出现肺纤维化的报道（Bristol-Myers Squibb Oncology, 2007a）。在一项长期研究中，所有初始治疗年龄小于5岁的患者均死于迟发性肺纤维化（Bristol-Myers Squibb, 2007a）	有报道称肺浸润和/或肺纤维化见于治疗后9天至43个月，其毒性与剂量相关。肺纤维化的进展较缓慢（Bristol-Myers Squibb, 2007a）。在骨髓移植前应用高剂量时（300～600mg/m²），可能会出现肺毒性，并且呈剂量限制性。高剂量卡莫司汀的肺毒性可能表现为间质性肺炎，常见于最近接受过纵隔放疗的患者。当总剂量>1000mg/m²时，肺毒性与总剂量呈线性相关。当累积剂量达到1500mg/m²时，50%的患者出现肺纤维化。其危险因素包括原有肺疾病、吸烟、环磷酰胺治疗和最近接受过胸部放疗史（几个月内）。最大肺活量和/或一氧化碳弥散量基线小于预期值70%的患者存在高风险（Bristol-Myers Squibb, 2007a）	行基线和常规PFTs检查，尤其是对于存在高危因素或者剂量>800mg/m²的患者
	洛莫司汀	罕见，常见于剂量>600 mg/m²时（Bristol-Myers Squibb, 2006b）。长期生存者可出现迟发性的肺纤维化进展缓慢，在一些案例中出现过死亡（Bristol-Myers Squibb, 2006b）	表现为肺浸润和/或肺纤维化的毒性反应曾出现在初始治疗间隔6个月或更长时间以后，累积剂量通常>1100mg/m²（Bristol-Myers Squibb, 2006b）。曾有报道在儿童期和青春期（1～16岁）接受亚硝基脲治疗且联合头部放疗的颅内肿瘤患者，在治疗17年后发生了迟发性肺毒性（Bristol-Myers Squibb, 2006b）	检测基础肺功能，对高危患者监测PFTs
植物碱类	多西他赛	非剂量相关性间质性肺炎伴肺纤维化的发生率为3%～5%，大部分在用药4～8周后出现（Leimgruber et al., 2006; Sanofi-Aventis Pharmaceuticals, 2008）	肺浸润、胸腔积液、肺水肿	使用利尿剂可能减少胸腔积液（Sanofi-Aventis Pharmaceuticals, 2008）皮质激素可用于治疗肺纤维化并非持续有效（Sanofi-Aventis Pharmaceuticals, 2008）

表26. 化疗药物的肺毒性（续）

分类	药物	发生率	特征性表现	备注
植物碱类	依托泊苷	肺部不良反应报道不多：间质性肺炎／肺纤维化、过敏样反应表现为寒战、发热、心动过速、支气管痉挛，呼吸困难和／或低血压，在静脉治疗患者中的发生率为0.7%～2%，口服治疗者中发生率＜1%（Bristol-Myers Squibb, 2007b; Post et al., 2007）	过敏样反应多发生于初次输注时，患者有时会发生面部／舌肿胀、咳嗽、大汗、发绀、虚感、喉痉挛、背部疼痛和／或意识丧失等。此外，明显的过敏相关性呼吸暂停罕见报道	有报道在接受了高于推荐使用的输注浓度的儿童患者中出现了较高比例的过敏样反应（或快速输注浓度）在过敏样反应发生过程中产生作用的机制尚不明确（Bristol-Myers Squibb, 2007b） PET 扫描可清楚显示依托泊苷所致肺毒性表现——通气性异常（Post et al., 2007）
	紫杉醇	单药治疗时发生率较低；呼吸困难2%，间质性肺炎，肺纤维化和肺栓塞罕见报道（Bristol-Myers Squibb, 2007c） 联合治疗时肺毒性发生率8.5%～9%，严重反应常见于联合高剂量治疗（Bristol-Myers Squibb, 2007c; Dunsford et al., 1999）	过敏性肺炎（Dunsford et al., 1999） 同步放疗的患者中罕有发生放射性肺炎者（Bristol-Myers Squibb, 2007c）	严重致死罕见，可用皮质激素治疗（Ostoros et al., 2006）
	酒石酸长春瑞滨	呼吸短促3%，严重呼吸短促罕见，但病情较重：单药治疗患者中呼吸短促占2%和ARDS大部分致命（Mayne Pharma, 2006b）	长春瑞滨联合丝裂霉素治疗时高发急性呼吸短促和支气管痉挛；该症状需要吸氧，应用支气管扩张药和皮质激素来缓解，尤其是原有肺功能不全时，更需对症处理 出现症状的平均时间为用药后1周（3～8天）	患者原有肺部症状加重或出现新的症状，如常见的呼吸困难、咳嗽、缺氧等，应引起重视（Mayne Pharma, 2006b）
靶向治疗：mTOR抑制剂	坦罗莫司	肾癌患者中发生率为1%～36%（Duran et al., 2006; Vahid & Marik, 2008）	发生非判量相关性间质性肺炎的机制不明确（Vahid & Marik, 2008）	临床表现不明确，因此患者应停止用药（Vahid & Marik, 2008）
靶向治疗：酪氨酸激酶抑制剂	达沙替尼	在多项研究中，胸腔积液发生率大约为35%（Bristol-Myers Squibb, 2008b; Quintas-Cardama et al., 2007）	大部分积液为渗出性，表现为胸腔积液淋巴液浸润（Bergeron et al., 2007） 3级和4级胸腔积液的患者多为加速期或急变期慢性粒细胞白血病的患者（Quintas-Cardama et al., 2007） 每日两次用药的患者胸腔积液更多见（Bergeron et al., 2007; Bristol-Myers Squibb, 2008b）	大部分胸腔积液可逆，但再次用药时可再次发生胸腔积液（Bergeron et al., 2007） 治疗包括中断用药、利尿或使用皮质激素（Bergeron et al., 2007; Quintas-Cardama et al., 2007）

表26. 化疗药物的肺毒性（续）

分类	药物	发生率	特征性表现	备注
靶向治疗：酪氨酸激酶抑制剂	厄洛替尼	鲜有发生（<1%），若联合吉西他滨治疗发生率为2.5%（Genentech, Inc. & OSI Pharmaceuticals, 2007; Vahid & Marik, 2008）	致命性ILD与肺癌患者口服治疗有关（Liu et al., 2007; Vahid & Marik, 2008）用药后几天或几个月内发生偶有发生胸腔积液的报道（Toh et al., 2007）	皮质激素治疗后部分患者会有所改善（Vahid & Marik, 2008）高度怀疑厄洛替尼肺毒性时停止用药（Genentech, Inc. & OSI Pharmaceuticals, 2007）
	吉非替尼	报道在口服治疗患者中ILD总发生率约1/3致命。报道显示ILD的发生率为之前接受放化疗者31%，之前未接受放化疗者12%，合并原发性肺纤维化的患者57%和无任何治疗者（AstraZeneca Pharmaceuticals, 2005）	间质性肺炎、肺炎、肺泡炎，常以急性呼吸困难起病，有时会伴急咳嗽或发热，通常短时间内加重，需住院治疗合并原发性肺纤维化的患者吉非替尼治疗后原病情会加重，死亡率增加（AstraZeneca Pharmaceuticals, 2005）	若肺部症状（呼吸困难、咳嗽、发热）急性发作或恶化，暂停治疗并处理。若为ILD，则中止治疗
	甲磺酸伊马替尼	据报道，胃肠道间质肿瘤应用该药的患者，严重浅表性水肿及严重液体潴留（胸腔积液、腹水和腹水）的发生率为1%～6%（Vahid & Marik, 2008）呼吸困难发生率为14%～15%间质性肺炎和肺纤维化罕见（Novartis Pharmaceuticals, 2007）	在2项研究中54%～74%的患者存在液体潴留，使得肺毒性反应更难被确定。液体潴留包括胸腔积液、肺水肿、心包积液和全身性水肿（Ishii et al., 2006）体液外渗和胸腔积液可能为剂量相关性，在急变期和加速期（剂量600mg/d）以及老年人中更常见（Vahid & Marik, 2008）。尽管如此，曾报道有其中一些可能是严重或威胁生命的，有1例急变期患者死于胸腔积液、充血性心力衰竭和肾衰竭（Deininger et al., 2003; Novartis Pharmaceuticals, 2007）	出现不良事件时需中断用药，使用利尿剂或采用其他对症支持治疗如有新用药（Vahid & Marik, 2008）伊马替尼对儿童的总体安全性（对39个儿童的研究）与成人类似（Novartis Pharmaceuticals, 2007）尚无外周水肿的报道
	盐酸拓扑替康	卵巢癌患者3级和/或4级呼吸困难发生率为4%，小细胞肺癌患者该发生率为12%（GlaxoSmithKline, 2008a）。可能发生肺纤维化，但只有1例病理证实为该并发症（Maitland et al., 2006）所有级别的呼吸困难：22%（GlaxoSmithKline, 2008a）	主要肺部不良反应为呼吸困难、咳嗽和肺炎（GlaxoSmithKline, 2008a）	检测并记录肺功能基线

ARDS—成人呼吸窘迫综合征；CT—计算机断层扫描；5-FU/LV—氟尿嘧啶/甲酰四氢叶酸；IFN—干扰素；IL—白细胞介素；ILD—间质性肺病；IV—静脉注射；mTOR—西罗莫司靶蛋白；PET—肺功能测试；PO—口服

(5) 直接损伤的危险因素
　　(a) 有少数报道称应用羟基脲导致间质性肺浸润和急性肺泡炎（Hennemann, Bross, Reichle, & Andreesen, 1993; Kavuru, Gadsden, Lichtin, & Gephardt, 1994）。
　　(b) 代谢损伤
　　　i) 环磷酰胺代谢产物导致的急性肺炎可能会发生出血，致死率约为50%（Kachel & Martin, 1994; Malik et al., 1987; Specks, 2008; Twohig & Matthay, 1990）。
　　　ii) 肾功能不全导致药物排泄延迟，加重环磷酰胺和博来霉素的肺毒性（Kachel & Martin, 1994; McLeod et al., 1987; Specks, 2008）。
　　(c) 破坏细胞内激酶
　　　i) 酪氨酸激酶抑制剂（如吉非替尼、厄洛替尼）（Endo, Johkoh, Kimura, & Yamamoto, 2006; Ieki, Saitoh, & Shibuya, 2003）
　　　ii) EGFRIs（如西妥昔单抗）
　　　iii) mTOR抑制剂（如坦罗莫司）（Duran et al., 2006; Klastersky, 2006）
　　　　　• 细胞内激酶引导蛋白生成
　　　　　• 活化时，mTOR促进癌细胞生长、增殖和血管生成（Novartis Oncology U.S., 2008）
　　(d) 肺水肿
　　　i) 生物制剂是引起此类不良反应的主要药物（Antoniou, Ferdoutsis, & Bouros, 2003; Schwartzentruber, 2005）。
　　　　　• 使用IL-2时毛细血管渗漏综合征发生率高，但治疗结束和应用利尿剂后迅速好转。
　　　　　• 肺水肿是大剂量IL-2治疗后出现的一种剂量限制性毒性反应（NCI CTEP, 2006; Siegel & Puri, 1991）。
　　　　　• 严重程度取决于给药途径、剂量和给药时间安排（Conant, Fox, & Miller, 1989; Schwartzentruber, 2005）。
　　　ii) 多西他赛与体液潴留及肺泡渗液和肺浸润有关，可提前应用皮质激素预防和采用利尿剂对症治疗（King, 2007c; Leimgruber et al., 2006; Pronk, Stoter, & Verweij, 1995）。
　　　iii) 阿糖胞苷（Forghieri et al., 2007; Haupt, Hutchins, & Moore, 1981）。
　　　iv) 亮丙瑞林（Ferrari, Pezzuto, & Coppola, 2007）。
　　　v) 酪氨酸激酶抑制剂，如硼替佐米、吉非替尼、达沙替尼和甲磺酸伊马替尼，导致毛细血管渗漏、肺水肿和渗液（Miyakoshi et al., 2006; Vahid & Marik, 2008）。
　　(e) 出血性肺炎

i）环磷酰胺
ii）吉西他滨（Carron et al.，2001）
iii）利妥昔单抗（Alexandrescu et al.，2004）
iv）沙利度胺
(f) 过敏性肺炎
i）紫杉醇能引起急性肺炎，似乎是对克列莫佛（Cremophor®）聚氧乙烯蓖麻油乳化剂的过敏反应（Camp et al.，2007；Goldberg & Vannice，1995；Ramanathan，Belani，& Reddy，1996；Read，Mortimer，& Picus，2002）。
ii）多西他赛：发生率7%～47%，影响发生率的因素包括总应用剂量、化疗计划、是否同步使用吉西他滨或放疗（Grande，Villanueva，Huidobro，& Casal，2007）。
iii）急性甲氨蝶呤反应可能源于过敏反应（Davis，Williams，& Walker，2003；Lateef，Shakoor，& Balk，2005）。
d）临床表现
(1) 临床表现不明显时可能难以观察。
(2) 症状和体征
(a) 呼吸困难。
(b) 呼吸急促。
(c) 呼吸负荷增加。
(d) 干咳。
(e) 低氧血症：发绀、氧饱和度低。
(f) 明显的焦虑、不安。
(3) 症状和体征出现时间
(a) 过敏反应可在用药后的前几个小时发生（Kohli，Ferencz，& Calderon，2004）。
(b) 过敏性肺炎出现的平均时间为用药后7～10天。
(c) 甲氨蝶呤过敏反应出现在首次用药后12～18小时（Balk，2007）。
(d) 迟发性毒性反应可能出现在初始治疗后8个月～10年（Tenenbaum，1994）。
e）评估
(1) 既往史
(a) 主要化学生物治疗史。
(b) 其他导致肺毒性的药物：包括但不局限于胺碘酮、呋喃妥因、青霉胺、苯妥英、普鲁卡因（Bhagat，Spor，Long，& Folz，2001；Chernecky，2008；Vahid & Marek，2008）。
(c) 其他肺部状况（最近或慢性的）（Klastersky，2006）。
(d) 近期病毒感染致气道出血倾向。
(e) 自身免疫性或结缔组织疾病（Chernecky，2008；King，2007a；Lake，2007；Varga，2007）。
(f) 职业暴露：有助于排除类似的肺部疾病和意外暴露，如二氧化硅、粉尘、煤炭和棉絮（Chernecky，2008；Daba et al.，2004）。
(g) 环境暴露，如石棉、气体和粉尘（Chernecky，2008；Daba et al.，2004）。
(2) 体格检查
(a) 生命体征——呼吸急促、心动过速。
(b) 听诊闻及湿啰音。
(c) 咳嗽、咳痰和咯血。
(d) 胸膜疼痛——可能伴有其他紊乱（如厄洛替尼）。
(e) 辅助呼吸肌呼吸。
(f) 组织缺氧——发绀、少尿、肠鸣音减弱、意识改变。
(3) 诊断学检查
(a) 动脉血气分析提示缺氧伴呼吸性碱中毒。

(b) 接受大剂量IL-2治疗的患者中约20%胸片出现肺水肿的改变（Berthiaume et al., 1995; Siegel & Puri, 1991）。

(c) 胸片显示毛玻璃密度影/浸润、肺小叶间隔膜间质或肺泡增厚（Endo et al., 2006; Stark, 2007）。结节影提示肺纤维化（Stark）。

(d) 胸部CT，对区分肺炎与肺栓塞或肺纤维化高度敏感，因为后两者可发生于伴呼吸窘迫的癌症患者中（Endo et al., 2006; Forghieri et al., 2007）。

(e) 肺功能检查中较敏感的一项是CO弥散功能下降，在许多患者中这会先于肺部症状出现（Bahhady & Unterborn, 2003; Ngan et al., 1993; Segura et al., 2001）。

(f) 血清标志物KL-6、SP-A和SP-D已用于预测一些药物导致的ILD（Kitajima et al., 2006）。

(g) 正电子发射计算机断层扫描（PET-CT）有助于早期诊断依托泊苷相关的肺纤维化（Post et al., 2007）。

(h) 开胸肺活检可确诊（King., 2007b）。

f) 协同管理

(1) 肺功能检查是生物治疗患者必须评估的项目（尤其是接受IL-2治疗的患者）（Chiron Corporation, 2002; Letizia & Conway, 1996）。

(a) 大量吸烟（>10支/天）（Fernander, Schumacher, Wei, Crooks, & Wedlund, 2008）。

(b) 患者原有广泛肺部病变。

(c) 出现肺储备功能下降的征象：活动无耐力、出现新的咳嗽和呼吸急促（Chernecky & Shelton, 2001; Ngan et al., 1993）。

(2) 不超过最大剂量

(a) 博来霉素：400U/m^2（Lasky & Ortiz, 2007）。

(b) 丝裂霉素C：30mg/m^2（Chan & King, 2007）。

(3) 若怀疑肺毒性，暂停化疗，通知医生。

(4) 谨慎给患者用氧，最好是血氧低时才给氧。

(a) 给氧会增加一些肺毒性药物的毒性反应（如博来霉素）。

(b) 给氧会引起吸收性肺不张和肺表面活性剂的丢失，从而加重毒性。

(5) 确保液体平衡

(a) 详细记录出入量。

(b) 做出输入液体还是限制入量的决定非常关键。

(c) 通过衡量"净体重"来决定是否采用利尿治疗。定期称体重。

(d) 利尿剂通过从血管间隙渗透液体来减轻组织水肿，将组织间隙液重吸收进入血管内。但当毛细血管通透性受损、细胞和血管壁损伤时，这也许会失效。

(6) 支持性护理

(a) 给氧：当使用博来霉素时，谨防氧相关性肺损伤（Bristol-Myers Squibb, 2004）。

(b) 支气管扩张药：计量吸入器比雾化吸收器给药方式更好。

(c) 利于呼吸的体位：抬高床头、三脚架体位（上肢抬高伸长、双膝分开、尽量前倾）、双腿置于床侧下垂。

(7) ILD 的病因治疗

(a) 遵医嘱应用皮质激素。但生物治疗患者通常禁用激素，因为其具有增强免疫激活的作用。

(b) 在不明确是否在肺毒性反应的同时合并感染时，考虑应用抗菌治疗。

(c) 有报道称口服肌肽可消除博来霉素的肺毒性反应（Cuzzocrea et al., 2007）。

(8) 随访患者，评估风险

(a) 常规 X 线和 CT 检查

i) 靶向治疗时建议至少每月检查 1 次。

ii) 基于 ILD 的风险确定检查频率。累积剂量或风险因素增加时，增加检查频率。

iii) 为监测博来霉素的毒性反应，建议每 1～2 周行 1 次胸部影像学检查（Bristol-Myers Squibb, 2004）。

(b) 定期监测肺功能（平均每 3 个月 1 次）（Chernecky, 2008）

i) 每分钟肺活量和用力呼气量（FEV）的改变是监测肺纤维化的敏感指标。

ii) 若为监测肺纤维化，应更频繁地检查肺功能。

g) 患者和家属健康教育

(1) 提供肺毒性症状方面的健康教育（如咳嗽、呼吸困难、胸痛、呼吸浅、胸壁不适）。确保包括门诊患者在内的所有接受皮下注射 IL-2 治疗的患者在症状出现时立即就医。

(2) 告知患者需延迟或暂停治疗直至肺部症状消失。

(3) 与患者一起探讨未来气管插管和心肺复苏的需求意愿，做好进一步指导。

(4) 教会患者抬高床头，这样更有助于呼吸。

(5) 指导患者在有精力时再进行锻炼，以保存体力。

(6) 教会患者和家属减轻呼吸困难的方法：耐力锻炼、缩唇呼吸、戒烟、使用小风扇。

(7) 教会患者遵医嘱口服阿片类药物（主要是吗啡），这能缓解憋气时的不适感。

(8) 复习给氧治疗的安全措施（如防火）。

2．肺泡出血

a) 病理生理学

(1) 血液进入肺泡间隙，与病毒感染和某些毒性损伤相关。

(2) 化疗或者化放疗引起的血管内壁损伤，导致微毛细血管出血。靶器官是肺泡而不是胃肠系统或尿路的原因尚不明确。肺出血往往单独发生，并不与胃肠道出血或血尿一起出现。

b) 发生率

(1) 在非髓性移植患者中肺泡出血发生率为 1.9%（Wanko, Broadwater, Foltz, & Chao, 2006），在造血干细胞移植（HSCT）患者中高达 10.3%（Lewis, DeFor, & Weisdorf, 2000；Majhail, Parks, DeFor, & Weisdorf, 2006；Wanko et al., 2006）。

(2) 儿科移植患者中发生率大约为 5%（Heggen et al., 2002）。

c) 危险因素

(1) 尽管一些急性肺炎症状也会引发出血，但记录中最常见的是造血干细胞移植患者的肺泡出血（Alexandrescu et al., 2004；Carron et al., 2001；Lin et al., 2005）。

(2) 常规剂量的吉西他滨、贝伐珠单

抗、环磷酰胺治疗，很少引起肺泡出血（Vahid & Marik, 2008）。
(3) 据记录，伴随的肺部感染主要为巨细胞病毒、腺病毒和粪类圆线虫（寄生虫）感染。
(4) 与其他出血不同的是，肺泡出血不一定与血小板计数和凝血功能有关。

d) 临床表现
(1) 肺泡出血通常在应用预定的治疗方案后 1～2 周出现。
(2) 症状包括呼吸困难、咳嗽、胸部不适和深度低氧血症。
(3) 咯血罕见，可能会出现粉红色泡沫样痰或支气管肺泡出血。

e) 评估
(1) 呼吸音
(2) 痰液的性质和量
(3) 血红蛋白、血小板计数和凝血参数
   (a) 除非为致命性出血，否则血红蛋白不下降
   (b) 确保血小板 > 50 000/mm^3
(4) X 线和 CT 检查显示双侧间质浸润时应怀疑出血。
(5) 支气管肺泡灌洗可见呈血性回流液，回流量多于灌洗量，痰液中充满含铁血黄素的巨噬细胞时，考虑肺泡出血（Vahid & Marik, 2008）。

f) 协同管理
(1) 尽管未证实有效，但皮质激素仍作为标准治疗药物（Grigoriyan, Rishi, Molina, Homer, & Manthous, 2007）。
(2) 尽管未证实有效，凝血因子治疗仍作为标准治疗（Grigoriyan et al., 2007）。
(3) 可考虑通过机械性正压通气来止血。

3. 急性早幼粒细胞白血病分化综合征（differentiation syndrome）/维 A 酸综合征（NCI CTEP, 2006）

a) 病理生理学
(1) WBC 快速增殖和分化，产生免疫刺激，使得肺部毛细血管炎性渗出，并出现皮疹（Ahmed et al., 2007; Bi & Jiang, 2006）。
(2) 首次被命名为维 A 酸综合征是因为急性早幼粒细胞白血病（M3 型白血病）患者接受全反式维 A 酸治疗时更容易发生（Au & Kwong, 2008; Fenaux, Wang, & Degos, 2007）。
(3) 这不像一种急性毒性反应，更像是肿瘤治疗反应。

b) 发生率
(1) 也可见于应用三氧化二砷治疗的同类患者（Au & Kwong, 2008; Fenaux, et al., 2007; Jin, Hou, Liu & Yu, 2006）。
(2) 也可见于其他用维 A 酸治疗的患者，甚至是非 M3 型白血病患者。因此，只要应用维 A 酸或其不同剂型时，均应加强监测（DiNardo et al., 2008）。
(3) 在维 A 酸联合化疗患者中的发生率为 10%～15%，WBC 计数高的患者发生率更高（Fenaux et al., 2007）。

c) 危险因素
(1) 高 WBC 计数
(2) 急性白血病，M3 亚型
(3) 全反式维 A 酸治疗者
(4) 三氧化二砷治疗

d）临床表现
(1) 发热、皮疹、呼吸困难、咳嗽、肺泡音和低氧血症。
(2) 初始治疗后 7～20 天出现（Bi & Jiang, 2006）。

e）评估
(1) 每天评估 WBC 计数。
(2) 定期评估凝血参数、血小板计数。
(3) 出入量，警惕水中毒。
(4) 呼吸音。

f）协同管理
(1) 预防
(a) 当 WBC 计数上升时立即化疗。
(b) 确保血小板计数达 50 000/mm³。
(c) 液体量管理（严格限制入量和出量）。
(2) 立即采用皮质激素治疗（Cupitt, 2000）和常规化疗可能改善预后，但此综合征依然有 10% 的致死率（Ahmed et al., 2007; Fenaux et al., 2007）。

4. 胸腔积液
a）病理生理学
(1) 胸腔积液定义为过多的液体在胸膜腔内聚集，从而影响肺扩张。
(2) 由于过多的液体潴留在胸膜腔内，因此阻碍了肺泡的完全扩张（Allibone, 2006）。
(3) 每天通常有 4～6L 的胸膜液循环于脏胸膜和壁胸膜的间隙中。

b）药物相关性胸腔积液的发生率
(1) 发生率因药物、剂量、化疗计划和并发症等因素而异。
(2) 通过影像学检查发现，经 IL-2 治疗的患者中发生率为 42%～52%。一般不需干预，治疗中止后胸腔积液会逐渐消失（Shelton, 2009）。
(3) 某些药物治疗后发生率高达 35%（Quintas-Cardama et al., 2007）。

c）危险因素
(1) 主要诱因
(a) 液体回流受阻（Allibone, 2006）
(b) 胸膜刺激导致毛细血管内液渗出至胸膜腔间隙（Allibone, 2006）
(2) 胸腔积液是癌症和其他疾病如 CHF、肾衰竭和甲状腺功能减退症的常见并发症。
(3) 化疗和生物治疗时，胸腔积液是因药物引起的暂时性毛细血管渗漏所造成的。
(4) 与胸腔积液有关的化疗和生物治疗药物包括：
(a) 硼替佐米（Pitini, Arrigio, Altavilla, & Naro, 2007）
(b) 阿糖胞苷
(c) 环磷酰胺（高剂量）
(d) 达沙替尼（Bergeron et al., 2007; Hochhaus, 2007; Ishii, Shoji, Kimura, & Ohyashiki, 2006; Quintas-Cardama et al., 2007）
(e) 多西他赛（Toh et al., 2007）
(f) 厄洛替尼（Toh et al., 2007）
(g) 伊马替尼（2%～6%）（Bergeron et al., 2007; Ishii et al., 2006）
(h) 奥普瑞白介素（Wyeth Laboratories, 2008b）
(i) 培美曲塞（Brandes, Grossman, & Ahmad, 2006）

d）临床表现/评估
(1) 患者表现为呼吸急促、呼吸困难、呼吸负荷增加、胸腔活动异常和疲乏。
(2) 大量胸腔积液通过站立位胸片容易判断。
(3) 少量胸腔积液可通过胸部 CT 诊断。
(4) 酪氨酸激酶抑制剂所致胸腔积液的特征表现为渗出性、胸膜淋巴细胞浸润。

e）协同管理
(1) 大部分情况下，处理胸腔积液并不复杂。停止应用诱发药物，胸腔积液也会自行吸收（Quintas-

Cardama et al., 2007)。
(2) 达沙替尼治疗时, 减少剂量即可消除胸腔积液 (Bergeron et al., 2007)。
(3) 其他治疗包括采用利尿剂和皮质激素, 但均没有大样本的研究证据支持 (Bergeron et al., 2007; Quintas-Cardama et al., 2007)。

5. 肺泡蛋白质沉积症
   a) 病理生理学
      (1) 表现为肺泡内表面活性剂组成成分和细胞碎片沉积。
      (2) 严重蛋白渗出导致支气管堵塞、呼吸顺应性差和低氧血症 (Pedroso et al., 2007)。
   b) 发生率: 罕见。
   c) 危险因素 (Inaba et al., 2007; Miyoshi, Daibata, Takemoto, Machida, & Taguchi, 2005; Pamuk et al., 2003; Shoji et al., 2002)
      (1) 血液系统恶性疾病。
      (2) MDS。
      (3) 疾病初期出现重度中性粒细胞减少。
      (4) 该症是由抗肿瘤药如烷化剂 (Inaba et al., 2007)、伊马替尼 (Wagner et al., 2003) 引起, 还是疾病本身所致, 尚不明确。
      (5) 该症与不动杆菌属 (Goldschmidt et al., 2003)、肺孢子虫 (Akin & Nguyen, 2004) 或结核分枝杆菌 (Goldschmidt et al.) 的感染也有关联。
   d) 临床表现
      (1) 呼吸困难、呼吸急促、咳嗽、呼吸负荷增加。
      (2) 往往在几天内发生, 并进行性加重。
      (3) CT 检查显示广泛的肺部实变和"铺路石"征 (Akin & Nguyen, 2004)。
      (4) 通过支气管镜或肺活检标本碘酸-希夫染色阳性来诊断。
      (5) 当患者 WBC 值逐渐恢复时, 症状能自行缓解 (Pamuk et al., 2003)。
      (6) 当患者伴有原发疾病或白细胞计数不能恢复至正常时, 有时能致命 (Goldschmidt et al., 2003; Inaba et al., 2007)。
   e) 协同管理 (Inaba et al., 2007; Kim, Kim, & Kim, 2004; Pamuk et al., 2003)
      (1) 抗生素
      (2) 皮质激素
      (3) 肺灌洗

6. 肺 VOD
   a) 病理生理学
      (1) 肝 VOD 是高剂量烷化剂、TBI、吉妥珠单抗治疗的常见并发症 (Bunte, Patnaik, Pritzker, & Burns, 2008; McKoy et al., 2007)。
      (2) 肝静脉的纤维化改变导致血管僵硬, 从而形成门静脉高压。肺的病理生理变化与此类似。
      (3) 肺毛细血管后小静脉阻塞称为肺 VOD (Bunte et al., 2008; Hackman, Madtes, Petersen, & Clark, 1989; Salzman, Adkins, Craig, Freytes, & LeMaistre, 1996)。
      (4) 损伤机制可能是因为损伤了内皮细胞壁 (Bunte et al., 2008)。
      (5) 最终的临床结局为肺高压, 伴右心衰竭。
      (6) 肺 VOD 在 HSCT 后 40～60 天出现, 表现为低氧血症、容量依赖性低血压、房性心律失常、右束支阻滞或肝充血 (Bunte et al., 2008)。
   b) 发生率
      (1) 有低于 2% 的移植患者出现罕见的内皮损伤表现。
      (2) 因其症状与其他不良反应极其类似, 因此可能低估了其发生率。
   c) 危险因素
      (1) 不相匹配的移植
      (2) 高剂量烷化剂治疗
      (3) 肺部损伤史
   d) 临床表现和评估

（1）明确诊断需要右心导管检查，但超声心动图显示右心压力升高对诊断该病有意义。

（2）CT显示肺门周围浸润、主要肺静脉增厚是肺VOD区别于其他疾病所致肺高压的独特表现（Bunte et al., 2008；Dufour et al., 1998）。

e）协同管理

（1）尚无明确的治疗方法。

（2）有文献记录的病例大都死亡（Bunte et al., 2008）。

参考文献

Ahmed, Z., Shaikh, M.A., Raval, A., Mehta, J.B., Byrd, R.P. Jr., & Roy, T.M. (2007). All-trans retinoic acid syndrome: Another cause of drug-induced respiratory failure. *Southern Medical Journal, 100*(9), 899–902.

Akin, M.R., & Nguyen, G.K. (2004). Pulmonary alveolar proteinosis. *Pathology, Research and Practice, 200*(10), 693–698.

Alexandrescu, D.T., Dutcher, J.P., O'Boyle, K., Albulak, M., Oiseth, S., & Wiernik, P.H. (2004). Fatal intra-alveolar hemorrhage after rituximab in a patient with non-Hodgkin lymphoma. *Leukemia and Lymphoma, 45*(11), 2321–2325.

Allibone, L. (2006). Assessment and management of patients with pleural effusions. *Nursing Standard, 20*(37), 59.

Amgen Inc. (2008). Vectibix [Package insert]. Thousand Oaks, CA: Author.

Antoniou, K.M., Ferdoutsis, E., & Bouros, D. (2003). Interferons and their application in the diseases of the lung. *Chest, 123*(1), 209–216.

Aronchick, J.M., & Gefter, W.B. (1991). Drug-induced pulmonary disease: An update. *Journal of Thoracic Imaging, 6*(1), 19–29.

AstraZeneca Pharmaceuticals. (2005). Iressa [Package insert]. Wilmington, DE: Author.

Au, W.Y., & Kwong, Y.L. (2008). Arsenic trioxide: Safety issues and their management. *Acta Pharmacologica Sinica, 29*(3), 296–304.

Bahhady, I.J., & Unterborn, J. (2003). What pulmonary function tests can and cannot tell you: Results help assess disease severity in ILD and COPD. *Journal of Respiratory Diseases, 24*(4), 170–176.

Balk, R.A. (2007). *Methotrexate-induced lung injury* [Up-To-Date Version 15.3, current as of August 2007]. Retrieved March 21, 2008, from http://www.uptodate.com/home/index.html

Bayer Healthcare Pharmaceuticals. (2007). Campath-1h [Package insert]. Wayne, NJ: Author.

Bergeron, A., Rea, D., Levy, V., Picard, C., Meignin, V., Tamburini, J., et al. (2007). Lung abnormalities after dasatinib treatment for chronic leukemia: A case series. *American Journal of Respiratory and Critical Care Medicine, 176*(8), 814–818.

Berlex Laboratories. (2006). Fludara [Package insert]. Richmond, CA: Author.

Berthiaume, Y., Boiteau, P., Fick, G., Kloiber, R., Sinclair, G.D., Fong, C., et al. (1995). Pulmonary edema during IL-2 therapy: Combined effect of increased permeability and hydrostatic pressure. *American Journal of Respiratory and Critical Care Medicine, 152*(1), 329–335.

Bhagat, R., Spor, T.A., Long, G.D., & Folz, R.J. (2001). Amiodarone and cyclophosphamide enhanced lung toxicity. *Bone Marrow Transplantation, 27*(10), 1109–1111.

Bi, K.H., & Jiang, G.S. (2006). Relationship between cytokines and leukocytosis in patients with APL induced by all-trans retinoic acid or arsenic trioxide. *Cellular and Molecular Immunology, 3*(6), 421–427.

Boeck, S., Hausmann, A., Reibke, R., Schultz, C., & Heinemann, V. (2007). Severe lung and skin toxicity during treatment with gemcitabine and erlotinib for metastatic pancreatic cancer. *Anticancer Drugs, 18*(9), 1109–1111.

Brandes, J.C., Grossman, S.A., & Ahmad, H. (2006). Alteration of pemetrexed excretion in the presence of acute renal failure and effusions: Presentation of a case and review of the literature. *Cancer Investigation, 24*(3), 283–287.

Bristol-Myers Squibb. (2000). Mutamycin [Package insert]. Princeton, NJ: Author.

Bristol-Myers Squibb. (2005). Cytoxan [Package insert]. Princeton, NJ: Author.

Bristol-Myers Squibb. (2006a). Blenoxane [Package insert]. Princeton, NJ: Author.

Bristol-Myers Squibb. (2006b). Lomustine [Package insert]. Princeton, NJ: Author.

Bristol-Myers Squibb. (2007a). BiCNU [Package insert]. Princeton, NJ: Author.

Bristol-Myers Squibb. (2007b). Etophos [Package insert]. Princeton, NJ: Author.

Bristol-Myers Squibb. (2007c). Taxol [Package insert]. Princeton, NJ: Author.

Bristol-Myers Squibb. (2008a). Ifex [Package insert]. Princeton, NJ: Author.

Bristol-Myers Squibb. (2008b). Sprycel [Package insert]. Princeton, NJ: Author.

Bristol-Myers Squibb/ImClone Systems. (2007). Erbitux [Package insert]. Princeton, NJ: Author.

Budinger, G.R., & Sznajder, J.I. (2006). The alveolar-epithelial barrier: A target for potential therapy. *Clinics in Chest Medicine, 27*(4), 655–669.

Bunte, M.C., Patnaik, M.M., Pritzker, M.R., & Burns, L.J. (2008). Pulmonary veno-occlusive disease following hematopoietic stem cell transplantation: A rare model of endothelial dysfunction. *Bone Marrow Transplantation, 41*(8), 677–686.

Camp, M.J., Gilmore, J.W., Gullatte, M.M., & Hutcherson, D.A. (2007). Antineoplastic agents. In M.M. Gullatte (Ed.), *Clinical guide to antineoplastic therapy: A chemotherapy handbook* (2nd ed., pp. 77–362). Pittsburgh, PA: Oncology Nursing Society.

Camp-Sorrell, D. (2005). Chemotherapy: Toxicity management. In C.H. Yarbro, M.H. Frogge, & M. Goodman (Eds.), *Cancer nursing: Principles and practice* (6th ed., pp. 412–457). Sudbury, MA: Jones and Bartlett.

Carron, P.L., Cousin, L., Caps, T., Belle, E., Pernet, D., Neidhardt, A., et al. (2001). Gemcitabine-associated diffuse alveolar hemorrhage. *Intensive Care Medicine, 27*(9), 1554.

Castleberry, R.P., Grist, W.M., Holbrook, T., Malluh, A., & Gaddy, D. (1981). The cytosine arabinoside (Ara-C) syndrome. *Medical and Pediatric Oncology, 9*(3), 257–264.

Celgene Corporation. (2007). Thalomid [Package insert]. Summit, NJ: Author.

Celgene Corporation. (2008). Revlimid [Package insert]. Summit, NJ: Author.

Cephalon. (2006). Trisenox [Package insert]. Frazer, PA: Author.
Chan, E.D., & King, Jr., T. (2007). *Mitomycin-C pulmonary toxicity* [Up-To-Date Version 15.3, current as of August 2007]. Retrieved March 21, 2008, from http://www.uptodate.com/home/index.html
Chernecky, C. (2008). Pulmonary fibrosis. In C.C. Chernecky & K. Murphy-Ende (Eds.), *Acute care oncology nursing* (2nd ed., pp. 442–454). Philadelphia: Elsevier Saunders.
Chernecky, C., & Shelton, B.K. (2001). Pulmonary complications in patients with cancer. *American Journal of Nursing, 101*(5), 24A–24H.
Chiron Corporation. (2002). Proleukin [Package insert]. Emeryville, CA: Author.
Chisholm, R.A., Dixon, A.K., Williams, M.V., & Oliver, R.T. (1992). Bleomycin lung: The effect of different chemotherapeutic regimens. *Cancer Chemotherapy and Pharmacology, 30*(2), 158–160.
Cohenuram, M., & Saif, M.W. (2007). Panitumumab: The first fully humanized monoclonal antibody, from bench to the clinic. *Anticancer Drugs, 18*(1), 7–15.
Comis, R.L. (1992). Bleomycin pulmonary toxicity: Current status and future directions. *Seminars in Oncology, 19*(2, Suppl. 5), 64–70.
Conant, E.F., Fox, K.R., & Miller, W.T. (1989). Pulmonary edema as a complication of interleukin-2 therapy. *American Journal of Roentgenology, 152*(4), 749–752.
Cupitt, J.M. (2000). A case for steroids in acute lung injury associated with the retinoic acid syndrome. *Anaesthesia and Intensive Care, 28*(2), 202–204.
Cuzzocrea, S., Genovese, T., Failla, M., Vecchio, G., Fruciano, M., Mazzon, E., et al. (2007). Protective effect of orally administered carnosine on bleomycin-induced lung injury. *American Journal of Physiology—and Lung Cellular Molecular Physiology, 292*(5), 1095–1104.
Czarnecki, A., & Voss, S. (2006). Pulmonary toxicity in patients treated with gemcitabine and a combination of gemcitabine and a taxane: Investigation of a signal using postmarketing data. *British Journal of Cancer, 94*(11), 1759–1760.
Daba, M.H., El-Tahir, K.E., Al-Arifi, M.N., & Gubara, O.A. (2004). Drug-induced pulmonary fibrosis. *Saudi Medical Journal, 25*(6), 700–706.
Davis, K.A., Williams, P., & Walker, J.C. (2003). Successful desensitization to high-dose methotrexate after systemic anaphylaxis. *Annals of Allergy, Asthma and Immunology, 90*(1), 87–89.
Deininger, M., O'Brien, S.G., Ford, J.M., & Druker, B.J. (2003). Practical management of patients with chronic myeloid leukemia receiving imatinib. *Journal of Clinical Oncology, 21*(8), 1637–1647.
DiNardo, C.D., Ky, B., Vogl, D.T., Forfia, P., Loren, A., Luger, S., et al. (2008). Differentiation syndrome in non-M3 acute myeloid leukemia treated with retinoid X receptor agonist bexarotene. *Medical Oncology, 25*(3), 299–302.
Dufour, B., Maitre, S., Humbert, M., Capron, F., Simmoneau, G., & Musset, D. (1998). High-resolution CT of the chest in four patients with pulmonary capillary hemangiomatosis or pulmonary venoocclusive disease. *American Journal of Roentgenology, 171*(5), 1321–1324.
Dunsford, M.L., Mead, G.M., Bateman, A.C., Cook, T., & Tung, K. (1999). Severe pulmonary toxicity in patients treated with a combination of docetaxel and gemcitabine for metastatic transitional cell carcinoma. *Annals of Oncology, 10*(8), 943–947.
Duran, I., Siu, L.L., Oza, A.M., Chung, T.B., Sturgeon, J., Townsley, C.A., et al. (2006). Characterization of the lung toxicity of the cell cycle inhibitor temsirolimus. *European Journal of Cancer, 42*(12), 1875–1880.
Eli Lilly & Co. (2007). Gemzar [Package insert]. Indianapolis, IN: Author.
Endo, M., Johkoh, T., Kimura, K., & Yamamoto, N. (2006). Imaging of gefitinib-related interstitial lung disease: Multi-institutional analysis by the West Japan Thoracic Oncology Group. *Lung Cancer, 52*(2), 135–140.
Enzon Pharmaceuticals. (2007). DepoCyt [Package insert]. Bridgewater, NJ: Author.
Erasmus, J.J. (2000). *Pulmonary drug toxicity: Pathogenesis and radiologic manifestations. Society of Thoracic Radiology Annual Meeting 2000* [Course syllabus]. Retrieved June 5, 2004, from http://www.thoracicrad.org/str99/TI2000/sundaypm.htm
Fenaux, P., Wang, Z.Z., & Degos, L. (2007). Treatment of acute promyelocytic leukemia by retinoids. *Current Topics in Microbiology and Immunology, 313*, 101–128.
Fernander, A., Schumacher, M., Wei, X., Crooks, P., & Wedlund, P. (2008). Smoking risk and the likelihood of quitting among African-American female light and heavy smokers. *JAMA, 100*(10), 1199–206.
Ferrari, B., Pezzuto, A., & Coppola, F. (2007). Massive ascites and hydrothorax after leuprolide acetate administration in a down-regulated woman undergoing assisted reproduction. *Fertility and Sterility, 88*(4), 9–11.
Forghieri, F., Luppi, M., Morselli, M., & Potenza, L. (2007). Cytarabine-related lung infiltrates on high resolution computerized tomography: A possible complication with benign outcome in leukemic patients. *Haematologica, 92*(9), e85–e90.
Genentech, Inc. (2007a). Avastin [Package insert]. South San Francisco, CA: Author.
Genentech, Inc. (2007b). Rituxan [Package insert]. South San Francisco, CA: Author.
Genentech, Inc. (2008). Herceptin [Package insert]. South San Francisco, CA: Author.
Genentech, Inc. & OSI Oncology. (2007). Tarceva [Package insert]. Melville, NY: Author.
Ginsberg, S.J., & Comis, R.L. (1984). The pulmonary toxicity of antineoplastic agents. In M.C. Perry & J.W. Yarbro (Eds.), *Toxicity of chemotherapy* (pp. 227–268). New York: Grune and Stratton.
Giusti, R.M., Shastri, K.A., Cohen, M.H., Keegan, P., & Pazdur, R. (2007). FDA drug approval summary: Panitumumab (Vectibix). *Oncologist, 12*(5), 577–583.
GlaxoSmithKline. (2006). Leukeran [Package insert]. Research Triangle Park, NC: Author.
GlaxoSmithKline. (2007). Alkeran [Package insert]. Research Triangle Park, NC: Author.
GlaxoSmithKline. (2008a). Hycamtin [Package insert]. Research Triangle Park, NC: Author.
GlaxoSmithKline. (2008b). Myleran [Package insert]. Research Triangle Park, NC: Author.
Goldberg, H.L., & Vannice, S.B. (1995). Pneumonitis related to treatment with paclitaxel. *Clinical Journal of Oncology, 13*(2), 534–535.
Goldschmidt, N., Nusair, S., Gural, A., Amir, G., Izhar, U., & Laxer, U. (2003). Disseminated *Mycobacterium kansasii* infection with pulmonary alveolar proteinosis in a patient with chronic myelogenous leukemia. *American Journal of Hematology, 74*(3), 221–223.
Grande, C., Villanueva, M.J., Huidobro, G., & Casal, J. (2007). Docetaxel-induced interstitial pneumonitis following non-small-cell lung cancer treatment. *Clinical and Translational Oncology, 9*(9), 578–581.

Grigoriyan, A., Rishi, A., Molina, J., Homer, R., & Manthous, C.A. (2007). Diffuse alveolar damage and hemorrhage in acute myelogenous leukemia treated with corticosteroids. *Connecticut Medicine, 71*(4), 201–204.

Gupta, S., & Mahipal, A. (2007). Fatal pulmonary toxicity after a single dose of cyclophosphamide. *Pharmacotherapy, 27*(4), 616–618.

Hackman, R.C., Madtes, D.K., Petersen, F.B., & Clark, J.G. (1989). Pulmonary venoocclusive disease following bone marrow transplantation. *Transplantation, 47*(6), 989–992.

Hamada, K., Nagal, S., Kitaichi, M., Jin, G., Shigermatsu, M., Nagao, T., et al. (2003). Cyclophosphamide-induced late-onset lung disease. *Internal Medicine, 42*(1), 82–87.

Haupt, H.M., Hutchins, G.M., & Moore, G.W. (1981). Ara-C lung: Noncardiogenic pulmonary edema complicating cytosine arabinoside therapy of leukemia. *American Journal of Medicine, 70*(2), 256–261.

Heggen, J., West, C., Olson, E., Olson, T., Teague, G., Fortenberry, J., et al. (2002). Diffuse alveolar hemorrhage in pediatric hematopoietic cell transplant patients. *Pediatrics, 109*(5), 965–967.

Hennemann, B., Bross, K.J., Reichle, A., & Andreesen, R. (1993). Acute alveolitis induced by hydroxyurea in a patient with chronic myeloproliferative syndrome. *Annals of Hematology, 67*(3), 133–134.

Hochhaus, A. (2007). Management of Bcr-Abl-positive leukemias with dasatinib. *Expert Review of Anticancer Therapy, 7*(11), 1529–1536.

Hood, L.E., & Harwood, K.V. (2004). Dyspnea. In C.H. Yarbro, M.H. Frogge, & M. Goodman (Eds.), *Cancer symptom management* (3rd ed., pp. 29–46). Sudbury, MA: Jones and Bartlett.

Hospira, Inc. (2007). Methotrexate [Package insert]. Lake Forest, IL: Author.

Hydzik, C.A. (1990). Late effects of chemotherapy: Implications for patient management and rehabilitation. *Nursing Clinics of North America, 25*(2), 423–446.

Ieki, R., Saitoh, E., & Shibuya, M. (2003). Acute lung injury as a possible adverse drug reaction related to gefitinib. *European Respiratory Journal, 22*(1), 179–181.

Inaba, H., Jenkins, J.J., McCarville, M.B., Morrison, R.R., Howard, S.C., Pui, C.H., et al. (2007). Pulmonary alveolar proteinosis in pediatric leukemia. *Pediatric Blood and Cancer, 51*(1), 66–70.

Ishii, Y., Shoji, N., Kimura, Y., & Ohyashiki, K. (2006). Prominent pleural effusion possibly due to imatinib mesylate in adult Philadelphia chromosome-positive acute lymphoblastic leukemia. *Internal Medicine, 45*(5), 339–340.

Jin, B., Hou, K.Z., Liu, Y.P., & Yu, P. (2006). Leukocytosis and retinoic acid syndrome in patients with acute promyelocytic leukemia treated with arsenic trioxide. *Chinese Medical Sciences Journal, 21*(3), 171–174.

Kachel, D.L., & Martin, W.J., II. (1994). Cyclophosphamide-induced lung toxicity: Mechanism of endothelial cell injury. *Journal of Pharmacology and Experimental Therapeutics, 268*(1), 42–46.

Kavuru, M.S., Gadsden, T., Lichtin, A., & Gephardt, G. (1994). Hydroxyurea-induced acute interstitial lung disease. *Southern Medical Journal, 87*(7), 767–769.

Keijzer, A., & Kuenen, B. (2007). Fatal pulmonary toxicity in testis cancer with bleomycin-containing chemotherapy. *Journal of Clinical Oncology, 25*(23), 3543–3544.

Khalsa, S.K., Roberts, C.C., & Underhill, M.S. (2007). Acute pulmonary toxicity from thalidomide in a patient with multiple myeloma. *Radiology Case Reports, 2*(2), 254.

Kim, K.H., Kim, J.H., & Kim, Y.W. (2004). Use of extracorporeal membrane oxygenation (ECMO) during whole lung lavage in pulmonary alveolar proteinosis associated with lung cancer. *European Journal of Cardiothoracic Surgery, 26*(5), 1050–1051.

King, T., Jr. (2007a). *Approach to the adult with interstitial lung disease* [Up-To-Date Version 15.3, current as of August 2007]. Retrieved March 21, 2008, from http://www.uptodate.com/home/index.html

King, T., Jr. (2007b). *Role of the lung biopsy in diagnosis of interstitial lung disease* [Up-To-Date Version 15.3, current as of August 2007]. Retrieved March 21, 2008, from http://www.uptodate.com/home/index.html

King, T., Jr. (2007c). *Taxane-induced pulmonary toxicity* [Up-To-Date Version 15.3, current as of August 2007]. Retrieved March 21, 2008, from http://www.uptodate.com/home/index.html

Kitajima, H., Takahashi, H., Harada, K., Kanai, A., Inomata, S., Taniguchi, H., et al. (2006). Gefitinib-induced interstitial lung disease showing improvement after cessation: Dissociation of serum markers. *Respirology, 11*(2), 217–220.

Klastersky, J. (2006). Adverse effects of the humanized antibodies used as cancer therapeutics. *Current Opinion in Oncology, 18*(4), 316–320.

Koh, D.W., & Castro, M. (1996). Pulmonary toxicity of chemotherapy drugs. In M.C. Perry (Ed.), *The chemotherapy source book* (3rd ed., pp. 665–695). Baltimore: Williams & Wilkins.

Kohli, A., Ferencz, T.M., & Calderon, J.G. (2004). Readministration of high-dose methotrexate in a patient with suspected immediate hypersensitivity and T-cell acute lymphoblastic lymphoma. *Allergy and Asthma Proceedings, 25*(4), 249–252.

Lake, F.R. (2007). *Interstitial lung disease in rheumatoid arthritis* [Up-To-Date Version 15.3, current as of August 2007]. Retrieved March 21, 2008, from http://www.uptodate.com/home/index.html

Lasky, J.A., & Ortiz, L. (2007). *Bleomycin-induced lung injury* [Up-To-Date Version 15.3, current as of August 2007]. Retrieved March 21, 2008, from http://www.uptodate.com/home/index.html

Lateef, O., Shakoor, N., & Balk, R.A. (2005). Methotrexate pulmonary toxicity. *Expert Opinion on Drug Safety, 4*(4), 723–730.

Le-Chiong, T., Jr., & Matthay, R.A. (2004). Drug-induced pulmonary edema and acute respiratory distress syndrome. *Clinics in Chest Medicine, 25*(1), 95–104.

Leimgruber, K., Negro, R., Baier, S., Moser, B., Resch, G., Sansone, S., et al. (2006). Fatal interstitial pneumonitis associated with docetaxel administration in a patient with hormone-refractory prostate cancer. *Tumori, 92*(6), 542–544.

Letizia, M., & Conway, A.M. (1996). Interleukin-2 therapy for renal cell cancer: Indications, effects, and nursing implications. *Critical Care Nurse, 16*(5), 20–35.

Lewis, I.D., DeFor, T., & Weisdorf, D.J. (2000). Increasing incidence of diffuse alveolar hemorrhage following allogeneic bone marrow transplantation: Cryptic etiology and uncertain therapy. *Bone Marrow Transplantation, 26*(5), 539–543.

Lin, T.S., Penza, S.L., Avalos, B.R., Lucarelli, M.R., Farag, S.S., Byrd, J.C., et al. (2005). Diffuse alveolar hemorrhage following gemtuzumab ozogamicin. *Bone Marrow Transplantation, 35*(8), 823–824.

Liu, V., White, D.A., Zakowski, M.F., Travis, W., Kris, M.G., Ginsberg, M.S., et al. (2007). Pulmonary toxicity associated with erlotinib. *Chest, 132*(3), 1042–1044.

Luedke, D., McLaughlin, T.T., Daughaday, C., Luedke, S., Harrison, B., Reed, G., et al. (1985). Mitomycin C and vindesine associated pulmonary toxicity with variable clinical expression. *Cancer, 55*(3), 542–545.

Maitland, M.L., Wilcox, R., Hogarth, D.K., Desai, A.A., Caligiuri, P., Abrahams, C., et al. (2006). Diffuse alveolar damage after a single dose of topotecan in a patient with pulmonary fibrosis and small cell lung cancer. *Lung Cancer, 54*(2), 243–245.

Majhail, N.S., Parks, K., DeFor, T.E., & Weisdorf, D.J. (2006). Alveolar hemorrhage following hematopoietic cell transplantation using reduced-intensity conditioning. *Bone Marrow Transplantation, 38*(11), 765–768.

Makris, D., Scherpereel, A., Copin, M.C., Colin, G., Brun, L., Lafitte, J.J., et al. (2007). Fatal interstitial lung disease associated with oral erlotinib therapy for lung cancer. *BMC Cancer, 7,* 150.

Maldonado, F., Limper, A.H., Lim, K.G., & Aubrey, M.C. (2007). Temozolomide-associated organizing pneumonitis. *Mayo Clinic Proceedings, 82*(6), 771–773.

Malik, S.W., Myers, J.L., DeRemee, R.A., & Specks, U. (1996). Lung toxicity associated with cyclophosphamide use. Two distinct patterns. *American Journal of Respiratory and Critical Care Medicine, 154*(6, Pt. 1), 1851–1856.

Mayne Pharma. (2006a). Cytarabine [Package insert]. Paramus, NJ: Author.

Mayne Pharma. (2006b). Navelbine [Package insert]. Paramus, NJ: Author.

McKoy, J.M., Angelotta, C., Bennett, C.L., Tallman, M.S., Wadleigh, M., Evens, A.M., et al. (2007). Gemtuzumab ozogamicin-associated sinusoid obstructive syndrome (SOS): An overview from the research on adverse drug events and reports (RADAR) project. *Leukemia Research, 31*(5), 599–604.

McLeod, B.F., Lawrence, H.J., Smith, D.W., Vogt, P.J., & Gandara, D.R. (1987). Fatal bleomycin toxicity from a low cumulative dose in a patient with renal insufficiency. *Cancer, 60*(11), 2617–2620.

Meadors, M., Floyd, J., & Perry, M.C. (2006). Pulmonary toxicity of chemotherapy. *Seminars in Oncology, 33*(1), 98–105.

Millennium Pharmaceuticals, Inc. (2008). Velcade [Package insert]. Cambridge, MA: Author.

Miyakoshi, S., Kami, M., Yuji, K., Matsumara, T., Takatoku, M., Sasaki, M., et al. (2006). Severe pulmonary complications in Japanese patients after bortezomib treatment for refractory multiple myeloma. *Blood, 107*(9), 3492–3494.

Miyoshi, I., Daibata, M., Takemoto, S., Machida, H., & Taguchi, H. (2005). Pulmonary alveolar proteinosis complicating acute myeloid leukaemia, *British Journal of Haematology, 131*(1), 1.

Morgensztern, D., & Govidan, R. (2008). Pulmonary toxicity of antineoplastic therapy. In M.C. Perry (Ed.), *The chemotherapy source book* (4th ed., pp. 191–196). Philadelphia: Williams & Wilkins.

National Cancer Institute Cancer Therapy Evaluation Program. (2006). *Common terminology criteria for adverse events* (version 3.0). Retrieved March 18, 2008, from http://ctep.cancer.gov/forms/CTCAEv3.pdf

Ngan, H.Y., Liang, R.H., Lam, W.K., & Chan, T.K. (1993). Pulmonary toxicity in patients with non-Hodgkin's lymphoma treated with bleomycin-containing combination chemotherapy. *Cancer Chemotherapy and Pharmacology, 32*(5), 407–409.

Novartis Oncology U.S. (2008). *mTOR pathway.* Retrieved September 17, 2008, from http://www.novartisoncology.us/research/mtor-pathway.jsp?source=01030&irmasrc=OUSWB0004&campaign=ONC-90088&site=msn&HBX_PK=mtor_inhibitor&HBX_OU=52

Novartis Pharmaceuticals. (2007). Gleevec [Package insert]. East Hanover, NJ: Author.

Ohri, A., & Arena, F.P. (2006). Severe pulmonary complications in African-American patient after bortezomib therapy. *American Journal of Therapeutics, 13*(6), 553–555.

Ostoros, G., Pretz, A., Fillinger, J., Soltesz, I., & Dome, B. (2006). Fatal pulmonary fibrosis induced by paclitaxel: A case report and review of the literature. *International Journal of Gynecologic Cancer, 16*(Suppl. 1), 391–393.

Pamuk, G.E., Turgut, B., Vural, O., Demir, M., Hatipoglu, O., & Unlu, E. (2003). Pulmonary alveolar proteinosis in a patient with acute lymphoid leukemia regression after G-CSF therapy. *Leukemia and Lymphoma, 44*(5), 871–874.

Pasetto, L.M., & Monfardini, S. (2006). Is acute dyspnea related to oxaliplatin administration? *World Journal of Gastroenterology, 12*(36), 5907–5908.

Patel, J.M. (1990). Metabolism and pulmonary toxicity of cyclophosphamide. *Pharmacologic Therapy, 47*(1), 137–146.

Pavlakis, N., Bell, D.R., Millward, M.J., & Levi, J.A. (1997). Fatal pulmonary toxicity resulting from treatment with gemcitabine. *Cancer, 80*(2), 286–291.

Pedroso, S.L., Martins, L.S., Sousa, S., Reis, A., Dias, L., Henriques, A.C., et al. (2007). Pulmonary alveolar proteinosis: A rare pulmonary complication of sirolimus. *Transplant International, 20*(3), 291–296.

Pitini, V., Arrigio, C., Altavilla, G., & Naro, C. (2007). Severe pulmonary complications after bortezomib treatment for multiple myeloma: An unrecognized pulmonary vasculitis? *Leukemia Research, 31*(7), 1027–1028.

Post, M.C., Grutters, J.C., Verzijlbergen, J.F., & Biesma, D.H. (2007). PET scintigraphy of etoposide-induced pulmonary toxicity. *Clinical Nuclear Medicine, 32*(9), 683–684.

Pronk, L.C., Stoter, G., & Verweij, J. (1995). Docetaxel (Taxotere®): Single agent activity, development of combination treatment and reducing side effects. *Cancer Treatment Reviews, 21*(5), 463–478.

Quintas-Cardama, A., Kantarjian, H., O'Brien, S., Borthakur, G., Brussi, J., & Munden, R. (2007). Pleural effusion in patients with chronic myelogenous leukemia treated with dasatinib after imatinib failure. *Journal of Clinical Oncology, 25*(25), 3908–3914.

Ramanathan, R.K., Belani, C.P., & Reddy, V.V. (1996). Transient pulmonary infiltrates: A hypersensitivity reaction to paclitaxel. *Annals of Internal Medicine, 124*(2), 278.

Read, W.L., Mortimer, J.E., & Picus, J. (2002). Severe interstitial pneumonitis associated with docetaxel administration. *Cancer, 94*(3), 847–853.

Roche Pharmaceuticals. (2006). Xeloda [Package insert]. Nutley, NJ: Author.

Rossi, S.E., Erasmus, J.J., McAdams, H.P., Sporn, T.A., & Goodman, P.C. (2000). Pulmonary drug toxicity: Radiologic and pathologic manifestations. *Radiographics, 20*(5), 1245–1259.

Roychowdhury, D., Smith, C., Peterson, A., Pedersen, C., Schep, C., Kilgour-Christie, J., et al. (2000). Infrequency of serious pulmonary toxicity (SPT) with Gemzar (G): Analysis of a large database. *Proceedings of the American Society of Clinical Oncology, 19,* Abstract 762.

Ruiz-Casado, A., Garcia, M.D., & Racionero, M.A. (2006). Pulmonary toxicity of 5-fluorouracil and oxaliplatin. *Clinical and Translational Oncology, 8*(8), 624.

Salzman, D., Adkins, D.R., Craig, F., Freytes, C., & LeMaistre, C.F. (1996). Malignancy-associated pulmonary veno-occlusive disease: Report of a case following autologous bone marrow transplantation and review. *Bone Marrow Transplantation, 18*(4), 755–760.

Sanofi-Aventis Pharmaceuticals. (2007). Eloxatin [Package insert]. Bridgewater, NJ: Author.

Sanofi-Aventis Pharmaceuticals. (2008). *Taxotere* [Package insert]. Bridgewater, NJ: Author.

Schering Corporation. (2007). *Temodar* [Package insert]. Kenilworth, NJ: Author.

Schering Corporation. (2008). *Intron-A* [Package insert]. Kenilworth, NJ: Author.

Schwartzentruber, D.J. (2005). Interleukin-2: Clinical applications: Principles of administration and management of side effects. In S.A. Rosenberg (Ed.), *Principles and practice of the biologic therapy of cancer* (4th ed., pp. 36–56). Philadelphia: Lippincott Williams & Wilkins.

Segura, A., Yuste, A., Cercos, A., Lopez-Tendero, P., Girones, R., Perez-Fidalgo, J.A., et al. (2001). Pulmonary fibrosis induced by cyclophosphamide. *Annals of Pharmacotherapy, 35*(7–8), 894–897.

Senan, S., Paul, J., Thompson, N., & Kay, S.B. (1992). Cigarette smoking is a risk factor for bleomycin-induced pulmonary toxicity. *European Journal of Cancer, 28*A(12), 2084.

Shelton, B.K. (2009). Biological agents. In D. Ashenbrenner & S. Venable (Eds.), *Drug therapy in nursing* (3rd ed., pp. 644–668). Philadelphia: Lippincott Williams & Wilkins.

Shoji, N., Ito, Y., Kimura, Y., Nishimaki, J., Kuriyama, Y., Tauchi, T., et al. (2002). Pulmonary alveolar proteinosis as a terminal complication in myelodysplastic syndromes: Report of four cases detected on autopsy. *Leukemia Research, 26*(6), 591–595.

Siegel, J.P., & Puri, R.K. (1991). Interleukin-2 toxicity. *Journal of Clinical Oncology, 9*(4), 694–704.

Sleijfer, S., van der Mark, T.W., Schraffordt Koops, K., & Mulder, N.H. (1995). Decrease in pulmonary function during bleomycin-containing combination chemotherapy for testicular cancer: Not only a bleomycin effect. *British Journal of Cancer, 71*(1), 120–123.

Smalley, R.V., & Wall, R.L. (1966). Two cases of busulfan toxicity. *Annals of Internal Medicine, 64*(1), 154–164.

Specks, U. (2008). *Cyclophosphamide pulmonary toxicity.* Retrieved July 26, 2008, from http://www.uptodate.com/patients/content/topic.do?topicKey=int_lung/24001

Spratto, G.R., & Woods, A.L. (2004). *PDR nurse's drug handbook.* Clifton Park, NY: Delmar Learning.

Stark, P. (2007). *Evaluation of diffuse lung disease by plain chest radiograph* [Up-To-Date Version 15.3, current as of August 2007]. Retrieved March 21, 2008, from http://www.uptodate.com/home/index.html

Tenenbaum, L. (1994). *Cancer chemotherapy and biotherapy: A reference guide.* Philadelphia: Saunders.

Thornburg, A., Abonour, R., Smith, P., Knox, K., & Twigg, H.L., III. (2007). Hypersensitivity pneumonitis-like syndrome associated with the use of lenalidomide. *Chest, 131*(5), 1572–1574.

Tietjen, P.E., & Stover, D.E. (2002). Lung injury associated with cancer treatment. *Pulmonary and Critical Care Update, 17*(Lesson 10). Retrieved November 24, 2008, from http://www.chestnet.org/education/online/pccu/vol17/lessons9_10/lesson10.php

Toh, C.K., Lee, P., Chowbay, B., Goh, J.W., Mancer, K., & Tan, P.H. (2007). An inflammatory response with worsening of pleural effusion on treatment with erlotinib in non-small cell lung cancer. *Acta Oncologica, 46*(2), 256–258.

Twohig, K.J., & Matthay, R.A. (1990). Pulmonary effects of cytotoxic agents other than bleomycin. *Clinics in Chest Medicine, 11*(1), 31–54.

Vahid, B., & Marik, P.E. (2008). Pulmonary complications of novel antineoplastic agents for solid tumors. *Chest, 133*(2), 528–538.

Van Barneveld, P.W., van der Mark, T.W., Sleijfer, D.T., Mulder, N.H., Koops, H.S., Sluiter, H.J., et al. (1984). Predictive factors for bleomycin-induced pneumonitis. *American Review of Respiratory Disease, 130*(6), 1078–1081.

Varga, J. (2007). *Prognosis and treatment of interstitial lung disease in systemic sclerosis* [Up-To-Date Version 15.3, current as of August 2007]. Retrieved March 21, 2008, from http://www.uptodate.com/home/index.html

Wagner, S.A., Mehta, A.C., & Laber, D.A. (2007). Rituximab-induced interstitial lung disease. *American Journal of Hematology, 82*(10), 916–919.

Wagner, U., Staats, P., Moll, R., Feek, U., Vogelmeier, C., & Groneberg, D.A. (2003). Imatinib-associated pulmonary alveolar proteinosis. *American Journal of Medicine, 115*(8), 674.

Wanko, S.O., Broadwater, G., Foltz, R.J., & Chao, N.J. (2006). Diffuse alveolar hemorrhage: Retrospective review of clinical outcome in allogeneic transplant recipients treated with aminocaproic acid. *Biology of Blood and Marrow Transplantation, 12*(9), 949–953.

Wickham, R. (1986). Pulmonary toxicity secondary to cancer treatment. *Oncology Nursing Forum, 13*(5), 69–76.

Wilkes, G.M., & Barton-Burke, M. (2008). *2008 oncology nursing drug handbook.* Sudbury, MA: Jones and Bartlett.

Wyeth Pharmaceuticals. (2008a). *Mylotarg* [Package insert]. Philadelphia: Author.

Wyeth Pharmaceuticals. (2008b). *Neumega* [Package insert]. Philadelphia: Author.

Yahalom, J., & Portlock, C.S. (2008). Long-term cardiac and pulmonary complications of cancer therapy. *Hematology/Oncology Clinics of North America, 22*(2), 305–318.

G．出血性膀胱炎：表现为从镜下血尿至急性出血性血尿的膀胱刺激征象（Strohl & Camp-Sorrell，2006）
1．病理生理学：主要是环磷酰胺和异环磷酰胺治疗相关的药物代谢产物或副产物联合作用于膀胱黏膜导致的刺激征、炎症及溃疡（Strohl & Camp-Sorrell，2006）。
a）丙烯醛为环磷酰胺的代谢产物。
b）丙烯醛和氯乙醛为异环磷酰胺的代谢产物。
2．发生率（ASCO，2002；Hogle，2007）
a）应用硼替佐米以及多疗程吉西他滨和伊立替康治疗，鲜有此类毒性反应。
b）毒性反应主要与环磷酰胺和异环磷酰胺治疗有关。
（1）成人
（a）标准剂量或低剂量环磷酰胺（＜1000mg）：毒性反应发生率为6%～10%，通常表现为有/无症状的镜下血尿（Choudhury & Ahmed，1997；Shahab & Patterson，2007）。
（b）高剂量环磷酰胺（至少120mg/kg）：相关发生率高

至40%，表现从镜下血尿至肉眼血尿伴血凝块（ASCO，2002；Hogle，2007；Shahab & Patterson，2007）。
   (c) 异环磷酰胺：肉眼血尿发生率为18%～40%。镜下血尿和肉眼血尿的总发生率高达50%。严重血尿致死率为2%～4%（ASCO，2002）。
  (2) 儿童：症状可在化疗后几周发生，也可在治疗后几年发生，可延续很长时间（Adamson, Balis, Berg, & Blaney, 2005；McCarville, Hoffer, Gingrich, & Jenkins, 2000）。
   (a) 接受低剂量环磷酰胺治疗的儿童患者中，从轻度排尿困难至严重出血的总发生率为5%～10%（Adamson et al., 2005）。
   (b) 接受异环磷酰胺治疗的儿童患者中，从轻度排尿困难至严重出血的总发生率为20%～40%（Adamson et al., 2005）。
 3．危险因素
  a) 免疫抑制使膀胱损伤的风险增加，更易受到毒素、细菌和病毒的入侵（Perez-Brayfield, 2007）。
  b) 环磷酰胺治疗（Stillwell & Benson, 1988）
   (1) 静脉给药比口服给药风险更大。
   (2) 高剂量给药比低剂量给药风险更大。
   (3) 毒性反应可能出现在单次静脉环磷酰胺治疗，或每次给药剂量达到57mg/kg，累计时间大于2年。
   c) 异环磷酰胺累积剂量达到或超过45g/m^2，特别是小于3岁的儿童，肾毒性的发生风险和严重程度会增加（Loebstein et al., 1999）。
   d) 有盆腔或膀胱放疗史的患者风险增加（ASCO，2002；Hogle，2007；McCarville et al., 2000；Stillwell & Benson, 1988）。
   e) 吸烟使膀胱壁的脆性增加而致风险增加。
 4．临床表现（Shahab & Patterson, 2007；Stillwell & Benson, 1988；Strohl & Camp-Sorrell, 2006）
  a) 排尿困难
  b) 尿频
  c) 排尿烧灼感
  d) 夜尿或少尿
  e) 镜下血尿或肉眼血尿
 5．评估：治疗前尿检，定期监测尿检结果，关注患者主诉。
 6．预防
  a) 出血性膀胱炎的预防措施包括评估和监测、水化、利尿、多排尿和持续膀胱灌注（Friend & Pruett, 2004；Strohl & Camp-Sorrell, 2006；Sylvanus, 2007；West, 1997）。
   (1) 评估基础BUN、SCr以及尿常规和尿培养结果，以排除肾病理改变和感染。
   (2) 监测出入量和维持出入平衡，指导患者和家属配合。
   (3) 告诉患者多饮水（成人：2～3L/d）；如果患者不能饮水或经口摄水，给予静脉水化。建议于化疗前12～24小时开始水化，使尿量 > 100 cc/(h·m^2)（Amerinet Choice, 2006；West, 1997）（注：1cc=1ml）。预防包括利尿和应用化疗保护剂（如美司钠）。
   (4) 每日最后口服环磷酰胺的时间早于下午4点，使药物在入睡前通过膀胱排出。

(5) 无论白天或夜间，鼓励多排尿。

(6) 指导患者观察尿液颜色，如果为粉红色、红色、黑色或混浊，通知医生。

(7) 异环磷酰胺和高剂量环磷酰胺治疗时，应用大量 NS 水化并利尿。

b) 任何剂量的异环磷酰胺和高剂量环磷酰胺治疗时，应用膀胱保护剂美司钠。美司钠与代谢产物结合，使之失活从而解毒，并继而使之从膀胱排出（ASCO，2002；Hogle，2007）。

(1) 成年人短时间内输注标准剂量异环磷酰胺时，每日的美司钠剂量应相当于每日异环磷酰胺剂量的 60%，并且在异环磷酰胺输注开始前 15 分钟（0 小时）以及开始后 4 小时、8 小时给药。因此，每次注射美司钠的剂量大约为每日异环磷酰胺总剂量的 20%，三次给药后相当于总剂量的 60%（ASCO，2002）。口服美司钠时，在异环磷酰胺给药后 2 小时、6 小时分别给予相当于异环磷酰胺剂量 40% 的美司钠（Amerinet Choice，2006）。

(2) 成人接受标准剂量异环磷酰胺持续输注时，在化疗开始（即 0 小时）使用异环磷酰胺剂量 20% 的美司钠，之后再应用美司钠持续输注，剂量相当于异环磷酰胺剂量的 60%～100%。

(3) 另外，建议成人在接受标准剂量异环磷酰胺持续输注时，一次推注相当于异环磷酰胺每日总剂量 20% 的美司钠，然后持续输注相当于异环磷酰胺总量 40% 的美司钠，并且在异环磷酰胺治疗结束后，持续输注美司钠 12～24 小时。注意：没有相关临床数据支持应用大于异环磷酰胺剂量 60% 的美司钠，且当剂量 > 60% 时与胃肠道毒性反应增加相关（Amerinet Choice，2006；ASCO，2002；Fischer，Knobf，Durivage，& Beaulieu，2003）。

(4) 成人应用高剂量异环磷酰胺治疗时 [> 2.5g/($m^2 \cdot d$)]，还没有相关的指南规定美司钠的伴随应用剂量。一些研究提示，频繁和延长使用美司钠，可以在高剂量异环磷酰胺治疗时最大化地保护尿道（ASCO，2002）。

(5) 对于接受高剂量环磷酰胺治疗的成人，美司钠剂量应相当于每日环磷酰胺剂量的 40%。也曾给予美司钠的剂量高至环磷酰胺剂量的 60%~120%，但尚未证实其有效性。在环磷酰胺输注开始前 15 分钟（0 小时）以及开始后 4 小时、8 小时给药（ASCO，2002；Hogle，2007；Shepherd et al.，1991）。

(6) 儿童患者，静脉使用美司钠剂量应相当于每日环磷酰胺或异环磷酰胺剂量的 60%；也有研究建议按照 1∶1 的比例给药。在儿科，美司钠的静脉给药时间最常见为化疗开始前 15 分钟（0 小时）以及开始后 4 小时、8 小时（Amerinet Choice，2006；Katz et al.，1995；Links & Lewis，1999）。

(7) 初次给予美司钠应通过静脉推注给药，但以后可通过静脉注射或口服给药，也可采用 SC 给药。口服剂量较高时，可与果汁或饮料混合来调和口味（ASCO，2002；Hogle，2007）。

(8) 美司钠的副作用包括恶心、呕吐、腹泻、腹痛、味觉改变、皮疹、荨麻疹、头痛和低血压（Amerinet Choice，2006）。

7. 协同管理

a) 若出现肉眼血尿或膀胱炎，停止环磷酰胺或异环磷酰胺用药。

b) 置入尿管。

(1) 成人患者，置入三腔导尿管，给予盐水或乙酰半胱氨酸持续灌注（Shahab & Patterson，2007）。

(2) 对于因血凝块影响排尿的患者，置入大号导尿管，给予盐水灌注（Kunkle, Hirshberg, & Greenberg, 2006；West，1997）。

c）使用抗纤维蛋白溶解剂如氨基己酸促进凝血。其他可帮助在出血点表面形成蛋白质沉淀的药物包括盐水、硫酸铝钾、硝酸银、甲醛（Choudhury & Ahmed，1997；Kunkle et al.，2006；West，1997）。

d）咨询泌尿科。膀胱镜下电灼或冷冻可控制出血。膀胱镜是可采取的、必要的最后治疗手段。

e）随访非常有必要，因为长期的黏膜刺激、炎症和出血会导致永久性膀胱炎、不可逆的膀胱纤维化和罹患膀胱癌的高风险（ASCO，2002；Hogle，2007）。随访建议如下（Kunkle et al.，2006；Stillwell & Benson，1988）：

(1) 定期并至少每年行尿常规检查、尿细胞学检查和膀胱镜检查。

(2) 肉眼血尿、新出现镜下血尿、尿液细胞学检查异常和有长期排尿刺激征的患者定期行泌尿系统造影检查。

8．患者和家属健康教育（Kunkle et al.，2006）

a）告知患者环磷酰胺或异环磷酰胺治疗时发生出血性膀胱炎的可能性。

b）确保患者知道出血性膀胱炎的症状和体征，并能及时向医务人员报告。

c）鼓励患者清醒时至少每2小时排一次尿，睡前排尿，在一天中尽早口服环磷酰胺（不能晚于下午4点）。

d）鼓励患者尽量多饮水。

参考文献

Adamson, P.C., Balis, F.M., Berg, S., & Blaney, S.M. (2005). General principles of chemotherapy. In P.A. Pizzo & D.G. Poplack (Eds.), *Principles and practice of pediatric oncology* (5th ed., pp. 290–365). Philadelphia: Lippincott Williams & Wilkins.

American Society of Clinical Oncology. (2002). *2002 update of recommendations for the use of chemotherapy and radiotherapy protectants: Clinical practice guidelines of the American Society of Clinical Oncology*. Retrieved November 10, 2007, from http://jco.ascopubs.org/cgi/content/full/20/12/2895

Amerinet Choice. (2006). Mesnex [Package insert]. Retrieved October 27, 2008, from http://dailymed.nlm.nih.gov/dailymed

Choudhury, D., & Ahmed, Z. (1997). Drug-induced nephrotoxicity. *Medical Clinics of North America, 81*(3), 705–717.

Fischer, D.S., Knobf, M.T., Durivage, H.J., & Beaulieu, N.J. (Eds.). (2003). *The cancer chemotherapy handbook* (6th ed.). St. Louis, MO: Mosby.

Friend, P.H., & Pruett, J. (2004). Bleeding and thrombotic complications. In C.H. Yarbro, M.H. Frogge, & M. Goodman (Eds.), *Cancer symptom management* (3rd ed., pp. 240–241). Sudbury, MA: Jones and Bartlett.

Hogle, W.P. (2007). Cytoprotective agents used in the treatment of patients with cancer. *Seminars in Oncology Nursing, 23*(3), 213–224.

Katz, A., Epelman, S., Anelli, A., Gorender, E.F., Cruz, S.M., Oliveira, R.M., et al. (1995). A prospective randomized evaluation of three schedules of mesna administration in patients receiving an ifosfamide-containing chemotherapy regimen: Sustained efficiency and simplified administration. *Journal of Cancer Research in Clinical Oncology, 121*(2), 128–131.

Kunkle, D.A., Hirshberg, S.J., & Greenberg, R.E. (2006). Urologic issues in palliative and supportive care. In A.M. Berger, J.L. Shuster, & J.H. Von Roehn (Eds.), *Principles and practice of palliative care and supportive oncology* (3rd ed., pp. 357–371). Philadelphia: Lippincott Williams & Wilkins.

Links, M., & Lewis, C. (1999). Chemoprotectants: A review of their clinical pharmacology and therapeutic efficacy. *Drugs, 57*(3), 293–306.

Loebstein, R., Atanackovic, G., Bishai, R., Wolpin, J., Khattak, S., Hashemi, G., et al. (1999). Risk factors for long-term outcome of ifosfamide-induced nephrotoxicity in children. *Journal of Clinical Pharmacology, 39*(5), 454–461.

McCarville, M.B., Hoffer, F.A., Gingrich, J.R., & Jenkins, J.J. (2000). Imaging findings of hemorrhagic cystitis in pediatric oncology patients. *Pediatric Radiology, 30*(3), 131–138.

Perez-Brayfield, M.R. (2007). *Hemorrhagic cystitis*. Retrieved November 11, 2007, from http://www.emedicine.com/ped/topic3081.htm

Shahab, I., & Patterson, W.P. (2007). Renal and electrolyte abnormalities due to chemotherapy. In M.C. Perry (Ed.), *The chemotherapy source book* (4th ed., pp. 223–231). Philadelphia: Lippincott Williams & Wilkins.

Shepherd, J.D., Pringle, L.E., Barnett, M.J., Klingemann, H.G., Reece, D.E., & Phillips, G.L. (1991). Mesna versus hyperhydration for the prevention of cyclophosphamide-induced hemorrhagic cystitis in bone marrow transplantation. *Journal of Clinical Oncology, 9*(11), 2016–2020.

Stillwell, T.J., & Benson, R.C. (1988). Cyclophosphamide-induced hemorrhagic cystitis: A review of 100 patients. *Cancer, 61*(3), 451–457.

Strohl, R.A., & Camp-Sorrell, D. (2006). Hemorrhagic cystitis. In D. Camp-Sorrell & R.A. Hawkins (Eds.), *Clinical manual for the oncology advanced practice nurse* (2nd ed., pp. 661–663). Pittsburgh, PA: Oncology Nursing Society.

Sylvanus, T. (2007). Prevention of hemorrhagic cystitis: The evidence says what?! [Abstract 2433]. *Oncology Nursing Forum, 34*(2), 574.

West, N.J. (1997). Prevention and treatment of hemorrhagic cystitis. *Pharmacotherapy, 17*(4), 696–706.

H．肝毒性
1．病理生理学（Andrade，Salmeron，& Lucena，2006）
   a）肝毒性发生机制
      （1）对肝细胞的直接毒性作用
      （2）抗体介导诱发的细胞毒性
      （3）细胞内应激触发一连串细胞凋亡
      （4）药物引起转运蛋白改变，阻碍胆汁流出而引发胆汁淤积
   b）儿科需注意的问题
      （1）早产儿、足月儿及儿童的各器官系统均未成熟，所以对很多药物包括抗肿瘤药的清除与成人不同。
      （2）青少年的清除率低于幼儿中典型的高清除率，而高于成人清除率。毒性可改变药物清除率（Grochow & Baker，1998）。
      （3）肝损害可表现为脂肪变性、肝细胞坏死、胆汁淤积、肝炎性紫癜、VOD（McDonald et al., 1993）、结节性增生、肝肿物、肝纤维化或肝实质细胞损坏。
2．发生率（见表27）
3．危险因素（Aydinli & Bayraktar，2007；Fregonese & Stolk，2008；Kaler，2007；Weiss，2005）
   a）既往有肝感染、损伤或功能紊乱（如肝硬化、肝炎、Budd-Chiari综合征）
   b）具有肝毒性的化疗药物（随着剂量增加危险增加）
   c）家族遗传性肝脏疾病（例如α_1胰蛋白酶缺乏症、血色素沉着病、威尔森病）
   d）原发肿瘤累及肝
   e）既往移植治疗史（如肝、肾、骨髓、外周造血干细胞）：80%的慢性移植物抗宿主病患者会出现胆汁淤积症；大多数经造血干细胞移植、感染过丙型肝炎病毒的生存者会患有慢性肝炎；长期环孢素治疗会引发胆结石以及胆道症状（Peffault de Latour et al.，2004；Strasser et al.，1999，2000；Strasser & Shulman，2000）。
   f）肝或右腹部放疗史
   g）酗酒史，特别是有肝硬化
   h）药物滥用
   i）同时使用非细胞毒性而有肝毒性的药物或草药
   j）肝内化疗
   k）年龄增长
4．临床表现（Bryant，2006）
   a）不同程度的黄疸，从轻微的巩膜黄染到严重的组织黄染
   b）皮肤色素沉着
   c）腹水
   d）疲乏、精神委靡以及流感样症状
   e）厌食
   f）轻度到重度恶心，伴不同程度的呕吐
   g）腹泻、体重下降、脱水、恶病质表现
   h）右上腹痛
   i）肝、脾大
   j）尿呈深黄色，大便白陶土色
   k）皮肤瘙痒
   l）转氨酶升高（谷草转氨酶、谷丙转氨酶），PTT延长
   m）淤伤和／或出血
   n）门静脉高压
   o）肝性脑病：精神状态改变，从微小的变化，比如记忆力下降、神志恍惚以及轻微的谵妄，至深昏迷
   p）关节痛／肌肉痛

表27. 化疗药物及生物治疗药物的肝毒性

分类	药物名称	给药途径	适应证	不良反应	护理要点
烷化剂	白消安	PO、IV	CML，骨髓移植预处理	ALT升高，高胆红素血症，VOD（SCT：8%~12%）肝VOD：在异体骨髓移植处理中，高的白消安AUC值（>1500μM/min）与肝VOD高风险相关	监测LFTs、胆红素、碱性磷酸酶
	顺铂	IV、IM、SC、IT	膀胱癌、卵巢癌、睾丸癌	急性肝功能损伤，转氨酶升高，黄疸	监测LFTs
	美法仑	PO、IV	多发性骨髓瘤的姑息治疗；无法切除的卵巢上皮癌；BMT和SCT的诱导疗法	尽管常规口服剂量不会引起肝毒性，但有报道大剂量用于造血干细胞移植时会有短暂的LFT异常（Giralt et al., 2001）	充分水化 监测LFTs
烷化剂（亚硝基脲）	卡铂	IV（植入物）、薄片	脑肿瘤、多发骨髓瘤、霍奇金淋巴瘤（植入物）用于高度恶性的神经胶质瘤或复发的多形性成胶质细胞瘤的辅助治疗	20%~25%的患者发生可逆的胆红素升高，碱性磷酸酶升高及AST升高，爆病以亚急性肝炎发生率<1%（Up ToDate, 2008）	监测LFTs 出现肝损伤时需调整剂量，但目前尚无剂量调整相关指南
蒽醌类：抗生素	米托蒽醌	IV	ANLL/AML的诱导缓解治疗；多用于治疗白血病、淋巴瘤、乳腺癌，还可用于治疗小儿肉瘤；对伴有疼痛的恶性激素抵抗性前列腺癌患者行初始化疗；减少神经系统的功能丧失/和恶化的复发性多发性硬化患者的临床复发频率	短暂的酶升高，黄疸	严重肝功能异常患者应调整剂量（胆红素>3.4mg/dl）对于多发性硬化合并肝功能损伤患者不建议用药 监测LFTs
抗生素	博来霉素	IV、IM、SC、腔内给药	鳞状细胞癌、黑色素瘤、肉瘤、睾丸癌、霍奇金淋巴瘤；恶性胸腔积液的硬化剂	肝毒性<1%	监测LFTs

表27. 化疗药物及生物治疗药物的肝毒性（续）

分类	药物名称	给药途径	适应证	不良反应	护理要点
抗生素	放线菌素D	IV	睾丸癌、黑色素瘤、妊娠滋养细胞肿瘤、肾母细胞瘤、神经母细胞瘤、视网膜母细胞瘤、横纹肌肉瘤、子宫肉瘤、尤文肉瘤、卡波西肉瘤、葡萄状肉瘤及软组织肉瘤	腹水、肝衰竭、肝炎、肝大、肝细胞毒性、LFT异常可能引发肝静脉闭塞疾病（4岁以下儿童风险增加）；肝胆功能异常者慎用	右肾母细胞瘤放疗后2个月内避免使用，因为有可能增加肝毒性风险
	多柔比星	IV	白血病，淋巴瘤，多发性骨髓瘤，肾或非肾肉瘤，间皮瘤，卵巢或睾丸的生殖细胞肿瘤，肾母细胞瘤，神经母细胞瘤，头颈部癌，甲状腺、肺、乳腺、胃、胰腺、肝、卵巢、肺、膀胱、前列腺、子宫癌	胆红素水平升高、肝炎	肝损伤（美国药品说明书警示）：有肝损伤的患者慎用，推荐调整剂量。肝胆功能改变时减少剂量大部分在肝代谢，肝功能改变时减少剂量（Sifton, 2002）
抗代谢药	6-巯嘌呤	PO	ALL 的维持或诱导治疗	肝：肝内胆汁淤积和局限性小叶坏死（40%），表现为血胆红素增加、碱性磷酸酶及AST升高、黄疸、腹水、脑病；多见于剂量>2.5mg/(kg·d)时	对肝功能的影响一般出现在治疗2个月内，也可发生在1周内或延迟到8年后
	氯法拉滨	IV	AML、CML、ALL、MDS	ALT、AST、胆红素升高、肝大、黄疸	监测LFTs
抗代谢药（叶酸类）	甲氨蝶呤	IM、IV、IT、SC	滋养细胞肿瘤；白血病；牛皮癣；类风湿性关节炎（RA），包括幼年多关节RA；骨肉瘤、软组织肉瘤、淋巴瘤；肺、乳腺、头颈、胃肠道、食管、睾丸癌	美国药品说明书上警示：甲氨蝶呤与急性（转氨酶升高）以及潜在慢性肝毒性（肝硬化、纤维化）肝毒性有关。风险与累积剂量以及长期暴露有关。酒精滥用、肥胖、年龄增加以及糖尿病可能增加肝毒性有肝损伤的患者慎用；可能需要减少剂量	严密监测肝毒性（LFTs，包括血清蛋白）与其他可能引起肝毒性的药物（例如硫唑嘌呤、维A酸、柳氮磺吡啶）合用时要慎重

表27. 化疗药物及生物治疗药物的肝毒性（续）

分类	药物名称	给药途径	适应证	不良反应	护理要点
抗代谢药（嘌呤苷抗抗剂）	阿糖胞苷	IV	AML、ALL、CML（急性期）和淋巴瘤的治疗；脑膜白血病的预防和治疗	短暂的肝脏酶类升高，黄疸	肝衰竭患者需要调整剂量，因为阿糖胞苷部分在肝内分解 没有FDA认可的剂量调整指南 分临床医生使用的（剂量水平没有明确说明）：胆红素>2mg/dl 时给予50%的剂量，毒性消失后增加剂量（Koren et al., 1992）
抗代谢药（嘧啶苷抗抗剂）	卡培他滨	PO	转移性结直肠癌，Dukes C 期结肠癌的辅助治疗，转移性乳腺癌的治疗	胆红素升高（22%～48%；3级和4级：11%～23%）；肝衰竭，肝纤维化，肝炎<5%	肝损伤患者慎用
	氟脲苷	静脉、动脉给药	结直肠癌及胃癌的肝转移	肝细胞损伤伴转氨酶、碱性磷酸酶及血清胆红素升高（肝炎型）；肝内、外胆管狭窄（硬化性胆管炎）伴碱性磷酸酶及血清胆红素升高（Chang et al., 1987; Hohn et al., 1989）	肝损伤：肝损伤患者慎用
	吉西他滨	IV	转移性乳腺癌；局部进展或转移的NSCLC或胰腺癌；进展的、复发的卵巢癌	转氨酶增高（67%～78%；3级和4级：1%～2%），碱性磷酸酶升高（55%～77%；3级和4级2%～16%），胆红素升高（13%～26%；3级和4级<1%～6%）	有严重肝毒性的报道；肝损伤患者（肝硬化、肝炎或酒精中毒史）或有肝转移的患者慎用；有可能导致肝损伤加剧；对于胆红素水平升高的患者建议减少剂量（Venook et al., 2000）

化学治疗与生物治疗实践指南及建议 263

表 27. 化疗药物及生物治疗药物的肝毒性（续）

分类	药物名称	给药途径	适应证	不良反应	护理要点
蒽环类抗生素	表柔比星	IV	乳腺癌	—	美国药品说明书上警示：轻中度肝损伤患者慎用。剂量调整参考 FDA 认证的指南监测 LFTs
生物反应调节剂	IL-2；阿地白介素	IV、SC	转移性肾细胞癌、黑色素瘤	转氨酶及碱性磷酸酶升高，黄疸肝损伤机制可能为肝巨噬细胞活化，所引起的窦状隙灌注损伤和低氧损伤，以及白细胞和血小板粘附于肝窦状内皮（Nakagawa et al., 1996）；接受高剂量 IV IL-2 的患者出现黄疸伴血清胆红素水平 2～7mg/dl 时，考虑为肝内胆汁淤积所致（Fisher et al., 1989）	剂量指南不适用于已有肝功能异常的患者；药物使用应推迟至患者肝功能恢复正常
杂类	门冬酰胺酶	IM、IV、SC	ALL	肝：转氨酶，胆红素及碱性磷酸酶升高（短暂的）	肝损伤：已有肝损伤的患者慎用；可引起肝功能改变
	贝沙罗汀	局部用药，PO	T 细胞淋巴瘤皮肤病变	LDH 升高肝功能衰竭（以上均为口服制剂反应）	大部分由肝清除监测 LFTs；当超过正常值上限 3 倍以上时考虑停药（UpToDate, 2008）
	地尼白介素 2	IV	持久的或周期性的皮肤 T 细胞淋巴瘤，其恶性细胞表达白介素-2 受体的 CD25 成分	转氨酶升高（61%；3 级和 4 级：15%）	监测 LFTs
单克隆抗体	吉妥珠单抗奥加米星	IV	复发的 CD33 阳性，年龄 ≥ 60 岁，不能接受细胞毒性药物化疗的 AML 患者	LFTs 异常（20%；3 级和 4 级：7%），LDH 升高（18%），高胆红素血症（11%）；碱性磷酸酶升高（10%），PT/PTT 升高，肝静脉闭塞性疾病（5%～10%；复发患者中高达 20%；有造血干细胞移植史的患者会含有更高的发生率）（Giles et al., 2001）	美国药品说明书上警示：曾出现相关的严重肝静脉闭塞性疾病或肝毒性；联合化疗，既往有肝疾病或造血干细胞移植的患者风险增加

表27. 化疗药物及生物治疗药物的肝毒性（续）

分类	药物名称	给药途径	适应证	不良反应	护理要点
自然来源的（植物）衍生物	伊立替康	IV	转移性结肠直肠癌	胆红素升高（84%），碱性磷酸酶升高（13%）；AST升高（10%），腹水和/或黄疸（3级和4级：9%）	肝损伤：有肝损伤的患者慎用高胆红素血症：总血清胆红素水平中度升高（1～2mg/dl）的患者比胆红素水平异常＜1mg/dl的患者更容易在第一疗程患有3级和4级中性粒细胞减少症。有胆红素糖脂化作用异常的患者，例如吉尔伯特综合征者，在使用伊立替康时可能有更大的骨髓抑制风险。已知患者有肝功能异常或高胆红素血症时应慎用；可考虑调整剂量（Venook et al., 2003）
酪氨酸激酶抑制剂	甲磺酸伊马替尼	PO	kit阳性GIST（CD117）；Ph+的CML；Ph+的ALL；嗜酸性粒细胞增多综合征和/或慢性嗜酸性粒细胞白血病	1%～5%的CML患者血清AST、ALT水平升高，多数出现在治疗的最初12个月内	肝损伤：有肝损伤的患者慎用，可能需要调整剂量
长春花生物碱；自然来源的（植物）衍生物	长春新碱	IV	白血病、霍奇金淋巴瘤、非霍奇金淋巴瘤、肾母细胞瘤、神经母细胞瘤、横纹肌肉瘤	在肝脏代谢	肝损伤：有肝损伤的患者慎用，需要改变剂量

ALL—急性淋巴细胞白血病；ALT—谷丙转氨酶；AML—急性粒细胞白血病；ANLL—急性非淋巴细胞白血病；AST—谷草转氨酶；AUC—时间浓度对比曲线下面积；BMT—骨髓移植；CML—慢性粒细胞白血病；FDA—美国食品药品监督管理局；GI—胃肠；GIST—胃肠间质瘤；IL-2—白细胞介素-2；IM—肌肉注射；IT—鞘内注射；IV—静脉注射；LDH—乳酸脱氢酶；LFT—肝功能检测；MDS—骨髓增生异常综合征；NSCLC—非小细胞肺癌；Ph+—费城染色体阳性；PO—口服；PT/PTT—凝血酶原时间/部分促凝血酶原激酶血凝时间；RA—类风湿性关节炎；SC—皮下注射

5. 评估（Bryant，2006）
   a）体格检查并询问病史，建立病历资料
      （1）皮肤：评估有无黄疸、瘀斑、瘀点。
      （2）头、眼、耳、鼻以及咽喉检查：评估有无巩膜黄染。
      （3）神经系统的检查：评估定向力及精神状态。
      （4）腹部检查：评估肠鸣音、肝/脾、腹水、静脉曲张及查科三联征。
   b）在治疗之前做肝功能基线检查
   c）肝毒性药物使用史和/或饮酒情况
   d）既往治疗史（器官移植、肝炎、与感染者接触史）
   e）遗传性肝疾病
6. 协同管理：很少有专门的指南针对LFTs升高后如何调整药物剂量这个问题。
   a）肝功能异常患者避免使用化疗药物及肝毒性药物。
   b）肝功能损伤时有必要调整化疗药物的剂量（Wilkes & Barton-Burke，2003）。
   c）监测全血生化、CBC及凝血结果。
   d）指导患者保持进食低脂、高糖、富含维生素B和维生素C的食物。
   e）评估患者意识状态。
   f）评估出血倾向。
   g）监测随后的肝功能检测结果。
7. 患者及家属教育
   a）如果需要，应告知患者及重要的亲属肝毒性是化疗可能的副作用。
   b）指导患者如发现肝毒性，避免摄入所有含酒精的饮料。
   c）提供肝衰竭症状或体征的相关指导（例如黄疸、肝区压痛、尿/便颜色改变）。
   d）保证休息。
   e）鼓励使用润肤乳液、清凉沐浴液以促进皮肤舒适。嘱其不要抓挠皮肤。
   f）建议患者穿着宽松舒适的衣服。
   g）鼓励患者进食清淡、高糖的饮食。
   h）强调由熟悉患者病史、治疗及发生迟发反应风险的健康照护提供者进行终生年度评估的重要性。
   i）鼓励患者定期检查肝功能以及制订合适的复诊计划。

参考文献

Andrade, R.J., Salmeron, J., & Lucena, M.I. (2006). Drug hepatotoxicity. In K.R. Reddy & T. Faust (Eds.), *The clinician's guide to liver disease* (pp. 321–344). Thorofare, NJ: SLACK, Inc.

Aydinli, M., & Bayraktar, Y. (2007). Budd-Chiari syndrome: Etiology, pathogenesis, and diagnosis. *World Journal of Gastroenterology, 13*(19), 2693–2696.

Bottomley, S.J. (2004). Late effects of childhood cancer: Promoting health after childhood cancer. In N.E. Kline (Ed.), *Essentials of pediatric oncology nursing: A core curriculum* (2nd ed., pp. 290–291). Glenview, IL: Association of Pediatric Oncology Nurses.

Bryant, G. (2006). Hepatotoxicity. In D. Camp-Sorrell & R.A. Hawkins (Eds.), *Clinical manual for the oncology advanced practice nurse* (2nd ed., pp. 553–557). Pittsburgh, PA: Oncology Nursing Society.

Chang, A.E., Schneider, P.D., Sugarbaker, P.H., Simpson, C., Culnane, M., & Steinberg, S.M. (1987). A prospective randomized trial of regional versus systemic continuous 5-fluorodeoxyuridine chemotherapy in the treatment of colorectal liver metastases. *Annals of Surgery, 206*(6), 685–693.

Fisher, B., Keenan, A.M., Garra, B.S., Steinberg, S.M., White, D.E., DiBisceglie, A.M., et al. (1989). Interleukin-2 induces profound reversible cholestasis: A detailed analysis in treated cancer patients. *Journal of Clinical Oncology, 7*(12), 1852–1862.

Fregonese, L., & Stolk, J. (2008). Hereditary alpha-1-antitrypsin deficiency and its clinical consequences. *Orphanet Journal of Rare Disease, 3*(16). Retrieved October 28, 2008, from http://www.ojrd.com/content/3/1/16

Giles, F.J., Kantarjian, H.M., Kornblau, S.M., Thomas, D.A., Garcia-Manero, G., Waddelow, T., et al. (2001). Mylotarg (gemtuzumab ozogamicin) therapy is associated with hepatic venoocclusive disease in patients who have not received stem cell transplantation. *Cancer, 92*(2), 406–413.

Giralt, S., Thall, P.F., Khouri, I., Wang, X., Braunschweig, I., Ippolitti, C., et al. (2001). Melphalan and purine analog-containing preparative regimens: Reduced-intensity conditioning for patients with hematologic malignancies undergoing allogeneic progenitor cell transplantation. *Blood, 97*(3), 631–637.

Grochow, L.B., & Baker, S.D. (1998). The relationship of age to the disposition and effects of anticancer drugs. In L.B. Grochow & M.M. Ames (Eds.), *A clinician's guide to chemotherapy pharmacokinetics and pharmacodynamics* (pp. 35–53). Baltimore: Williams & Wilkins.

Hohn, D.C., Stagg, R.J., Friedman, M.A., Hannigan, J.F., Jr., Rayner, A., Ignoffo, R.J., et al. (1989). A randomized trial of continuous intravenous versus hepatic intraarterial floxuridine in patients with colorectal cancer metastatic to the liver: The Northern California Oncology Group trial. *Journal of Clinical Oncology, 7*(11), 1646–1654.

Kaler, S.G. (2007). Wilson's disease. In L. Goldman & D. Ausiello (Eds.), *Goldman: Cecil medicine* (23rd ed.). Philadelphia: Elsevier Saunders. Retrieved October 28, 2008, from http://www.mdconsult.com/das/book/body/108871545-2/0/1492/0.html

Koren, G., Beatty, K., Seto, A., Einarson, T.R., & Lishner, M. (1992). The effects of impaired liver function on the elimination of antineoplastic agents. *Annals of Pharmacotherapy, 26*(3), 363–371.

McDonald, G.N., Hinds, M.S., Fisher, L.D., Schoch, H.G., Wolford, J.L., Banaji, M., et al. (1993). Veno-occlusive disease of the liver and multiorgan failure after bone marrow transplantation: A cohort study of 35 patients. *Annals of Internal Medicine, 118*(4), 255–267.

Nakagawa, K., Miller, F.N., Sims, D.E., Lentsch, A.B., Miyzazki, M., & Edwards, M.J. (1996). Mechanisms of interleukin-2–induced hepatic toxicity. *Cancer Research, 56*(3), 507–510.

Peffault de Latour, R., Levy, V., Asselah, T., Marcellin, P., Scieux, C., Aldes, L., et al. (2004). Long-term outcome of hepatitis C infection after bone marrow transplantation. *Blood, 103*(5), 1618–1624.

Sifton, D.W. (Ed.). (2002). *Physicians' desk reference* (56th ed.). Montvale, NJ: Medical Economics.

Strasser, S.I., Shulman, H.M., Flowers, M.E., Reddy, R., Margolis, D.A., Prumbaum, M., et al. (2000). Chronic graft-vs-host disease of the liver: Presentation as an acute hepatitis. *Hepatology, 32*(6), 1265–1271.

Strasser, S.I., Sullivan, K.M., Myerson, D., Spurgeon, C.L., Storer, B., Schoch, H.G., et al. (1999). Cirrhosis of the liver in long-term marrow transplant survivors. *Blood, 93*(10), 3259–3266.

UpToDate. (2008). *Carmustine: Drug information*. Retrieved October 29, 2008, from http://www.uptodate.com/home/index.html

Venook, A.P., Egorin, M.J., Rosner, G.L., Hollis, D., Mani, S., Hawkins, M., et al. (2000). Phase I and pharmacokinetic trial of gemcitabine in patients with hepatic or renal dysfunction: Cancer and Leukemia Group B 9565. *Journal of Clinical Oncology, 18*(14), 2780–2787.

Venook, A.P., Enders Klein, C., Fleming, G., Hollis, D., Leichman, C.G., Hohl, R., et al. (2003). A phase I and pharmacokinetic study of irinotecan in patients with hepatic or renal dysfunction or with prior pelvic radiation: CALGB 9863. *Annals of Oncology, 14*(12), 1783–1790.

Weiss, R.B. (2005). Miscellaneous toxicities. In V.T. DeVita Jr., S. Hellman, & S.A. Rosenberg (Eds.), *Cancer: Principles and practice of oncology* (7th ed., pp. 2602–2614). Philadelphia: Lippincott Williams & Wilkins.

Wilkes, G.M., & Barton-Burke, M. (2008). *2008 oncology nursing drug handbook*. Sudbury, MA: Jones and Bartlett.

I. 肾毒性：每个人在出生时大约有一百万个肾单位，并非所有肾单位在成年以前都具有完备功能。人出生以后不能形成新的肾单位（Bergstein，2000）。就某些化疗和生物制剂来说，肾毒性是一种剂量限制性毒性。
   1. 病理生理学：大约20%的心输出量输送到了肾。肾系统滤过和/或排泄化疗药物，这使得肾和其他肾器官容易受到毒性作用（Flombaum，2005）。血管系统的损伤和/或肾结构的破坏都可能导致明确的肾综合征和药物特异性肾功能不全（Kuck & Ricciardi，2005）。肾毒性可导致如下情况（Lydon，1986；Moracic & Van Nostrand，2007）：

    a）直接的肾细胞损伤（包括潜在的肾小球损害、肾血管损伤和/或不同的肾单位损伤）：初步研究表明，这些损害可能是不可逆转的，并可能导致坏死，尤其是使用顺铂和大剂量甲氨蝶呤治疗时（Lydon，1986）。最近较多的研究表明肾毒性是顺铂的剂量限制性毒性，是由于肾作为一个主要的运输介质，顺铂在肾累积的浓度高于其他器官（Arany & Safirstein，2003）。

    b）对于使用异环磷酰胺的儿科患者来说，则应该注意由于药物引发的肾小管功能障碍而导致的生长障碍和肾小球滤过率的逐渐下降（Stohr, Patzer, et al., 2007；Stohr, Paulides, et al., 2007）。

    c）代谢产物在酸性的尿液环境中沉淀：由于肿瘤细胞的迅速裂解，代谢物的沉淀造成了梗阻性肾病，也被称为肿瘤溶解综合征（TLS）（Higdon & Higdon，2006）。

     （1）对于有着巨大肿瘤负荷或肿瘤细胞负荷、并且对抗肿瘤治疗敏感的患者来说，肿瘤溶解综合征是一种肿瘤科急症，并且是一种代谢风险（如急性白血病、高级别淋巴瘤、小细胞肺癌、多发性骨髓瘤）。

     （2）乳酸脱氢酶水平较高的患者也存在肿瘤溶解综合征的高风险。

     （3）在肿瘤治疗后，肿瘤细胞迅速溶解，使得细胞内成分进入外周循环，导致高尿酸血症、高钾血症、高磷血症和低钙血症等，可导致严重的甚至威胁生命的电解质代谢失衡（Cope & Brant，2004）。

     （4）如果不及早发现和治疗肿瘤溶解综合征，可能会危及生命。对于某些可以逆转的副作用来说，早期的积极治疗是至关重要的。肿瘤溶解综合征的临床结局包括急性肾衰竭、心律失常和心力衰竭、多系统器官功能衰竭以及死亡（Cope & Brant，2004）。

     （5）预防和治疗肿瘤溶解综合征的目

标和方法包括足量水化、碱化尿液、通过使用别嘌醇或拉布立酶以及利尿剂减少尿酸的产生（Brant，2002；Sanofi-Aventis，2007；Shahab & Patterson，2007）。

d）水排泄受损：某些抗肿瘤药物（例如环磷酰胺、异环磷酰胺、长春花生物碱、顺铂、美法仑、硼替佐米）可能导致一种潜在的临床急症，被称为水中毒或抗利尿激素分泌异常综合征（SIADH）（Flounders，2003；Higdon & Higdon，2006；Millennium Pharmaceuticals，Inc.，2007）。

(1) SIADH 导致了水的重吸收并减少了水的排泄，出现循环血量过多、低钠血症和低渗血症。临床中对于存在等容性低钠血症的患者应该警惕其是否会发生 SIADH（Higdon & Higdon，2006）。

(2) 如果血钠水平 < 105 mEq/L，SIADH 可快速发病并产生危及生命的结果。

(3) SIADH 可发生在需要大量水化以防止肾毒性发生的患者身上，因为他们存在发生水潴留和严重低钠血症的可能。

(4) SIADH 的临床结局常为伴有神经系统症状的脑水肿和过度干渴。

(5) SIADH 的治疗与出现的综合征症状有关，包括限制液体摄入、利尿、应用地美环素以及3%的高渗盐水（Higdon & Higdon，2006）。

e）肾灌注减少和肾前性氮质血症（Strohl & Camp-Sorrell，2007）

(1) 在接受 IL-2 治疗的患者中，造成肾毒性的因素包括低血压、心功能受损、血管内容量减少。

(2) 这些均可导致肾灌注的减少和肾前性氮质血症。

(3) IL-2 产生的肾毒性大多是肾前性和完全可逆的。

f）蛋白尿：使用 IFN 和贝伐珠单抗的患者，最常见的肾毒性为蛋白尿。

g）发生肾病综合征和间质性肾炎者少见（Genentech，Inc.，2007a；Kirkwood，2000；Skalla，1996）。

2．发生率（见表28）

3．危险因素

a）年龄小于12个月：肾血流量、肾小球滤过功能和肾小管功能在人出生后满12个月才能发育完全。这些生理特性会影响药物的吸收、排泄和分泌率，因此儿童易发生肾毒性（Balis，Holcenberg，& Blaney，2001）。

b）随着年龄的不断增长，肾会逐渐变小，肾功能下降（Shahab & Patterson，2007）：关注老年人接受肾毒性化疗的研究表明，对于老年人来说，化疗时可能需要考虑减少药物剂量或延长药物使用间隔时间（Sawhey，Sehl，& Naeim，2005）。NCCN 已经制定了关于老年癌症患者治疗的指南（NCCN，2007）。

c）肾既往病史是发生肾毒性的直接风险（Bergstein，2000；Cope & Brant，2004；Davies，2006；Shahab & Patterson，2007）。

d）结缔组织疾病、肝或心脏疾病是一种间接风险（Shahab & Patterson，2007）。

e）营养不良和水化状态。

f）低血容量可能增加发生急性肾衰竭的风险（Davies，2006；Flounders，2003；Jenkins & Rieselbach，1982）。

g）其他肾毒性药物的使用（例如 NSAIDs、氨基糖苷类抗生素、两性霉素B、环孢素、伊班膦酸）（Balis et al.，2001；McCormack & Plosker，2006；Raymond，1984）。

h）在某些文化中，使用化疗药期间要使用一些非传统的草药制剂，这些制剂的使用和肾功能不全有关，包括电解质失衡、肾小管坏死和肾炎（Bagnis，Deray，Baumelou，Le Quintrec，& Vanherweghem，2004）。

i）血管外液体转移。

j）肾切除术。

k）高钙血症治疗前或 SCr > 1.5mg/dl。

表 28. 化疗和生物治疗药物的肾毒性

分类	药物	肾毒性发生率	注解
烷化剂	顺铂	成人：12%～36% 成人和儿童：肾钾流失，10%；低镁血症，1%～10%（Rossi et al., 1999）	使用大剂量治疗时（>85 mg/m²），毒性显著增加（Marceau et al., 1999）。肾功能不全可能随剂量累积而发生（Wilkes & Barton-Burke, 2008）。最常见的儿童毒性为氮质血症和电解质紊乱，属于剂量限制性毒性，继发于肾血流量减少，率下降和肾小管功能丧失（Balis et al., 2001）
	乐沙定（注射用奥沙利铂）	成人：血清肌酐变化，10%	最常见的为血清肌酐升高（FDA, 2007）
	异环磷酰胺	成人：肾毒性，6%（Bristol-Myers Squibb, 2006a） 儿科：范科尼综合征，5%；亚临床肾小管功能障碍 15%（Rossi et al., 1999）	可能导致肾小管损伤。如果在肾功能不全或之前使用过顺铂，则可能导致肾小管损伤的概率略高（Skinner et al., 1993）。儿科患者发生肾小管损伤以及类似范科尼综合征的情况（Balis et al., 2001; Grochow & Baker, 1998）
抗代谢药物	氟达拉滨	成人：<1% 儿童：罕见	TLS 相关性急性尿酸性肾病可以发生于急性白血病、高级别淋巴瘤、小细胞肺癌患者中，以及巨大肿瘤负荷而没有预防性给予别嘌醇的患者中（Cheson et al., 1998）
	吉西他滨	成人：溶血尿毒症综合征（罕见），BUN 和 SCr 升高，蛋白尿，血尿	BUN 和 SCr 改变发生率分别为 17% 和 8%；在临床试验里，高达 50% 的患者出现轻度蛋白尿和血尿。溶血尿毒症综合征非常罕见（Flombaum, 2005）
	甲氨蝶呤	成人：大剂量治疗者<10% 儿童：尚无儿童确切的发生率	大剂量治疗时，甲氨蝶呤进入肾小管，使肾小管损伤（Balis et al., 2001; Crom, 1998; Vogelzang, 1991）
抗肿瘤抗生素	丝裂霉素 C	成人：2%～10% 儿童：尚无儿童应用于	累积剂量为 60 mg/m² 可引起溶血尿毒症综合征，此为严重并发症，包括溶血性贫血、血小板减少和不可逆转的肾衰竭（Bristol-Myers Squibb, 2006b; Flombaum, 2005; Hrozencik & Connaughton, 1988; Vogelzang, 1991）。丝裂霉素 C 不常规应用于儿童
细胞因子	干扰素	成人：罕见，与剂量相关，通常治疗停止后可逆	直接肾毒性以及与剂量不稳定相关的神经性膀胱功能障碍（Kirkwood, 2000; Sandstrom, 1996; Schering-Plough, 2008）
	白介素-2	成人：常见，与剂量相关，持续时间短暂，治疗停止后迅速恢复 儿童：未知	改变包括肾功能损害（包括直接肾毒性和神经性膀胱功能障碍）以及因脱水、代谢或血流动力学不稳定造成的肾功能影响（Novartis, 2007; Siegel & Puri, 1991）
其他	硼替佐米	成人：罕见 儿童：未知	罕见不良反应包括肾衰竭和高尿酸血症、低钾血症、低钙血症、低钠血症的表现，可能发生于 TLS 和 SIADH。其他罕见的事件还包括肾结石、肾积水和肾小球肾炎（Millennium Pharmaceuticals, Inc., 2007）
单克隆抗体	贝伐珠单抗	成人：罕见 儿童：未知	包括蛋白尿和肾病综合征（Genentech, Inc., 2007a）
	吉妥珠单抗奥加米星	成人：罕见，与 TLS 相关	肿瘤细胞的迅速破坏可能导致肾功能不全，急性肾衰竭、尿酸性肾病，急性肾小管阻塞和肾结石引起的。有巨大肿瘤负荷的患者发生 TLS 的风险增加（Wyeth Pharmaceuticals, 2007）

表28. 化疗和生物治疗药物的肾毒性（续）

分类	药物	肾毒性发生率	注解
单克隆抗体	利妥昔单抗	成人：罕见，与TLS相关	同吉妥珠单抗奥加米星（Genentech, Inc., 2007b）
亚硝基脲	卡莫司汀	成人：累积剂量达1500mg/m²时常见 儿童：累积剂量确切的发生率难以获得	即使是低剂量，其毒性影响也包括间质纤维化和肾小球硬化、进行性氮质血症、肾衰竭（Bristol-Myers Squibb, 2007a; Vogelzang, 1991）和肾毒性可能发生于化疗后几个月到几年（Shahab & Patterson, 2007）
	洛莫司汀	成人：累积剂量达1500mg/m²时常见（Shahab Patterson, 2007） 儿童：尚无儿童确切的发病率	即使是低剂量，其毒性影响也包括间质纤维化和肾小球硬化以及进行性氮质血症、肾缩小和肾衰竭（Bristol-Myers Squibb, 2007b; Vogelzang, 1991）。肾缩小于几个月到几年（Shahab & Patterson, 2007）。亚硝基脲治疗时间超过15个月以及在化疗后儿童，洛莫司汀累积剂量达1000mg/m²，洛莫司汀都可能导致进行性肾萎缩（Balis et al., 2001）
	链佐星	成人：多样 儿童：尚无儿童确切的发病率	常规剂量下，累积肾毒性包括氮质血症、无尿、尿糖和肾小管酸中毒。足量水化可以减少发生这些毒性的风险（Sicor Pharmaceuticals, 2006）。也可能导致肾小管间质间质性肾炎和肾萎缩（Myerowitz et al., 1976）；然而，如果每周剂量小于1g/m²，则少有肾毒性报道（Sadoff, 1970; Vogelzang, 1991）。儿童不常规使用链佐星

BUN-血尿素氮；SCr-血肌酐；SIADH-抗利尿激素分泌失调综合征；TLS-肿瘤溶解综合征

1) 肾接受过辐射或腹部接受辐射时没有对肾进行保护者，特别是接受了骨髓移植的患者（Cohen & Moulder, 2005）。

4. 临床表现（Davies, 2006; Shahab & Patterson, 2007）：虽然低镁血症、低钙血症、低磷血症和血清碳酸盐降低在使用IL-2和干扰素α治疗中很常见，经常伴有低蛋白血症，但不会导致肾功能改变（Kirkwood, 2000; Schwartzentruber, 2000）。TLS和SIADH所表现的体征和症状在前面已列举。需要引起注意的、与肾功能不全相关的体征和症状包括以下几点（Cohen & Moulder, 2005）。
   a）少尿
   b）SCr增高
   c）肌酐清除率降低
   d）尿素氮升高
   e）低镁血症
   f）蛋白尿
   g）血尿
   h）液体潴留或水肿导致的体重增加

5. 受到影响的实验室指标（Cohen & Moulder, 2005）：对儿科患者而言，参考值范围因年龄而异。不同机构的参考值范围有所不同。同样，对于小儿患者而言，继续或是延迟化疗的适应证应基于治疗计划上界定的肾毒性证据。儿科指南应该是基于小儿病例提出的。注：这一部分所提到的参考值仅适用于成年人。
   a）尿素氮（Cohen & Moulder, 2005）
      （1）评估基线并持续监测。
         （a）对不需要升压药的患者每日监测一次。
         （b）对需要升压药的患者每日监测两次。
         （c）门诊患者每周监测一次或根据临床需要进行监测。
         （d）值得注意的是，BUN与水化状态关系密切，BUN水平随脱水严重程度增加而升高。
      （2）粗略地估计肾功能。
      （3）根据医嘱或指南中肾功能受损的证据来决定维持或减少化疗剂量。

b) SCr（Cohen & Moulder，2005）
  (1) 评估基线并持续监测。如果患者参与了临床研究，请参考研究协议指南。
    (a) 对不需要升压药的患者每日监测一次。
    (b) 对需要升压药的住院患者每日监测两次。
    (c) 门诊患者每周监测一次或根据临床需要进行监测。
  (2) SCr用来评价肾功能，是一种明确且敏感的指标。
  (3) 如果SC≥2级毒性（正常值上限的1.5~3.0倍），则应考虑维持或减少化疗剂量（NCI CTEP，2006）。
c) 12小时肌酐清除率（Cohen & Moulder，2005）
  (1) 评估基线并持续检测。如果患者参与了临床研究，请参考研究协议指南。
  (2) 12小时肌酐清除率可能是监测肾功能最敏感的指标。12小时和24小时的测试效果是相同的，而且12小时测试的费用可能相对少一些。经常使用同位素检测小儿患者的肾小球滤过率（GFR）。
  (3) 检查的精度取决于是否能在规定的时间收集所有的尿液。
  (4) 如果肌酐清除率下降，应根据医生的建议或者治疗协议指南中的要求来考虑维持或者减少化疗剂量。
d) 尿细胞学检查：如果患者因为各种营养不良或者脱水导致恶病质，那么尿细胞学检查结果是不准确的（Cohen & Moulder，2005）。
  (1) 评估尿液细胞学的改变（例如红细胞、白细胞、上皮细胞）。
  (2) 尿液中出现管型表明肾小管损伤。
e) 尿蛋白：蛋白尿表明肾小球和肾小管系统损伤（Cohen & Moulder，2005）。
f) 尿比重和渗透压（Cohen & Moulder，2005）
  (1) 可以衡量肾浓缩或稀释尿液的能力。
  (2) 可以显示是否存在肾小管或髓质的损伤。
  (3) 在未给予充分水化的状态下二者往往是升高的。
g) 尿液pH（Cohen & Moulder，2005）
  (1) 衡量尿液中的氢离子浓度。
  (2) 描述尿液的酸碱程度。
h) 血清电解质，尤其是镁、尿酸、钠、钾、钙水平（Cohen & Moulder，2005）
  (1) 如果患者存在发生TSL的风险，在行顺铂或大剂量化疗时，应该监测血清电解质水平。
  (2) 在进行生物治疗，尤其是使用IL-2时，应按照如下频率监测血清电解质水平（Wilkes & Barton-Burke，2008）。
    (a) 不需要升压药的患者，每日监测一次。
    (b) 需要升压药的患者，根据临床表现进行监测。
  (3) 评估患者液体失衡。
6. 客观的评估数据（Strohl & Camp-Sorrell，2007）
  a) 监测液体出入量。
  b) 每日或根据临床表现监测体重的变化，尤其是体重增加和水肿。
  c) 监测意识水平、精神状态或行为的改变。
7. 协同管理
  a) 一般策略
    (1) 定期监测肾功能。
    (2) 每天约3000ml水进行水化，以防止或尽量减少肾损害，尤其是使用顺铂和大剂量甲氨蝶呤治疗时（Rossi, Kleta, & Ehrich, 1999; Widemann, 2006）。小儿患者水化应该为维持量的1.5~2倍。
    (3) 如果尿素、肌酐或电解质水平未回归基线水平，请与医生协商。
    (4) 谨慎采用静脉推注药物治疗少尿。
    (5) 根据医嘱补充电解质。
  b) 后续措施（Strohl & Camp-Sorrell，2007）

(1) 定期监测尿常规、肌酐清除率、血生化。
(2) 如果肾毒性很严重，可以将患者转到肾科医师处进行评估，可能提供进一步检查和治疗，如血液透析。

c) 针对具体药物的预防策略（Flombaum，2005；Wilkes & Barton-Burke，2008）

(1) 顺铂方案
   (a) 评估 BUN、SCr 和 24 小时肌酐清除率以确定用药前的基线水平。
   (b) 给予足量生理盐水水化以减少毒性。
   (c) 严密监测出入量及全身液体平衡。
   (d) 评估体液过多的情况。
   (e) 在使用顺铂前后可用甘露醇和 / 或高效能利尿剂（袢利尿剂）利尿，确保患者有足够的尿量以防止体液过多。请注意，已有研究证实顺铂毒性的增加与使用呋塞米利尿有关。
   (f) 监测肾功能。
   (g) 监测血清钠、钾、镁、钙、磷。
   (h) 一项研究表明，硒对顺铂所致肾毒性有一定的保护作用（Conklin，2000）。
   (i) 有研究者认为氨磷汀可减少以顺铂为主的化疗方案引起的肾毒性（ASCO，2002；MedImmune Inc.，2007；Schrier，2002；Shahab & Patterson，2007）。
      i) 氨磷汀是一种化学保护剂，它可以减少顺铂和一些烷化剂的有害代谢产物。
      ii) 半衰期（Wilkes & Barton-Burke，2008）
         • 全身分布仅需不到 1 分钟
         • 在八分钟内清除
      iii) 在给予 1000ml 水化后使用顺铂的前 30 分钟内，经静脉给予氨磷汀，给药时间为 5 ~ 15 分钟。
      iv) 副作用包括低血压、恶心和呕吐、颜面潮红、发热和寒战。
      v) 预处理包括止吐、水化，每 3 ~ 5 分钟监测血压 1 次，告知患者在输液期间和输液后立即保持头低脚高位。如果患者血压降至临界水平，则停止氨磷汀输入。
      vi) 在使用该药物前 24 小时停止使用抗高血压药物。

(2) 大剂量甲氨蝶呤方案
   (a) 通过口服或者静脉给予碳酸氢钠碱化尿液。评估尿液的 pH，最低应大于 7.0（Wilkes & Barton-Burke，2008）。
   (b) 如果必要按计划时间给予亚叶酸，初始剂量通常在甲氨蝶呤给药 24 小时后应用。随后的剂量可以间隔 6 小时给药 1 次，一直持续到甲氨蝶呤水平回到可接受的范围内。亚叶酸可以抵消甲氨蝶呤对叶酸的拮抗作用，降低甲氨蝶呤的毒性。
   (c) 在应用甲氨蝶呤前后 48 小时内避免服用叶酸、阿司匹林、青霉素和磺脲类降糖药物（例如格列吡嗪）（Wilkes & Barton-Burke，2008）。
   (d) 停止使用 NSAIDs、克霉唑、甲氧苄啶磺胺甲异恶唑等，直到甲氨蝶呤的水平降低（Wilkes & Barton-Burke，2008）。

(e) 根据毒性程度减少随后的用药量。
　(3) 对于使用了 IL-2 和 IFN 的患者来说，如果甲氨蝶呤使用的是标准剂量或大剂量，其毒性增加。
　　　(a) 鼓励患者每天喝 2～3L 不含咖啡因的液体。
　　　(b) 监测液体出量。
　(4) TLS 治疗方案：别嘌醇或拉布立酶（Cheson, Frame, Vena, Quashu, & Sorensen, 1998）
　　　(a) 患高生长分数肿瘤（例如伯基特淋巴瘤和其他高级别淋巴瘤、急性和慢性白血病）的患者预计会出现 TLS。
　　　(b) 应用别嘌醇或拉布立酶以减少尿酸水平，如果未给予治疗，可迅速导致急性尿酸性肾病和肾衰竭。

8. 患者和家庭教育（Lydon, 1986；Strohl & Camp-Sorrell, 2007）
　a) 确保患者了解尿量改变、电解质消耗以及肌酐和尿素氮增加的原因。
　b) 告知患者使用某些细胞毒性药物有发生肾毒性的风险。
　c) 强调遵守预防措施的重要性。
　d) 强调收集所有尿液以测定 12 小时和 24 小时尿肌酐清除率的重要性。
　e) 鼓励患者增加液体摄入量，每天应摄入 2～3L 不含咖啡因的液体。
　f) 确保患者了解依从碱化尿液指导的必要性，了解全程亚叶酸解救的必要性，以及应用别嘌醇治疗和/或氨磷汀治疗的必要性。
　g) 向患者解释治疗过程中体重增加的原因，以及完成治疗后利尿的必要性。
　h) 指导患者避免使用可能导致肾功能不全的药物。同时给他们列出该类药物名单。
　i) 确保患者知道在发生下列情况时应及时通知医护人员：
　　　(1) 超过 12 小时无尿。
　　　(2) 尿液变深、浓缩，呈粉红色、血色或浑浊。
　　　(3) 尿量很少。
　　　(4) 体重增加或水肿。

参考文献

American Society of Clinical Oncology. (2002). *2002 update of recommendations for the use of chemotherapy and radiotherapy protectants: Clinical practice guidelines of the American Society of Clinical Oncology.* Retrieved November 10, 2007, from http://jco.ascopubs.org/cgi/content/full/20/12/2895

Arany, I., & Safirstein, R.L. (2003). Cisplatin nephrotoxicity. *Seminars in Nephrology, 23*(5), 460–464.

Bagnis, C.I, Deray, G., Baumelou, A., Le Quintrec, M., & Vanherweghem, J.L. (2004). Herbs and the kidney. *American Journal of Kidney Diseases, 44*(1), 1–11.

Balis, F.M., Holcenberg, J.S., & Blaney, S.M. (2001). General principles of chemotherapy. In P.A. Pizzo & D.G. Poplack (Eds.), *Principles and practice of pediatric oncology* (4th ed., pp. 237–308). Philadelphia: Lippincott Williams & Wilkins.

Bergstein, J.M. (2000). Glomerular disease and renal failure. In R.E. Berhman, R.M. Kliegman, & H.B. Jenson (Eds.), *Nelson textbook of pediatrics* (16th ed., pp. 1573–1576, 1604–1612). Philadelphia: Saunders.

Brant, J. (2002). Rasburicase: An innovative new treatment for hyperuricemia associated with tumor lysis syndrome. *Clinical Journal of Oncology Nursing, 6*(1), 12–16.

Bristol-Myers Squibb. (2006a). Ifex [Package insert]. Retrieved October 27, 2008, from http://dailymed.nlm.nih.gov/dailymed

Bristol-Myers Squibb. (2006b). Mutamycin [Package insert]. Retrieved October 27, 2008, from http://dailymed.nlm.nih.gov/dailymed

Bristol-Myers Squibb. (2007a). BiCNU [Package insert]. Retrieved October 27, 2008, from http://dailymed.nlm.nih.gov/dailymed

Bristol-Myers Squibb. (2007b). CeeNu [Package insert]. Retrieved October 27, 2008, from http://dailymed.nlm.nih.gov/dailymed

Cheson, D.D., Frame, J.N., Vena, D., Quashu, N., & Sorensen, J.M. (1998). Tumor lysis syndrome: An uncommon complication of fludarabine therapy of chronic lymphocytic leukemia. *Journal of Clinical Oncology, 16*(7), 2313–2320.

Cohen, E.P., & Moulder, J.E. (2005). Radiation nephropathy. In E.P. Cohen (Ed.), *Cancer and the kidney* (pp. 169–170). New York: Oxford University Press.

Conklin, K.A. (2000). Dietary antioxidants during chemotherapy: Impact on chemotherapeutic effectiveness and development of side effects. *Nutrition and Cancer, 37*(1), 1–18.

Cope, D., & Brant, J.M. (2004). Tumor lysis syndrome. *Clinical Journal of Oncology Nursing, 8*(4), 415–416.

Crom, W.R. (1998). Methotrexate. In L.B. Grochow & M.M. Ames (Eds.), *A clinician's guide to chemotherapy pharmacokinetics and pharmacodynamics* (pp. 311–330). Baltimore: Williams & Wilkins.

Davies, M.J. (2006). Acute renal failure. In D. Camp-Sorrell & R.A. Hawkins (Eds.), *Clinical manual for the oncology advanced practice nurse* (2nd ed., pp. 637–645). Pittsburgh, PA: Oncology Nursing Society.

Flombaum, C.D. (2005). Nephrotoxicity in chemotherapy agents. In E.P. Cohen (Ed.), *Cancer and the kidney* (pp. 127–130). New York: Oxford University Press.

Flounders, J. (2003). Syndrome of inappropriate antidiuretic hormone. *Oncology Nursing Forum, 30*(8), E63–E70. Retrieved October 14, 2008, from http://www.ons.org/publications/journals/ONF/Volume30/Issue3/3003381.asp

Genentech, Inc. (2007a). Avastin [Package insert]. Retrieved November 11, 2007, from http://www.gene.com/gene/products/information/oncology/avastin/index.jsp

Genentech, Inc. (2007b). Rituxan [Package insert]. Retrieved November 11, 2007, from http://www.gene.com/gene/products/information/oncology/rituxan/index.jsp

Grochow, L.B., & Baker, S.D. (1998). The relationship of age to the disposition and effects of anticancer drugs. In L.B. Grochow & M.M. Ames (Eds.), *A clinician's guide to chemotherapy pharmacokinetics and pharmacodynamics* (pp. 35–54). Baltimore: Williams & Wilkins.

Higdon, M.L., & Higdon, J.A. (2006). Treatment of oncologic emergencies. *American Family Physician, 74*(11), 1873–1880.

Hrozencik, S.P., & Connaughton, M.J. (1988). Cancer-associated hemolytic uremic syndrome. *Oncology Nursing Forum, 15*(6), 755–759.

Jenkins, P.G., & Rieselbach, R.E. (1982). Acute renal failure: Diagnosis, clinical spectrum, and management. In R.E. Rieselbach & M.B. Garnick (Eds.), *Cancer and the kidney* (pp. 103–179). Philadelphia: Lea & Febiger.

Kirkwood, J.M. (2000). Interferon-alpha and -beta: Clinical applications. In S.A. Rosenberg (Ed.), *Principles and practice of the biologic therapy of cancer* (pp. 224–251). Philadelphia: Lippincott Williams & Wilkins.

Kuck, A.W., & Ricciardi, E. (2005). Alterations in elimination. In J.K. Itano & K.N. Taoka (Eds.), *Core curriculum for oncology nursing* (4th ed., pp. 340–341). St. Louis, MO: Elsevier Saunders.

Lydon, J. (1986). Nephrotoxicity of cancer treatment. *Oncology Nursing Forum, 13*(2), 68–77.

Marceau, D., Poirer, M., Masson, E., & Beaulieu, E. (1999, May). *High incidence of nephrotoxicity with cisplatin therapy despite adequate hydration: Risk factor correlation*. Abstract presented at the Annual Meeting of the American Society of Clinical Oncology, Atlanta, GA.

McCormack, P.L., & Plosker, G.L. (2006). Ibandronic acid: A review of its use in the treatment of bone metastases of breast cancer. *Drugs, 66*(5), 711–728.

MedImmune Inc. (2007). Ethyol [Package insert]. Retrieved November 11, 2007, from http://www.medimmune.com/products/ethyol/index.asp

Millennium Pharmaceuticals, Inc. (2007). Velcade [Package insert]. Retrieved November 11, 2007, from http://www.mlnm.com/products/velcade/index.asp

Moracic, L., & Van Nostrand, J. (2007). Anesthetic implications for cancer chemotherapy. *AANA Journal, 75*(3), 218–226.

Myerowitz, R.L., Sartiano, G.P., & Cavallo, T. (1976). Nephrotoxic and cytoproliferative effects of streptozotocin. *Cancer, 38*(4), 1550–1555.

National Cancer Institute Cancer Therapy Evaluation Program. (2006). *Common terminology criteria for adverse events* (version 3.0). Bethesda, MD: National Cancer Institute. Retrieved October 27, 2008, from http://ctep.cancer.gov/forms/CTCAEv3.pdf

National Comprehensive Cancer Network. (2007). *NCCN Clinical Practice Guidelines in Oncology™: Senior adult oncology* [v.2.2007]. Retrieved October 14, 2008, from http://www.nccn.org/professionals/physician_gls/PDF/senior.pdf

Nicholson, J.F., & Pesce, M.A. (2000). Reference ranges for laboratory tests and procedures. In R.E. Berhman, R.M. Kliegman, & H.B. Jenson (Eds.), *Nelson textbook of pediatrics* (16th ed., pp. 2181–2234). Philadelphia: Saunders.

Novartis. (2007). Proleukin [Package insert]. Retrieved October 27, 2008, from http://dailymed.nlm.nih.gov/dailymed

Raymond, J.R. (1984). Nephrotoxicities and antineoplastic and immunosuppressive agents. *Current Problems in Cancer, 8*(16), 1–32.

Rossi, R., Kleta, R., & Ehrich, J.H.H. (1999). Renal involvement in children with malignancies. *Pediatric Nephrology, 13*(2), 153–162.

Sadoff, L. (1970). Nephrotoxicity of streptozotocin (NSC85998). *Cancer Chemotherapy Reports, 54*(6), 457–459.

Sandstrom, S.K. (1996). Nursing management of patients receiving biological therapy. *Seminars in Oncology Nursing, 12*(2), 152–162.

Sanofi-Aventis. (2007). Elitek [Package insert]. Retrieved November 11, 2007, from http://www.sanofi-aventis.us/live/us/en/layout.jsp?scat=8D52920D-5655-4CCB-A499-EE05C6172519

Sawhey, R., Sehl, M., & Naeim, A. (2005). Physiologic aspects of aging: Impact on cancer management and decision making: Part 1. *Cancer, 11*(6), 449–460.

Schering-Plough. (2008). Intron-A [Package insert]. Retrieved October 27, 2008, from http://dailymed.nlm.nih.gov/dailymed

Schrier, R.W. (2002). Cancer therapy and renal injury. *Journal of Clinical Investigation, 110*(6), 473.

Schwartzentruber, D.J. (2000). Interleukin-2: Clinical applications: Principles of administration and management of side effects. In S.A. Rosenberg (Ed.), *Principles and practice of the biologic therapy of cancer* (3rd ed., pp. 32–50). Philadelphia: Lippincott Williams & Wilkins.

Shahab, I., & Patterson, W.P. (2007). Renal and electrolyte abnormalities due to chemotherapy. In M.C. Perry (Ed.), *The chemotherapy source book* (4th ed., pp. 223–231). Philadelphia: Lippincott Williams & Wilkins.

Sicor Pharmaceuticals. (2006). Zanosar [Package insert]. Retrieved October 27, 2008, from http://dailymed.nlm.nih.gov/dailymed

Siegel, J.P., & Puri, R.K. (1991). Interleukin-2 toxicity. *Journal of Clinical Oncology, 9*(4), 694–704.

Skalla, K. (1996). The interferons. *Seminars in Oncology Nursing, 12*(2), 97–105.

Skinner, R., Sharkey, I.M., Pearson, A.D., & Craft, A.W. (1993). Ifosfamide, mesna, and nephrotoxicity in children. *Journal of Clinical Oncology, 11*(1), 173–190.

Stohr, W., Patzer, L., Paulides, M., Kretzer, A., Beck, J., Langer, T., et al. (2007). Growth impairment after ifosfamide-induced nephrotoxicity in children. *Pediatric Blood and Cancer, 48*(5), 571–576.

Stohr, W., Paulides, M., Bielack, S., Jürgens, H., Koscielniak, E., Rossi, R., et al. (2007). Nephrotoxicity of cisplatin and carboplatin in sarcoma patients: A report from the late effects surveillance system. *Pediatric Blood and Cancer, 48*(2), 140–147.

Strohl, R.A., & Camp-Sorrell, D. (2007). Hemorrhagic cystitis. In D. Camp-Sorrell & R.A. Hawkins (Eds.), *Clinical manual for the oncology advanced practice nurse* (2nd ed., pp. 661–663). Pittsburgh, PA: Oncology Nursing Society.

U.S. Food and Drug Administration. (2007). *Eloxatin prescribing information*. Retrieved November 12, 2007, from http://www.fda.gov/cder/drug/infopage/eloxatin

Vogelzang, N.J. (1991). Nephrotoxicity from chemotherapy: Prevention and management. *Oncology, 5*(10), 97–102.

Widemann, B.C. (2006). Understanding and managing methotrexate nephrotoxicity. *Oncologist, 11*(6), 694–703.

Wilkes, G.M., & Barton-Burke, M. (2008). *2008 oncology nursing drug handbook*. Sudbury, MA: Jones and Bartlett.

Wyeth Pharmaceuticals. (2007). Mylotarg [Package insert]. Retrieved November 11, 2007, from http://www.wyeth.com/products?product=/wyeth_html/home/products/prescription/Mylotarg%c2%ae%20(gemtuzumab%20ozogamicin%20for%20Injection)/prescribinginfo.html

J. 神经毒性：神经毒性能对中枢神经系统、周围神经系统、颅神经（CNs）均产生直接或间接的损害（Gilbert，2000）。许多癌症治疗都有神经毒性，有一些药物使用低剂量就可以导致神经毒性，而一些药物则在强化治疗时才产生神经毒性。在某些癌症治疗中，神经毒性是剂量限制性毒性，比如说放射治疗，相比癌症本身来说，治疗带来的毒性反应使患者承受了更大的痛苦（Keime-Guibert，Napolitano，& Delattre，1998；Quasthoff & Hartung，2002）。

1. 病理生理学

    a）颅神经损害：损害是由起源于脑干的12对脑神经之一受损引起的。出现什么样的损害结果取决于哪个神经受损（Barker，2008；Cassidy & Misset，2002）。颅神经的损害包括以下几个方面：

    (1) 嗅神经（CN Ⅰ）：嗅觉丧失或减退

    (2) 视神经（CN Ⅱ）：视觉灵敏度丧失，视神经萎缩，视野改变

    (3) 动眼神经（CN Ⅲ）：眼睑下垂，瞳孔扩大，眼肌麻痹，眼球震颤

    (4) 滑车神经（CN Ⅳ）：由于眼肌功能损害导致的眼球震颤

    (5) 三叉神经（CN Ⅴ）：麻木，瞬目反射减少，咀嚼无力

    (6) 展神经（CN Ⅵ）：由于眼肌功能损害导致的眼球震颤

    (7) 面神经（CN Ⅶ）：面瘫，嘴角歪斜，鼻唇沟变浅

    (8) 位听神经（CN Ⅷ）：感音性听力丧失，眩晕，运动失调，恶心和/或呕吐

    (9) 舌咽神经（CN Ⅸ）：味觉受损，喉感觉受损

    (10) 迷走神经（CN Ⅹ）：声音嘶哑，呕吐反射受损，吞咽功能受损

    (11) 副神经（CN Ⅺ）：头部倾斜，肩部肌肉力量减弱

    (12) 舌下神经（CN Ⅻ）：舌运动异常

    b）周围神经系统受损是指中枢神经系统以外的感觉和运动神经受损，包括自主神经。周围神经系统病变是由于化疗损伤了感觉和运动神经轴突，导致髓鞘脱失，由此减慢神经传导的速度，进而引起深部的腱反射消失。一个或多个周围神经受损出现的症状和体征与神经的解剖分布及所支配的功能对应。周围神经受损的症状和体征可能包括感觉障碍、运动障碍或者自主神经功能障碍（Hickey，2003）。NCI CTCAE见表29。

    (1) 感觉神经纤维：受累区域皮肤对轻微的接触和针刺感觉减退或消失。刺痛、麻木、感觉异常等现象较常见。感觉异常是一种异常感觉，而且通常是不愉快的，如烧灼感（Hickey，2003）。

    (2) 运动神经纤维：全身对称性运动减弱，可影响平衡、力量、运动水平，可有足或腕下垂、肌痛以及肌肉痉挛（Armstrong，Almadrones，& Gilbert，2005）。

    (3) 深部腱反射减弱或者消失。

    (4) 自主神经：便秘、麻痹性肠梗阻（罕见）、尿潴留、尿失禁、勃起功能障碍、体位性低血压等。

    c）中枢神经系统损伤：这些损伤是由很多原因引起的（例如代谢失衡、颅内出血、化疗导致的凝血病、与骨髓抑制相关的感染、IT或动脉内灌注化疗药，以及大剂量治疗）。损伤结果取决于大脑或脑干的受损部位（Armstrong，Rust，& Kohtz，1997；

表29. 神经病变分级标准

病变部位	1级	2级	3级	4级	5级
颅神经	无症状,通过检查才能够发现	有症状,但不影响日常生活	有症状,影响日常生活	生命受到威胁,功能丧失	死亡
运动神经	无症状,通过检查才能够发现有减弱	有症状,运动功能减弱,但不影响日常生活	对日常生活有一定的影响,走路需要帮助(需要搀扶或者拄拐杖)	生命受到威胁,功能丧失(如瘫痪)	死亡
感觉神经	无症状,深部腱反射消失或者感觉异常(包括刺痛),但不影响功能	感觉改变或者感觉异常(包括刺痛),影响功能,但不影响日常生活	感觉改变或者感觉异常,并且影响日常生活	功能丧失	死亡

注:*From Common Terminology Criteria for Adverse Events*(Version3.0),by National Cancer Institute Cancer Therapy Evaluation Program,2006,Bethesda,MD:National Cancer Institute

Gilbert,2000)。

(1) 急性或慢性脑病:嗜睡和昏睡、精神紊乱、定向障碍、记忆丧失、认知功能障碍、癫痫。

(2) 小脑功能障碍:躯干、四肢和步态共济失调(醉酒步态和姿势不平衡),构音障碍,讲话困难,说话慢或不规则,眼球震颤。

(3) 血脑屏障使中枢神经系统具有免疫优势;然而,在中枢神经系统和免疫系统之间存在相互联系(Maier & Watkins,2003)。此外,在外周血中释放的促炎性细胞因子,包括IL-1、IL-6和TNF-α,可穿透血脑屏障并且刺激中枢神经系统产生促炎性细胞因子(Myers,Pierce, & Pazdernik, 2008)。促炎性细胞因子与行为和症状综合征有关(Kronfol & Remick, 2000),这些综合征包括发热、疲乏、嗜睡、肌肉疼痛、注意力不集中和社会互动减少(Parnet, Kelley, Bluthe,& Dantzer, 2002;Pollmacher, Haack, Schuld, Reichenberg, & Yirmiya, 2002;Wilson, Finch, & Cohen, 2002)。

(4) 异环磷酰胺及其代谢产物可通过血脑屏障(Verstappen, Heimans, Hockman, & Postma, 2003)。亚硝基脲是烷化剂,可以穿越血脑屏障,可用于治疗脑肿瘤、黑色素瘤、淋巴瘤(Verstappen et al.,2003)。同时采用地塞米松和甘露醇可减少由于渗透过血脑屏障而产生的脑水肿(Wilkes & Barton-Burke, 2007)。

(5) 沙利度胺的作用机制尚不清楚,但认为它具有免疫调节、抗炎和抗血管生成作用。它被发现能够抑制血管生成和导致永久性的神经损伤。周围神经病变很常见(Celgene Corporation, 1998)。

2. 发生率：确切的发生率不明，但随着大剂量化疗药物的使用、同时或顺序使用一个以上的神经毒性药物，以及客观和主观评估检测手段的增加，其发生率也在增加（见表30）。
3. 危险因素
   a) 与采用大剂量的化疗方案时药物穿透血脑屏障有关（Taxen & Hansen，1994），对于大多数化疗药物，标准剂量下未见报道其可越过血脑屏障（Saykin, Ahles, & McDonald, 2003），除了甲氨蝶呤、顺铂、阿糖胞苷、异环磷酰胺、丙卡巴肼、替莫唑胺、卡莫司汀、洛莫司汀（Wilkes & Barton-Burke，2007）和拓扑替康（Wong & Berkenblit，2004）。
   b) 给药途径：鞘内给予甲氨蝶呤和阿糖胞苷可用于治疗脑膜白血病或淋巴瘤（Tuxen & Hansen，1994）。高剂量可引起神经毒性（嗜睡）和小脑毒性（例如眼球震颤、共济失调、构音障碍、言语不清、精细动作协调能力下降）（Wilkes & Barton-Burke，2007）。它会导致瘫痪或卒中（Tuxen & Hansen）。
   c) 同时行颅脑放射治疗导致中枢神经系统的细胞再生缓慢或停滞。电离辐射导致脑、脊髓受损的程度较轻，周围

表30. 化疗和生物治疗药物的神经毒性

分类	药物名称	神经毒性的发生率	特征及注释
烷化剂	白消安	常规剂量下发生率低；高剂量可引起癫痫发作（Ben Venue Labs, Inc., 2007）	癫痫发作的预防——抗惊厥（如苯妥英）（Ben Venue Labs, inc., 2007）
	顺铂	累积剂量超过400mg/m² 时发生神经毒性（Van der Hoop et al., 1990） 15%~20%的患者可出现听力丧失的症状，超过3/4的患者发现有听力受损（Oldenburg et al., 2007） 20%~40%的患者在治疗完成几周或几个月后可出现莱尔米（Lhermitte）征（Forsyth & Cascino, 1995）	麻木、感觉异常和疼痛会由脚趾和手指近端蔓延到腿和手臂；本体感觉受损和反射丧失，但力量不受影响（Hilkens et al., 1995） 对正常耳蜗或第Ⅷ对脑神经行放疗的同时使用顺铂会导致耳毒性（Low et al., 2006）。耳毒性在儿童中会更严重（Li et al., 2004） 莱尔米征属于感觉异常，指的是被动屈颈时会诱导刺痛感或闪电样感觉，从颈部放射至背部甚至到大腿前部（Forsyth & Cascino, 1995）
	异环磷酰胺	10%~20%的患者会罹患脑病（David & Picus, 2005） 罕见的毒性表现有癫痫发作、共济失调、乏力和神经病变（Posner, 2001）	症状可能在使用药物时出现而且通常在几天内消失（David & Picus, 2005） 毒性高危患者包括：有异环磷酰胺相关性脑病病史的患者，肾功能不全及治疗前有低蛋白血症的患者（Posner, 2001）
	奥沙利铂	剂量＞130 mg/m² 较＜85 mg/m² 更易出现急性症状，并且输液速度也起到决定性作用（Gamelin et al., 2002）	症状包括手脚及口周明显的感觉异常以及感觉迟钝，伴随下颌紧闭。症状常会由于受冷诱发或加重（Lehky et al., 2004）
抗代谢类药物	卡培他滨	小于10%的患者会出现感觉异常（Renouf & Gill, 2006）	可发生感觉异常、头痛、头晕、失眠。有文献报道有小脑毒性（Renouf & Gill, 2006）。停药之后症状可缓解（Videnovic et al., 2005）

表 30. 化疗和生物治疗药物的神经毒性（续）

分类	药物名称	神经毒性的发生率	特征及注释
抗代谢类药物	阿糖胞苷	常规剂量很少导致毒性。高剂量，$3g/m^2$，每12小时应用6次的用药方式可导致10%～25%的患者出现急性小脑症状（Smith et al., 1997） 年龄超过50岁伴有肝或肾功能异常，或者接受的总剂量超过30g的患者，可出现小脑毒性（Smith et al., 1997）	症状开始表现为嗜睡，偶尔表现为脑病，很快便可出现脑部症状。症状可表现为轻度的共济失调以致不能坐或走 没有特定的治疗方法，应立刻停止使用阿糖胞苷，停药后有的症状可以立即缓解，但是有的症状可能持续存在（Friedman & Shetty, 2001）
	氟尿嘧啶（5-FU）	少见报道脑病、视神经病或者癫痫发作（Pirzada et al., 2000）	在开始治疗几周或者几个月后，可急性发作脑病、辨距困难、发音困难等症状（Ardavanis et al., 2005）。任何患者一旦出现小脑症状就应当停用5-FU，一段时间后症状就能缓解（Pirzada et al., 2000）
	吉西他滨	治疗中达10%的患者出现轻度的感觉异常，但是也可出现重度的周围神经和自主神经病（Dormann et al., 1998）	可出现急性的炎性肌病以及非对称的、疼痛的、近端肌力减退（Ardavanes et al., 2005） 与放疗同步或者之后使用吉西他滨可出现心肌炎（放疗记忆现象）（Friedlander et al., 2004）
	甲氨蝶呤（MTX）	在使用中等剂量MTX治疗急性淋巴白血病的儿科患者中，有报道发生全身性癫痫或者局灶性癫痫（Bedford Laboratories, 2000） 在鞘内使用MTX后可出现急性化学性蛛网膜炎 在使用高剂量MTX后2～3周，最常出现急性神经炎（Forsyth & Cascino, 1995）	通过诊断影像学研究，有症状的患者通常是由脑白质病和/或微血管钙化所致（Bedford Laboratories, 2000） 头痛、后背痛、颈部僵硬、嗜睡等症状可在注射此药物后2～4小时出现，可持续12～72小时，但具有自限性（Bedford Laboratories, 2000） 可出现嗜睡、精神紊乱、暂时性失明、癫痫、昏迷（Bedford Laboratories, 2000）。应当尽快给予甲酰四氢叶酸。有必要监测MTX的血浆浓度，从而能够决定选择药物的剂量以及给予甲酰四氢叶酸的持续时间（Bedford Laboratories, 2000）
干扰素（IFN）	干扰素α	低剂量的毒性可导致震颤。高剂量的毒性反应是罕见的，包括动眼神经麻痹和感觉运动神经病变（Rutkove, 1997）	神经病变往往是剂量相关的。高剂量可引起昏睡、精神错乱、幻觉和癫痫（Meyers et al., 1991）
	干扰素α-2a 干扰素α-2b	抑郁症和自杀行为发生率＞15%（Hensley et al., 2000） 4%～40%的患者出现抑郁、焦虑或情绪不稳（Hensley et al., 2000）	大剂量时出现力弱（＞1亿单位），几天内可逆转（Hensley et al., 2000） 所有患者停止使用药物后恢复。有精神病史的患者出现神经精神毒性的风险更高（Hensley et al., 2000）
白介素	IL-2	30%～50%的患者出现神经精神并发症（Denicoff et al., 1987）	神经毒性是剂量依赖性的。精神紊乱是高剂量IL-2治疗的限制性毒性（Buzaid & Atkins, 2001）
杂类	硼替佐米	周围神经病变是剂量依赖性毒性，33%的患者出现1级或2级的周围神经病变（Richardson et al., 2003）	感觉病变较运动病变重（Cata et al., 2007; Cavaletti & Zanna, 2007）。症状包括踝反射减少、振动感觉减弱和跟膝胫受损（Gidal, 2006）。患者停止或减少药物的剂量后症状改善或稳定（Jagganath et al., 2004）

表30. 化疗和生物治疗药物的神经毒性（续）

分类	药物名称	神经毒性的发生率	特征及注释
杂类	沙利度胺	大约75%长期接受沙利度胺治疗的患者出现周围神经病变（Cavaletti et al., 2004; Mileshkin et al., 2006; Tosi et al., 2005）可发生嗜睡，停止治疗几周后可消失	部分神经病变可逆，高达60%的患者需要减少剂量或是停止治疗（Mileshkin et al., 2006; Tosi et al., 2005）在前3个月患者应每个月检查以早期发现病变征象，包括手脚麻木、刺痛和疼痛（Celgene Corporation, 1998）
单克隆抗体	贝伐珠单抗	较少出现可逆性后部白质脑病综合征（RPLS）（Allen et al., 2006; Ozcan et al., 2006）。	可导致头痛，癫痫，昏睡，精神紊乱和失明。RPLS与轻度至中度的高血压相关。症状可于治疗后1年出现。停止贝伐珠单抗和控制高血压后症状通常缓解（Allen et al., 2006; Ozcan et al., 2006）。
植物生物碱	多西他赛	可发生感觉和运动神经病变。3级或4级神经病变（NCI CTEP, 2006）发生率不到5%（Smith et al. 1997）	多西他赛的治疗与莱尔米征的发展密切相关（Smith et al. 1997）
	紫杉醇	感觉和运动神经病变是紫杉醇常见的不良反应。剂量250mg/m²、每3周为一周期治疗的患者与剂量<200 mg/m²、每3周为一周期治疗的患者相比，3级或4级神经病变的发生率可达到5%~12%（Lee & Swain, 2006）	手脚出现感觉异常的灼烧感（Lee & Swain, 2006）。感觉异常的程度具有剂量依赖性，可导致严重的麻木和深部腱反射降低（Postma & Heimans, 2000）
	长春新碱	长春新碱可导致某种程度的神经病变。其毒性在成人中较严重，具有剂量依赖性，在肝功能不全者中更为突出（Donelli et al., 1998）近50%的患者发生如腹部绞痛和便秘等自主神经病变病状；可能会导致麻痹性肠梗阻（Legha, 1986）	症状包括指尖和脚的感觉异常。可出现在首次用药后，在停药后症状也可能出现。如不加改善，可进展。较轻的表现为患者失去用脚跟行走的能力，手腕没有力量，严重的可发展为足下垂，行走时脚拍击地面（Verstappen et al., 2005）

神经更容易受损，其症状通常在放射治疗完成后持续数月或数年（Belka, Budach, Kortmann, & Bamberg, 2001）。

d) 年龄
  (1) 阿糖胞苷、长春新碱的小脑毒性随着患者年龄增加而增加。阿糖胞苷和长春新碱的神经毒性都与给药剂量和给药途径有关（Voss & Wilkes, 1999）。
  (2) 儿童发生耳毒性的风险比成人要高，这主要是因为儿童的内耳发育还不完全。
  (3) 相比成年人来说，颅脑辐射对儿童产生神经毒性的风险更大，尤其是3岁以下的儿童。
  (4) 接受生物制剂治疗的老年人和儿童发生神经毒性的风险将会增加（Battiato & Wheeler, 2005）。

e) 长春花生物碱（尤其是长春新碱）、铂类药物（尤其是顺铂）和紫杉烷类药物的剂量累积会引起周围神经病变。

f) 肾衰竭或肾功能损害。

g) 同时或顺序使用利尿剂或氨基糖苷类抗生素可增加顺铂引起的感觉神经病变和耳毒性，也可能增加应用阿糖胞苷所导致的小脑损害（Gilbert, 2000）。

h) 类固醇所导致的神经毒性表现为肌肉组织病变、精神障碍（如焦虑）和类固醇性精神病（Zochodone, 1998）。患者可表现为四肢对称性近端肌无力。治疗剂量应减少或逐步停止（La Pier, 1997）。

i) 先前自身存在疾病引发的神经病变

（例如糖尿病、维生素 B_{12} 缺乏、甲状腺功能障碍、恶病质、腓骨肌萎缩症、听力丧失）（Armstrong & Gilbert, 2002）；周围神经病变也可能有其他病因，包括酒精、HIV 感染和其他免疫抑制性疾病、先天性神经病变、其他神经毒性药物、接触某些毒素和重金属（du Bois et al., 1999；Hughes, 2002）。

j) 标准剂量化疗也可导致认知障碍，被称为"化疗脑"（Ahles & Saykin, 2001）。我们已经发现在接受标准剂量化疗的淋巴瘤、乳腺癌、肺癌、睾丸癌患者中存在认知功能障碍（Ahles & Saykin；Shapiro et al., 2005）。认知困难通常是细微的，其中最常见的是注意力、记忆力、专注力、组织能力、数字应用能力出现困难（Ahles & Saykin）。执行能力也受到影响（Saykin et al., 2003），其中包括注意力调节、策划和发起的有目的的活动、预期行动所产生的后果、解决问题和抑制不恰当的活动（Grigsby, Kay, Kowalsky, & Kramer, 2002）。尽管神经认知测试得分在正常范围，但细微的认知功能损害可通过患者反映的认知困难得以体现（Tannock, Ahles, Ganz, & Van Dam, 2004）。不论副作用是否严重，都可能大大影响个人的生活质量。

4．评估
  a) 通过神经系统评估来确定中枢神经系统、周围神经系统和颅神经的变化。高质量的护理应认真评估并仔细记录（Barker, 2008）。
  b) 基于危险因素评估确定哪些患者存在神经毒性增加的风险。
  c) 在每次化疗和生物治疗前进行神经系统检查并进行医学随访，包括评估意识水平、感觉和运动功能、步态、运动幅度、中枢神经功能和反射（Brant, 1998；Seidel, Ball, Dains, & Benedict, 1999）。包括：
    (1) 周围神经病变分级标准表（NCI CTEP, 2006）
    (2) 在第一部分 c 中所提到的中枢神经系统损害
    (3) 中枢神经评估（见表 31）
  d) 评估疼痛管理。对于妇女、少数民族以及老年患者来说，癌症疼痛管理不足是一个突出的问题（de Leon-Casasola & Lema, 2003）。在癌症患者中需要利用病理生理学方法进行管理。通过采集患者的既往史、体格检查和专门的测试以确定患者是否存在内脏、躯体或神经性疼痛（de Leon-Casasola & Lema）。患者描述内脏痛可能为持续的剧痛、痉挛痛、隐痛或锐痛（NCCN, 2007）。内脏疼痛呈弥散性，许多患者使用整个手指示哪里疼痛。躯体疼痛比较容易定位（de Leon-Casasola & Lema；Payne, 1987）。患者可以用一个手指就指示出他哪里痛。神经性疼痛通常被描述为锐痛、麻刺痛、烧灼痛或枪击样痛（NCCN）。患者通常描述疼痛像触电一样（de Leno-Casasola, 2008）。
  e) 采用自我报告问卷调查来评估神经功能和生活质量的基线和随访结果（Almad-rones, McGuire, Walczak, Florio, & Tian, 2004；Cella, Peterman, Hudgens, Webster, & Socinski, 2003；Greimel et al., 2003；Postma & Heimans, 2000）。
  f) 使用耳毒性化疗药物前（例如顺铂、卡铂）用听力敏度图评估听力以确立基线。
  g) 评估患者和家庭。老年患者需要特别的安排：
    (1) 选择一个安静的区域，减少周围的噪声。

表 31. 脑神经评估

脑神经	测试	功能障碍
嗅神经（CN Ⅰ）	首先检查双侧鼻孔是否有阻塞、黏液和炎症。每次测试一个鼻孔	嗅觉缺失
视神经（CN Ⅱ）	确定患者是否戴眼镜，检查者举起手指请患者报数	失明
动眼神经（CN Ⅲ）	每次测试一只眼睛。用手电筒照射眼睛，观察瞳孔是否收缩。上眼睑不应低于前虹膜上缘（下垂）。要求患者的眼睛跟随检查者的手指/光向上、向下或向中间移动	无缩瞳反应，上睑下垂
滑车神经（CN Ⅳ）	可以向下或向内侧移动眼睛	眼球无法向下和向内侧转动
三叉神经（CN Ⅴ）	患者闭上眼睛。轻触脸的三个区域，左右对比。如果患者清醒，用棉花轻轻抚过角膜，正常反应是眼睑闭合	感觉减弱或缺失，或者不眨眼
展神经（CN Ⅵ）	眼球能向外转动	眼球无法向外转动
面神经（CN Ⅶ）	测试所有三个区。请受检者做以下动作：闭眼、皱额、蹙眉、动鼻子、露齿、微笑、鼓腮	无法闭上眼睛
位听神经（CN Ⅷ）	睁开眼睛，将头从一侧转到另一侧时，眼睛向相反的方向移动。患者闭上眼睛，用高频率的声音进行测试（手表的滴答声、搓手指、耳语）	头从一边转向另一边时，眼睛不动
舌咽神经（CN Ⅸ）迷走神经（CN Ⅹ）	检查患者张口、上腭、吞咽、语言功能。寻找悬雍垂的中线。注意正常咳嗽的能力	患侧上腭下垂，悬雍垂向健侧偏移。咳嗽减弱
副神经（CN Ⅺ）	让患者朝检查者手的反方向转动下巴。当患者耸肩时检查者双手向下按压患者双肩	肌力减弱
舌下神经（CN Ⅻ）	让患者伸出舌头，注意其位置以及是否对称。让患者把舌头放在面颊部内侧并向外推	舌头偏向患侧。肌力减弱

注：Form *The Clinical Practice of Neurological and Neurosurgical Nursing* (5th ed., p. 170), by J.V. Hickey, 2003, Philadelphia: Lippincott Williams & Wilkins. Copyright 2003 by Lippincott Williams & Wilkins. Adapted with permission.

(2) 使用低调、柔和的声音，用姓来称呼患者。
(3) 评估每一种药物。
(4) 经常询问疼痛情况。
(5) 慢性或急性疾病不一定会出现典型表现（Barker, 2008）。

h）根据患者受损的功能，评估患者的环境以确保其安全。

5．协同管理

a）使用评估指南对患者进行早期发现及治疗。

b）当神经损害发生时，根据医嘱减少药物剂量、停止使用药物或更换其他低神经毒性的药物（Rose & Smereker, 2003; Vasey, 2002）。

c）目前没有有效的药物干预可用于神经毒性的预防。临床试验中对于使用氨磷汀和谷氨酰胺尚存在分歧（Moore et al., 2003; Vahdat et al., 2001）。

d）处理并存的导致增加化疗神经毒性的疾病（例如糖尿病、维生素 B_{12} 缺乏、恶病质、腓骨肌萎缩症）（Armstrong & Gilbert, 2002）。

e）使用维生素和矿物质治疗神经性毒副作用

(1) 维生素 E 是一种抗氧化剂，具有保护细胞避免氧化损伤的作用，它对于顺铂和其他细胞毒性药物所致的四肢麻木、刺痛、烧灼和疼痛等有一定的作用（Visovsky, Collins, Abbott, Aschenbrenner, & Hart, 2007）。

(2) 接受奥沙利铂的患者应输注钙和镁。草酸盐是奥沙利铂的代谢产物，它可与钙、镁结合（Gamelin et al., 2004），这样可以有效对抗奥沙利铂产生的神经毒性。通过输注钙和镁，患者的喉痉挛和其他急性神经毒性临床症状得到改善（Gamelin et al.）。如表 5 中所示，奥沙利铂应使用5%葡萄糖溶液溶解而不能使用氯化物溶液。

(3) 这两个研究只进行了小样本观察，还需要进行进一步的较大样本的随机对照研究。

f) 使用镇痛药物。最常用的三种药物包括非甾体抗炎药、阿片类药物和辅助药物，如三环类抗抑郁药和皮质类固醇（de Leno-Casasola & Lema，2003）。

g) 应用三环类抗抑郁药（例如丙米嗪、阿米替林、去甲替林）或抗癫痫药物（例如加巴喷丁、苯妥英、卡马西平）治疗周围神经病变所导致的疼痛（Smith，Whedon，& Bookbinder，2002；Voss & Wilkes，1999）。

h) 咨询神经病学家、职业病治疗师、物理治疗师、语言治疗师或听觉治疗专家。

i) 采用非药物管理方法（例如锻炼，放松技巧——瑜伽、冥想、针灸、深呼吸、引导想象）（Richardson，Sandman，& Vela，2001；Voss & Wilkes，1999）。通常，神经病理性疼痛对单一止痛剂没有反应。在神经病理性疼痛的患者治疗中，身心技术（mind-body technique）特别有价值，因为这些技术可以改变患者对疼痛的感知（Deng & Cassileth，2005）。身体活动和运动干预的研究尚未应用在预防或治疗有周围神经病变的癌症患者中。已有研究者在小样本糖尿病神经病变患者和强直性肌营养不良患者中开展渐进性阻力训练、有氧运动和拉伸运动治疗效果的研究。结果表明，三种运动在患者态度和功能改善上均有显著效果（Balducci et al.，2006）。这需要在癌症患者中进行进一步随机对照研究来证实。

6. 患者和家庭教育

a) 告诉患者及其重要家属，选择细胞毒性药物可能会出现神经毒性副作用。给患者讲授自主功能障碍（体位性低血压、便秘、尿潴留）管理的策略，比如悬腿站立、增加饮水量、增加纤维的摄入（Visosky et al.，2007）。

b) 强调患者的安全问题，提供教育材料（Almadrones & Arcot，1999）。教给患者管理个人安全的策略，比如使用视觉输入来补偿下肢对地形变化感觉的丧失（Visovsky et al.，2007）。目前，对于护理实践来说，唯一可行的干预措施就是教育和支持患者去保证自己的安全（Armstrong et al.，2005；Marrs & Newton，2003；Paice，2007）。

c) 提供神经毒性的有关症状和体征的信息，并指导患者如果他们发生相关症状，向医生和/或护士报告。

d) 指导患者了解由于四肢感觉丧失而导致的局部缺血和热损伤风险。患者应该学会避免身体过冷或过热（Visovsky et al.，2007）。

e) 提供可能引起或改变神经症状的药物副作用的相关信息。

f) 对患者和重要家属进行关于任何需要转诊的情况、支持性组织、调节和康复的策略教育。

g) 告知患者如何避免可以改变神经系统状态的行为（例如酒精摄入）或使用药物（Sandstorm，1996）。

h) 对于小儿患者，给家长提供一些再次入学和干预的信息。

参考文献

Ahles, T.A., & Saykin, A.J. (2001). Cognitive effects of standard dose chemotherapy in patients with cancer. *Cancer Investigation, 19*(8), 812–820.

Allen, J., Adlakha, A., & Bergethon, P. (2006). Reversible posterior leukoencephalopathy syndrome after bevacizumab/FOLFIRI regimen for metastatic colon cancer. *Archives of Neurology, 63*(10), 1475–1478.

Almadrones, L., & Arcot, R. (1999). Patient guide to peripheral neuropathy. *Oncology Nursing Forum, 26*(8), 1359–1360.

Almadrones, L., McGuire, D., Walczak, J.R., Florio, C., & Tian, C. (2004). Psychometric evaluation of two scales assessing functional status and peripheral neuropathy associated with chemotherapy for ovarian cancer: A Gynecologic Oncology Group study. *Oncology Nursing Forum, 31*(3), 615–623.

Ardavanis, A.S., Ioannidis, G.N., & Rigatos, G.A. (2005). Acute myopathy in a patient with lung adenocarcinoma treated with gemcitabine and docetaxel. *Anticancer Research, 25*(1B), 523–525.

Armstrong, T., Almadrones, L., & Gilbert, M.R. (2005). Chemotherapy-induced peripheral neuropathy. *Oncology Nursing Forum, 32*(2), 305–311.

Armstrong, T., & Gilbert, M. (2002). Chemotherapy-induced peripheral neuropathy. In W.T. Fetner (Ed.), *The female patient* (pp. 27–30). Chatham, NJ: Quadrant HealthCom.

Armstrong, T., Rust, D., & Kohtz, J.R. (1997). Neurologic, pulmonary, and cutaneous toxicities of high-dose chemotherapy. *Oncology Nursing Forum, 24*(Suppl. 1), 23–33.

Balducci, S., Iacobellis, G., Parisi, L., Di Biase, N., Calandriello, E., Leonetti, F., et al. (2006). Exercise training can modify the natural history of diabetic peripheral neuropathy. *Journal of Diabetes and Its Complications, 20*(4), 216–223.

Barker, E. (2008). *Neuroscience nursing: A spectrum of care* (3rd ed.). St. Louis, MO: Elsevier Mosby.

Battiato, L.A., & Wheeler, V. (2005). Biotherapy. In C.H. Yarbro, M.H. Frogge, & M. Goodman (Eds.), *Cancer nursing: Principles and practice* (6th ed., pp. 543–558). Sudbury, MA: Jones and Bartlett.

Bedford Laboratories. (2000). Methotrexate [Package insert]. Bedford, OH: Author.

Belka, C., Budach, W., Kortmann, R., & Bamberg, M. (2001). Radiation induced CNS toxicity—Molecular and cellular mechanisms. *British Journal of Cancer, 85*(9), 1233–1239.

Ben Venue Labs, Inc. (2007). Busulfex [Package insert]. Retrieved November 20, 2008, from http://www.fda.gov/cder/foi/label/2007/020954s008lbl.pdf

Brant, J.M. (1998). Cancer-related neuropathic pain. *Nurse Practitioner Forum, 9*(3), 154–162.

Buzaid, A., & Atkins, M. (2001). Practical guidelines for management of biochemotherapy-related toxicity in melanoma. *Clinical Cancer Research, 7*(9), 2611–2619.

Cassidy, J., & Misset, J.L. (2002). Oxaliplatin-related side effects: Characteristics and management. *Seminars in Oncology, 29*(Suppl. 15), 11–20.

Cata, J.P., Weng, H., Burton, A., Villareal, H., Girait, S., & Dougherty, P. (2007). Quantitative sensory findings in patients with bortezomib-induced pain. *Journal of Pain, 8*(4), 296–306.

Cavaletti, G., Beronio, A., Reni, L., Ghiglione, E., Schenone, A., Briani, C., et al. (2004). Thalidomide sensory neurotoxicity: A clinical and neurophysiologic study. *Neurology, 62*(12), 2291–2293.

Cavaletti, G., & Zanna, C. (2002). Current status and future prospects for the treatment of chemotherapy-induced peripheral neurotoxicity. *European Journal of Cancer, 38*(14), 1832–1837.

Celgene Corporation. (1998). Thalomid [Package insert]. Summit, NJ: Author.

Cella, D., Peterman, A., Hudgens, S., Webster, K., & Socinski, M. (2003). Measuring the side effects of taxane therapy in oncology. *Cancer, 98*(4), 822–831.

David, K.A., & Picus, J. (2005). Evaluating risk factors for the development of ifosfamide encephalopathy. *American Journal of Clinical Oncology, 28*(3), 277–280.

de Leon-Casasola, O.A. (2008). Implementing therapy with opioids in patients with cancer. *Oncology Nursing Forum, 35*(Suppl. 6), 7–12.

de Leon-Casasola, O.A., & Lema, M.J. (2003). Cancer pain. In T.J. Healy & P.R. Knight (Eds.), *Wylie and Churchill-Davidson's a practice of anesthesia* (7th ed., pp. 1255–1265). London: Arnold.

Deng, G., & Cassileth, B.R,. (2005). Integrative oncology: Complementary therapies for pain, anxiety and mood disturbance. *CA: A Cancer Journal for Clinicians, 55*(2), 108–116.

Denicoff, K.D., Rubinow, D.R., Papa, M.Z., Simpson, C., Seipp, C.A., Lotze, M.T., et al. (1987). The neuropsychiatric effects of treatment with interleukin-2 and lymphokine-activated killer cells. *Annals of Internal Medicine, 107*(3), 293–300.

Donelli, M., Zachetti, M., Munzone, E., D'Incalci, M., & Crosignani, A. (1998). Pharmacokinetics of anticancer agents in patients with impaired liver function. *European Journal of Cancer, 34*(1), 33–46.

Dormann, A., Grunewald, T., Wigginhaus, B., & Huchzermeyer, H. (1998). Gemcitabine-associated autonomic neuropathy. *Lancet, 351*(9103), 644.

du Bois, A., Schlaich, M., Luck, H.J., Mollenkopf, A., Wechsel, U., Rauchholz, M., et al. (1999). Evaluation of neurotoxicity induced by paclitaxel second-line chemotherapy. *Supportive Care in Cancer, 7*(5), 354–361.

Forsyth, P.A., & Cascino, T.L. (1995). Neurological complications of chemotherapy. In R.G. Wiley (Ed.), *Neurologic complications of cancer* (pp. 241–266). New York: Marcel Dekker.

Friedlander, P.A., Bansal, R., Schwartz, L., Wagman, R., Posner, J., & Kemeny, N. (2004). Gemcitabine-related radiation recall preferentially involves internal tissue and organs. *Cancer, 100*(9), 1793–1799.

Friedman, J.H., & Shetty, N. (2001). Permanent cerebellar toxicity of Ara-C in a young woman. *Movement Disorders, 16*(3), 575–577.

Gamelin, E., Gamelin, L., Bossi, L., & Quasthoff, S. (2002). Clinical aspects and molecular basis of oxaliplatin neurological management and development of preventative measures. *Oncology, 29*(Suppl. 15), 21–33.

Gamelin, L., Boistron-Celle, M., Delva, R., Guerin-Mayer, V., Ifrah, N., Morel, A., et al. (2004). Prevention of oxaliplatin-related neurotoxicity by calcium and magnesium infusions: A retrospective study of 161 patients receiving oxaliplatin combined with 5-fluorouracil and leucovorin for advanced colorectal cancer. *Clinical Cancer Research, 10*(12, Pt. 1), 4055–4061.

Gidal, B.E. (2006). New and emerging treatment options for neuropathic pain. *American Journal of Managed Care, 12*(Suppl. 9), S269–S278.

Gilbert, M.R. (2000). Neurologic complications. In M.D. Abeloff, J.O. Armitage, A.S. Lichter, & J.E. Neiderhuber (Eds.), *Clinical oncology* (2nd ed., pp. 89–105). New York: Churchill Livingstone.

Greimel, E., Bottomley, A., Cull, A., Waldenstrom, A., Arraras, L., Chauvenet, L., et al. (2003). An international field study of the reliability and validity of a disease-specific questionnaire module (the QLQ-OV28) in assessing the quality of life of patients with ovarian cancer. *European Journal of Cancer, 39*(10), 1402–1408.

Grigsby, J., Kaye, K., Kowalsky, J., & Kramer, A.M. (2002). Association of behavioral self-regulation with concurrent functional capacity among stroke rehabilitation patients. *Journal of Clinical Geropsychology, 8*(1), 25–33.

Hensley, M., Peterson, B., Silver, R., Larson, R.A., Schiffer, C.A., & Szatrowski, T.P. (2000). Risk factors for severe neuropsychiatric toxicity in patients receiving interferon alfa-2b and low dose cytarabine for chronic myelogenous leukemia: Analysis of Cancer and Leukemia Group B 9013. *Journal of Clinical Oncology, 18*(6), 1301–1308.

Hickey, J.V. (2003). *The clinical practice of neurological and neurosurgical nursing* (5th ed.). Philadelphia: Lippincott Williams & Wilkins.

Hilkens, P.H., Van der Burg, M.E., Moll, J.W., Planting, A.S., van Putten, W.L., Vecht, C.J., et al. (1995). Neurotoxicity is not enhanced by increased dose interval administration. *European Journal of Cancer, 31A*(5), 677–678.

Hughes, R.C. (2002). Regular review: Peripheral neuropathy. *BMJ, 324*(7335), 466–469.

Jagganath, S., Barlogie, B., Berenson, J., Siegel, D., Irwin, D., Richardson, P.G., et al. (2004). A phase II study of two doses of bortezomib in relapsed or refractory multiple myeloma. *British Journal of Haematology, 127*(2), 165–172.

Keime-Guibert, F., Napolitano, M., & Delattre, J.Y. (1998). Neurological complications of radiotherapy and chemotherapy. *Journal of Neurology, 245*(11), 695–708.

Kronfol, Z., & Remick, D.G. (2000). Cytokines and the brain: Implications for clinical psychiatry. *American Journal of Psychiatry, 157*(5), 683–694.

La Pier, T.K. (1997). Glucocorticoid-induced muscle atrophy. The role of exercise in treatment and prevention. *Journal of Cardiopulmonary Rehabilitation, 17*(2), 76–84.

Lee, J., & Swain, S.M. (2006). Peripheral neuropathy induced by microtubule stabilizing agents. *Journal of Clinical Oncology, 24*(10), 1633–1642.

Legha, S.S. (1986). Vincristine neurotoxicity: Pathophysiology and management. *Medical Toxicology, 1*(6), 421–427.

Lehky, T.J., Leonard, G.D., Wilson, R.H., Grem, J.L., & Floeter, M.K. (2004). Oxaliplatin-induced neurotoxicity: Acute hyperexcitability neuropathy. *Muscle and Nerve, 29*(3), 387–392.

Li, Y., Womer, R.B., & Silber, J.H. (2004). Predicting cisplatin toxicity in children: The influence of age. *Cancer, 40*(16), 2445–2451.

Low, W.K., Toh, S.T., Wee, J., Fook-Chong, S.M., & Wang, D.Y. (2006). Sensorineural hearing loss after radiotherapy and chemoradiotherapy randomized study. *Journal of Clinical Oncology, 24*(12), 1904–1909.

Maier, S.F., & Watkins, L.R. (2003). Immune-to-central nervous system communication and its role in modulating pain and cognition. Implications for cancer and cancer treatments. *Brain, Behavior and Immunity, 17*(Suppl. 1), S125–S131.

Marrs, J., & Newton, S. (2003). Updating your peripheral neuropathy "know how." *Clinical Journal of Oncology Nursing, 7*(3), 299–303.

Meyers, C.A., Obbens, E.A., Schiebel, R.S., & Moser, R.P. (1991). Neurotoxicity of intraventricularly administered interferon for leptomeningeal disease. *Cancer, 68*(1), 88–92.

Mileshkin, L., Stark, R., Day, B., Seymour, J.F., Zeldis, J.B., & Prince, H.M. (2006). Development of neuropathy in patients with multiple myeloma treated with thalidomide: Patterns of occurrence and the role of electrophysiologic monitoring. *Journal of Clinical Oncology, 24*(27), 4507–4514.

Moore, D.H., Donnelly, J., McGuire, W.P., Almadrones, L., Cella, D., Herzog, T.J., et al. (2003). Limited access trial using amifostine for protection against cisplatin- and three-hour paclitaxel-induced neurotoxicity: A phase II study of the Gynecologic Oncology Group. *Journal of Clinical Oncology, 21*(22), 4207–4213.

Myers, J.S., Pierce, J., & Pazdernick, T. (2008). Neurotoxicology of chemotherapy in relation to cytokine release, the blood-brain barrier, and cognitive impairment. *Oncology Nursing Forum, 35*(6), 916–920.

National Cancer Institute Cancer Therapy Evaluation Program. (2006). *Common terminology criteria for adverse events* (version 3.0). Bethesda, MD: National Cancer Institute.

National Comprehensive Cancer Network. (2007). *NCCN Clinical Practice Guidelines in Oncology™: Adult cancer pain* [v.1.2007]. Retrieved August 1, 2007, from http://www.nccn.org/professionals/physician/gls/PDF/pain.pdf

Oldenburg, J., Kraaggerud, S.M., Cvancarova, M., Lothe, R.A., & Fossa, S.D. (2007). Cisplatin-induced long-term hearing impairment is associated with specific glutathione s-transferrase genotypes in testicular cancer survivors. *Journal of Clinical Oncology, 25*(6), 708–714.

Ozcan, C., Wong, S., & Hari, P. (2006). Reversible posterior leukoencephalopathy syndrome and bevacizumab. *New England Journal of Medicine, 354*(9), 980–982.

Paice, J.A. (2007). Peripheral neuropathy: Experimental findings, clinical approaches. *Supportive Oncology, 5*(2), 61–63.

Parnet, P., Kelley, K.W., Bluthe, R.M., & Dantzer, R. (2002). Expression and regulation of interleukin-1 receptors in the brain. Role in cytokines-induced sickness behavior. *Journal of Neuroimmunology, 125*(1–2), 5–14.

Payne, R. (1987). Anatomy, physiology, and neuropharmacology of cancer pain. *Medical Clinics of North America, 71*(2), 153–167.

Pirzada, N.A., Ali, L., & Dafer, R.M. (2000). Fluorouracil-induced neurotoxicity. *Annals of Pharmacology, 34*(1), 35–38.

Pollmacher, T., Haack, M., Schuld, A., Reichenberg, A., & Yirmiya, R. (2002). Low levels of circulating inflammatory cytokines: Do they affect human brain functions? *Brain, Behavior, and Immunity, 16*(5), 525–532.

Posner, J.B. (2001). Neurotoxicity caused by chemotherapeutic agents. In D. Dale & D. Federman (Eds.), *Scientific American Medicine* (pp. 1–14). New York: WebMD.

Postma, T.J., & Heimans, J.J. (2000). Grading of chemotherapy-induced peripheral neuropathy. *Annals of Oncology, 11*(5), 509–513.

Quasthoff, S., & Hartung, H.P. (2002). Chemotherapy-induced peripheral neuropathy. *Journal of Neurology, 249*(1), 9–17.

Renouf, D., & Gill, S. (2006). Capecitabine-induced cerebellar toxicity. *Clinical Colorectal Cancer, 6*(1), 70–71.

Richardson, J.K., Sandman, D., & Vela, S. (2001). A focused exercise regimen improves clinical measures of balance in patients with peripheral neuropathy. *Archives of Physical Medicine and Rehabilitation, 82*(2), 205–209.

Richardson, P.G., Barlogie, B., Berenson, J., Singhal, S., Jagannath, S., Irwin, D., et al. (2003). A phase 2 study of bortezomib in relapsed, refractory myeloma. *New England Journal of Medicine, 348*(26), 2609–2617.

Rose, P.G., & Smereker, M. (2003). Improvement of paclitaxel-induced neuropathy by substitution of docetaxel for paclitaxel. *Gynecologic Oncology, 91*(2), 423–425.

Rutkove, S.B. (1997). An unusual axonal polyneuropathy induced by low-dose interferon alfa-2a. *Archives of Neurology, 54*(7), 907–908.

Sandstrom, S.K. (1996). Nursing management of patients receiving biological therapy. *Seminars in Oncology Nursing, 12*(2), 152–162.

Saykin, A.J., Ahles, T.A., & McDonald, B.C. (2003). Mechanisms of chemotherapy-induced cognitive disorders. Neuropsychological, pathophysiological and neuroimaging perspectives. *Seminars in Clinical Neuropsychiatry, 8*(4), 201–216.

Seidel, H.M., Ball, J.W., Dains, J.E., & Benedict, G.W. (1999). *Mosby's guide to physical examination* (4th ed., pp. 755–804). St. Louis, MO: Mosby.

Shapiro, P.J., Jacobs, A.R., Palmer, S.C., Coyne, J.C., Meadows, A.T., & Vaughn, D.J. (2005). Neurocognitive function in long-term survivors of testicular cancer. Report of a workshop. *Journal of Clinical Oncology, 23*(11), 2233–2239.

Smith, E.L., Whedon, M.B., & Bookbinder, M. (2002). Quality improvement of painful peripheral neuropathy. *Seminars in Oncology Nursing, 18*(1), 36–43.

Smith, G.A., Damon, L.E., Rugo, H.S., Ries, C.A., & Linker, C.A. (1997). High-dose cytarabine dose modification reduces the incidence of neurotoxicity in patients with renal insufficiency. *Journal of Clinical Oncology, 15*(2), 833–839.

Tannock, I.F., Ahles, T.A., Ganz, P.A., & Van Dam, F.S. (2004). Cognitive impairment associated with chemotherapy for cancer. Report of a workshop. *Journal of Clinical Oncology, 23*(11), 2233–2239.

Tosi, P., Zamagni, E., Cellini, C., Plasmati, R., Cangini, D., Tacchetti, P., et al. (2005). Neurological toxicity of long term (> 1 yr) thalidomide therapy in patients with multiple myeloma. *European Journal of Haematology, 74*(3), 212–216.

Tuxen, M.K., & Hansen, S.W. (1994). Neurotoxicity secondary to antineoplastic drugs. *Cancer Treatment Reviews, 20*(2), 191–214.

Vahdat, L., Papadopoulos, K., Lange, D., Lewin, S., Kaufman, E., Donovan, D., et al. (2001). Reduction of paclitaxel-induced peripheral neuropathy with glutamine. *Clinical Cancer Research, 7*(5), 1192–1197.

Van der Hoop, R.G., Van der Burg, M.E., ten Bokkel Huinink, W.W., van Houwelingen, C., & Neijt, J.P. (1990). Incidence of neuropathy in 395 patients with cancer treated with or without cisplatin. *Cancer, 66*(8), 1697–1702.

Vasey, P.A. (2002). Survival and longer-term toxicity results of the SCOTROC study: Docetaxel-carboplatin (DC) vs. paclitaxel-carboplatin (PC) in epithelial ovarian cancer (EOC). *Proceedings of the American Society of Clinical Oncology, 21*, Abstract 804.

Verstappen, C.C., Heimans, J.J., Hockman, K., & Postma, T.J. (2003). Neurotoxic complications of chemotherapy in patients with cancer: Clinical signs and symptoms and optimal management. *Drugs, 63*(15), 1549–1563.

Verstappen, C.C., Koeppen, S., Heiman, J.J., Huijgens, P.C., Scheulen, M.E., Strumberg, D., et al. (2005). Dose-related vincristine-induced peripheral neuropathy with unexpected off-therapy worsening. *Neurology, 64*(6), 1076–1077.

Videnovic, A., Semonov, I., Chua-Adajar, R., Baddi, L., Blumenthal, D.T., Beck, A.C., et al. (2005). Capecitabine-induced multifocal encephalopathy: A report of five cases. *Neurology, 65*(11), 1792–1794.

Visovsky, C., Collins, M., Abbott, L., Aschenbrenner, J., & Hart, C. (2007). Putting evidence into practice: Evidence-based interventions for chemotherapeutic-induced peripheral neuropathy. *Clinical Journal of Oncology Nursing, 11*(6), 901–909.

Voss, M.A.B., & Wilkes, G.M. (1999). Neurotoxicities. *American Journal of Nursing, 99*(Suppl. 4), 20–23.

Wilkes, G.M., & Barton-Burke, M. (2007). *2007 oncology nursing drug handbook*. Sudbury, MA: Jones and Bartlett.

Wilson, C.T., Finch, C.E., & Cohen, H.J. (2002). Cytokines and cognition: The case for a head-to-toe inflammatory paradigm. *Journal of the American Geriatrics Society, 50*(12), 2041–2056.

Wong, E.T., & Berkenblit, A. (2004). The role of topotecan in the treatment of brain metastases. *Oncologist, 9*(1), 68–79.

Zochodone, D. (1998). Myopathies in the ICU. *Cancer Journal of Neurological Sciences, 25*(1), 540–542.

K. 肿瘤治疗相关的认知改变：认知功能是健康大脑正常工作的表现，包括多个领域，各领域之间有着密不可分的联系，只要有一个领域受到损害，必定会影响其他领域。认知功能包括注意力和集中注意力、执行功能、信息处理速度、语言、运动功能、视觉空间能力、学习以及记忆等（Jansen，Miaskowski，Dodd，Dowling，& Kramer，2005a）。一些meta分析已经证明存在肿瘤治疗相关的认知改变的有关证据，不过分析也指出这些研究存在的方法学问题（Anderson-Hanley，Sherman，Riggs，Agocha，& Compass，2003；Falleti，Sanfilippo，Maruff，Weih，& Phillips，2005；Jansen，Miaskowski，Dodd，Dowling，& Kramer，2005b；Stewart，Bielajew，Collins，Parkinson，& Tomiak，2006）。由于认知功能受到治疗以外多种因素的影响，因此要证明认知改变与肿瘤治疗相关是具有挑战性的。这种关于认知改变表现的科学定义、潜在机制以及灵敏的神经心理学检查方法的研究在不断进行中。

1. 病理生理学：肿瘤治疗相关认知改变的有关机制至今并没有完全明确，但受多种因素影响，专家提出几种病因学说。
   a) DNA损伤（Ahles & Saykin，2007）。
   b) 直接的神经毒性效应（Dietrich，Han，Yang，Mayer-Proschel，& Nobel，2006；Reiriz et al.，2006；Winocur，Vardy，Binns，Kerr，& Tannock，2006）。
   c) 脑白质病变：有文献报道，头颅放疗（Filley，1999）以及多种化疗药物（Inagaki et al.，2006；Jansen et al.，2005a；Saykin，Ahles，& McDonald，2003）可引起大脑白质结构改变。而脑白质病变引起认知缺陷取决于髓鞘和轴突损害的程度（Filley & Kleinschmidt-DeMasters，2001）。
   d) 细胞因子是参与神经功能和修复、神经递质代谢的一种蛋白质，因此具有引起认知改变的可能（Wilson，Finch，& Cohen，2002）。尽管在标准剂量化疗（Jansen et al.，2005a）及生物治疗（如使用IFN-α和IL-2）中，会出现治疗相关的细胞因子水平升高（Capuron，Ravaud，& Dantzer，2001；Scheibel，Valentine，O'Brien，&

Meyers, 2004), 但有研究发现患者在接受治疗前其细胞因子水平已经出现升高 (Meyers, Albitar, & Estey, 2005)。

  e) 化疗引起的贫血与认知改变有关 (Jacobsen et al., 2004)。
  f) 激素水平和/或绝经状态的改变：生殖激素会影响认知能力。因化疗导致绝经的妇女，其雌激素水平的下降速度远快于自然绝经的妇女，但雌激素的快速下降是否会引起认知改变仍不明确 (Shilling, Jenkins, Fallowfield, & Howell, 2001)。

2. 由于多种因素，包括诱发因素、接受治疗前所存在的自身功能障碍、采用综合性治疗、样本特性差异以及现有的研究设计（见表32）都会影响认知，因此与治疗相关认知改变的发生率尚不确切。
  a) 例如，尽管在乳腺癌患者中化疗相关的认知改变已有广泛研究，但是化疗是引发认知改变的原因之一还是唯一原因，相关支持证据则不一致。
  b) 更为复杂的情况是，有证据显示治疗前就存在认知损害者在乳腺癌患者中占11%～35% (Ahles et al., 2007; Hermelink et al., 2007; Hurria et al., 2006; Jansen, Dodd, Miaskowski, Dowling, & Kramer, 2008; Wefel, Lenzi, Theriault, Buzdar, et al., 2004)，在肺癌患者中占70%～80% (Meyers, Byrne, & Komaki, 1995)，在急性白血病患者中占40% (Meyers et al., 2005)。

3. 危险因素
  a) 影响认知功能的危险因素
    (1) 性别：女性在语言、信息处理速度及运动功能上表现优于男性，而男性在视觉空间技能和数学能力上表现更好 (Bender, Paraska, Sereika, Ryan, & Berga, 2001; Lezak, Howieson, & Loring, 2004)。
    (2) 年龄：认知随着年龄的增长而下降。然而，规范的神经心理学测查的数据是基于年龄考虑的。
    (3) 智力和受教育水平：这些因素与神经心理学测查结果呈显著正相关，并且现在已经发现这些因素对脑外伤患者有保护认知、抵抗损害的作用 (Lezak et al., 2004)。认知功能水平较高的个体，认知改变后，测查结果仍可以在正常范围内 (Tannock, Ahles, Ganz, & van Dam, 2004)。
    (4) 遗传：载脂蛋白E (APOE) ε4基因与认知功能下降有关。一项癌症生存者的研究发现这些患者中至少有一个APOE ε4等位基因者，其发生视觉记忆和视觉空间技能不足的风险更大 (Ahles et al., 2003)。有研究涉及其他几个候补基因在化疗引发认知改变中发挥的潜在作用 (Ahles & Saykin, 2007)。
    (5) 心理因素如压力、焦虑和抑郁可以影响神经心理学测查的结果 (Lezak et al., 2004)。
    (6) 疲乏对认知功能有负面影响，一项研究也发现疲乏可导致信息处理速度受损 (Servaes, Verhagen, & Bleijenberg, 2002)。
  b) 与肿瘤治疗有关的因素
    (1) 方案：因为大部分患者接受多种方式的综合治疗，所以很难明确特定的药物或方案对认知改变有多大的影响。
    (2) 剂量强度：接受头颅放疗患者的认知改变与总剂量有关 (Meyers, Geara, Wong, & Morrison, 2000)。虽然有两项研究提供证据指出高剂量化疗与标准剂量化疗相比所引起的认知功能下降更显著 (Schagen, Muller, Boogerd,

表32. 肿瘤治疗相关性认知改变的证据

癌症类型	作者及发表年限	治疗内容	样本特征和研究设计	评估的认知领域	结果和结论
乳腺癌	Bender et al., 2006	化疗和激素治疗：多种化疗方案包括CMF, AC和ACT。有一组还同时接受他莫昔芬治疗	N=58 平均年龄（标准差）：42.6岁（5.4岁）化疗前，完成化疗后1周，完成化疗后1年进行认知测评	AC, EF, MF, VerM, VisM, VS	与对照组相比，单纯接受化疗的女性VerM显著降低。化疗同时接受他莫昔芬治疗的女性VerM和VisM都显著降低。一般来说，认知改变与焦虑、抑郁或疲乏无关
	Bender et al., 2007	激素治疗：48%为阿那曲唑，52%为他莫昔芬	N=31 平均年龄（标准差）：52.7岁（6.7岁）患者至少接受3个月激素治疗后进行认知测评	AC, EF, IPS, MF, VerM, VisM, VS	接受阿那曲唑治疗的女性VerM和VisM显著低于接受他莫昔芬治疗的女性。认知功能的差异与抑郁或疲乏无关，因为很多患者在接受激素治疗前接受过化疗，所以该结果很难解释
	Brezden et al., 2000	化疗和激素治疗：化疗方案包括CMF, CEF和其他；存活组中45%的患者还接受他莫昔芬治疗	N=107；31例为化疗组，40例为存活组，36例为对照组 中位年龄：49岁（化疗组），41.5岁（对照组），46岁（存活组）存活者接受认知测评的中位时间为治疗后25个月	AC, EF, L, MF, VerM, VS	AC, EF或VS在组间无差异。化疗组和存活组患者L的认知得分降低（化疗组P=0.03，存活组P=0.05），存活组MF(P=0.02)，化疗组VerM(P=0.02)显著下降。认知功能的差异与焦虑、抑郁无关。各组间的更年期状态的差异可能影响结果。由于缺少基线数据，所以结果难以解释
	Castellon et al., 2004	化疗和激素治疗：化疗方案包括CMF, AC, CMF+AC和ACT	N=72；36例为存活组（50%仅接受化疗，50%同时接受他莫昔芬治疗），17例乳腺癌对照，19例健康对照 平均年龄（标准差）：存活组（用或不用他莫昔芬）为46.8岁（6.3岁），不接受化疗的存活组为48.3岁（4.0岁），健康对照组为49.2岁（6.0岁）明确诊断后2～5年进行认知测评	AC, EF, IPS, L, VerM, VisM, VS	AC, EF, IPS或VerM在组间无差异。与对照组相比，接受化疗的存活者的L(P=0.03)，VS(P=0.02)及VisM(P=0.03)显著下降。认知功能的差异与焦虑、抑郁或疲乏无关。由于基线数据缺乏，化疗方法的多样性及治疗时间不同，所以结果难以解释

表 32. 肿瘤治疗相关性认知改变的证据（续）

癌症类型	作者及发表年限	治疗内容	样本特征和研究设计	评估的认知领域	结果和结论
乳腺癌	Donovan et al., 2005	化疗：多种化疗方案，包括 AC、ACT、AD、AC-D、CMF	N=143，60例化疗，83例只进行放疗平均年龄（标准差）：化疗组为52.3岁（8.1岁），放疗组为57.7岁（9.1岁）治疗后的6个月接受认知测评	AC, EF, IPS, L, MF, VerM, VisM	两组间在所有认知领域均无差异。由于缺乏基线数据以及化疗方案多样，所以结果难以解释
	Freeman & Broshek, 2002	化疗：具体方案未报道（但包含多柔比星土一种紫杉烷类药物）	N=17，8例化疗，9例存活平均年龄（标准差）：化疗组52.6岁（7.0岁），存活组51.1岁（7.0岁）化疗组患者在接受至少4个周期治疗后进行认知测评，存活患者在治疗6~12个月内接受测评	AC, EF, IPS, L, MF, VerM, VisM, VS	在 AC、IPS、L、MF、VerM 和 VisM 方面组间没有差异。存活疗组在EF中一项得分显著低于化疗组（P=0.03）。化疗组 VS 得分较存活组显著降低（P=0.002）。认知功能或抑郁结果无关。对这种比较结果很难进行解释
	Hermelink et al., 2007	化疗：SD 或 DD ECT 或 CMF	N=109 平均年龄（标准差）：48.6岁（9.7岁）在化疗前及最后两个化疗周期间进行认知测评	AC, EF, IPS, L, VerM	31%的患者开始化疗前在AC、EF和/或L方面认知受损。结果发现化疗后患者AC、IPS和VerM有显著改进。认知改变与焦虑或严重抑郁无关。因为缺乏严格的纳入标准，所以很难将结果与其他研究相比较
	Hurria et al., 2006	化疗和激素治疗：化疗方案包括 CMF、AC（SD 或 DD）、ACT、ACT-H 完成化疗后89%的患者接受辅助激素治疗	N=28 平均年龄（标准差）：71.0岁（5.0岁）化疗前及化疗完成后6个月进行认知测评	AC, EF, L, MF, VerM, VisM, VS	化疗前后相比，患者在AC、EF、L、MF和VerM方面没有变化，但是VisM有显著改善，IPS 明显下降。认知功能的下降与抑郁无关

表 32. 肿瘤治疗相关性认知改变的证据（续）

癌症类型	作者及发表年限	治疗内容	样本特征和研究设计	评估的认知领域	结果和结论
乳腺癌	Jansen et al., 2008	化疗：AC	N=30 平均年龄（标准差）：49.6岁（9.0岁）化疗前、完成 AC 治疗4个周期后约1周进行认知测评	AC, EF, L, MF, VS	13%的患者开始化疗前就存在认知受损。在 AC, L, MF 和/或 M 方面未发现认知改变。VS 和总分有显著下降。尽管 EF 有显著改善，但这可能是练习效应的结果。认知改变与贫血、焦虑、抑郁、疲乏或患者认知功能感知无关
	Jenkins et al., 2006	化疗和激素治疗：化疗方案包括 FEC, CMF, FEC-D, EC, ECT 和 E 在 CMF 或 FEC 后使用。93%的乳腺癌对照组和71%的化疗组患者在最后测评时再接受激素治疗（如他莫昔芬、阿那曲唑）	N=85 平均年龄（标准差）：化疗组为51.5岁（9.6岁），乳腺癌对照组为58.9岁（7.3岁），健康对照组为51.9岁（6.9岁）化疗前、完成化疗4周和6个月接受认知测评	EF, IPS, VerM 或 VisM	EF、IPS、VerM 或 VisM 在各组间未发现差异。尽管认知功能没有改变，或是不伴激素治疗的多种化疗方案及年龄和受教育水平存在显著性差异，所以研究结果很难解释
	Schagen et al., 1999	化疗和激素治疗：化疗方案包括 CMF 接近50%的患者接受过3年的他莫昔芬治疗	N=73；存活组=39，对照组=34 平均年龄（标准差）：存活组47.1岁（6.9岁），对照组46.1岁（5.2岁）完成化疗后约两年接受认知测评	AC, EF, IPS, L, MF, VerM, VisM, VS	VS 未发现差异。对于 AC、EF、IPS、MF、VerM、VisM，存活组得分显著低于对照组。认知功能差异或受教育水平和更年期状态上存在差异，结果难以解释
	Schagen et al., 2002	化疗和激素治疗：化疗方案：SD CMF 或 FEC, HD FEC 后 CTC 激素治疗：他莫昔芬	N=103；SD 存活组=54，HD 存活组=22，对照组=27 平均年龄（标准差）：SD 存活组50.4岁（5.3岁），HD 存活组48.4岁（5.0岁），对照组47.0岁（4.8岁），化疗完成后3年进行测评	AC, EF, IPS, L, MF, VerM, VisM, VS	此项研究测评的研究对象来自 Schagen et al., 1999 和 van Dam et al., 1998 这两个研究，发现在认知功能上有改善。然而，这项研究发现某些缺陷，尤其是原始测评中部分患者在接受测评前就已发生认知损害

表32. 肿瘤治疗相关性认知改变的证据（续）

癌症类型	作者及发表年限	治疗内容	样本特征和研究设计	评估的认知领域	结果和结论
乳腺癌	Schagen et al., 2006	化疗和激素治疗：化疗方案：FEC（SD）或CTC（HD）所有化疗患者均接受过他莫昔芬治疗	N=164；SD为39人，HD为28人，乳腺癌对照组为57人，健康对照组60人。平均年龄（标准差）：SD为45.5岁（6.6岁），HD为45.2岁（5.8岁），乳腺癌对照组为50.5岁（7.7岁），健康对照组为48.8岁（6.0岁）。化疗前、完成化疗后6个月进行认知测评	AC, EF, IPS, MF, VerM, VisM	SD化疗患者和对照组同未发现差异。然而，HD化疗患者认知下降的百分率明显高于对照组。关于哪方面认知所受影响最显著的信息并未提供。组间年龄、接受他莫昔芬治疗的人数在组间同经状态存在显著性差异。然而，认知与焦虑、抑郁、疲乏或更年期状态无关
	Scherwath et al., 2006	化疗和激素治疗：化疗方案包括使用EC后采用CMF或CTM。激素治疗：SD组的44%，HD组的50%和对照组的21%使用他莫昔芬	N=76，SD=23，HD=24，对照组=29。平均年龄（标准差）：SD 51.8岁（8.6岁），HD 53.3岁（7.1岁），对照组54.6岁（8.0岁）。化疗后近5年时进行认知测评	AC, EF, IPS, VerM, VisM	组间并未发现差异。然而，由于缺乏基线数据和化疗方案多样性较大，结果很难解释
	Shilling et al., 2001	激素治疗：阿那曲唑、他莫昔芬	N=129；94例为激素治疗患者，35例为健康对照。平均年龄（标准差）：患者组63.1岁（7.2岁），对照组60.9岁（9.3岁）。患者激素治疗后12、60个月时进行认知测评	AC, IPS, VerM, VisM	AC或VisM在组间未发现差异。匹配之前接受的激素替代治疗后，发现IPS（$P=0.032$）和VerM（$P=0.026$）有显著性差异。抑郁与认知功能无关。由于缺乏基线数据以及激素治疗时间跨度大，所以结果很难解释
	Stewart et al., 2008	化疗和激素治疗：化疗方案：FEC, AC, CEF, FAC, ACT, ECT, AP。激素治疗：他莫昔芬，阿那曲唑、来曲唑	N=112；61例化疗（80%同时接受激素治疗），51例激素治疗。平均年龄（标准差）：化疗为57.9岁（3.7岁），激素治疗为57.5岁（4.4岁）。化疗前、完成全程化疗后以及在激素治疗组的相应间隔同期进行认知测评	EF, IPS, L, MF, VerM, VS	组间未发现任何认知领域上有差异。尽管作者提到，个体认知发生认知下降危险性比较化疗组大3.3倍以上，但由于80%的化疗患者均接受激素治疗，所以对此数据很难做出解释

表32. 肿瘤治疗相关性认知改变年限（续）

癌症类型	作者及发表年限	治疗内容	样本特征和研究设计	评估的认知领域	结果和结论
乳腺癌	Tchen et al., 2003	化疗：化疗方案包括CEF、AC、CMF及其他（5%的患者也接受他莫昔芬治疗）	N=200；化疗组为100例，对照组为100例 中位年龄：化疗组为48岁，对照组为47岁 化疗完成3~7个周期后进行认知测评	AC、EF、L、MF、VerM、VS	对于AC、EF、MF、VS或VerM未发现差异。然而和对照组相比，化疗组在L上显著降低（P=0.005）。由于缺少基线数据，治疗周期存在可变性及有小部分患者接受激素治疗，所以结果很难解释
	van Dam et al., 1998	化疗和激素治疗：化疗方案：在后使用SD FEC、HD FEC、CTC 存活者使用他莫昔芬2年	N=104；SD存活组36人，HD存活组34人，对照组34人 平均年龄（标准差）：SD组为48.1岁（6.8岁），HD组为46.5岁（6.8岁），对照组46.1岁（5.2岁） 完成化疗后1.9年（SD）和1.6年（HD）进行测评	AC、EF、IPS、L、MF、VerM、VisM、VS	对于EF、L、VS或VerM未发现差异。在AC、IPS、MF和VisM方面，HD存活组得分显著低于对照组。认知功能的差异与疲乏无关。由于缺少基线数据，抑郁或疲乏缺乏无关，所以结果很难解释
	Wefel, Lenzi, Theriault, Davis, et al., 2004	化疗：化疗方案：CAF	N=18 平均年龄（标准差）：45.4岁（6.7岁） 化疗开始前、完成化疗后3周和1年进行测评	AC、EF、IPS、MF、VerM、VisM、VS	在AC或MF方面未发现差异。化疗后3周女性在EF、IPS、VS、VerM和VisM方面显著降低，但这些认知改变在完成化疗后1年半未发现。认知改变与化疗类型无关。由于缺少基线数据或对照组，抑郁或焦虑与抑郁无关
	Wieneke & Dienst, 1995	化疗：化疗方案为：CMF、CAF、CMF+CAF 39%的患者接受他莫昔芬治疗	N=28 平均年龄（标准差）：42岁（6.7岁） 完成化疗后约6.6个月进行测评	AC、EF、IPS、L、MF、VerM、VisM、VS	在EF方面未发现差异。与正常人的测评结果相比，存活组在AC、IPS、L、MF、VS、VerM和VisM方面分显著降低。与常模相比，认知功能不足与化疗类型无关，但与化疗程长短相关。由于缺少数据或对照组，所以结果很难解释
结肠癌	Vardy et al., 2007	化疗：未报道具体的化疗方案	N=182；127例为化疗患者，52例为结肠癌对照患者 中位年龄：57岁 化疗前、完成化疗后6个月及12个月进行认知测评	未报道	30%的样本在基线就存在认知障碍。治疗后认知功能未发现差异。由于对数据不能进行化疗方案信息，所以对数据不能进行具体解释

表 32. 肿瘤治疗相关性认知改变的证据（续）

癌症类型	作者及发表年限	治疗内容	样本特征和研究设计	评估的认知领域	结果和结论
结肠癌	Walker et al., 1996	化疗和生物治疗： 化疗：5-FU 和亚叶酸 生物治疗：IL-2	N=17；9例化疗+生物治疗，8例只使用 IL-2 平均年龄（标准差）：化疗+IL-2组为56岁（10岁），只使用IL-2组为59岁（12岁） 每隔4周就连续8每天进行认知测评	AC, IPS, VerM, VisM	整个治疗过程中对于AC或VerM未发现差异。然而回顾在IL-2治疗后近10天的测查结果，接受化疗+生物治疗组合治疗的患者在IPS和VisM方面认知下降。认知得分与焦虑或抑郁无关。由于样本量小，所以结果很难解释
	Walker et al., 1997	化疗和生物治疗： 化疗：5-FU 和亚叶酸 生物治疗：IL-2	N=17；9例为化疗+生物治疗，8例只使用 IL-2 平均年龄（标准差）：化疗+IL-2组为56岁（10岁），只使用IL-2组为59岁（12岁） 治疗前进行认知测评；治疗时每周进行认知测评，连续4周	EF, IPS, VisM	对VisM未发现差异。然而接受化疗的患者EF和IPS有显著下降。由于样本量小以及两组间抑郁情况有显著性差异，（接受IL-2的患者有较高的抑郁得分）很难准确解释
白血病	Scheibel et al., 2004	化疗和生物治疗： 化疗方案：低剂量阿糖胞苷或羟基脲 生物治疗：IFN-α	N=30例慢性粒细胞白血病患者 平均年龄（标准差）：仅IFN-α组45.5岁（16.6岁），化疗+IFN-α组46.5岁（9.6岁） 治疗开始前均进行认知测评，仅接受IFN-α治疗患者的中位测查时间为13.4周，接受综合治疗患者的中位测评时间为24.4周	EF, IPS, L, VerM	治疗后，仅接受IFN-α治疗的患者在EF和IPS方面有显著下降，综合治疗在EF、L和VerM方面有显著下降。由于两组间治疗周数及累积剂量有显著性差异，治疗期间缺乏未治疗的对照组，所以结果很难解释
肺癌	Kaasa et al., 1988	化疗：EP	N=95；44例化疗，51例对照（仅接受局部放疗） 中位年龄：化疗组61岁，对照组62岁 化疗前及开始治疗后的14周进行认知测评（即放疗后11周和完成化疗后5周）	EF, IPS, VerM, VisM	接受化疗与接受放疗的患者相比，并未发现差异。在第二次测评前，约20%的患者已死亡。结果提示在EP化疗组的患者中没有发生认知改变
	Meyers et al., 1995	化疗：VIP	N=46；25例化疗患者，21例未治疗患者 中位年龄：化疗组为54.7岁，未治疗组为54.9岁 未治疗组在放化疗前进行认知测评，而化疗组在得到完整反馈后，但在头颅放疗前进行认知测评	AC, EF, IPS, L, MF, VerM, VisM, VS	两组间在任何认知领域均未发现差异。然而，与正常相比，两组在EF、MF、VerM上都存在认知损害。由于缺乏基线数据，所以结果很难解释

化学治疗与生物治疗实践指南及建议　291

表32. 肿瘤治疗相关性认知改变的证据（续）

癌症类型	作者及发表年限	治疗内容	样本特征和研究设计	评估的认知领域	结果和结论
肺癌	Van Oosterhout et al., 1996	化疗和/或颅脑放疗：化疗方案：9种不同方案，包括 CAE、CAV	N=78；19例单用化疗，19例化疗后预防性预防性颅脑放疗，11例为化疗同时放疗，29例为健康对照者 在诊断后2年或2年以上进行认知测评	AC, EF, IPS, VerM	治疗组间没有发现任何认知维度有差异。无论是单用化疗或合用放射治疗的患者，AC、EF、IPS 和 VerM 显著低于健康对照组。由于缺乏基线数据和治疗结束时间长短不同，结果很难解释
淋巴瘤	Cull et al., 1996	化疗：没有提供具体的方案信息	N=91；27例未接受化疗，11例接受单药化疗，51例接受多药化疗 平均年龄（标准差）：55岁（15.9岁） 在治疗结束后的中位时间即43个月进行测评	IPS, VerM	患者 IPS 显著低于常模。由于缺乏基线数据，应用多种不同的治疗方案以及距最后一次治疗的时间跨度较大（6~243个月），数据很难解释
黑色素瘤	Bender et al., 2000	IFN（低剂量与高剂量比较）	N=18 年龄未报道 治疗开始前测评，以及之后每3个月一次，共6次	AC, EF, IPS, MF	随着时间的推移，由于疾病进展或者失访，导致样本量非常小。随着时间的推移，此研究发现基线与3个月的测评发现差异。然而，此研究样本量非常小，尤其是分为3种不同的给药方式
卵巢癌	Hensley et al., 2006	化疗：紫杉醇、吉西他滨和卡铂	N=26 中位年龄：54岁 化疗前、治疗3个周期和6个周期后，化疗完成后6个月进行认知测评	AC, EF, IPS	随着时间的推移，对于 AC、EF 或 IPS 未发现差异。认知评的练习效应可能未出现认知下降。者由于多次测评导致致未出现认知下降。则建立对照组可助于结果判断
	Mayerhofer et al., 2000	化疗：紫杉醇和卡铂	N=28 平均年龄：63岁 化疗前、化疗3个周期后，治疗完成时进行认知测评	AC	患者基线认知得分低于正常人，但在最后一次测评时显著提高。尽管紫杉醇和卡铂似乎不会引起认知改变，因为了证实这些发现，需进行大样本量，设立对照组的其他认知领域的测评
前列腺癌	Jenkin et al., 2005	激素治疗：LHRH	N=50；32例患者，18例健康对照者 平均年龄（标准差）：患者67.5岁（4.7岁），对照者65.4岁（5.3岁） 药物治疗前，药物治疗完成后3个月及9个月后进行认知测评	AC, IPS, L, VS, VerM	两组间在认知领域没有发现差异。然而，接受激素治疗的患者 VS 显著下降。由于样本量小，该研究的结果有局限性

表32. 肿瘤治疗相关性认知改变的证据（续）

癌症类型	作者及发表年限	治疗内容	样本特征和研究设计	评估的认知领域	结果和结论
前列腺癌	Joly et al., 2006	激素治疗：LHRH±一种抗雄激素物质	N=108；57例患者，51例健康对照者中位年龄：患者73岁，对照者72岁，在患者开始治疗后3个月以上（平均1.8年）进行认知测评	AC, EF, L, VerM, VS	尽管患者贫血症状较严重，但在认知领域与对照组间无显著性差异。此项研究局限于缺乏基线数据以及患者治疗时间跨度很大（3个月至7年）
	Salminen et al., 2003	激素治疗：氟他胺和LHRH	N=77；25例为化疗患者，52例为健康对照者平均年龄（标准差）：患者64.4岁（6.5岁），对照者65.3岁（6.6岁）治疗前、治疗开始后6个月及12个月进行认知测评	AC, EF, IPS, L, VerM, VisM, VS	在治疗前，前列腺癌患者的AC、IPS和L显著低于对照组。治疗开始后，患者与自己的基线评分相比EF和VerM有显著效应。因难确定这些进步有多少是由于练习效应，为对照组只进行了基线测评
	Salminen et al., 2005	激素治疗：氟他胺和LHRH	N=23，均为患者中位年龄：65岁治疗前、治疗开始后6个月及12个月进行认知测评	AC, EF, IPS, L, VerM, VisM, VS	各认知领域组间无差异。然而，随着时间的推移，雌二醇水平与L的提高以及IPS和VisM的下降有显著性关联。由于样本量小以及缺乏对照组，这些结果很难解释
睾丸癌	Schagen et al., 2008	化疗：BEP	N=182；70例为化疗组，57例为放疗组，55例为只接受手术的患者平均年龄（标准差）：化疗32.1岁（7.6岁），放疗38.9岁（8.4岁），只接受手术的患者34.4岁（9.5岁）治疗结束后大约3年进行认知测评	AC, EF, IPS, MF, VerM, VisM	认知各领域组间无差异。认知功能与治疗时间、对照组、抑郁水平缺乏基线数据，并且放疗组的年龄大于化疗组及接受过手术的患者，这些结果很难解释
患多种癌症的人群					
乳腺癌和血液	Ahles et al., 1996	化疗：多个（8种）骨髓移植疗法	N=54中位年龄：39.2岁在骨髓移植开始前，骨髓输注后和出院前1~2天进行认知测评	EF, L, VisM, VS	随时间推移，VisM无差异，而在EF、L和VS方面发现认知下降。由于失访率较高（38%），相对而言样本量较小，以及一些患者有脑部放疗史和鞘内化疗史，研究结果必须谨慎解释

表32. 肿瘤治疗相关性认知改变的证据（续）

癌症类型	作者及发表年限	治疗内容	样本特征和研究设计	评估的认知领域	结果和结论
乳腺和血液	Jacobs et al., 2007	化疗：详细的化疗方案未说明	N=288；平均年龄（标准差）：50.07岁（12.43岁）；移植前、移植后6个月和12个月进行认知测评	AC, EF, MF, VerM, VisM	各认知领域内未发现差异。本研究显示有认知的局限性在12个月，而在BMT后的局限性更大。本样本的诊断种类多，研究的失访率过高（约70%）。应该考虑那些失访的患者可能认知下降明显
乳腺和淋巴瘤	Ahles et al., 2002	化疗：乳腺：CMF, CAF, AC，其他37%的存活者和14%的对照者服用他莫昔芬；淋巴瘤：15种不同的方案，包括ABVD, CHOP, MOPP	N=128，70例乳腺癌患者（35例接受过化疗的存活者，35例存活者，58例对照者），淋巴瘤患者（36例存活者和22例对照者）；平均年龄（标准差）：乳腺癌幸存者59.1岁（10.7岁），对照组60.6岁（12.1岁）；淋巴瘤幸存者55.9岁（12.1岁），对照组48.7岁（11.7岁）；约在治疗后9.5年进行认知测评	AC, IPS, L, MF, VerM, VisM, VS	化疗患者与对照组无差异。幸存乳腺癌患者IPS, MF和VisM显著低于对照组（P=0.05），淋巴瘤存活者VerM显著低于对照组（P=0.05）。认知功能的差异与焦虑，抑郁或疲乏无关。由于缺乏基线数据，相对于多种方案而言样本量小以及最后结束治疗的时间存在差异，结果很难解释
	Ahles et al., 2003	化疗：多种化疗方案（详见Ahles et al., 2002）	N=80；平均年龄（标准差）：携带APOE ε 4等位基因的患者58.0岁（10.4岁），无APOE ε 4等位基因的患者55.3岁（9.7岁）	AC, L, MF, VerM, VisM, VS	在AC, L, MF或VerM方面无差异。然而，携带APOE ε 4等位基因患者的VS（P=0.03）和VisM（P<0.05＝评分显著降低。认知功能的差异是初步的，缺乏随访结果。这些结果是初步的，需要大样本量来进行验证
血液	Andrykowski et al., 1992	化疗±颅脑放疗 未报道具体方案	N=55；平均年龄（标准差）：35.9岁（9.5岁）；在骨髓移植前，并且在至少1个化疗疗程后进行认知测评	AC, EF, IPS, MF, VerM, VisM	研究发现EF, MF, VerM和VisM下降。然而，由于样本量小，特别是存在多种癌症诊断的情况下，之前有多种化疗方案包括HD或鞘内注射药物，化疗周期的不同，部分患者接受颅脑放疗，缺少基线数据或者缺少对照组进行结果比较，使得这些结果很难解释

表 32. 肿瘤治疗相关性认知改变的证据（续）

癌症类型	作者及发表年限	治疗内容	样本特征和研究设计	评估的认知领域	结果和结论
血液	Harder et al., 2002	化疗：化疗方案：高剂量环磷酰胺±阿糖胞苷或依托泊苷一些患者接受TBI	N=40 平均年龄（标准差）：40.8岁（10.3岁）完成BMT后22～82个月进行认知测评	AC, EF, IPS, L, VS, MF, VerM, VisM	与常模数据比较，L、VS或MF未发现缺陷。然而，在AC、EF、IPS、VerM和VisM中发现认知功能损害。由于化疗方案相对于多种诊断样本量较小，以及化疗方案（之前的和移植时）和评估时间的跨度大，导致结果很难解释
	Harder et al., 2006	化疗：未报道特殊的化疗方案；常见方案为TBI后高剂量环磷酰胺治疗。未报道之前的治疗方案。	N=25 中位年龄：47岁 在BMT前及1年后进行认知测评	AC, EF, IPS, L, VS, MF, VerM, VisM	基线时，在AC、EF、IPS和MF方面发现认知缺陷。BMT后1年未发现任何领域认知下降。然而，失访率大的（64%），样本量小和缺少对照组的比较，导致这些结果具有局限性
	Harder et al., 2007	化疗：未报道特殊的化疗方案；常见方案为TBI后高剂量环磷酰胺治疗。	N=183：BMT组101例，患者对照组82例 平均年龄（标准差）：BMT组42.0岁（12.1岁），对照组39.2岁（13.1岁）BMT前、基线调查后8个月及20个月进行认知测评	AC, EF, IPS, VS, MF, VerM, VisM	各组间认知功能任何领域的基线比较无差异。然而，随着时间的推移，在AC、EF、IPS和MF方面发现显著的认知下降。年龄增加，女性和低教育水平与AC和EF认知下降有关。此外，TBI与IPS和MF的下降有关。尽管随着时间的推移出现认知下降，患者随访率（BMT组50%，对照组30%），但结果显示BMT组在多个领域发生了认知下降
	Meyers et al., 1994	化疗：BMT，但未报道之前的治疗方案	N=61 中位年龄：37.5岁 BMT前，2周后，出院时和BMT后8个月进行认知测评	AC, EF, VS, VerM	患者所有时期的得分均在正常范围。然而，随着时间的推移，发现EF和VerM显著下降。相反，焦虑预处理，抑郁与认知功能下降相关。由于失访率大（约66%），缺乏治疗方案的基线数据，以及多种诊断前治疗方案，导致结果很难解释

化学治疗与生物治疗实践指南及建议　295

表 32. 肿瘤治疗相关性认知改变的证据（续）

癌症类型	作者及发表年限	治疗内容	样本特征和研究设计	评估的认知领域	结果和结论
白血病和骨髓异常增生综合征	Meyers et al., 2005	化疗：lipodaunocin + 环磷酰胺，拓扑替康±沙利度胺	N=54 中位年龄：60.2 岁 化疗开始前和治疗后 1 个月进行认知测评	AC, EF, IPS, L, MF, VerM	化疗开始前在 EF, IPS, L, MF 和 M 方面发现认知功能受损。然而，治疗后只发现 MF 显著下降。注意、高水平 IL-6 与低 EF 有关，高水平 IL-8 与 M 测评中较好的结果有关。认知功能与抑郁无关。失访人数超过一半，导致数据难以解释
肾细胞癌和黑色素瘤	Capuron et al., 2001	生物治疗：IL-2, IFN-α	N=47；17 例只使用 IL-2，7 例使用 IL-2 和 IFN-α，7 例使用低剂量 IFN-α，16 例使用高剂量 IFN-α 平均年龄（标准差）：只使用 IL-2 组 56 岁（11 岁），IL-2 + IFN-α 组 51 岁（10 岁），低剂量 IFN-α 组 57 岁（10 岁），高剂量 IFN-α 组 41 岁（15 岁） 治疗开始前，治疗第 5 天和治疗的最后 1 周（3~4 周）进行认知测评	EF, IPS, VisM	接受 IL-2 治疗的患者在第二次测评时 EF 和 VisM 显著下降。接受低剂量或者高剂量 IFN-α 治疗的患者 IPS 在第二次和最后一次测评时持续降低。认知改变与抑郁或疲乏无关。由于方案多，相应的样本量小并且缺少对照组，导致结果很难解释

治疗方案：ABVD——多柔比星、博来霉素、长春碱和达卡巴嗪；AC——多柔比星和环磷酰胺后使用多西他赛；ACT——多柔比星和环磷酰胺后使用紫杉醇；ACT-H——多柔比星和环磷酰胺后使用紫杉醇和曲妥昔单抗；AD——多柔比星和顺铂；AP——多柔比星和顺铂；APOE——载脂蛋白 E；BEP——博来霉素、依托泊苷和顺铂；BMT——骨髓移植；CAE——环磷酰胺、多柔比星和依托泊苷；CAF——环磷酰胺、多柔比星和氟尿嘧啶；CAV——环磷酰胺、多柔比星和长春新碱；CEF——环磷酰胺、表柔比星和氟尿嘧啶；CHOP——环磷酰胺、多柔比星、长春新碱和泼尼松；CMF——环磷酰胺、甲氨蝶呤和氟尿嘧啶；CTC——环磷酰胺使用紫杉醇后使用多西他赛；CTM——环磷酰胺、塞替派和米托蒽醌；DD——剂量密度；E——表柔比星；EC——表柔比星和环磷酰胺；ECT——表柔比星和环磷酰胺后使用紫杉醇；EP——依托泊苷和顺铂；FAC——氟尿嘧啶、多柔比星和环磷酰胺；FEC——氟尿嘧啶、表柔比星和环磷酰胺；FEC-D——氟尿嘧啶、表柔比星和环磷酰胺后使用多西他赛；5-FU——氟尿嘧啶；HD——高剂量；IFN——干扰素；IL——白介素；LHRH——促黄体激素释放激素；MOPP——氮芥、长春新碱、丙卡巴肼和泼尼松；SD——标准剂量；TBI——全身照射；VIP——依托泊苷、异环磷酰胺和顺铂

认知领域：AC——专注力/集中力；EF——执行功能；IPS——信息处理速度；L——语言；M——记忆；MF——运动功能；VerM——言语记忆；VisM——视觉记忆；VS——视觉空间技能

Mellenberg, & van Dam, 2006; van Dam et al., 1998), 但另外一项研究未得出相同的结果 (Scherwath et al., 2006)。

(3) 累积效应: 虽然在认知功能上化疗的累积效应还未有研究, 一项研究发现认知功能受损与接受化疗周期的数量有关 (Ahles & Saykin, 2002)。

c) 同时服用药物 (如类固醇)。

4. 评估: 一系列神经心理学检查可用来测量认知功能。

a) 检查选择应基于以下因素 (Lezak et al., 2004):

(1) 测量特定的认知领域

(2) 测查对于研究领域是否恰当

(3) 测查的可靠性和有效性, 以及常模数据的可用性

(4) 测量癌症治疗相关的认知改变的灵敏度和特异度 (Jansen, Miaskowski, Dodd, & Dowling, 2007)

(5) 有适用的平行复本或能避免重复测量带来的练习效应

(6) 临床应用的可行性

b) 治疗前的神经心理基线评估是必要的, 以确定治疗后是否发生改变。改变可能很细微、很难评估 (如患者测查结果在正常范围内, 但比未化疗的患者低), 或者预先存在的危险因素可能影响结果。

c) 评估共存的医疗情况和目前用药以及任何潜在的影响因素, 如焦虑、抑郁、疲乏或者绝经状态。

5. 协同管理: 没有证据证明药物干预可用来预防或治疗认知改变。即使癌症治疗相关认知改变机制仍不清楚, 但已有若干研究评价了数个干预措施的效果。

a) 一项研究发现, 促红细胞生成素在化疗 4 个周期后可改善部分认知功能, 但在化疗完成后的 6 个月却未见效果 (O'Shaughnessy et al., 2005)。

b) 哌甲酯 (利他林): 一天 2 次, 每次 10mg, 有助于改善脑肿瘤患者的认知功能 (Meyers, Weitzner, Valentine, & Levin, 1998), 但在化疗患者中无效 (Lower et al., 2005; Mar Fan, Chemerynsky, Xu, Clemons, & Tannock, 2008)。

c) 多奈哌齐可改善脑肿瘤患者颅脑放疗后的认知功能 (Shaw et al., 2006), 但一项效能较低的小型研究显示, 在完成化疗和/或颅脑放疗的肺癌患者中, 多奈哌齐结合维生素 E 治疗与安慰剂治疗之间无差异 (Jatoi et al., 2005)。

6. 患者和家庭教育: 应告知患者认知改变是一项可能由治疗引起的不良反应, 但目前对其机制知之甚少。有关表现、机制和随后的干预正在研究中。

a) 认识、验证并记录患者报告的认知改变。

b) 鼓励实用的解决方法, 如下:

(1) 确保足够的睡眠和休息。

(2) 进行体育锻炼。

(3) 锻炼大脑 (如学习新技能、做填字游戏、解数学题)。

(4) 制订日常计划、写提醒信息和使用声音记录来克服认知改变。

参考文献

Ahles, T.A., & Saykin, A.J. (2002). Breast cancer chemotherapy-related cognitive dysfunction. *Clinical Breast Cancer, 3*(Suppl. 3), S84–S90.

Ahles, T.A., & Saykin, A.J. (2007). Candidate mechanisms for chemotherapy-induced cognitive changes. *Nature, 7*(3), 192–201.

Ahles, T.A., Saykin, A.J., Furstenberg, C.T., Cole, B., Mott, L.A., Skalla, K., et al. (2002). Neuropsychologic impact of standard-dose systemic chemotherapy in long-term survivors of breast cancer and lymphoma. *Journal of Clinical Oncology, 20*(2), 485–493.

Ahles, T.A., Saykin, A.J., McDonald, B.C., Furstenberg, C.T., Cole, B.F., Hanscom, B.S., et al. (2007). Cognitive function in breast cancer patients prior to adjuvant treatment. *Breast Cancer Research and Treatment, 110*(1), 143–152.

Ahles, T.A., Saykin, A.J., Noll, W.W., Furstenberg, C.T., Guerin, S., Cole, B., et al. (2003). The relationship of APOE genotype of neuropsychological performance in long-term cancer survivors treated with standard dose chemotherapy. *Psycho-Oncology, 12*(6), 612–619.

Ahles, T.A., Tope, D.M., Furstenberg, C., Hann, D., & Mills, L. (1996). Psychological and neuropsychologic impact of autologous bone marrow transplantation. *Journal of Clinical Oncology, 14*(5), 1457–1462.

Anderson-Hanley, C., Sherman, M.L., Riggs, R., Agocha, V.B., & Compass, B.E. (2003). Neuropsychological effects of treatments for adults with cancer: A meta-analysis and review of the literature. *Journal of the International Neuropsychological Society, 9*(7), 967–982.

Andrykowski, M.A., Schmitt, F.A., Gregg, M.E., Brady, M.J., Lamb, D.G., & Henslee-Downey, P.J. (1992). Neuropsychologic impairment in adult bone marrow transplant candidates. *Cancer, 70*(9), 2288–2297.

Bender, C.M., Paraska, K.K., Sereika, S.M., Ryan, C.M., & Berga, S.L. (2001). Cognitive function and reproductive hormones in adjuvant therapy for breast cancer: A critical review. *Journal of Pain and Symptom Management, 21*(5), 407–424.

Bender, C.M., Sereika, S.M., Berga, S.L., Vogel, V.G., Brufsky, A.M., Paraska, K.K., et al. (2006). Cognitive impairment associated with adjuvant therapy in breast cancer. *Psycho-Oncology, 15*(5), 422–430.

Bender, C.M., Sereika, S.M., Brufsky, A.M., Ryan, C.M., Vogel, V.G., Rastogi, P., et al. (2007). Memory impairments with adjuvant anastrozole versus tamoxifen in women with early-stage breast cancer. *Menopause, 14*(6), 995–998.

Bender, C.M., Yasko, J.M., Kirkwood, J.M., Ryan, C., Dunbar-Jacob, J., & Zullo, T. (2000). Cognitive function and quality of life in interferon therapy for melanoma. *Clinical Nursing Research, 9*(3), 352–363.

Brezden, C.B., Phillips, K.A., Abdolell, M., Bunston, T., & Tannock, I.F. (2000). Cognitive function in breast cancer patients receiving adjuvant chemotherapy. *Journal of Clinical Oncology, 18*(14), 2695–2701.

Capuron, L., Ravaud, A., & Dantzer, R. (2001). Timing and specificity of the cognitive changes induced by interleukin-2 and interferon-alpha treatments in cancer patients. *Psychosomatic Medicine, 63*(3), 376–386.

Castellon, S.A., Ganz, P.A., Bower, J.E., Petersen, L., Abraham, L., & Greendale, G. (2004). Neurocognitive performance in breast cancer survivors exposed to adjuvant chemotherapy and tamoxifen. *Journal of Clinical and Experimental Neuropsychology, 26*(7), 955–969.

Cull, A., Hay, C., Love, S.B., Mackie, M., Smets, E., & Stewart, M. (1996). What do patients mean when they complain of concentration and memory problems? *British Journal of Cancer, 74*(10), 1674–1679.

Dietrich, J., Han, R., Yang, Y., Mayer-Proschel, M., & Noble, M. (2006). CNS progenitor cells and oligodendrocytes are targets of chemotherapeutic agents in vitro and in vivo. *Journal of Biology, 5*(7), 22.

Donovan, K.A., Small, B.J., Andrykowski, M.A., Schmitt, F.A., Munster, P., & Jacobsen, P.B. (2005). Cognitive functioning after adjuvant chemotherapy and/or radiotherapy for early-stage breast carcinoma. *Cancer, 104*(11), 2499–2507.

Falleti, M.G., Sanfilippo, A., Maruff, P., Weih, L., & Phillips, K.A. (2005). The nature and severity of cognitive impairment associated with adjuvant chemotherapy in women with breast cancer: A meta-analysis of the current literature. *Brain and Cognition, 59*(1), 60–70.

Filley, C.M. (1999). Toxic leukoencephalopathy. *Clinical Neuropharmacology, 22*(5), 249–260.

Filley, C.M., & Kleinschmidt-DeMasters, B.K. (2001). Toxic leukoencephalopathy. *New England Journal of Medicine, 345*(6), 425–432.

Freeman, J.R., & Broshek, D.K. (2002). Assessing cognitive dysfunction in breast cancer: What are the tools? *Clinical Breast Cancer, 3*(Suppl. 3), S91–S99.

Harder, H., Cornelissen, J.J., Van Gool, A.R., Duivenvoorden, H.J., Eijkenboom, W.M.H., & van den Bent, M.J. (2002). Cognitive functioning and quality of life in long-term adult survivors of bone marrow transplantation. *Cancer, 95*(1), 183–192.

Harder, H., Duivenvoorden, H.J., Van Gool, A.R., Cornelissen, J.J., & van den Bent, M.J. (2006). Neurocognitive functions and quality of life in haematological patients receiving haematopoietic stem cell grafts: A one-year follow-up pilot study. *Journal of Clinical and Experimental Neuropsychology, 28*(3), 283–293.

Harder, H., Van Gool, A.R., Duivenvoorden, H.J., Cornelissen, J.J., Eijkenboom, W.M.H., Barge, M.Y., et al. (2007). Case-referent comparison of cognitive functions in patients receiving haematopoietic stem-cell transplantation for haematological malignancies: Two-year follow-up results. *European Journal of Cancer, 43*(14), 2052–2059.

Hensley, M.L., Correa, D.D., Thaler, H., Wilton, A., Venkatraman, E., Sabbatini, P., et al. (2006). Phase I/II study of weekly paclitaxel plus carboplatin and gemcitabine as first-line treatment of advanced-stage ovarian cancer: Pathologic complete response and longitudinal assessment of impact on cognitive functioning. *Gynecologic Oncology, 102*(2), 270–277.

Hermelink, K., Untch, M., Lux, M.P., Kreienberg, R., Beck, T., Bauerfeind, I., et al. (2007). Cognitive function during neoadjuvant chemotherapy for breast cancer: Results of a prospective multicenter longitudinal study. *Cancer, 109*(9), 1905–1913.

Hurria, A., Rosen, C., Hudis, C., Zuckerman, E., Panageas, K.S., Lachs, M.S., et al. (2006). Cognitive function of older patients receiving adjuvant chemotherapy for breast cancer: A pilot prospective longitudinal study. *Journal of the American Geriatrics Society, 54*(6), 926–931.

Inagaki, M., Yoshikawa, E., Matsuoka, Y., Sugawara, Y., Nakano, T., Akechi, T., et al. (2006). Smaller regional volumes of brain gray and white matter demonstrated in breast cancer survivors exposed to adjuvant chemotherapy. *Cancer, 109*(1), 146–156.

Jacobs, S.R., Small, B.J., Booth-Jones, M., Jacobsen, P.B., & Fields, K.K. (2007). Changes in cognitive functioning in the year after hematopoietic stem cell transplantation. *Cancer, 110*(7), 1546–1567.

Jacobsen, P.B., Garland, L.L., Booth-Jones, M., Donovan, K.A., Thors, C.L., Winters, E., et al. (2004). Relationship of hemoglobin levels to fatigue and cognitive functioning among cancer patients receiving chemotherapy. *Journal of Pain and Symptom Management, 28*(1), 7–18.

Jansen, C., Miaskowski, C., Dodd, M., Dowling, G., & Kramer, J. (2005a). Potential mechanisms for chemotherapy-induced impairments in cognitive function. *Oncology Nursing Forum, 32*(6), 1151–1163.

Jansen, C.E., Dodd, M.J., Miaskowski, C.A., Dowling, G.A., & Kramer, J. (2008, May 27). Preliminary results of a longitudinal study of changes in cognitive function in breast cancer patients undergoing chemotherapy with doxorubicin and cyclophosphamide. *Psycho-Oncology.* Retrieved October 19, 2008, from http://www3.interscience.wiley.com/journal/119230035/abstract?CRETRY=1&SRETRY=0

Jansen, C.E., Miaskowski, C., Dodd, M., Dowling, G., & Kramer, J. (2005b). A meta-analysis of studies of the effects of cancer chemotherapy on various domains of cognitive function. *Cancer, 104*(10), 2222–2233.

Jansen, C.E., Miaskowski, C.A., Dodd, M.J., & Dowling, G.A. (2007). A meta-analysis of the sensitivity of various neuropsychological tests used to detect chemotherapy-induced cognitive impairment in patients with breast cancer. *Oncology Nursing Forum, 34*(5), 997–1005.

Jatoi, A., Kahanic, S.P., Frytak, S., Schaefer, P., Foote, R.L., Sloan, J., et al. (2005). Donepezil and vitamin E for preventing cognitive dysfunction in small cell lung cancer patients: Preliminary results and suggestions for future study designs. *Supportive Care in Cancer, 13*(1), 66–69.

Jenkins, V., Shilling, V., Deutsch, G., Bloomfield, D., Morris, R., Allan, S., et al. (2006). A 3-year prospective study of the effects of adjuvant treatments on cognition in women with early stage breast cancer. *British Journal of Cancer, 94*(6), 828–834.

Jenkins, V.A., Bloomfield, D.J., Shilling V.M., & Edginton, T.L. (2005). Does neoadjuvant hormone therapy for early prostate cancer affect cognition? Results from a pilot study. *British Journal of Urology, 96*(1), 48–53.

Joly, F., Alibhai, S.M., Galica, J., Park, A., Yi, Q.L., Wagner, L., et al. (2006). Impact of androgen deprivation therapy on physical and cognitive function, as well as quality of life of patients with nonmetastatic prostate cancer. *Journal of Urology, 176*(6, Pt. 1), 2443–2447.

Kaasa, S., Olsnes, B.T., & Mastekaasa, A. (1988). Neuropsychological evaluation of patients with inoperable non-small cell lung cancer treated with combination chemotherapy or radiotherapy. *Acta Oncologica, 27*(3), 241–246.

Lezak, M.D., Howieson, D.B., & Loring, D.W. (2004). *Neuropsychological assessment* (4th ed.). New York: Oxford University Press.

Lower, E., Fleishman, S., Cooper, A., Zeldis, J., Faleck, H., & Mannaing, D. (2005). A phase III, randomized placebo-controlled trial of the safety and efficacy of d-MPH as new treatment of fatigue and "chemobrain" in adult cancer patients. *Journal of Clinical Oncology, 23*(16S), 8000.

Mar Fan, H.G., Chemerynsky, I., Xu, W., Clemons, M., & Tannock, I.F. (2008). A randomized, placebo-controlled, double-blind trial of the effects of d-methylphenidate on fatigue and cognitive dysfunction in women undergoing adjuvant chemotherapy for breast cancer. *Supportive Care in Cancer, 16*(6), 577–583.

Mayerhofer, K., Bodner-Adler, B., Bodner, K., Saletu, B., Schindl, M., Kaiser, A., et al. (2000). A paclitaxel-containing chemotherapy does not cause central nervous adverse effects: A prospective study in patients with ovarian cancer. *Anticancer Research, 20*(5C), 4051–4055.

Meyers, C.A., Albitar, M., & Estey, E. (2005). Cognitive impairment, fatigue, and cytokine levels in patients with acute myelogenous leukemia or myelodysplastic syndrome. *Cancer, 104*(4), 788–793.

Meyers, C.A., Byrne, K.S., & Komaki, R. (1995). Cognitive deficits in patients with small cell lung cancer before and after chemotherapy. *Lung Cancer, 12*(3), 231–235.

Meyers, C.A., Geara, F., Wong, P.F., & Morrison, W.H. (2000). Neurocognitive effects of therapeutic irradiation for base of skull tumors. *International Journal of Radiation Oncology, Biology, Physics, 46*(1), 51–55.

Meyers, C.A., Weitzner, M., Byrne, K., Valentine, A., Champlin, R.E., & Przepiorka, D. (1994). Evaluation of the neurobehavioral functioning of patients before, during, and after bone marrow transplantation. *Journal of Clinical Oncology, 12*(4), 820–826.

Meyers, C.A., Weitzner, M.A., Valentine, A.D., & Levin, V.A. (1998). Methylphenidate therapy improves cognition, mood, and function of brain tumor patients. *Journal of Clinical Oncology, 16*(7), 2522–2527.

O'Shaughnessy, J.A., Vukelja, S.J., Holmes, F.A., Savin, M., Jones, M., Royall, D., et al. (2005). Feasibility of quantifying the effects of epoetin alfa therapy on cognitive function in women with breast cancer undergoing adjuvant or neoadjuvant chemotherapy. *Clinical Breast Cancer, 5*(6), 439–446.

Reiriz, A.B., Reolon, G.K., Preissler, T., Rosado, J.O., Henriques, J.A., Roesler, R., et al. (2006). Cancer chemotherapy and cognitive function in rodent models: Memory impairment induced by cyclophosphamide in mice. *Clinical Cancer Research, 12*(16), 5000.

Salminen, E., Portin, R., Korpela, J., Backman, H., Parvinen, L.M., Helenius, H., et al. (2003). Androgen deprivation and cognition in prostate cancer. *British Journal of Cancer, 89*(6), 971–976.

Salminen, E., Portin, R., Koskinen, A.I., Helenius, H., & Nurmi, M.J. (2005). Estradiol and cognition during androgen deprivation in men with prostate carcinoma. *Cancer, 103*(7), 1381–1387.

Saykin, A.J., Ahles, T.A., & McDonald, B.C. (2003). Mechanisms of chemotherapy-induced cognitive disorders: Neuropsychological, pathophysiological, and neuroimaging perspectives. *Seminars in Clinical Neuropsychiatry, 8*(4), 201–216.

Schagen, S.B., Boogerd, W., Muller, M.J., Huinink, W.T., Moonen, L., Meinhardt, W., et al. (2008). Cognitive complaints and cognitive impairment following BEP chemotherapy in patients with testicular cancer. *Acta Oncologica, 47*(1), 63–70.

Schagen, S.B., Muller, M.J., Boogerd, W., Mellenberg, G.J., & van Dam, F.S.A.M. (2006). Change in cognitive function after chemotherapy: A prospective longitudinal study in breast cancer patients. *Journal of the National Cancer Institute, 98*(23), 1742–1745.

Schagen, S.B., Muller, M.J., Boogerd, W., Rosenbrand, R.M., van Rhijn, D., Rodenhuis, S., et al. (2002). Late effects of adjuvant chemotherapy on cognitive function: A follow-up study in breast cancer patients. *Annals of Oncology, 13*(9), 1387–1397.

Schagen, S.B., van Dam, F.S., Muller, M.J., Boogerd, W., Lindeboom, J., & Bruning, P.F. (1999). Cognitive deficits after postoperative adjuvant chemotherapy for breast carcinoma. *Cancer, 85*(3), 640–650.

Scheibel, R.S., Valentine, A.D., O'Brien, S., & Meyers, C.A. (2004). Cognitive dysfunction and depression during treatment with interferon-alpha and chemotherapy. *Journal of Neuropsychiatry and Clinical Neuroscience, 16*(2), 185–191.

Scherwath, A., Mehnert, A., Schleimer, B., Schirmer, L., Fehlauer, F., Kreienberg, R., et al. (2006). Neuropsychological function in high-risk breast cancer survivors after stem-cell supported high-dose therapy versus standard-dose chemotherapy: Evaluation of long-term treatment effects. *Annals of Oncology, 17*(3), 415–423.

Servaes, P., Verhagen, C.A., & Bleijenberg, G. (2002). Relations between fatigue, neuropsychological functioning, and physical activity after treatment for breast carcinoma: Daily self-report and objective behavior. *Cancer, 95*(9), 2017–2026.

Shaw, E.G., Rosdhal, R., D'Agostino, R.B., Lovato, J., Naughton, M.J., Robbins, M.E., et al. (2006). Phase II study of donepezil in irradiated brain tumor patients: Effect on cognitive function, mood, and quality of life. *Journal of Clinical Oncology, 24*(9), 1415–1420.

Shilling, V., Jenkins, V., Fallowfield, L., & Howell, A. (2001). The effects of oestrogens and anti-oestrogens on cognition. *Breast, 10*(6), 484–491.

Stewart, A., Bielajew, C., Collins, B., Parkinson, M., & Tomiak, E. (2006). A meta-analysis of the neuropsychological effects of adjuvant chemotherapy treatment in women treated for breast cancer. *Clinical Neuropsychologist, 20*(1), 76–89.

Stewart, A., Collins, B., MacKenzie, J., Tomiak, E., Verma, S., & Bielajew, C. (2008). The cognitive effects of adjuvant chemotherapy in early stage breast cancer: A prospective study. *Psycho-Oncology, 17*(2), 122–130.

Tannock, I.F., Ahles, T.A., Ganz, P.A., & van Dam, F.S. (2004). Cognitive impairment associated with chemotherapy for cancer: Report of a workshop. *Journal of Clinical Oncology, 22*(11), 2233–2239.

Tchen, N., Juffs, H.G., Downie, F.P., Yi, Q.L., Hu, H., Chemerynsky, I., et al. (2003). Cognitive function, fatigue, and menopausal symptoms in women receiving adjuvant chemotherapy for breast cancer. *Journal of Clinical Oncology, 21*(22), 4175–5183.

van Dam, F.S.A.M., Schagen, S.B., Muller, M.J., Boogerd, W., Wall, E.V.D., Fortuyn, M.E.D., et al. (1998). Impairment of cognitive function in women receiving adjuvant treatment for high-risk breast cancer: High-dose versus standard-dose chemotherapy. *Journal of the National Cancer Institute, 90*(3), 210–218.

van Oosterhout, A.G.M., Ganzevles, P.G.J., Wilmink, J.T., De Geus, B.W.J., van Vonderen, R.G.M.W., & Twijnstra, A. (1996). Sequelae in long-term survivors of small cell lung cancer. *International Journal of Radiation Oncology, Biology, Physics, 34*(5), 1037–1044.

Vardy, J.S., Rourke, S., Pond, G.R., Galica, J., Park, A., Dhillon, H.P., et al. (2007). Cognitive function and fatigue in cancer patients after chemotherapy: A longitudinal cohort study in patients with colorectal cancer. *Journal of Clinical Oncology, 25*(18S), Abstract 9099.

Walker, L.G., Walker, M.B., Heys, S.D., Lolley, J., Wesnes, K., & Eremin, O. (1997). The psychological and psychiatric effects of IL-2 therapy: A controlled clinical trial. *Psycho-Oncology, 6*(4), 290–301.

Walker, L.G., Wesnes, K.P., Heys, S.D., Walker, M.D., Lolley, J., & Eremin, O. (1996). The cognitive effects of recombinant interleukin-2 (rIL-2) therapy: A controlled clinical trial using computerized assessments. *European Journal of Cancer, 32A*(13), 2275–2283.

Wefel, J.S., Lenzi, R., Theriault, R.L., Buzdar, A.U., Cruickshank, S., & Meyers, C.A. (2004). Chemobrain in breast carcinoma? A prologue. *Cancer, 101*(3), 466–475.

Wefel, J.S., Lenzi, R., Theriault, R.L., Davis, R.N., & Meyers, C.A. (2004). The cognitive sequelae of standard-dose adjuvant chemotherapy in women with breast carcinoma. *Cancer, 100*(11), 2292–2299.

Wieneke, M.M., & Dienst, E.R. (1995). Neuropsychological assessment of cognitive functioning following chemotherapy for breast cancer. *Psycho-Oncology, 4*(1), 61–66.

Wilson, C.J., Finch, C.E., & Cohen, H.J. (2002). Cytokines and cognition: The case for a head-to-toe inflammatory paradigm. *Journal of the American Geriatrics Society, 50*(12), 2041–2056.

Winocur, G., Vardy, J., Binns, M.A., Kerr, L., & Tannock, I. (2006). The effects of the anti-cancer drugs, methotrexate and 5-fluorouracil on cognitive function in mice. *Pharmacological and Biochemical Behavior, 85*(1), 66–75.

L．眼毒性
1．病理生理学
a）眼毒性发生的原因尚未完全清楚。大致包括以下几个方面：
（1）直接与治疗有关的眼睛或眼睛相关结构损害（例如细胞毒性药物通过眼泪分布，或在颈动脉内给药时直接损伤血管，或化学、放射治疗直接造成神经损伤）（DeAngelis, 2006；Fraunfelder & Fraunfelder, 2001）。
（2）EGFRIs：EGFR 是表皮细胞的一个正常组成部分。抑制 EGFR 可以导致眼部表皮细胞的损害（眼睛和周围皮肤）（Garibaldi & Adler, 2007）。EGFRI 的眼毒性表现可见泪膜功能障碍以及非正常的色素沉着和色素减退（Zhang, Basti, & Jampol, 2007）。EGFR 在调节头发生长周期中也起决定性作用。一种 EGFRI 可以阻碍这个周期，导致睫毛和／或眉毛脱落（Robert et al., 2005；Zhang et al., 2007），或者加速睫毛的生长或使睫毛卷曲导致睫毛粗长症（Robert et al.）。与 EGFRI 相关的眼毒性对症药物处理见表33。
（3）与治疗相关的继发过程（例如在中性粒细胞减少的同时睫毛脱落造成的眼部刺激）。
（4）与伴随疾病相关的继发过程［例如糖尿病或突眼性甲状腺肿（Graves 病）导致的复视或上眼睑下垂］（DeAngelis, 2006）。
（5）肿瘤转移到眼睛或 CNS 导致颅内压增高。
（6）与细胞毒药物治疗无关的因素（例如头部外伤或麻醉药造成的药物毒性或抗惊厥药物导致的复视）（DeAngelis, 2006）。
b）大部分疾病已被证实，包括炎症（例如葡萄膜炎、结膜炎、角膜炎、睑缘炎、虹膜炎）、视网膜混浊度加重、白内障形成、泪腺功能紊乱、视神经炎以及其他神经损伤（Fraunfelder & Fraunfelder, 2001）。关于特定部位的功能紊乱见表34。
c）更积极的方案以及新的药物和使用新的药物组合使眼部反应变得越来越常见（al-Tweigeri, Nabholtz, & Mackey, 1996）。
d）随着频繁地运用联合疗法，很难确定哪些特定的药物可能引起并发症（Fraunfelder & Fraunfelder, 2001）。
e）在化疗期间以及化疗后两周的时间

表 33. 与表皮生长因子受体抑制剂相关的眼毒性症状以及处理策略

不良事件	症状	处理策略
角膜上皮细胞缺陷	严重的眼部疼痛,对光敏感	请眼科医师会诊
眼睑皮肤改变(即鳞状上皮样眼睑)	充血,丘疹脓疱,结痂	急性反应:在眼睑应用氟米龙(0.1%)软膏 1 周(包括皮肤及眼睑边缘),不要超过 2 周。眼科医生必须在 4 周内为患者做检查 慢性反应:只在眼睑皮肤处应用他克莫司(0.03%)软膏或吡美莫司乳霜,一天 2 次。如果治疗效果很差或完全没有效果,试用 0.1% 他克莫司软膏,这种治疗不可使用超过 6 个月
虹膜脉络膜炎	对光敏感,持续的眼部疼痛,视力减退	请眼科医生会诊 包括使用抗炎药物在内的治疗
睑板腺炎(睑板腺功能障碍)	视力波动(程度变化),眼睛灼烧感,有分泌物,眼红(或许只发生在清醒的时候)	擦净眼睑,用温热敷料覆盖眼睑至少 5 分钟,每天 2 次 如果以上治疗无效,口服多西环素 50mg,每天 2 次,持续 2 周;随后 50mg,每日 1 次,持续 4 周
泪膜改变(不正常的流泪症状)	视力上下波动或轻度减退,一过性眼部疼痛,眼部烧灼感或异物感,眼疲劳	轻微症状:给予人工泪液 4~6 次/天 加重或没有减轻:眼科医生会诊(治疗泪小点栓子和使用抗炎药物)
睫毛粗长症	睫毛或眉毛的长度增加,睫毛杂乱,倒睫	拉长或杂乱:没有特定的治疗,在停止使用 EGFR 抑制剂后会恢复正常。许多研究者(Braiteh et al., 2008; Eaby et al., 2008; Esper et al., 2007)建议患者发生睫毛粗长症时,需由眼科专家查看是否有眼部炎症,仔细安全地修剪睫毛,只有 Basti(2007)建议患者不要剪睫毛 可推荐涂蜡或电蚀(Braiteh et al., 2008; Segaert & Van Cutsem, 2005) 倒睫:不常见,征求眼科专家意见。不要去除倒睫

注:From "Ocular Toxicities of Epidermal Growth Factor Receptor Inhibitors and Their Management," by S. Basti, 2007, *Cancer Nursing*, 30(Suppl. 4), p. S14. Copyright 2007 by Lippincott Williams & Wilkins. Adapted with permission.

里,患者可能会经历与毒性相关的视觉缺陷(Kende, Sirkin, Thomas, & Freeman, 1979)。眼部神经损害可以随着化疗开始持续长达 43 天(Warrell & Berman, 1986)。

f) 眼睛的变化可能会被忽视,直到损伤变得不可逆。

g) 眼部症状和体征可能先于周围神经病变的发展,因此,可能是神经系统病变的一个重要标志(Burns, 2001)

h) 出现眼部症状与体征可以提示接受异基因骨髓移植治疗的患者出现移植物抗宿主病(Kim et al., 2002)。

i) 眼部变化可能被错误地归因于老化过程。

2. 发生率:发生率随着药物种类、剂量以及给药途径不同而不同(见表 35)。

3. 危险因素:药物与眼毒性的因果关系难以被证实,危险因素也同样难以被证实。

4. 临床表现:见表 35。

5. 评估:询问患者有关眼部不适的既往史。另外,还需评估以下内容(Bickley, 2007)。

a) 视觉敏锐度(视敏度):如果可能的话,使用斯内伦视力表。让患者在距表 20 英尺(6 米)的地方。如果矫正眼镜并非为了阅读而常规使用,让患者戴眼镜或接触镜接受检查。让患者用卡片覆盖一只眼睛,尽可能读出最小字的一行,让患者用另一只眼睛再重复一遍。也可以用一臂距离的近距离视力卡片来评价

表 34. 不同解剖部位的特殊眼毒性

部位	眼毒性
眼窝	动静脉短路，海绵窦综合征，水肿，眼球突出症，苍白，疼痛
眼睑	瘢痕性睑内翻，睑缘粘连，冷冻疗法后的睑坏死，色素过度沉着
泪道	泪管纤维化和泪小点闭塞
泪腺	干燥性角膜结膜炎
结膜	结膜炎
巩膜	变色
角膜	角膜病，角膜炎
瞳孔	针尖样瞳孔，内眼肌麻痹
眼色素膜	眼色素膜炎
小梁网和睫状体	眼内压增高
晶状体	白内障
视网膜	中毒性视网膜病变
玻璃体	浑浊
视神经	盘状水肿，视神经炎，视神经萎缩
脑神经Ⅲ、Ⅳ、Ⅴ、Ⅵ	眼睑下垂，伴随或不伴随复视的局部麻痹，角膜感觉迟钝
眼外肌	纤维化
中枢神经系统	皮质盲，核间性眼肌瘫痪，睑痉挛

注：信息来自于 Murtha, 2000。

视敏度，戴眼镜或角膜接触镜的患者应把眼镜取下。记录眼部各种不适。

b）视野：坐或站在患者面前，让他用双眼看向你的眼睛，当患者凝视着你的眼睛时，把你的手放在患者两耳侧面与患者眼睛相隔 2 英尺（0.6 米）的地方，告知患者一看到你的手指就把它们指出来。沿着一个虚拟的圆形慢慢移动你的手指，并注视着这条线路直到患者指出它们。在颞侧象限较高以及较低的水平重复这个模式。

c）眼睛、眉毛、眼睑的情况：站或坐在患者的前面，观察眼睛状况并且看它们是否在一条直线上。仔细检查眉毛，记录它们的量、分布以及潜在的片状剥落。再检查眼睑，观察并触诊有无红斑以及水肿。评估分泌物和结痂的症状以及是否存在眼睑下垂，同时观察睫毛的状况。

d）流泪：记录下干燥、异物感、泪多以及泪囊肿大情况。

e）结膜和巩膜：当你用拇指按压患者下眼睑的时候，让他向上看，暴露结膜和巩膜，仔细检查患者双侧眼睛的颜色、血管分布、分泌物、囊肿或肿胀。

f）角膜、晶状体、虹膜和瞳孔：观察角膜、晶状体是否外观光滑、清晰，以及有无晶状体混浊。用棉签轻轻地触碰角膜表面来测试角膜反射。观察虹膜和瞳孔边界是否清晰，同样还要观察瞳孔的大小、形状以及对称性。如果瞳孔 > 5mm 或 < 3mm，那么用测瞳尺测量瞳孔（用一卡片或带有不同尺寸的黑色圆圈的光笔测试）。测试瞳孔对光的反应，观察直接反应（同侧眼瞳孔收缩）和互感反应（对侧眼瞳孔收缩）。记录疼痛和畏光症状。

g）眼外肌肉群（CNs）：观察对光反射（在患者眼前放一束光，并检查角膜里的反射），让患者眼睛在 6 个平面内跟随手指移动和集中来观察眼外肌肉群的运动。记录下单侧移动、缺乏移动、眼球震颤症、眼睑闭合迟缓以及其他不正常的移动。

6. 协同管理

a）转介到眼科专家处做进一步评估及治疗（Burns, 2001）。

b）指导患者使用适当的药物（例如抗生素、类固醇药物、人工泪液）。

c）预防进一步损伤：阻断诱因以及加强症状管理。

d）必要时给予外科干预（例如白内障手术、扩张泪小点膜闭、剜除术）

7. 患者和家庭教育

a）教给患者自我检查技巧，强调随访以及报告任何眼睑、睫毛的结构变化以

表 35. 与化疗和生物治疗相关的眼毒性

分类	药物	眼毒性	备注
烷化剂	白消安	白内障形成和视物模糊的报道多见（Burns, 2001; Murtha, 2000）。干燥性角膜结膜炎的病例罕见（Murtha; Sidi et al., 1977）	作用机制被认为是毒性作用于晶状体增生的上皮细胞（Burns, 2001）
	卡铂	Ⅳ：视物模糊，眼疼痛的病例罕见（al-Tweigeri et al., 1996）。有报道肾功能障碍患者使用时会发生黄斑病变和视神经病变，并伴随短暂性皮质盲（O'Brien et al., 1992）颈动脉给药：报道表明在颈动脉注射后同侧眼睛会发生急性眼痛，眼眶毒性（Watanabe et al., 2002）	—
	苯丁酸氮芥	角膜炎，复视，双侧视神经乳头水肿，视网膜出血（al-Tweigeri et al., 1996; Burns, 2001）；眼球运动紊乱，盘状水肿，视网膜病（Murtha, 2000）	眼毒性罕见（Burns, 2001）
	顺铂	Ⅳ：视物模糊，颜色感知变化，视神经乳头水肿，急性视力降低，球后神经炎，短暂性皮质盲，盘状水肿，视网膜病，视网膜电流图异常，海绵窦综合征，色盲（Becher et al., 1980; Murtha, 2000; Prager et al., 1998）颈动脉内给药：视网膜及视神经局部缺血引起的同侧视力丧失（15%~60%），可能与远端眼动脉灌注被阻断有关（Prager et al., 1998）；视神经病，单侧视力丧失（DeAnglis, 2006）；视网膜色素膜出血，颜色感知变化，棉絮斑以及视网膜出血（Kwan et al., 2006）	—
	环磷酰胺	视物模糊（可逆），角膜结膜炎，针尖样瞳孔（Jack & Hicks, 1981; Kendeet al., 1979; Murtha, 2000）	—
	异环磷酰胺	视物模糊（可逆）结膜炎（Choonara et al., 1987; Murtha, 2000）	—
	氮芥	颈动脉内给药：罕见同侧坏死性眼色素膜炎、坏死性脉络膜血管炎（Burns, 2001）	静脉内给药未见有眼毒性报道（Burns, 2001）
	卡培他滨	眼部刺激，视力减退，角膜后沉积物（Walkhom et al., 2000）	10%~15%的患者发生眼毒性（Fraunfelder & Fraunfelder, 2001）
抗代谢物	阿糖胞苷	静脉内给药：角膜炎（40%~100%），视物模糊伴随双侧的结膜充血，眼疼痛，畏光，大剂量时会有异物感（al-Tweigeri et al., 1996; Burns, 2001）；有报道低剂量使用阿糖胞苷者会引起角膜炎（Lochhead et al., 2003）颈动脉内给药：视神经病变导致严重的视力下降（或许会由于头部放疗而加剧）（Hopen et al., 1981; Margileth et al., 1977）	氢化可的松或地塞米松眼药水可预防角膜炎，建议在治疗前一个晚上开始使用眼药水（Cleri & Haywood, 2002; Higa et al., 1991）

表35. 与化疗和生物治疗相关的眼毒性（续）

分类	药物	眼毒性	备注
抗代谢药物	氟尿嘧啶	25%～35%的患者有眼部副作用（Fraunfelder & Fraunfelder, 2001），包括结膜炎（Christophidis et al., 1979）、过多的流泪（Hamersley et al., 1973）、泪管纤维化（Haidak et al., 1978）以及睑缘炎（Fraunfelder & Fraunfelder, 2001）。其他眼毒性包括角膜结膜炎、瘢痕性睑结膜粘连、眼睑痉挛、泪小点堵塞、眼球运动紊乱、眼睑坏死、眼部疼痛、睑周水肿（Jansman et al., 2001; Murtha, 2000）	Loprinzi等（1994）研究应用冰袋来减轻眼部刺激，这在North Central Cancer Treatment Group得到支持（在注射前5分钟使用冰敷30分钟）。使用地塞米松眼药水也可降低眼毒性（Jansman et al., 2001）
	氟达拉滨	视力敏锐度降低（多数常见是在进行性脑病发展前出现）；复视、畏光、视神经炎的病例少见（al-Tweigeri et al., 1996; Chun et al., 1986; Murtha, 2000; Warrell & Berman, 1986）	反应是剂量依赖性的（Burns, 2001）
	甲氨蝶呤	静脉内给药：睑缘炎、结膜充血、流泪增加、眶周水肿、畏光、视神经疼痛（Murtha, 2000）；超过25%的患者接受多柔比星治疗时同时进行放疗时，有病例报道出现双侧眼肌麻痹伴眼外斜视、视神经萎缩（Fraunfelder & Fraunfelder, 2001） 动脉内给药：同侧眼睛有视网膜改变	超过25%的患者会发生眼毒性（al-Tweigeri et al., 1996）；大剂量用药眼毒性发生更为普遍（Burns, 2001） 在泪水中可以找到药物成分（Fraunfelder & Fraunfelder, 2001）
	喷司他丁	角膜炎，结膜炎（Burns, 2001）	轻到中度短暂反应（Burns, 2001）
抗癌抗生素	多柔比星	结膜炎、流泪增加（Curran & Luce, 1989; Murtha, 2000）；超过25%的患者接受多柔比星治疗后发生结膜炎（Blum, 1975）	严重的眼副作用罕见（Burns, 2001）
	丝裂霉素C	静脉内给药：视物模糊（al-Tweigeri et al., 1996; Murtha, 2000） 局部：角膜结膜炎	—
	米托蒽醌	结膜炎，巩膜变色（Fraunfelder & Fraunfelder, 2001）	药物可经眼泪分泌（Fraunfelder & Fraunfelder, 2001）
生物制剂	BCG活疫苗	眼色素膜炎、结膜炎、虹膜炎、角膜炎、肉芽肿性脉络膜、视网膜炎（Murtha, 2000; Sanofi Pasteur, 2006）	眼副作用罕见，在HLA-B27阳性患者更多见（Sanofi Pasteur, 2006）
	G-CSF, GM-CSF	有报道在使用G-CSF的健康干细胞捐献者中发生急性虹膜炎（Parkkali et al., 1996）；也有健康干细胞捐献者使用G-CSF和GM-CSF后发生边缘角膜炎和轻度巩膜炎的报道（Esmaeli et al., 2002）	—
	IFN-α IFN-β IFN-γ	视网膜病变，主要为原发性视网膜出血、棉絮斑（Esmaeli, Koller, et al., 2001; Wilson, 2004）；盘状水肿（Murtha, 2000） 干扰素-α引发视力丧失（DeAngelis, 2006）	发生率为50%或更高（Kawano et al., 1996）。伴有高血压、糖尿病以及使用高剂量的患者并发症风险增加（Fraunfelder & Fraunfelder, 2001）
	IL-2	神经眼科反应包括盲点、复视、短暂失明、幻视（Fraunfelder & Fraunfelder, 2001）	—

表 35. 与化疗和生物治疗相关的眼毒性（续）

分类	药物	眼毒性	备注
生物制剂	类维生素 A	睑缘结膜炎，角膜混浊，视神经乳头水肿，脑假瘤，夜盲症（al-Tweigeri et al., 1996）	避免同时使用四环素以及引起颅内高压的药物（Fraunfelder & Fraunfelder, 2004）
混合制剂	邻苯二甲酸二酯	结膜炎，眼色素膜炎，巩膜炎（Fraunfelder & Fraunfelder, 2004）	为了消除症状，必须停药（Fraunfelder & Fraunfelder, 2004）
	皮质类固醇	后囊下白内障，青光眼，视网膜出血（Loredo et al., 1972），眼部机会性感染，视神经乳头水肿，复视，眼球突出症，巩膜变色（Murtha, 2000）	—
	环孢素 A	视神经病变（Mejico et al., 2000），视物模糊，皮质盲案例报道（Burns, 2001）	联合使用环孢素 A 和 TBI 可增加放疗引起的视神经病变的易感性；环孢素停药后症状将改善（Mejico et al., 2000）
	甲磺酸去铁胺/去铁胺	夜盲症，视野狭窄，白内障，视网膜色素层病变，视神经病变（Arora, 2004）；视敏度降低，视力丧失，视觉缺陷，盲点，边缘，色彩及夜视受损，视神经炎，角膜混浊（Novartis Pharmaceuticals Corp., 2007）	不良反应与使用时间延长，大剂量以及患者低铁蛋白有关；当中断治疗时，不良反应是可逆的（Arora, 2004; Novartis Pharmaceuticals Corp., 2007）
	盐酸乙胺丁醇	视敏度降低，色盲，视觉缺陷，可能不可逆的失明（Dura Pharmaceuticals, 2003）	眼毒性可以发生在任何剂量下，但用药>50mg/kg时发生率增加（Donald et al., 2006）；视敏度的变化可以是单侧或双侧的。视敏度测试需在治疗前以及治疗中定期地进行，如剂量>15mg/(kg·d)，则需要每月测试（Dura Pharmaceuticals, 2003）
	甘露醇	视物模糊（Baxter, 2005），白内障（Murtha, 2000）	因为液体和电解质改变，已证实如果密切监测并检查剂量以评价肾功能不全的程度，可以预防不良反应（Baxter, 2005）
	米托坦	视物模糊，复视，晶状体混浊，视神经乳头水肿，盘状水肿，毒性视网膜病（Bristol-Myers Squibb, 2006; Murtha, 2000）	眼不良反应是不常见的（Bristol-Myers Squibb, 2006）
	丙卡巴肼	视网膜出血，视神经病，眼球震颤症，复视，畏光，聚焦不能（Sigma-Tau Pharmaceuticals, 2004）；视神经炎（Murtha, 2000）	眼不良反应罕见（Cleri & Haywood, 2002）
	放射治疗	眼干燥症，角膜溃疡，干眼症状，疼痛，异物感（Brigden & McKenzie, 2000）	眼干燥症是因为放射作用于促成眼泪生成的泪腺及其附属腺体造成的。眼科会诊或使用润滑剂会有所帮助（Brigden & McKenzie, 2000）
	他克莫司（FK506）	视神经病（Mejico et al., 2000）；罕见的皮质盲（Burns, 2001）	—

表35. 与化疗和生物治疗相关的眼毒性（续）

分类	药物	眼毒性	备注
混合制剂	他莫昔芬	剂量大于 20mg/d 增加患白内障以及色觉降低的风险（DeAngelis, 2006; Fraunfelder & Fraunfelder, 2001; Gorin et al., 1998）；视网膜毒性（有小的反光点或淡黄色点状晶体沉积）（Gianni et al., 2006; Lazzaroni et al., 1998; Tsai et al., 2003）；角膜混浊、视网膜病变（Murtha, 2000）	推荐在第一年内进行眼科基线检查（Gorin et al., 1998）；随着他莫昔芬撤药，伴随黄斑水肿的视敏度降低将改善，但是视网膜沉积不会改善（Gianni et al., 2006）
亚硝基脲	卡莫司汀 洛莫司汀	视神经炎以及萎缩、充血、眼眶疼痛、视网膜病、角膜混浊、水肿、眶内静脉注射分流、继发性青光眼、内眼肌麻痹、玻璃体浑浊、眼外肌纤维化、复视（Murtha, 2000） 静脉用药：关于迟发性视物模糊和深度知觉丧失的报道罕见（Burns, 2001） 颈动脉内给药：严重的、同侧迟发性出现的不良反应包括动脉狭窄、盘状水肿以及视网膜出血（Greenberg et al., 1984; Shingleton et al., 1982）	—
靶向治疗	西妥昔单抗	比较常见的不良反应：睫毛脱落／眉毛减少和／或瘢痕性睑外翻、皮肤色素缺失（Garibaldi & Adler, 2007）；睫毛粗长症（Basti, 2007; Robert et al., 2005） 眼部不适可以通过局部使用抗生素和热敷未解决（Tonini et al., 2005） 非常罕见的不良反应：双眼不适伴随眼睑周围刺痒、异物感、与皮肤脱落、油脂分泌、痂垢有关的流泪（Tonini et al., 2005）	停止使用西妥昔单抗后，睫毛脱落和瘢痕性睑外翻症状好转（Garibaldi & Adler, 2007） 许多研究者（Braiteh et al., 2008; Esper et al., 2007）认为，患者发生睫毛粗长症时，眼科医生可以建议患者眼睛不适，可忖细、安全地修整睫毛，只有 Basti（2007）建议患者不剪睫毛。有人建议用涂蜡或电蚀的方法（Braiteh et al.; Segaert & Van Cutsem, 2005）
	厄洛替尼	眼睑周围皮疹、结膜炎以及眼睑外翻（Methvin & Gausas, 2007）、睫毛粗长症（Robert et al., 2005）	治疗停止后 6 周内副作用缓解（Methvin & Gausas, 2007） 参见西妥昔单抗睫毛粗长症的副作用
	吉非替尼	睫毛粗长症（Basti, 2007; Eaby et al., 2008; Robert et al., 2005）；眼痛、结膜炎（VHA Pharmacy Benefits Management Strategic Healthcare Group & Medical Advisory Panel, 2003）；干性睑缘炎（Tullo et al., 2005）；视力不正常、眼睛疼痛、发痒、发红（Dawson et al., 2004）	停止用药后症状消除。许多研究者（Braiteh et al., 2008; Eaby et al., 2008; Esper et al., 2007）认为，患者发生睫毛粗长症时，眼科医生可以建议患者眼睛不适，可忖细、安全地修整睫毛，只有 Basti（2007）建议患者不剪睫毛。有人建议用涂蜡或电蚀的方法（Braiteh et al., 2008; Segaert & Van Cutsem, 2005）。如果由于出现症状、治疗被中断，一旦症状消除，可重新使用吉非替尼（Dawson et al., 2004; VHA Pharmacy Benefits Management Strategic Healthcare Group & Medical Advisory Panel, 2003）

表 35. 与化疗和生物治疗相关的眼毒性（续）

分类	药物	眼毒性	备注
靶向治疗	伊马替尼	眶周水肿（Robert et al., 2005）	停止治疗后症状消除
	帕尼单抗	结膜炎，眼睛充血，流泪增加，眼睛/眼睑刺激（Amgen Inc., 2007）	眼症状开始于第一次使用帕尼单抗后的 14～15 天。停止用药后症状消除。缓解中位时间是 84 天（Amgen Inc., 2007）
	舒尼替尼	眶周水肿（Robert et al., 2005）	停止 EGFR 治疗后症状消除
紫杉烷类	多西他赛	溢泪，泪小管狭窄（Esmaeli, Valero, et al., 2001）；双泪道留置硅胶管治疗可改善症状（Ahmadi & Esmaeli, 2001）	眼泪中分泌出药物（Esmaeli et al., 2002）
	紫杉醇	闪烁盲点或闪光发生率为 20%，自行缓解（Capri et al., 1994）	盲点通常出现在输液的最后 3 小时（Fraunfelder & Fraunfelder, 2001）
	依托泊苷	颈动脉给药：视神经炎，短暂性皮质盲（Fraunfelder&Fraunfelder, 2001）	与卡铂联合使用时出现（Lauer et al., 1999）
长春碱类	长春碱	眼外肌麻痹（Lauer et al., 1999）	—
	长春新碱	颅神经麻痹，视神经病变，有病例报告发生短暂性皮质盲（Burns, 2001; Murtha, 2000）；复视（DeAngelis, 2006）	80% 的毒性是可逆的（Fraunfelder & Fraunfelder, 2001）；通常停止使用长春新碱后，症状可逆（DeAngelis, 2006）

BCG—卡介苗；EGFR—表皮生长因子受体；G-CSF—粒细胞集落刺激因子；GM-CSF—粒细胞 - 巨噬细胞集落刺激因子；HLA—人类白细胞抗原；IFN—干扰素；IL—白细胞介素；IT—鞘内注射；IV—静脉注射；TBI—全身照射

及视力变化的重要性。
b）强调细致的个人卫生及洗手技巧的重要性，减少交叉感染。
c）示范如何正确使用眼药水和眼药膏。
d）鼓励患者将眼睛检查结果系统地列成表格。

参考文献

Ahmadi, M.A., & Esmaeli, B. (2001). Surgical treatment of canalicular stenosis in patients receiving docetaxel weekly. *Archives of Ophthalmology, 119*(12), 1802–1804.

al-Tweigeri, T., Nabholtz, J., & Mackey, J.R. (1996). Ocular toxicity and cancer chemotherapy. *Cancer, 78*(7), 1359–1373.

Amgen Inc. (2007). Vectibix [Package insert]. Retrieved October 19, 2008, from http://www.vectibix.com

Arora, A., Wren, S., & Evans, K.G. (2004). Desferrioxamine related maculopathy: A case study. *American Journal of Hematology, 76*(4), 386–388.

Basti, S. (2007). Ocular toxicities of epidermal growth factor receptor inhibitors and their management. *Cancer Nursing, 30*(Suppl. 4), S10–S16.

Baxter. (2005). Osmitrol injection [Package insert]. Retrieved October 19, 2008, from http://www.ecomm.baxter.com/ecatalog/browseCatalog.do?lid=10001&hid=10001&cid=10016&key=a199326921241 40341d4911b4988085

Becher, R., Schütt, P., Osieka, R., & Schmidt, C.G. (1980). Peripheral neuropathy and ophthalmologic toxicity after treatment with cis-dichlorodiammineplatinum II. *Journal of Cancer Research and Clinical Oncology, 96*(2), 219–221.

Bickley, L.S. (2007). Techniques of examination: The eyes. In L.S. Bickley & P.G. Szilagyi (Eds.), *Bates' guide to physical examination and history taking* (9th ed., pp. 177–189). Philadelphia: Lippincott Williams & Wilkins.

Blum, R. (1975). An overview of studies with Adriamycin in the United States. *Cancer Chemotherapy Reports, 6*, 247–251.

Braiteh, F., Kurzrock, R., & Johnson, F.M. (2008). Trichomegaly of the eyelashes after lung cancer treatment with the epidermal growth factor receptor erlotinib. *Journal of Clinical Oncology, 26*(20), 3460–3462.

Brigden, M., & McKenzie, M. (2000, November). Treating cancer patients: Practical monitoring and management of therapy-related complications. *Canadian Family Physician, 46*, 2258–2268.

Bristol-Myers Squibb. (2006). Lysodren [Package insert]. Princeton, NJ: Author.

Burns, L.J. (2001). Ocular side effects of chemotherapy. In M.C. Perry (Ed.), *The chemotherapy source book* (3rd ed., pp. 452–458). Philadelphia: Lippincott Williams & Wilkins.

Capri, G., Munzone, E., Tarenzi, E., Fulfaro, F., Gianni, L., Caraceni, A., et al. (1994). Optic nerve disturbances: A new form of paclitaxel neurotoxicity. *Journal of the National Cancer Institute, 86*(14), 1099–1100.

Choonara, I.A., Overend, M., & Bailey, C.C. (1987). Blurring of vision due to ifosfamide. *Cancer Chemotherapy and Pharmacology, 20*(4), 349.

Christophidis, N., Vajda, F.J.E., Lucas, I., & Louis, W.J. (1979). Ocular side effects with 5-fluorouracil. *Australian and New Zealand Journal of Medicine, 9*(2), 143–144.

Chun, H.G., Leyland-Jones, B.R., Caryk, S.M., & Hoth, D.F. (1986). Central nervous system toxicity of fludarabine phosphate. *Cancer Treatment Reports, 70*(10), 1225–1228.

Cleri, L.B., & Haywood, R. (2002). *Oncology pocket guide to chemotherapy* (5th ed.). Philadelphia: Mosby.

Curran, C.F., & Luce, J.K. (1989). Ocular adverse reactions associated with Adriamycin. *American Journal of Ophthalmology, 108*(6), 709–711.

Dawson, N.A., Guo, C., Zak, R., Dorsey, B., Smoot, J., Wong, J., et al. (2004). A phase II trial of gefitinib (Iressa, ZD 1839) in stage IV and recurrent renal cell carcinoma. *Clinical Cancer Research, 10*(23), 7812–7819.

DeAngelis, L.M. (2006). Neurologic complications. In J.F. Holland, E. Frei, D.W. Kufe, R.C. Bast, W.N. Hait, W.K. Hong, et al. (Eds.), *Cancer medicine 7* (pp. 2061–2076). Hamilton, Ontario, Canada: BC Decker.

Donald, P.R., Maher, D., Martiz, J.S., & Qazi, S. (2006). Ethambutol dosage for the treatment of children: Literature review and recommendations. *International Journal of Tuberculosis and Lung Disease, 10*(12), 1318–1330.

Dura Pharmaceuticals. (2003). Myambutol [Package insert]. Retrieved October 18, 2008, from http://www.fda.gov/cder/foi/label/2004/16320slr060_myambutol_lbl.pdf

Eaby, B., Culkin, A., & Lacouture, M.E. (2008). An interdisciplinary consensus on managing skin reactions associated with human epidermal growth factor receptor inhibitors. *Clinical Journal of Oncology Nursing, 12*(22), 283–290.

Esmaeli, B., Ahmadi, M.A., Kim, S., Onan, H., Korbling, M., & Anderlini, P. (2002). Marginal keratitis associated with administration of filgrastim and sargramostim in a healthy peripheral blood progenitor cell donor. *Cornea, 21*(6), 621–622.

Esmaeli, B., Koller, C., Papadopoulos, N., & Romaguera, J. (2001). Interferon-induced retinopathy in asymptomatic cancer patients. *Ophthalmology, 108*(5), 858–860.

Esmaeli, B., Valero, V., Ahmadi, M.A., & Booser, D. (2001). Canalicular stenosis secondary to docetaxel: A newly recognized side effect. *Ophthalmology, 108*(5), 994–995.

Esper, P., Gale, D., & Muehlbauer, P. (2007). What kind of rash is it? Deciphering the dermatologic toxicities of biologic and targeted therapies. *Clinical Journal of Oncology Nursing, 11*(5), 659–666.

Fraunfelder, F.T., & Fraunfelder, F.W. (2001). Oncolytic agents. In F.T. Fraunfelder & F.W. Fraunfelder (Eds.), *Drug-induced ocular side effects* (5th ed., pp. 435–480). Boston: Butterworth-Heinemann.

Fraunfelder, F.W., & Fraunfelder, F.T. (2004). Adverse ocular drug reactions recently identified by the National Registry of Drug-Induced Ocular Side Effects. *Ophthalmology, 111*(7), 1275–1279.

Garibaldi, D.D., & Adler, R.A. (2007). Cicatrical ectropion associated with treatment of metastatic colorectal cancer in cetuximab. *Ophthalmic Plastics and Reconstructive Surgery, 23*(1), 62–63.

Gianni, L., Panzini, I., Li, S., Gelber, R.D., Collins, J., Holmberg, S.B., et al. (2006). Ocular toxicity during adjuvant chemoendocrine therapy for early breast cancer. *Cancer, 106*(3), 505–513.

Gorin, M.B., Day, R., Costantino, J.P., Fisher, B., Redmond, C.K., Wickerham, L., et al. (1998). Long-term tamoxifen citrate use and potential ocular toxicity. *American Journal of Ophthalmology, 125*(4), 493–501.

Greenberg, H.S., Ensiminger, W.D., Chandler, W.F., Layton, P.B., Junck, L., Knake, J., et al. (1984). Intra-arterial BCNU chemotherapy for treatment of malignant gliomas of the central nervous system. *Journal of Neurosurgery, 61*(3), 423–429.

Haidak, D.J., Hurwitz, B., & Yeung, K.Y. (1978). Tear-duct fibrosis (dacryostenosis) due to 5-fluorouracil. *Annals of Internal Medicine, 88*(5), 657.

Hamersley, J., Luce, J.K., Florentz, T.R., Burkholder, M.M., & Pepper, J.J. (1973). Excessive lacrimation from fluorouracil treatment. *JAMA, 225*(7), 747–748.

Higa, G.M., Gockerman, J.P., & Hunt, A.L. (1991). The use of prophylactic eye drops during high-dose cytosine arabinoside therapy. *Cancer, 68*(8), 1691–1693.

Hopen, G., Mondino, B.J., Johnson, B.L., & Chervenick, P.A. (1981). Corneal toxicity with systemic cytarabine. *American Journal of Ophthalmology, 91*(4), 500–504.

Jack, M.K., & Hicks, J.D. (1981). Ocular complications in high-dose chemoradiotherapy and marrow transplantation. *Annals of Ophthalmology, 13*(6), 709–711.

Jansman, F., Sleijfer, D., Graaf, J., Coenen, J., & Brouwers, J. (2001). Management of chemotherapy-induced adverse effects in the treatment of colorectal cancer. *Drug Safety, 24*(5), 353–367.

Kawano, T., Shigehira, M., Uto, H., Nakama, T., Kato, J., Hayashi, K., et al. (1996). Retinal complications during interferon therapy for chronic hepatitis C. *American Journal of Gastroenterology, 91*(2), 309–313.

Kende, G., Sirkin, S.R., Thomas, P.R., & Freeman, A.I. (1979). Blurring of vision: A previously undescribed complication of cyclophosphamide therapy. *Cancer, 44*(1), 69–71.

Kim, R.Y., Anderlini, P., Naderi, A.A., Rivera, P., Ahmadi, M.A., & Esmaeli, B. (2002). Scleritis as the initial clinical manifestation of graft-versus-host disease after allogeneic bone marrow transplantation. *American Journal of Ophthalmology, 133*(6), 843–845.

Kwan, A.S.L., Sahu, A., & Palexes, G. (2006). Retinal ischemia with neovascularization in cisplatin related retinal toxicity. *American Journal of Ophthalmology, 141*(1), 196–197.

Lauer, A.K., Wobig, J.L., Shults, W.T., Neuwelt, E.A., & Wilson, M.W. (1999). Severe ocular and orbital toxicity after intracarotid etoposide phosphate and carboplatin therapy. *American Journal of Ophthalmology, 127*(2), 230–233.

Lazzaroni, F., Scorolli, L., Pizzoleo, C.F., Savini, G., Nigris, A.D., Giosa, F., et al. (1998). Tamoxifen retinopathy: Does it really exist? *Graefe's Archive for Clinical and Experimental Ophthalmology, 236*(9), 669–673.

Lochhead, J., Salmon, J.F., & Bron, A.J. (2003). Cytarabine-induced corneal toxicity. *Eye, 17*(5), 677–678.

Loprinzi, C.L., Wender, D.B., Veeder, M.H., O'Fallon, J.R., Vaught, N.L., Dose, A.M., et al. (1994). Inhibition of 5-fluorouracil-induced ocular irritation by ocular ice packs. *Cancer, 74*(3), 945–948.

Loredo, A., Rodriquez, R.S., & Murillo, L. (1972). Cataract after short-term corticosteroids treatment. *New England Journal of Medicine, 286*(12), 160.

Margileth, D.A., Poplack, D.G., Pizzo, P.A., & Levanthal, B.G. (1977). Blindness during remission in two patients with acute lymphoblastic leukemia: A possible complication of multimodality therapy. *Cancer, 39*(1), 58–61.

Mejico, L.J., Bergloeff, J., & Miller, N.R. (2000). New therapies with potential neuro-ophthalmologic toxicity. *Current Opinion in Ophthalmology, 11*(6), 389–394.

Methvin, A.B., & Gausas, R.E. (2007). Newly recognized ocular side effects of erlotinib. *Ophthalmic Plastic and Reconstructive Surgery, 23*(1), 63–65.

Murtha, T.J. (2000). Hematologic disorders: Leukemia, dysproteinemia, and anemia. In D.M. Albert & F.A. Jakobiec (Eds.), *Principles and practice of ophthalmology* (2nd ed., pp. 4966–4983). Philadelphia: Saunders.

Novartis Pharmaceuticals Corp. (2007). Desferal [Package insert]. Retrieved October 19, 2008, from http://www.pharma.us.novartis.com/product/pi/pdf/desferal.pdf

O'Brien, M.E., Tonge, K., Blake, P., Moskovic, E., & Wiltshaw, E. (1992). Blindness associated with high-dose carboplatin. *Lancet, 339*(8792), 558.

Parkkali, T., Volin, L., Siren, M.K., & Ruutu, T. (1996). Acute iritis induced by granulocyte colony-stimulating factor used for mobilization in a volunteer unrelated peripheral blood progenitor cell donor. *Bone Marrow Transplantation, 17*(3), 433–434.

Prager, T.C., Kellaway, J., Zou, Y., Urso, R.G., McIntyre, S., & Bedikian, A.Y. (1998). Evaluation of ocular safety: Tirapazamine plus cisplatin in patients with metastatic melanomas. *Anticancer Drugs, 9*(6), 515–524.

Robert, C., Soria, J., Spatz, A., Le Cesne, A., Malka, D., Pautier, P., et al. (2005). Cutaneous side-effects of kinase inhibitors and blocking antibodies. *Lancet Oncology, 6*(7), 491–500.

Sanofi Pasteur. (2006). TheraCys [Package insert]. Retrieved October 20, 2008, from https://www.vaccineshoppe.com/image.cfm?doc_id=5988&image_type=product_pdf

Segaert, S., & Van Cutsem, E. (2005). Clinical signs, pathophysiology and management of skin toxicity during therapy with epidermal growth factor inhibitors. *Annals of Oncology, 16*(9), 1425–1433.

Shingleton, B.J., Bienfang, D.C., Albert, D.M., Ensminger, W.D., Chandler, W.F., & Greenberg, H.S. (1982). Ocular toxicity associated with high-dose carmustine. *Archives of Ophthalmology, 100*(1), 1766–1772.

Sidi, Y., Douer, D., & Pinkhas, J. (1977). Sicca syndrome in a patient with toxic reaction to busulfan. *JAMA, 238*(18), 1951.

Sigma-Tau Pharmaceuticals. (2004). Matulane [Package insert]. Retrieved October 20, 2008, from http://www.matulane.com/pro-prescribe-info.asp

Tonini, G., Vincenzi, B., Santini, D., Olzi, D., Lambiase, A., & Bonini, S. (2005). Ocular toxicity related to cetuximab monotherapy in an advanced colorectal cancer patient. *Journal of the National Cancer Institute, 97*(8), 606–607.

Tsai, D.C., Chen, S.J., Chiou, S.H., Lee, A.F., Lee, F.L., & Hsu, W.M. (2003). Should we discontinue tamoxifen in a patient with vision-threatening ocular toxicity related to low-dose tamoxifen therapy? *Eye, 17*(2), 276–278.

Tullo, A.B., Esmaeli, B., Murray, P.I., Bristow, E., Forsythe, B.J., & Faulkner, K. (2005). Ocular findings in patients with solid tumors treated with the epidermal growth receptor tyrosine kinase inhibitor gefitinib (Iressa, ZD1839) in phase I and II clinical trials. *Eye, 19*(7), 729–738.

VHA Pharmacy Benefits Management Strategic Healthcare Group & Medical Advisory Panel. (2003). *National PBM drug monograph: Gefitinib (Iressa)*. Retrieved October 19, 2008, from http://www.pbm.va.gov/monograph/Gefitinib.pdf

Walkhom, B., Fraunfelder, F.T., & Henner, W.D. (2000). Severe ocular irritation and corneal deposits associated with capecitabine use. *New England Journal of Medicine, 343*(10), 740–741.

Warrell, R.P., & Berman, E. (1986). Phase I and II study of fludarabine phosphate in leukemia: Therapeutic efficacy with delayed central nervous system toxicity. *Journal of Clinical Oncology, 4*(1), 74–79.

Watanabe, W., Kuwabara, R., Nakahara, T., Hamasaki, O., Sakamoto, I., Okada, K., et al. (2002). Severe ocular and orbital toxicity after intracarotid injection of carboplatin for recurrent glioblastomas. *Graefe's Archive for Clinical and Experimental Ophthalmology, 240*(12), 1033–1035.

Wilson, R.A. (2004). Visual side effects of pegylated interferon during therapy for chronic hepatitis C infection. *Journal of Clinical Gastroenterology, 38*(8), 717–722.

Zhang, G., Basti, S., & Jampol, L.M. (2007). Acquired trichomegaly and symptomatic external ocular changes in patients receiving epidermal growth factor receptor inhibitors: Case reports and a review of literature. *Cornea, 26*(7), 858–860.

M．胰腺炎：胰腺的炎症
   1．病理生理学（Hruban & Wilentz，2005）
      a）胰腺炎是一组功能紊乱性疾病，从轻度病变到暂时性病变，直至威胁生命的炎症过程，伴随不可逆的功能丧失。
      b）发病原因是继发于胆道梗阻（例如胆石症）、腺泡细胞损伤（例如药物、病毒）或者有害物质的细胞内转运（例如酒精）。
   2．危险因素（Ellsworth-Wolk，1998；Hruban & Wilentz，2005）
      a）化疗药物，包括门冬酰胺酶、巯嘌呤、全反式维 A 酸、他莫昔芬和阿糖胞苷等
      b）高脂血症、高钙血症
      c）肿瘤溶解综合征
      d）内窥镜逆行性胆胰管造影检查后、腹部手术
      e）酒精滥用
      f）药物滥用
      g）胆石症
      h）儿童：骨髓移植后
      i）感染
   3．临床表现（Swaroop, Chari, & Clain, 2004）
      a）上腹部、脐周或左／右上腹部疼痛
      b）疼痛向背部放射
      c）发热、心动过速
      d）严重恶心和呕吐
      e）黄疸
      f）与重症或急性胰腺炎相关的休克症状和体征
      g）肠鸣音减弱、肠梗阻
      h）血清胰酶水平升高（淀粉酶、脂肪酶）
      i）肝功能异常
      j）白细胞计数常常升高
   4．评估：需要进行体格检查来发现并记录临床表现。
   5．协同管理（Bryant, 2006；Forsmark & Baillie, 2007）：治疗的目的是纠正一些潜在的致病因素和减轻胰腺的炎症。
      a）暂停或停止任何可能导致发病的药物
      b）在胰腺炎的急性期，对恶心、呕吐或者肠梗阻患者插入鼻胃管以鼻饲要素饮食，从而让肠道得以休息。
      c）如果口腔不能进食（NPO）超过 3～5 天，考虑全胃肠外营养支持来预防营养不良。
      d）足量水化同时补充电解质，根据临床指引实施替代治疗（例如钙盐、钾盐、镁盐）。
      e）监测血清脂肪酶、淀粉酶和电解质水平及肝功能。
      f）有效控制疼痛。
      g）计划进行诊断性的腹部影像学检查（例如腹部平片和右上腹部平片来检出肠梗阻，腹部超声来检出胆囊和胆管系统的结石、水肿、扩张等，以及进行胰腺 CT 扫描）。
      h）抗感染治疗。
      i）确保卧床休息。
      j）监测重要生命体征：包括氧饱和度、意识清醒程度、低血容量性休克的征象（在重症急性胰腺炎患者中富含蛋白质的液体流向胰腺、腹膜后和腹腔，从而导致低血压）。
      k）再次进食时，限制脂肪摄入（Bryant，2006）。
   6．患者和家庭教育
      a）指导患者应用镇痛药物来进行止痛。
      b）口腔不能进食而应用鼻胃管时进行有效的口腔和鼻腔护理。
      c）确保患者知道依从饮食、药物治疗的重要性，同时保持良好的生活方式。
      d）确保患者和其他重要人士能够识别胰腺炎的早期症状，指导他们在症状出现时如何寻求医疗干预。

参考文献

Bryant, G. (2006). Pancreatitis. In D. Camp-Sorrell & R.A. Hawkins (Eds.), *Clinical manual for the oncology advanced practice nurse* (2nd ed., pp. 567–571). Pittsburgh, PA: Oncology Nursing Society.

Ellsworth-Wolk, J. (1998). Acute pancreatitis. In C.C. Chernecky & B.J. Berger (Eds.), *Advanced and critical care oncology nursing: Managing primary complications* (pp. 26–38). Philadelphia: Saunders.

Forsmark, C.E., & Baillie, J. (2007). AGA Institute technical review on acute pancreatitis. *Gastroenterology, 132*(5), 2022–2044.

Hruban, R.H., & Wilentz, R.E. (2005). The pancreas. In V. Kumar, A.K. Abbas, & N. Fausto (Eds.), *Robbins & Cotran pathologic basis of disease* (7th ed., pp. 939–953). Philadelphia: Elsevier.

Swaroop, V.S., Chari, S.T., & Clain, J.E. (2004). Severe acute pancreatitis. *JAMA, 291*(23), 2865–2868.

N. 疲乏："癌症相关性疲乏是一种痛苦的、持续的疲劳感或精疲力竭感，是一种身体上、情绪上的主观感受，与活动量不成比例，而与癌症或癌症治疗相关，常伴有功能障碍"（NCCN，2008，p. FT-1）。这是一个多维度、多因素的复杂概念（Sura, Murphy, & Gonzales, 2006）。疲乏经常不被报道、诊断以及治疗。癌症相关性疲乏是癌症治疗最常见的副作用，对于日常行为能力（ADLs）和生活质量有深远影响。NCCN指南推荐在首次访视时就应该对患者进行疲乏筛查，并贯穿整个癌症治疗期间，并且对于儿童和成人，都需要及时进行治疗。
   1. 病理生理学：确切的机制不明。关于病因学的研究有很多不同的假说，主要的数据来源于慢性疲乏综合征和运动性疲乏（Ryan et al., 2007）（见图34）。
      a) 癌症相关性疲乏的潜在原因涉及多个生理和生化系统，包括（Ryan et al., 2007）：
         (1) 5HT神经递质失调
         (2) 迷走神经激活
         (3) 肌肉和ATP代谢紊乱
         (4) 下丘脑-垂体-肾上腺轴功能紊乱
         (5) 昼夜节律紊乱
         (6) 细胞因子失调
      b) 肌肉代谢产物蓄积（NCCN，2008）。
      c) 炎症因子：IL-1、IL-6和TNF可作用于中枢神经系统导致疲乏、睡眠紊乱、情绪低落和活动减少（Schwartz, 2007）。
      d) 治疗相关因素：化疗、内分泌治疗、放疗和联合治疗都会加重疲乏（Lipman & Lawrence, 2004）。为治疗往返于门诊如同治疗一样都会加重患者的疲乏。
      e) 疾病过程和并发症，包括代谢性疾病。
         (1) 甲状腺功能低下
         (2) 电解质失衡
         (3) 感染
      f) 未得到有效控制的疼痛、恶心和呕吐。
      g) 焦虑。
      h) 睡眠紊乱，例如（NCCN，2008）：
         (1) 睡眠呼吸暂停综合征
         (2) 不宁腿综合征
         (3) 嗜睡症
         (4) 失眠
      i) 情绪紊乱。
      j) 贫血：血红蛋白和疲乏之间存在明确的联系。疲乏在血红蛋白低的人群中更加常见，即使较小幅度的血红蛋白升高也能消除疲乏和贫血相关症状（Cella, 2006）。
      k) 营养缺乏（例如维生素B_{12}、叶酸、铁、蛋白质）（Madden & Newton, 2006）。
      l) 身体不适和活动水平：身体功能和力量下降导致久坐行为增加，活力下降导致衰弱。进行日常活动也会觉得疲乏（Schwartz, 2007）。
      m) 压力。
      n) 抑郁。
   2. 发生率：据研究报道，在癌症患者中疲乏发生率高达61%～100%。患者经常主诉疲乏会比疼痛更加令人烦扰。超过75%的转移癌患者主诉疲乏，即使在完成治疗后数月到数年，癌症生存者仍然主诉疲乏持续存在（Stricker et al., 2004）。
   3. 评估
      a) 应用疲乏评价量表：这对于评价干预措施的有效性特别有意义。0～10分评估量表、视觉模拟量表或Likert量表均已被成功应用（Lipman & Lawrence, 2004）。
         (1) 对于0～10分评估量表（0=没有疲乏和10=可以想象的最严重的疲乏），1～3分为轻度疲乏，4～6分为中度疲乏，7～10分为严重疲乏。

图 34. 基于国际综合癌症网络指南的癌症相关性疲乏可治疗的因素

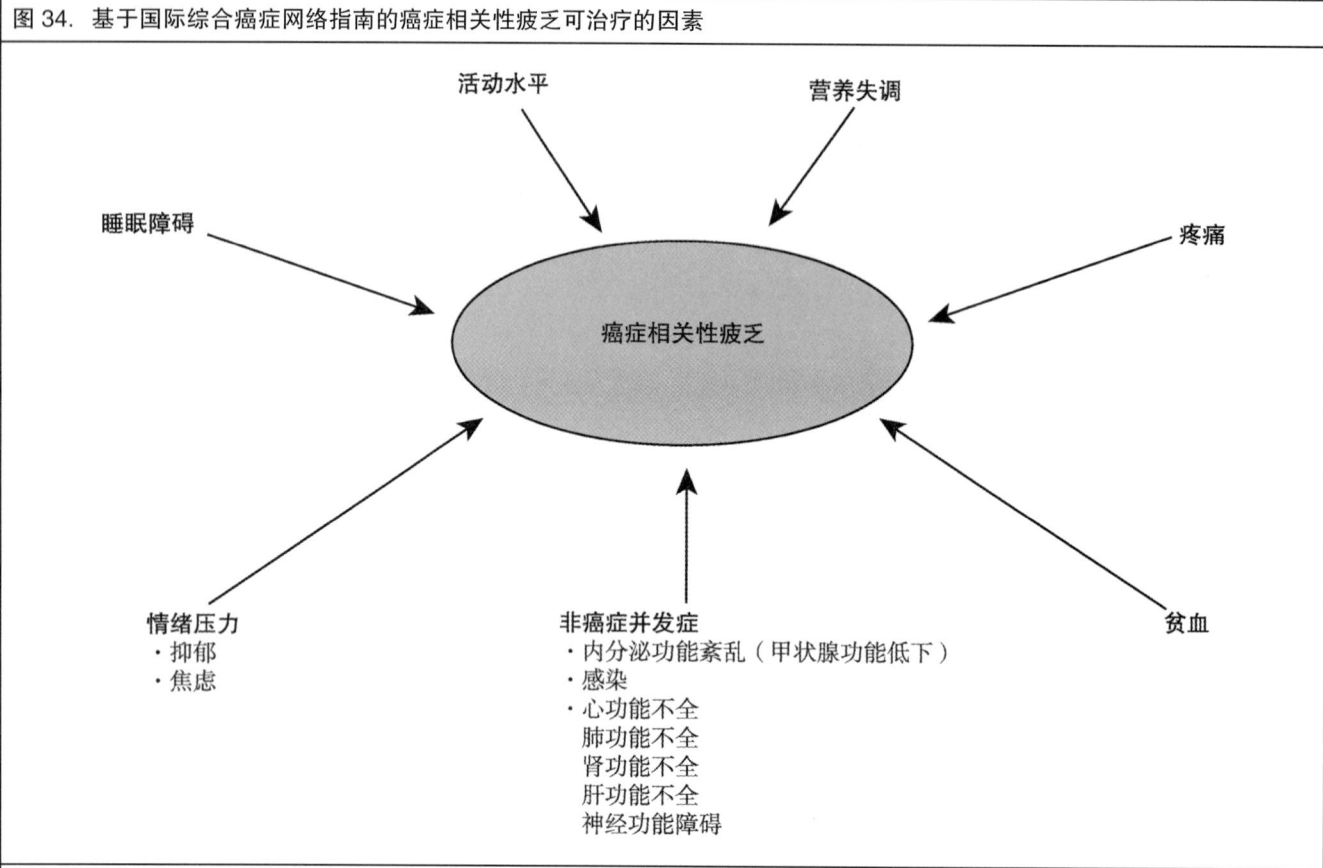

注：From "Pharmacologic Treatment of Cancer-Related Fatigue", by J. Carroll, S. Kohl, K. Mustian, J. Roscoe, and G. Morrow, 2007, *Oncologist*, 12（Suppl. 1），p. 44. Retrieved December 11, 2007, from http：//www. TheOncologist. com，Copyright 2007 by AlphaMed Press. Reprinted with permission.

（2）对幼儿的疲乏评价比较简单。幼儿（＜6岁）只能被问"累"或"不累"。信度和效度工具可用于测量儿童和青少年的疲乏（NCCN，2008）。

（3）如果疲乏被评为轻度（1～3分），患者和其家属应接受疲乏相关教育，了解常用的管理策略。

（4）当疲乏被评为中度或重度（4～10分）时，作为初级评估阶段的一部分，应进行更有针对性的病史询问和体格检查。

b）疾病状态。

c）疾病复发或进展。

d）当前的药物或药物改变可能导致疲乏加重。

（1）在癌症患者中多种药物同时应用比较常见，许多药物本身或联合使用可能导致疲乏（Schwartz，2007）。

（2）三环类抗抑郁药物、阿片类药物、止吐药和安眠药都会引起镇静状态，联合应用可以使镇静时间延长，导致活动受限和周身疲乏。

e）全面的系统评估。

f）发作、表现形式和持续时间。

g）营养和代谢的评价：通常，饮食摄入增加可改善疲乏，应合理摄入热量。

（1）营养师可以为患者设计一个具体计划来改善其营养状况。应评估体液和电解质。特别是钠、钾、钙、镁的不平衡可以通过合理的补充得到纠正，从而改善疲乏状况（NCCN，2008）。

（2）恶心和呕吐、味觉改变以及大便变化（例如梗阻、便秘、腹泻）会干扰营养摄入从而影响疲乏水平。

h）活动水平。

i) 相关因素或缓解因素（例如休息、贮存能量、平衡活动与休息时间）。
4. 协同管理
   a) 一般措施
      (1) 保存能量：NCCN（2008）定义为"有意、并有计划地管理个人的能量来防止它们耗竭"（p.MS-13）。患者需要平衡活动计划和能量需求。对每位患者来说这都是一个学习的过程，并取决于其疾病经历。
      (2) 指导患者合理安排活动，放慢节奏，增加休息，在能量高峰的时刻进行高耗能活动，以及储存能量以进行更有价值的活动（NCCN，2008）。
      (3) 推荐使用节省能量的装置（例如可升高的马桶座、抓取工具、坐式助行器和轮椅）。
   b) 药理学：因为确切的癌症相关性疲乏的病理生理学机制是不确定的，所以药物治疗是经验性的或者是调整一些可能的致病因素（Lipman & Lawrence，2004）。
      (1) 促红细胞生成药物（Epogen®、Procrit®和Aranesp®）一直被密切观察。这些药物被合理应用时，可以减少输血并改善贫血症状。然而，纠正贫血并不总能改善疲乏，许多被诊断为癌症相关性疲乏的患者并不贫血（Schwartz，2007）。
      (2) 抗抑郁药被推荐用于治疗疲乏是因为抑郁是疲乏的一个致病因素。特别是帕罗西汀（Paxil®）和安非他酮（Wellbutrin®）的应用。
         (a) 虽然这些药物有助于减轻抑郁，但是它们可以引起镇静及行动迟缓。几个随机安慰剂-对照临床试验也没有显示加用这些药物可以改善疲乏（Mitchell，Beck，Hood，Moore，& Tanner，2007）。
         (b) 抗抑郁药往往对那些存在疲乏和抑郁的癌症生存者有很好的效果（Lipman & Lawrence，2004）。
   (3) 精神兴奋药
      (a) 哌甲酯（Ritalin®）：几个小型开放性无对照试验已经检验了哌甲酯在减轻疲乏中的作用。所有研究都报道了疲乏的改善，但是也同时报道了一些副作用，例如失眠、烦躁、食欲减退、恶心、呕吐以及口干等。
      (b) 右旋哌甲酯在早期的试验中使用。初步结果显示了其对改善疲乏和记忆是安全、有效的。还需要进行更大样本的研究来证实这些药物对疲乏的效果（Schwartz，2007）。
      (c) 莫达非尼（Provigil®）是一种促醒药，主要用于治疗嗜睡症。它已被应用于一个小型开放性试验，治疗一组乳腺癌幸存者，其中83%的患者报告疲乏改善。在一个类似的试验中纳入脑瘤的成年患者，结果显示莫达非尼对治疗癌症患者的疲乏是安全、有效的（NCCN，2008）。用莫达非尼治疗癌症相关性疲乏的RCCTs正在进行中。
   (4) 糖皮质激素
      (a) 关于甲泼尼龙和泼尼松的初步研究报告患者症状改善，尤其是疼痛，并且结果显示患者的生活质量提高和转移癌患者的疲乏程度降低。疲乏下降以及能量水平上升、食欲增加和感觉良好均被证实。这些研究持续时间短（10～14天），但是考虑其结果，还需要进行更多、持续时间更长的试验（Carroll，Kohli，Mustian，Roscoe，& Morrow，2007）。

(b) 醋酸甲地孕酮（Magace®）被广泛应用于改善食欲，已经显示出其对疲乏和幸福感方面的改善有剂量依赖性（Carroll et al.，2007）。NCCN 指南推荐长期应用时应选择醋酸甲地孕酮而非地塞米松，因为前者的副作用更有小。醋酸甲地孕酮的安全性和有效性已经在癌症患者中得到证实（NCCN）。

(5) 几个开放的试验研究了补充 L-维生素 BT 的作用。维生素 BT 是一种在长链脂肪酸和哺乳动物细胞里能量生产过程中的重要微量元素。使用 L-维生素 BT（500～600mg/d）治疗无贫血的癌症患者，疗程为 1～4 周，可提高患者的血浆游离维生素 BT，并显著改善患者的疲乏和生活质量（Carroll et al.，2007）。微量元素缺乏可能和晚期癌症患者的疲乏有关，虽然这个研究工作尚处在起步阶段，但是维生素 BT 的补充可能有利于对疲乏的管理（NCCN，2008）。

(6) 补充/替代疗法

(a) 有限的关于草药对疲乏作用的研究也在进行中。现有的数据不足以推荐使用这些药物。因此，其他对照性研究正在进行，以进一步了解这些药物的作用（Schwartz，2007）。

(b) 银杏叶和槲寄生植物提取物显示出对癌症相关性疲乏的一些正面效应。

(7) 非药物干预

(a) 锻炼：越来越多的证据强烈支持将锻炼作为癌症相关性疲乏的干预措施。应鼓励所有的癌症患者在癌症治疗期间及之后维持一定水平的身体活动。许多已经进行的研究都集中在锻炼对癌症相关性疲乏的效果方面。大多数研究纳入了非转移性的乳腺癌患者；同时，也有很多研究纳入了多发性骨髓瘤、前列腺癌和黑色素瘤的患者，结果显示锻炼对其他癌症患者一样有益（Hanna，Avila，Meteer，Nicholas，& Kaminsky，2008）。

i) 运动干预应该个体化，根据每个患者的疾病和具体治疗来制订计划（Stricker et al.，2004）。如果患者有并发症或严重的心血管功能不全，应该进行物理治疗或经过理疗学与康复医学评估并开立运动处方。

ii) 对于骨转移、免疫抑制或中性粒细胞减少、发热、血小板减少、贫血或患其他治疗并发症的患者，身体锻炼必需谨慎实施。

iii) 锻炼项目应根据患者耐受能力逐步实施，并随着时间的推移而逐步修改（NCCN，2008）。一般地，锻炼活动，如步行、骑自行车、游泳和耐力训练，以及低到中等强度的有氧锻炼，每个星期进行几次，可以有效地减轻患者的疲乏（Mitchell et al., 2007）。
- （b）补充治疗：瑜伽、针灸、文学创作、精油按摩、薰衣草泡脚和反射疗法的作用已经在一些小规模的试点研究中进行探讨。虽然样本量较小，但是研究结果显示这些补充治疗措施对缓解患者的疲乏可能有所帮助（Mitchell et al., 2007）。

5. 患者和家庭教育
   a）对疲乏的管理起源于肿瘤学团队把疲乏认定为和治疗及疾病相关的一种症状。这开始于初步筛查，然后扩展到对中度至更高强度疲乏的更有针对性的评估上（NCCN, 2008）。
   b）患者和其家庭成员需要知道疲乏是和疾病及治疗过程有关的主要症状，且其形式是多变的。对一些成年人来说，疲乏是持续性的并难以缓解；对另外一些人来说，它是不可预测的并可能突然出现（NCCN, 2008）。知识就是一个有力的工具。知道疲乏是癌症的一种常见不良反应，而且了解其治疗措施可以帮助患者减少担心（Schwartz, 2007）。
   c）心理社会干预：利用教育、个体咨询和支持小组等。这些方法教会患者应对和进行压力管理的技巧，而且使患者和照顾者都确信自己并不孤单。此外，它们提供了一些干预措施来帮助患者提高精力和减轻疲乏（Schwartz, 2007）。
   d）咨询营养师，告知患者和照顾者最佳的方案以改善患者的膳食摄入。这些知识使患者在治疗癌症相关性疲乏时加强对饮食方面的管理。

参考文献

Carroll, J., Kohli, S., Mustian, K., Roscoe, J., & Morrow, G. (2007). Pharmacologic treatment of cancer-related fatigue. *Oncologist, 12*(Suppl. 1), 43–51. Retrieved December 11, 2007, from http://www.TheOncologist.com

Cella, D. (2006). Quality of life and clinical decisions in chemotherapy-induced anemia. *Oncology, 20*(8, Suppl. 6), 25–28.

Hanna, L., Avila, P., Meteer, J., Nicholas, D., & Kaminsky, L. (2008). The effects of a comprehensive exercise program on physical function, fatigue, and mood in patients with various types of cancer. *Oncology Nursing Forum, 35*(5), 461–469.

Lipman, A., & Lawrence, D. (2004). The management of fatigue in cancer patients. *Oncology, 18*(12), 1527–1535.

Madden, J., & Newton, S. (2006). "Why am I so tired all the time?" Understanding cancer-related fatigue. *Clinical Journal of Oncology Nursing, 10*(5), 659–661.

Mitchell, S., Beck, S., Hood, L., Moore, K., & Tanner, E. (2007). Putting Evidence Into Practice: Evidence-based interventions for fatigue during and following cancer and its treatment. *Clinical Journal of Oncology Nursing, 11*(1), 99–113.

National Comprehensive Cancer Network. (2008). *Clinical Practice Guidelines in Oncology™: Cancer-related fatigue* [v.1.2008]. Retrieved July 5, 2008, from http://www.nccn.org/professionals/physician_gls/PDF/fatigue.pdf

Ryan, J., Carroll, J., Ryan, E., Mustian, K., Fiscella, K., & Morrow, G. (2007). Mechanisms of cancer-related fatigue. *Oncologist, 12*(Suppl. 1), 22–34. Retrieved December 11, 2007, from http://www.TheOncologist.com

Schwartz, A. (2007). Understanding and treating cancer-related fatigue. (2007). *Oncology, 21*(Suppl. 11, Nurse Ed.), 30–34.

Stricker, C., Drake, D., Hoyer, K., & Mock, V. (2004). Evidence-based practice for fatigue management in adults with cancer: Exercise as an intervention. *Oncology Nursing Forum, 31*(5), 963–974.

Sura, W., Murphy, S., & Gonzales, I. (2006). Level of fatigue in women receiving dose-dense versus chemotherapy for breast cancer: A pilot study. *Oncology Nursing Forum, 33*(5), 1015–1021.

O. 性功能改变
1. 病理生理学
   a）女性：化疗影响卵巢功能。
      （1）女性性激素（雌激素、孕酮和睾酮）分泌改变（Speer et al., 2005）。
      （2）对性功能产生多种影响（Davison, Bell, Donath, Montalto, & Davis, 2005）。
      （3）性功能低下和特定的雄激素水平之间无关联（Davis, Davison, Donath, & Bell, 2005）。
   b）男性
      （1）睾酮参与
         （a）第二性征的发育
         （b）精子的产生
         （c）前列腺、精囊和考珀腺（尿道球腺）的液体分泌
      （2）脑垂体分泌催乳素
         （a）维持睾酮的分泌
         （b）水平过高时，通过负反馈回路抑制激素的分泌（Robinson & Huether, 2002）

2. 发生率：几乎半数癌症患者报告当前存在性功能方面的问题（Baker, Denniston, Smith & West, 2005）。这些问题是多方面的，反映了患者在身体形象、性自我意象以及癌症生存者重返生活等方面存在的问题（Holland & Reznik, 2005）。
   a）女性
      （1）性欲（Barni & Mondin, 1997）
         （a）64% 的患者报告根本无性欲。
         （b）48% 的患者报告性欲降低。
      （2）性交
         （a）性交痛是一种常见的、由阴道干涩引起的症状，是患者体内雌激素水平降低的结果（Knobf, 2001）。
         （b）在一个大型研究（n=863）中报道，80% 的女性患者在化疗结束后长达 5 年时间里存在性功能改变（Meyerowitz, Desmond, Rowland, Wyatt, & Ganz, 1999）。
      （3）性兴奋和性高潮
         （a）这些问题在年龄低于 50 岁的女性患者中更严重。
         （b）尽管存在性方面的问题，但女性患者对她们目前的性关系感到满意（Ganz, Rowland, Desmond, Meyerowitz, & Wyatt, 1998）。
         （c）长期的性生活困难与阴道干涩的关系密切（Broeckel, Thors, Jacobsen, Small, & Cox, 2002）。
   b）男性
      （1）性欲：54% 的男性患者在雄激素阻断治疗 1 年后主诉丧失性欲（Potosky et al., 2002）。
      （2）80%～90% 的男性患者在开始雄激素阻断治疗 1 年或多年后出现勃起障碍（Helgason et al., 1997）。
3. 影响性功能的化疗药：目前关于化疗对性功能影响的文献，尤其是关于药物对性腺影响的文献非常少。许多信息都来自于非对照研究中参与者所提到的有关化疗后性功能改变的实例证据。以下药物可在不同方案中使用，因而副作用可能会累加（Lubejko & Ashley, 1998）。
   a）烷化剂（如白消安、环磷酰胺、异环磷酰胺、氮芥等）可能导致恶心、呕吐，而这明显降低了性欲。
   b）抗代谢类药物（如克拉屈滨、阿糖胞苷、羟基脲、甲氨蝶呤等）可能导致全身不适、黏膜炎、恶心及呕吐。
   c）抗肿瘤抗生素（如柔红霉素、多柔比星、米托蒽醌等）可能导致恶心、呕吐或黏膜炎。
   d）植物碱（如长春新碱等）可能导致周围神经病变，这可能会影响患者手和手指的感觉（Schwartz & Plawecki, 2002）。
   e）脱发是常见的化疗副作用。无论对男性还是女性患者来说，脱发都使他们觉得自己缺乏吸引力。
4. 其他共同影响因素
   a）内分泌治疗：他莫昔芬
      （1）它的副作用对于绝经前的女性患者最为严重。
      （2）该药物的副作用对于绝经的女性患者影响程度较小。
      （3）有报道性欲减退。
      （4）他莫昔芬可对阴道产生轻微的雌激素效用。部分女性患者认为由化疗引起的阴道萎缩使阴道干燥的情况有所缓解（Rogers & Kristjanson, 2002），但也有人认为阴道干燥是他莫昔芬所致（Hunter et al., 2004）。
   b）内分泌治疗：芳香酶抑制剂导致阴道干燥（Bentrem & Jordan, 2002）。
   c）自我形象改变可能影响患者享受性乐趣的能力：女性患者在治疗后是否对其自身形象满意；她的性伴侣对她身体的反应（Wilmoth & Ross, 1997）；体重上升（McInnes & Knobf, 2001）。
5. 临床表现

a）女性患者：对于接受抗肿瘤治疗后的女性患者来说，性功能的改变可能影响性生活过程中的各个方面。一系列的症状如疲乏、体重上升和性欲改变等可以放大彼此的影响，并远远大于它们单独出现时的影响（Wilmoth, Coleman, Smith, & Davis, 2004）。
  (1) 性交困难导致阴道痉挛（Barni & Mondin, 1997）。
  (2) 在尝试性交后出现尿道感染（Ponzone et el., 2005）；如果尿路感染导致疼痛，这可能反过来导致患者对性的兴趣下降。
  (3) 黏膜炎表现为阴道刺激征或阴道炎、外阴刺激、瘙痒、分泌物、疼痛、流血和异味；这常常在化疗后 3~5 天出现，并可能持续 10 天以上。
  (4) 其他降低性欲的因素
    (a) 心情不好、疲乏和恶心（Taylor, Basen-Engquist, Shinn, & Bodurka, 2004）。
    (b) 脱发，特别是阴毛脱落（Fitch, 2003）。
    (c) 由于角色适应不良而产生的压力（Lammers, Schaefer, Ladd, & Echenberg, 2000）。
    (d) 担心由于缺乏性生活而影响夫妻关系（Sun et al., 2005）。
b）男性患者
  (1) 雄激素阻断治疗易导致
    (a) 缺乏性梦；无性幻想。
    (b) 对任何性行为缺乏兴趣。
    (c) 无任何性快感（Navon & Morag, 2003）。
    (d) 身体形象改变及性征改变。
    (e) 伴侣关系改变（Clark et al., 1997）。
    (f) 勃起功能障碍。
    (g) 女性化。
    (h) 男性乳房发育症（乳房增大）（Anderson, 2001）。
  (2) 睾丸癌的治疗：大于 1/3 的男性患者出现性欲下降、缺乏性高潮和早泄的问题，而且还会出现继发性的性活动减少（Jonker-Pool et al., 2001）。在治疗结束后至少半年内仍存在这些问题（Heidenreich & Hofmann, 1999）。在性功能方面存在问题能会打击男性患者作为性伴侣的信心，而且这种对心理的影响可能会持续相当长的一段时间。

6. 协同管理
  a）女性
    (1) 在疾病的各个阶段提前给予指导（Rustoen & Begnum, 2000）
      (a) 每个女性患者在不同的阶段都有不一样的信息需求。
      (b) 大部分的信息都是在诊断的时候给予的，而这个时候女性患者常常不能很好地吸收和整合所接收到的新信息（Koinberg, Holmberg, & Fridlund, 2001）。
      (c) 仅有少部分乳腺癌患者跟她们的医生讨论性生活方面的问题（Barni & Mondin, 1997）。
      (d) 绝大部分女性患者从来没有被问到过在化疗后是否会出现性生活方面的问题（Young-McCaughan, 1996）。
      (e) 一些女性不太愿意与医务人员谈论个人的性生活问题（Knobf, 2001）。
      (f) 女性患者指出，当她们出现性功能障碍方面的问题时，她们的医生并不能理解，也无法给予有帮助的意见（Wilmoth & Ross, 1997）。
      (g) 年纪大的女性患者比起年轻的女性患者更不情愿表达自己对信息的需求（Gray, Goel, Fitch, Franssen, & Labrecque, 2002）。

(2) 感知集中力练习可以帮助女性患者及其伴侣学习采用新的方法来解决化疗后在性生活中所出现的改变。为患者们介绍一位性生活咨询师或性治疗专家以提供帮助。

(3) 指导女性患者采取预防或管理阴道干燥或外阴刺激征的措施。
   (a) 重在预防，避免穿着紧身内裤或是连裤袜。
   (b) 穿全棉的内衣裤。
   (c) 讲究个人卫生；用温和的肥皂和清水来清洁。
   (d) 避免泡澡、阴道冲洗或化学刺激，例如下体除臭喷雾器等。
   (e) 采用冷水坐浴或热敷来缓解局部刺激。
   (f) 如果发生感染，例如白念珠菌或阴道滴虫感染等，进行有针对性的治疗。

(4) 现有的许多润滑剂可帮助女性在性生活中更舒适。
   (a) 水性、含甘油或含硅油的润滑剂是最为安全的产品。
   (b) 许多润滑剂不含色素和酒精，刺激性较小。
   (c) 指导女性患者避免使用油性产品或是有色、有味或不是专门设计用于性生活的润滑剂，如护手霜等。

b) 男性：在诊断和治疗前全面评估男性患者的性功能，这对于确定其目前的功能水平非常重要。
  (1) 年龄在 75 岁或以上的男性前列腺癌患者常常在治疗前就已经出现性欲低下或性功能低下。
  (2) 其他男性患者很可能在诊断癌症前就存在勃起障碍（Iversen, Melezinek, & Schmidt, 2001），原因一般是心脏疾病、糖尿病或是药物影响（Helgason et al., 1997）。
  (3) 对于男性患者而言，预先获得有关其勃起功能及性功能的治疗信息非常重要，由此他们就可以预期相关治疗能在哪些方面帮助他们。
  (4) 治疗勃起功能障碍的方法包括口服药治疗[磷酸二酯酶-5（PDE5）抑制剂]、真空装置、尿道内药物（MUSE®）、体内注射药物[Caverject®（凯威捷®）]或是阴茎内埋植剂等。每一种方法都各有利弊。每种都需要处方、详细的宣教以及对患者及其伴侣不同程度的鼓励等。在术后接受相关干预措施（阴茎内埋植剂，PDE5 抑制剂如西地那非、他达拉非或伐地那非、或真空装置）的男性患者与无干预措施的男性患者相比，在性生活上能获得更多的满足感（Perez et al., 1997）。

7. 患者/夫妻教育：许多沟通模式对患者性生活都很有帮助。最常用的模式是 PLISSIT 模式（Annon, 1974）。最新的专门用于肿瘤患者群体的模式是 BETTER 模式（Mick, Hughes, & Cohen, 2003）。
  a) PLISSIT
   (1) 该模式的第一步是允许（permission）患者讨论其性生活。
   (2) 第二步是根据患者对提问的回应或是医护人员的观察得出有关该患者实际情况的信息（limited information）。
   (3) 第三步是给予患者具体的建议（specific suggestion）。
   (4) 第四步是给予那些有严重或长期性功能障碍的患者强化治疗（intensive therapy）。
  b) BETTER
   (1) 第一步干预措施是提出议题（bringing up）。
   (2) 第二步是向患者解释（explaining）性生活是生活质量的一部分，患者应该知道他们可以跟护士谈论这个问题。

(3) 随后医护人员应该告知（tell）患者适当的帮助可以解决他们的问题。

(4) 目前也许不是合适的时机（timing），但患者可以在今后任何时候寻求帮助并获得信息。

(5) 应给予患者其化疗有关性生活副作用方面的教育（educated）。

(6) 最后，应在该患者的医疗记录中记录（record）有关性生活问题的讨论。

c) 性交并非总是性接触的最终目的。应鼓励患者及其性伴侣寻找其他获得性愉悦感的方式，这些方式不会导致疲乏或恶心，而且会满足双方的生理需求和亲密接触的渴望。

d) 嘱咐患者不要在中性粒细胞或血小板水平低下的时候进行性生活（Camp-Sorrell, 2005）。提醒他们使用避孕套来防止感染和避免性伴侣接触患者体液中的化疗药物成分。提醒患者选择合适的避孕套，如有润滑作用的避孕套一般含有壬苯醇醚-9，而这种成分容易刺激阴道。

参考文献

Anderson, J. (2001). Quality of life aspects of treatment options for localized and locally advanced prostate cancer. *European Urology, 40*(Suppl. 2), 24–30.

Annon, J. (1974). *The behavioral treatment of sexual problems.* Honolulu, HI: Enabling Systems.

Baker, F., Denniston, M., Smith, T., & West, M.M. (2005). Adult cancer survivors: How are they faring? *Cancer, 104*(Suppl. 11), 2565–2576.

Barni, S., & Mondin, R. (1997). Sexual dysfunction in treated breast cancer patients. *Annals of Oncology, 8*(2), 149–153.

Bentrem, D., & Jordan, C. (2002). Role of antiestrogens and aromatase inhibitors in breast cancer treatment. *Current Opinion in Obstetrics and Gynecology, 14*(1), 5–12.

Broeckel, J.A., Thors, C.L., Jacobsen, P.B., Small, M., & Cox, C.E. (2002). Sexual functioning in long-term breast cancer survivors treated with adjuvant chemotherapy. *Breast Cancer Research and Treatment, 75*(3), 241–248.

Camp-Sorrell, D. (2005). Chemotherapy: Toxicity management. In C.H. Yarbro, M.H. Frogge, & M. Goodman (Eds.), *Cancer nursing: Principles and practice* (6th ed., pp. 412–457). Sudbury, MA: Jones and Bartlett.

Clark, J., Wray, N., Brody, B., Ashton, C., Giesler, B., & Watkins, H. (1997). Dimensions of quality of life expressed by men treated for metastatic prostate cancer. *Social Science and Medicine, 45*(8), 1299–1309.

Davis, S., Davison, S., Donath, S., & Bell, R. (2005). Circulating androgen levels and self-reported sexual function in women. *JAMA, 294*(1), 91–96.

Davison, S., Bell, R., Donath, S., Montalto, J., & Davis, S. (2005). Androgen levels in adult females: Changes with age, menopause, and oophorectomy. *Journal of Clinical Endocrinology and Metabolism, 90*(7), 3847–3853.

Fitch, M.I. (2003). Psychosocial management of patients with recurrent ovarian cancer: Treating the whole patient to improve quality of life. *Seminars in Oncology Nursing, 19*(3, Suppl. 1), 40–53.

Ganz, P.A., Rowland, J.H., Desmond, K., Meyerowitz, B.E., & Wyatt, G.E. (1998). Life after breast cancer: Understanding women's health-related quality of life and sexual functioning. *Journal of Clinical Oncology, 16*(2), 501–514.

Gray, R., Goel, V., Fitch, M., Franssen, E., & Labrecque, M. (2002). Supportive care provided by physicians and nurses to women with breast cancer. *Supportive Care in Cancer, 10*(8), 647–652.

Heidenreich, A., & Hofmann, R. (1999). Quality-of-life issues in the treatment of testicular cancer. *World Journal of Urology, 17*(4), 230–238.

Helgason, A.R., Adolfsson, J., Dickman, P., Arver, S., Fredrikson, M., & Steineck, G. (1997). Factors associated with waning sexual function among elderly men and prostate cancer patients. *Journal of Urology, 158*(1), 155–159.

Holland, J., & Reznik, I. (2005). Pathways for psychosocial care of cancer survivors. *Cancer, 104*(Suppl. 11), 2624–2637.

Hunter, M., Grunfeld, E., Mittal, S., Sikka, P., Ramirez, A., Fentiman, I., et al. (2004). Menopausal symptoms in women with breast cancer: Prevalence and treatment preferences. *Psycho-Oncology, 13*(11), 769–778.

Iversen, P., Melezinek, I., & Schmidt, A. (2001). Nonsteroidal antiandrogens: A therapeutic option for patients with advanced prostate cancer who wish to retain sexual interest and function. *BJU International, 87*(1), 47–56.

Jonker-Pool, G., van de Wiel, H.B., Hoekstra, H.J., Sleijfer, D.T., Van Driel, M.F., Van Basten, J.P., et al. (2001). Sexual functioning after treatment for testicular cancer—Review and meta-analysis of 36 empirical studies between 1975–2000. *Archives of Sexual Behavior, 30*(1), 55–74.

Knobf, M.T. (2001). The menopausal symptom experience in young mid-life women with breast cancer. *Cancer Nursing, 24*(3), 201–210.

Koinberg, I., Holmberg, L., & Fridlund, B. (2001). Satisfaction with routine follow-up visits to the physician. *Acta Oncologica, 40*(4), 454–459.

Lammers, S.E., Schaefer, K.M., Ladd, E.C., & Echenberg, R. (2000). Caring for women living with ovarian cancer: Recommendations for advanced practice nurses. *Journal of Obstetric, Gynecologic, and Neonatal Nursing, 29*(6), 567–573.

Lubejko, B., & Ashley, B. (1998). Chemotherapy. In C. Ziegfeld, B. Lubejko, & B. Shelton (Eds.), *Manual of cancer care* (pp. 30–47). Philadelphia: Lippincott.

McInnes, J.A., & Knobf, M.T. (2001). Weight gain and quality of life in women treated with adjuvant chemotherapy for early-stage breast cancer. *Oncology Nursing Forum, 28*(4), 675–684.

Meyerowitz, B.E., Desmond, K.A., Rowland, J.H., Wyatt, G.E., & Ganz, P.A. (1999). Sexuality following breast cancer. *Journal of Sex and Marital Therapy, 25*(3), 237–250.

Mick, J., Hughes, M., & Cohen, M. (2003). Sexuality and cancer: How oncology nurses can address it BETTER. *Oncology Nursing Forum, 30*(Suppl. 2), 152–153.

Navon, L., & Morag, A. (2003). Advanced prostate cancer patients' relationships with their spouses following hormonal therapy. *European Journal of Oncology Nursing, 7*(2), 73–80.

Perez, M.A., Meyerowitz, B.E., Lieskovsky, G., Skinner, D.G., Reynolds, B., & Skinner, E.C. (1997). Quality of life and sexuality following radical prostatectomy in patients with prostate cancer who use or do not use erectile aids. *Urology, 50*(5), 740–746.

Ponzone, R., Biglia, N., Jacomuzzi, M.E., Maggiorotto, F., Mariani, L., & Sismondi, P. (2005). Vaginal oestrogen therapy after breast cancer: Is it safe? *European Journal of Cancer, 41*(17), 2673–2681.

Potosky, A.L., Reeve, B.B., Clegg, L.X., Hoffman, R.M., Stephenson, R.A., Albertsen, P.C., et al. (2002). Quality of life following localized prostate cancer treated initially with androgen deprivation therapy or no therapy. *Journal of the National Cancer Institute, 94*(6), 430–437.

Robinson, K., & Huether, S. (2002). Structure and function of the reproductive systems. In K. McCance & S. Huether (Eds.), *Pathophysiology: The biologic basis for disease in adults and children* (4th ed., pp. 670–704). Philadelphia: Mosby.

Rogers, M., & Kristjanson, L.J. (2002). The impact on sexual functioning of chemotherapy-induced menopause in women with breast cancer. *Cancer Nursing, 25*(1), 57–65.

Rustoen, T., & Begnum, S. (2000). Quality of life in women with breast cancer. *Cancer Nursing, 23*(6), 416–421.

Schwartz, S., & Plawecki, H.M. (2002). Consequences of chemotherapy on the sexuality of patients with lung cancer. *Clinical Journal of Oncology Nursing, 6*(4), 212–216.

Speer, J.J., Hillenberg, B., Sugrue, D.P., Blacker, C., Kresge, C.L., Decker, V.B., et al. (2005). Study of sexual functioning determinants in breast cancer survivors. *Breast Journal, 11*(6), 440–447.

Sun, C.C., Bodurka, D.C., Weaver, C.B., Rasu, R., Wolf, J.K., Bevers, M.W., et al. (2005). Rankings and symptom assessments of side effects from chemotherapy: Insights from experienced patients with ovarian cancer. *Supportive Care in Cancer, 13*(4), 219–227.

Taylor, C.L., Basen-Engquist, K., Shinn, E.H., & Bodurka, D.C. (2004). Predictors of sexual functioning in ovarian cancer patients. *Journal of Clinical Oncology, 22*(5), 881–889.

Wilmoth, M.C., Coleman, E.A., Smith, S.C., & Davis, C. (2004). Fatigue, weight gain, and altered sexuality in patients with breast cancer: Exploration of a symptom cluster. *Oncology Nursing Forum, 31*(6), 1069–1075.

Wilmoth, M.C., & Ross, J.A. (1997). Women's perception. Breast cancer treatment and sexuality. *Cancer Practice, 5*(6), 353–359.

Young-McCaughan, S. (1996). Sexual functioning in women with breast cancer after treatment with adjuvant therapy. *Cancer Nursing, 19*(4), 308–319.

P. 生育功能改变
1. 病理生理学
   a) 女性
      (1) 化疗会导致
         (a) 对卵巢卵泡的损害
         (b) 卵泡数量减少
         (c) 卵巢纤维化
      (2) 表现为
         (a) 闭经（暂时性的或可逆的）
         (b) 绝经症状
         (c) 最终骨质流失
      (3) 与以下因素有关
         (a) 年龄
         (b) 治疗的剂量及疗程长短（Knobf，2006）
   b) 男性：化疗会导致
      (1) 由于损伤下丘脑-垂体轴，导致原发性或继发性激素改变。
      (2) 损害睾丸的精原细胞（Maltaris et al., 2006）。
2. 发生率
   a) 女性
      (1) 大于30岁的女性：永久性闭经的危险性增加。
      (2) 乳腺癌：15%的接受烷化剂治疗的绝经前期女性患者出现长期闭经（Fornier，Modi，Panageas，Norton，& Hudis，2005）。
      (3) 儿童期患癌症的生存者：＜20%的患者出现卵巢发育不良（Larsen，Muller，Schmiegelow，Rechnitzer，& Andersen，2006）。
   b) 男性：睾丸癌
      (1) 75%的患者在诊断时就出现精子生成减少的情况（Spermon et al., 2003）。
      (2) 70%的腹膜后淋巴结清扫术后的患者会出现无法射精的情况，而且会出现精液量减少或"干射精"的情况（Arai，Kawakita，Okada，& Yoshida，1997）。
3. 药物
   a) 烷化剂（例如环磷酰胺、顺铂、苯丁酸氮芥、美法仑、白消安、氮芥、达卡巴嗪、异环磷酰胺、丙卡巴肼）（Marhhom & Cohen，2006）对男性和女性患者的生殖能力都会产生巨大影响（Maltaris et al., 2006）。
   b) 亚硝基脲类药物（例如卡莫司汀、洛莫司汀等）会影响卵巢功能（Blatt，1999）。
   c) 蒽环类抗生素可影响生育。
   d) 长春花生物碱类药物可影响生育（Maltaris et al., 2007）。
   e) 紫杉烷类药物会增加化疗所致闭经的

危险性（Tham et al.，2007）。
4．影响因素
  a）年龄
    （1）年纪大的女性患者更容易出现卵巢功能衰竭和永久性不孕（Maltaris et al.，2007）。
    （2）成年男性的睾丸比青春期前男性的睾丸更容易受到影响（Tomao, Miele, Spinelli, & Tomao, 2006）。
  b）联合治疗：放疗合并化疗会大大增加永久性不育的概率（Davis，2006b）。
  c）既往疾病
    （1）男性癌症患者一般在诊断和治疗前就存在生殖力下降的问题。
    （2）这种生殖能力的下降一般被认为是由解剖因素和内分泌改变导致的（Maltaris et al.，2006）。
  d）治疗的影响：淋巴结或肿瘤切除会导致逆行射精，从而影响生育能力（Spermon et al.，2003）。
5．临床表现
  a）女性
    （1）闭经（永久性的或暂时性的）。
    （2）年轻女性出现提早绝经的症状：症状可能比正常绝经期女性更严重。
      （a）潮热、潮红
      （b）泌尿生殖器官萎缩
      （c）骨质疏松症（迟发症状）
    （3）社会心理压力：一项研究显示，57%的年轻女性对不孕极为担心（Partridge et al.，2004）。
  b）男性：精子生成改变
    （1）精子数量下降。
    （2）精子活力下降。
    （3）精子畸形（Maltaris et al.，2006）。
6．协同管理
  a）女性
    （1）胚胎的低温保存
      （a）是成功受孕最有效的干预措施。
      （b）可能导致化疗延迟2～6周（Oktay，2005）。
      （c）需要刺激卵巢；对于雌激素敏感的肿瘤患者可能禁忌（Marhhom et al.，2006）。
      （d）他莫昔芬和来曲唑可能被用于雌激素敏感肿瘤的患者，以刺激卵巢（Marhhom et al.，2006）。他莫昔芬不能被用于子宫内膜癌的患者（Marhhom et al.）。
    （2）卵母细胞的低温保存（手术）
      （a）被认为是实验性的。
      （b）可用于无男性伴侣的单身女性。
      （c）受孕率低（Marhhom et al.，2006）。
    （3）卵巢组织的低温保存（手术）
      （a）新的实验技术，可能给没有时间刺激卵巢（排卵）的女性患者带来新希望。
      （b）担心卵巢组织重新移植回女性患者体内时，会同时带入恶性肿瘤细胞。
    （4）非手术性的方法：每月注射促性腺激素类似物（如亮丙瑞林）以降低卵巢卵泡闭锁的概率（Davis，2006a）。
    （5）月经周期恢复不代表卵巢功能良好；同样，无月经周期不代表卵巢没有功能（Del Mastro, Catzeddu, & Venturini, 2006）。
  b）男性
    （1）低温保存：在治疗前进行精子的低温保存是非常有效的，精子在冷冻后仍能保存活性，而且可以被用于卵子受精（Spermon et al.，2003）。
    （2）新的生殖技术对受孕非常有用。
      （a）睾丸内精子提取术
      （b）体外受精
      （c）卵胞浆内精子注射（Krumm & Lamberti，1993）。
7．化疗所致的绝经
  a）化疗药物所致的绝经症状是非常显著的。

(1) 月经周期改变，直至最后停经。
(2) 潮热、潮红，失眠。
(3) 阴道干燥。
(4) 性交困难。
(5) 体重上升（Deniz, Liebens, Carly, Pastijn, &Rozenberg, 2007）。
b）严重性
(1) 对于在诊断时处于绝经前期的女性患者而言症状更为严重（Rogers & Kristjanson, 2002）。
(2) 已绝经女性患者也会遭受严重的绝经症状（Crandall, Petersen, Ganz, & Greendale, 2004）。
c）治疗：对于化疗致绝经患者而言，她们可通过多学科协同治疗来控制症状。
(1) 激素治疗：关于乳腺癌女性患者的激素治疗的安全性尚未获得共识，尤其当雌激素受体为阳性时（Hickey, Saunders, & Stuckey, 2005, 2007; Ponzone et al., 2007）。那些激素依赖性肿瘤患者应在向肿瘤学家咨询后做出决定（North American Menopause Society, 2007）。
(a) 局部应用雌激素治疗阴道萎缩
ⅰ) 阴道干燥能通过使用阴道雌激素药膏、阴道栓剂或环而得到极大程度的改善。
ⅱ) 很少会全身吸收（Ponzone et al., 2005）。
(b) 全身治疗：如果采用其他治疗方法仍难以控制绝经症状，可能需要考虑3～5年的激素替代疗法（Xydakis, Sakkas, & Mastorakos, 2006）。
(2) 非激素治疗
(a) 可乐定（一种降压药）和加巴喷丁（一种抗焦虑药物）都可能降低潮热的严重程度和发生频率（Molina, Barton, & Loprinzi, 2005）。
(b) 选择性5-羟色胺再摄取抑制剂（SSRIs）
ⅰ) 这些药剂对于降低潮热的程度和频率非常有效（Hickey et al., 2007）；
ⅱ) 文拉法辛和帕罗西汀被认为是目前对乳腺癌女性患者最为有效的非激素类治疗药物（Bordeleau, Pritchard, Goodwin, & Loprinzi, 2007）。
ⅲ) 对女性癌症患者而言，SSRIs的安全性并未得到证实（Antoine, Liebens, Carly, Pastijn, & Rozenberg, 2007）。最近有证据表明这些药物可能会降低他莫昔芬的药物疗效。
(c) 维生素E可能对缓解潮热有效（Hickey et al., 2007）。
(d) 阴道保湿剂如雷波仑（Replens®）可能有助于缓解女性阴道干涩（Davis, Zinkand, & Fitch, 2000）。
(3) 辅助治疗
(a) 植物雌激素：长期疗效仍未得到证实（Hickey et al., 2007）。
(b) 针灸疗法可能会减轻潮热症状，但不能降低发生的频率（Nir, Huang, Schnyer, Chen, & Manber, 2007）。
(c) 放松疗法对于减轻潮热也有一定的效果（Zaborowska et al., 2007）。
8. 患者／家庭教育：当患者尝试应对癌症诊断时，必须对影响生育的治疗方法做出决策；随着时间变化，问题的主次可能发生变化。重要的是真诚和坦率地与患者进行沟通，因为他们可能会期待未来会有先进的生殖技术能帮助其孕育后代。
a）儿童癌症患者的父母可能需要为孩子的治疗方案做决定，他们未必能与他们的孩子或医疗服务提供者讨论精子银行或是卵巢冷藏保存的问题，因为他们优先考虑的是挽回孩子的生命。

b) 由于睾丸癌患者的平均年龄都比较年轻，可能还没有伴侣或是结婚，生儿育女对他们而言很遥远而非首要问题。

(1) 相比已婚、已育的男性患者，年轻、未婚、未育的男性患者面对生育功能障碍的压力更大。因此，有必要在告知患者治疗的后果后让其仔细考虑。

(2) 精子样本可以每间隔 24~48 小时收集一次（Brown，2003），这最大限度地缩短了化疗的延迟。

(3) 然而，应真诚、坦率地告知男性患者，尽管技术很先进，但冷冻保存精子并不能保证一定成功（Schmidt et al.，2004）。

c) 女性认为对不孕不育的讨论比对绝经信息的讨论更重要（Thewes et al.，2005）。

(1) 许多人回忆不起被告知会影响生殖能力（Duffy，Allen，& Clark，2005）。

(2) 关于癌症患者化疗后体外受精（IVF）的成功率及安全性知之甚少（Maltaris et al.，2006）；然而，许多女性认为今后体外受精会获得成功。

参考文献

Antoine, C., Liebens, F., Carly, B., Pastijn, A., & Rozenberg, S. (2007). Safety of alternative treatments for menopausal symptoms after breast cancer: A qualitative systematic review. *Climacteric, 10*(1), 23–26.

Arai, Y., Kawakita, M., Okada, Y., & Yoshida, O. (1997). Sexuality and fertility in long-term survivors of testicular cancer. *Journal of Clinical Oncology, 15*(4), 1444–1448.

Blatt, J. (1999). Pregnancy outcome in long-term survivors of childhood cancer. *Medical and Pediatric Oncology, 33*(1), 29–33.

Bordeleau, L., Pritchard, K., Goodwin, P., & Loprinzi, C. (2007). Therapeutic option for the management of hot flashes in breast cancer survivors: An evidence-based review. *Clinical Therapy, 29*(2), 230–241.

Brown, C.G. (2003). Testicular cancer: An overview. *Medsurg Nursing, 12*(1), 37–43.

Crandall, C., Petersen, L., Ganz, P.A., & Greendale, G.A. (2004). Association of breast cancer and its therapy with menopause-related symptoms. *Menopause, 11*(5), 519–530.

Davis, C., Zinkand, J., & Fitch, M. (2000). Cancer treatment-induced menopause: Meaning for breast and gynecological cancer survivors. *Canadian Oncology Nursing Journal, 10*(1), 14–21.

Davis, M. (2006a). Fertility considerations for female adolescent and young adult patients following cancer therapy: A guide for counseling patients and their families. *Clinical Journal of Oncology Nursing, 10*(2), 213–219.

Davis, V. (2006b). Female gamete preservation. *Cancer, 107*(Suppl. 7), 1690–1694.

Del Mastro, L., Catzeddu, T., & Venturini, M. (2006). Infertility and pregnancy after breast cancer: Current knowledge and future perspectives. *Cancer Treatment Reviews, 32*(6), 417–422.

Deniz, G., Liebens, A., Carly, B., Pastijn, A., & Rozenberg, S. (2007). Treatment of premature menopause in breast cancer patients. *Acta Chirurgica Hungarica, 107*(3), 263–266.

Duffy, C., Allen, S., & Clark, M. (2005). Discussions regarding reproductive health for young women with breast cancer undergoing chemotherapy. *Journal of Clinical Oncology, 23*(4), 766–773.

Fornier, M., Modi, S., Panageas, K., Norton, L., & Hudis, C.A. (2005). Incidence of chemotherapy-induced, long-term amenorrhea in patients with breast carcinoma age 40 years and younger after adjuvant anthracycline and taxane. *Cancer, 104*(8), 1575–1579.

Hickey, M., Saunders, C.M., & Stuckey, B.G. (2005). Management of menopausal symptoms in patients with breast cancer: An evidence-based approach. *Lancet Oncology, 6*(9), 687–695.

Hickey, M., Saunders, C.M., & Stuckey, B.G. (2007). Non-hormonal treatments for menopausal symptoms. *Maturitas, 57*(1), 85–89.

Knobf, M.T. (2006). Reproductive and hormonal sequelae of chemotherapy in women. *American Journal of Nursing, 106*(Suppl. 3), 60–65.

Krumm, S., & Lamberti, J. (1993). Changes in sexual behavior following radiation therapy for cervical cancer. *Journal of Psychosomatic Obstetrics and Gynaecology, 14*(1), 51–63.

Larsen, E., Muller, J., Schmiegelow, K., Rechnitzer, C., & Andersen, A. (2006). Reduced ovarian function in long-term survivors of radiation- and chemotherapy-treated childhood cancer. *Journal of Clinical Endocrinology and Metabolism, 88*(11), 5307–5314.

Maltaris, T., Koelbl, H., Seufert, R., Kiesewetter, F., Beckmann, M., Mueller, A., et al. (2006). Gonadal damage and options for fertility preservation in female and male cancer survivors. *Asian Journal of Andrology, 8*(5), 515–533.

Maltaris, T., Seufert, R., Fischl, F., Schaffrath, M., Pollow, K., Koelbl, H., et al. (2007). The effect of cancer treatment on female fertility and strategies for preserving fertility. *European Journal of Obstetrics, Gynecology, and Reproductive Biology, 130*(2), 148–155.

Marhhom, E., & Cohen, I. (2006). Fertility preservation options for women with malignancies. *Obstetrical and Gynecological Survey, 62*(1), 58–72.

Molina, J.R., Barton, D.L., & Loprinzi, C.L. (2005). Chemotherapy-induced ovarian failure: Manifestations and management. *Drug Safety, 28*(5), 401–416.

Nir, Y., Huang, M., Schnyer, R., Chen, B., & Manber, R. (2007). Acupuncture for postmenopausal hot flushes. *Maturitas, 56*(4), 383–395.

North American Menopause Society. (2007). The role of local vaginal estrogen for treatment of vaginal atrophy in post-menopausal women: 2007 position statement of The North American Menopause Society. *Menopause, 14*(3), 357–369.

Oktay, K. (2005). Fertility preservation: An emerging discipline in the care of young patients with cancer. *Lancet Oncology, 6*(4), 192–193.

Partridge, A., Gelber, S., Peppercorn, J., Sampson, E., Knudsen, K., Laufer, M., et al. (2004). Web-based survey of fertility issues in young women with breast cancer. *Journal of Clinical Oncology, 22*(20), 4174–4183.

Ponzone, R., Biglia, N., Jacomuzzi, M.E., Maggiorotto, F., Mariani, L., & Sismondi, P. (2005). Vaginal oestrogen therapy after breast cancer: Is it safe? *European Journal of Cancer, 41*(17), 2673–2681.

Rogers, M., & Kristjanson, L.J. (2002). The impact on sexual functioning of chemotherapy-induced menopause in women with breast cancer. *Cancer Nursing, 25*(1), 57–65.

Schmidt, K., Larsen, E., Bangsboll, S., Meinertz, H., Carlsen, E., & Andersen, A. (2004). Assisted reproduction in male cancer survivors: Fertility treatment and outcome in 67 couples. *Human Reproduction, 19*(12), 2806–2810.

Spermon, J.R., Kiemeney, L.A., Meuleman, E.J., Ramos, L., Wetzels, A.M., & Witjes, J.A. (2003). Fertility in men with testicular germ cell tumors. *Fertility and Sterility, 79*(Suppl. 3), 1543–1549.

Tham, Y., Sexton, K., Weiss, H., Elledge, R., Friedman, L., & Kramer, R. (2007). The rates of chemotherapy-induced amenorrhea in patients treated with adjuvant doxorubicin and cyclophosphamide followed by a taxane. *American Journal of Clinical Oncology, 30*(2), 126–132.

Thewes, B., Meiser, B., Taylor, A., Phillips, K.A., Pendlebury, S., Capp, A., et al. (2005). Fertility- and menopause-related information needs of younger women with a diagnosis of early breast cancer. *Journal of Clinical Oncology, 23*(22), 5155–5165.

Tomao, F., Miele, E., Spinelli, G., & Tomao, S. (2006). Anticancer treatment and fertility effects. Literature review. *Journal of Experimental and Clinical Cancer Research, 25*(4), 475–481.

Xydakis, A., Sakkas, E., & Mastorakos, G. (2006, December). Hormone replacement therapy in breast cancer survivors. *Annals of the New York Academy of Sciences, 1092,* 349–360.

Zaborowska, E., Brynhildsen, J., Damberg, S., Fredriksson, M., Lindh-Astrand, L., Nedstrand, E., et al. (2007). Effects of acupuncture, applied relaxation, estrogens and placebo on hot flushes in post menopausal women: An analysis of two prospective, parallel, randomized studies. *Climacteric, 10*(1), 38–45.

Ⅷ. 治疗后护理

在过去 30 年，癌症生存者的数量已经从 300 万人增加到 1000 万人，包括 270 000 名儿童（American Cancer Society，2008；Dickerman，2007；Oeffinger & McCabe，2006）。由于早期诊断和癌症治疗方法不断进步，癌症的 5 年生存率已经从 20 世纪 70 年代的 50% 增加到 1996—2003 年间的 66%（American Cancer Society）。现在儿童癌症通常能够得到治愈；80% 的儿童和青少年由于早期诊断而获得生存（American Cancer Society；Dickerman）。然而，癌症的长期存活者因为接受治疗而暴露于各种治疗副作用的危险之中。最新研究表明，60% 以上的儿童期癌症存活者遭受一种或多种与治疗和疾病相关的长期影响（Oeffinger et al.，2006）。对于成年的癌症存活者，其特殊的健康需求和癌症治疗所导致的长期影响鲜为人知。由于 60% 以上的癌症存活者年龄超过 60 岁，为了更好地理解成年癌症患者受到长期治疗的影响情况，许多研究正在进行中（Hewitt，Greenfield，& Stovall，2005）。护士在癌症生存者的持续性护理方面起着重要作用，包括对已完成癌症治疗的儿童和成年癌症生存者，在治疗后长期进行有关治疗副作用的监测、评估。护士在教育和引导癌症存活者健康生活方式方面起着重要作用，可以减轻癌症治疗的潜在副作用。

A．一般原则

1．癌症存活者需要终生每年随访（American Cancer Society，2008；COG，2006；Hewitt et al.，2005；Oeffinger & McCabe，2006）。早期需要更频繁的随访，重点在于调查和监测疾病的复发情况。长期随访则将重点放在因疾病或治疗而可能出现的慢性或迟发性反应上，同样也包括调查疾病的复发情况。综合性的治疗计划包括患者宣教、健康促进和干预措施，以治疗或将上述长期影响最小化（Aslett，Levitt，Richardson，& Gibson，2007）。

2．照顾长期生存者的关键内容（Hewitt et al.，2005）

  a）预防癌症复发和新的癌症出现，预防其他迟发性反应。

  b）监测癌症复发、转移或继发第二种癌症的情况。

  c）评估药物和精神性的迟发性反应。

  d）干预癌症及其治疗的后果，包括医学问题，例如淋巴水肿、性功能障碍；症状问题包括疼痛和疲乏；癌症生存者和他们的照顾者还经历各种心理社会问题，包括精神痛苦、就业担忧、保险以及失能等问题。

  e）通过专业人员和基层护理人员合作，确保癌症生存者的所有健康需要得到满足。

3．因为癌症生存者人数和生存时间的增加，关于"迟发性反应"的知识快速增长。癌症生存者的调查研究明显地指出他们对高质量健康信息的需求。癌症生存者感到，被告知的信息和他们希望了解的关于疾病及其后遗症的信息之间存在着明显的差异（Aslett et al.，2007）。

4．慢性或迟发性反应可能会因为多种因素而加重。

  a）化疗方案

  b）治疗持续时间

  c）剂量

   (1) 治疗药物剂量的不断累积和治疗持续时间的延长增加了烷化剂类化疗药物诱导白血病的危险性（van Leeuwen & Travis，2001）。

   (2) 烷化剂类化疗药物剂量的不断累积与出现多种健康症状的危险性相关（Oeffinger et al.，2006）。

  d）放射：烷化剂类化疗药物的剂量不断累积，并且同时接受任何类型的放射治疗，都会使相对危险度增加（Oeffinger et al.，2006）。

  e）年龄

   (1) 儿童青少年的器官正在发育，因此对药物和射线的作用特别敏感。老年患者经历了疾病或疾病治疗的副作用后，很难代偿丧失的功能。

   (2) 儿童期就出现了癌症，但在长大一些后才获得诊断的癌症生存者更有可能存在一种或多种慢性健康问题，例如癌症或其治疗所致的后遗症（Oeffinger et al.，2006）。

   (3) 在诊断为癌症的 30 年内，超过 70% 的儿童癌症生存者出现累积的缓慢影响健康的症状，其中 40% 的症状是严重的、致残的，甚至是致命的（Oeffinger et al.，2006）。

f) 性别：女性儿童癌症生存者比男性更有可能出现一种或多种影响健康的慢性症状（Oeffinger et al., 2006）。
g) 暴露于以下五种联合治疗方案中的一种，其出现严重影响健康的症状的危险性至少比预期的危险性高出 10 倍（Oeffinger et al., 2006）。
(1) 胸部放射治疗联合博来霉素治疗。
(2) 胸部放射治疗联合一种蒽环类药物治疗。
(3) 胸部放射治疗联合腹部或盆腔放射治疗。
(4) 蒽环类药物联合烷化剂类化疗药物治疗。
(5) 腹部或盆腔放射治疗联合烷化剂类化疗药物治疗。
5. 对问题的早期判断以及采取适当的干预措施可能会减轻长期问题（Aziz & Rowland, 2003）。

B. 影响的分类
1. 非恶性的生理影响：见表36。
a) 心脏：心肌病、亚临床左心室功能不全、瓣膜疾病、心包疾病和心律失常。
(1) 与蒽环类药物相关的心脏毒性的危险性会随着药物总剂量的不断累积而增加：剂量达到 500mg/m² 时，危险性增加 1%～5%；剂量为 600mg/m² 时，危险性增加 30%；剂量 ≥ 1g/m² 时，危险性增加 50%（Carver et al., 2007）。
(2) 大约有 60% 的儿童癌症患者接受蒽环类药物治疗；其中出现心力衰竭的危险性为 0～16%，出现亚临床心肌病的危险性为 0～57%（Dickerman, 2007）。
(3) 心脏毒性可能会有 25 年的潜伏期，危险性随着时间延长而增加（Carver et al., 2007）。
(4) 铂类化疗药会增加心血管疾病危险因素的危险性，例如肥胖症、脂肪代谢障碍（高密度脂蛋白降低、低密度脂蛋白升高）和高血压（Carver et al., 2007）。
b) 肺：肺部纤维化、阻塞性肺疾病、迟发性间质性肺炎。
c) 肾：肾病。
d) 肌肉骨骼系统：骨质疏松、骨质减少、缺血性坏死。
e) 内分泌：甲状腺激素低下、生长激素缺乏、性腺衰竭。霍奇金病的 25 年生存者甲状腺功能低下的发生率为 25%～50%（Dickerman, 2007）。
f) 中枢神经系统：认知障碍、神经病变、脑白质病、白内障、高频听力丧失、感觉神经改变。
2. 社会心理的影响（COG, 2006）
a) 社会心理障碍：教育问题、社会功能减退。
b) 精神健康障碍：抑郁、焦虑、创伤后应激状态。
c) 政治和职业问题：就业、医疗社会保险、健康照护渠道的通畅以及教育资源的获得。

C. 继发性恶性肿瘤（见表37）
1. 定义：继发性恶性肿瘤是指与原先的肿瘤不同的一个新肿瘤，而不是由原发肿瘤转移的病变（Allan & Travis, 2005）。
2. 继发性恶性肿瘤分两大类
a) AML/MDS 这两种治疗相关的白血病，通常发生在烷化剂或者拓扑异构酶抑制剂化疗后 5 年内（van Leeuwen & Travis, 2001）。
(1) 典型的烷化剂诱导引发的 AML
(a) 危险自治疗后 1～2 年开始，5～10 年达到高峰，然后开始下降。
(b) 出现 MDS 的患者中，半数以上一年内进展为 AML。
(c) 病情进展与染色体 5 和 7 的变异有关。
(2) 拓扑异构酶 II 抑制剂诱导的急性白血病
(a) 治疗后短期内开始出现危险，高峰出现在治疗后 2～3 年。

化学治疗与生物治疗实践指南及建议 327

表 36. 与癌症治疗相关的迟发性反应

器官系统	危险因素	潜在的迟发性反应	评价/护理干预
CNS——认知	阿糖胞苷（大剂量，IV 或 IT） 甲氨蝶呤（大剂量，IV 或 IT） 顺脑放射治疗 TBI CNS 白血病/淋巴瘤 白血病/淋巴瘤复发后，直接对 CNS 进行治疗 超过一种以上的神经毒性化疗药物 IV 或 IT 联合给药，或对 CNS 联合放化疗 高危因素： • 年龄＜3 岁 • 女性 • 发病前已有家族性学习或认知能力障碍 • 放射治疗剂量≥24Gy • 单纯的 TBI（10 Gy）	神经功能障碍： • 执行功能损伤（计划或组织） • 注意力缺失 • 记忆损伤 • 反应速度损伤 • 眼球运动功能损伤 • 学习能力障碍 • IQ 下降 • 行为改变 • 脑白质病 • 痉挛 • 运动失调 • 构音障碍 • 吞咽困难 • 轻微偏瘫 • 谵妄 • 进行性痴呆	每年评估认知、运动、神经感觉功能 每年评估教育和/或职业进展情况 每年进行综合性的神经系统检查 根据病情进行脑部 MRI 检查 根据临床病情，对患神经心理进行基线评价 帮助有学习障碍的患者与学校联系以得到教育帮助（包括心理学家、社会工作者或教育咨询家） 根据病情为患者转介专业的帮助服务 根据病情转诊或咨询神经科专家
CNS——外周神经病变	长春新碱 长春碱 顺铂 卡铂 紫杉烷类 高危因素：顺铂≥300mg/m²	外周神经病变： • 针刺和麻木感 • 下肢垂坠感 • 感觉异常 • 反射消失 • 虚弱 • 雷诺现象	评估手、脚、鼻子、嘴唇、脸颊、耳垂等容易受到压力和寒冷影响的部位是否出现神经系统症状或血管痉挛 每年进行神经系统检查 恰当治疗神经性疼痛 指导患者保护可能受影响的身体部位免受低温或高温的刺激 对于严重的、经常性的血管性疼痛患者，应酌情考虑使用血管扩张药 根据病情安排疼痛小组会诊以控制神经性疼痛
眼部	白消安 糖类化合物 顺脑、睫下或眼部放射治疗 TBI	白内障 角膜结膜炎 视网膜病	每年评估视力的改变情况 建议每年进行一次眼底镜检查 根据病情请眼科专家会诊

表 36. 与癌症治疗相关的迟发性反应（续）

器官系统	危险因素	潜在的迟发性反应	评价/护理干预
耳/听力	卡铂（引起骨髓抑制的剂量） 顺铂 高危因素： • 神经系统恶性肿瘤 • 年龄＜4岁 • 联合脑部放射治疗，或者使用耳毒性药物 • 顺铂≥360mg/m² • 大剂量顺铂治疗（例如每天40mg/m²，连续5天） • 顺铂或耳部放射治疗后使用顺铂 • 耳部放射治疗≥30Gy • 卡铂用于HCT	感觉神经性高频听力丧失 耳鸣 眩晕	每年评估听力困难、耳鸣、眩晕的症状 每年进行耳镜检查 监测基础听力图，如果听力丧失或根据临床症状，每年检查听力图 如果患者接受过耳部放射治疗，则每年测听力图，连续5年，然后每5年测一次 优先建议没有适应证的患者上学时使用护音器或助听器 听力丧失的患者可能需要语音毒治疗 根据病情请耳鼻喉科专家、听力和神经科医生会诊咨询
牙齿	在癌症治疗期间恒牙未发育完好的患者 放射治疗影响口腔或唾液腺的患者 高危因素：年龄＜5岁	牙齿发育不正常 牙齿/牙龈发育不全 牙釉质发育异常 牙釉质发育异常	每年进行口腔检查 每6个月检查牙齿和口腔卫生情况 常规使用氟化物 牙科治疗前进行颌骨曲面断层X线摄影，观察牙根发育
心血管	蒽环类抗生素 环磷酰胺 靶向药物，尤其是曲妥珠单抗 高危因素： • 范围波及心脏的放射治疗与蒽环类抗生素联合使用，以及具有心脏毒性的癌症治疗 • 女性 • 黑人/非洲人种 • 年龄＜5岁 • 患有心脏病 • 多柔比星＞300mg/m² • 胸部放射治疗≥30Gy	心肌病 亚临床心肌损伤 瓣膜损伤 心律失常 冠状动脉疾病 心包损伤	每年评估心脏病史 每年进行心功能检查 根据病情进行亚临床心脏病的筛查 胸部X线摄影，包括SOB、DOE、胸痛、端坐呼吸 超声心动图或MUGA扫描，做好基线情况记录 妊娠前或妊娠期间心功能 根据病情转诊到心脏科 考虑预防心脏病或亚临床疾病的健康教育，包括保持适当的体重和血压，进行有氧运动以及有利于心脏健康的饮食 针对心功能不全的症状或心脏治疗药物的副作用提供预防指南
	卡铂 顺铂	血脂异常	通过快速检查获得血脂谱的基线水平，然后根据年龄或其他危险因素采取预防性筛查 考虑使用他汀类药物治疗血脂异常 为患者提供降低血脂的健康宣教，例如饮食、运动和减轻体重

表 36. 与癌症治疗相关的迟发性反应（续）

器官系统	危险因素	潜在的迟发性反应	评价/护理干预
心血管	顶脑放射治疗≥40Gy	脑血管功能障碍 卒中	每年评估神经系统，包括轻偏瘫、偏瘫、虚弱、失语 每年进行神经系统检查 根据病情做脑MRI增强扫描 根据病情咨询神经内科和神经外科专家 根据病情转诊到物理治疗师和职业治疗师
内分泌	神经内分泌轴的放射治疗 高危因素：放射治疗≥18Gy	生长激素缺乏 代谢综合征	每年评估生长营养状况 生长发育完成前每6个月体检一次，然后每2年检查一次，包括身高、体重，直到发育成熟前每6个月使用坦纳分期系统（Tanner Staging）进行评估 甲状腺功能测定 根据临床症状对体重过重者2年检查一次空腹血糖、血清胰岛素和血脂。体重正常的患者每5年检查一次 生长发育迟缓咨询内分泌科医生 根据病情拍X线片查骨龄 为患者提供促进健康行为的教育，包括保持理想的体重、饮食和运动
肺部	博来霉素 白消安 BCNU CCNU 联合胸部放射治疗或TBI 苯丁酸氮芥 丝裂霉素 · MTX 阿糖胞苷 长春花生物碱类药物 炭化剂 · 放疗和增加放射敏感性化疗联合治疗 · 年龄越小，危险性越高 高危因素： · BCNU≥600mg/m² · 白消安总剂量≥500mg · 博来霉素剂量≥400单位	肺纤维化 间质性肺炎 阻塞性肺疾病	每年评估肺部病史，包括咳嗽、SOB、DOE、哮喘 每年进行肺部体检 查基础胸片，然后根据临床症状检查 检查PFTs检查，包括基础肺活量，然后根据临床症状检查 如果PFTs检查、胸片有明显异常和/或出现临床症状，应进行CT检查 按处方注射肺炎球菌疫苗 按处方每年注射流感病毒疫苗 需要时转诊到肺部专科 提供健康行为，倡导戒烟和保持健康状态的教育 必要时使用皮质类固醇药物、支气管扩张药、祛痰药、抗生素和氧气治疗 为那些高流量氧（如全身麻醉或配套水下呼吸器潜水）可能导致肺部衰竭的接受博来霉素治疗的患者提供预防性指南

表36. 与癌症治疗相关的迟发性反应（续）

器官系统	危险因素	潜在的迟发性反应	评价/护理干预
GI	多柔比星 放线菌素D MTX 6-MP RT 腹部手术	纤维化、狭窄、梗阻 肠炎 粘连 溃疡	每年测身高和体重 40岁后每年肛检一次。每年行粪便潜血试验检查 每年检查CBC以及MCV 每年检查血生化 根据需要提供预防性的饮食指导 根据需要转介或咨询胃肠道专家 扩张需要进行影像学检查 根据纤维化或梗阻反应 指导需要为患者做用药指导，并解释可能出现的副作用 指导患者进食高纤维素饮食
肝	BCNU 放线菌素D MTX 6-MP 硫鸟嘌呤	肝功能异常 肝纤维化 肝硬化 静脉阻塞性疾病	每年的体检包括：巩膜黄疸、全身黄疸、腹水、肝大和脾大 根据临床症状测定基础肝功能 肝功能异常时要做PT测定和肝炎病毒筛查 对持续肝功能异常的患者或1993年前输过血的患者建议接受甲肝和乙肝疫苗接种 对肝炎病毒缺乏免疫力的患者 需要时转介或咨询消化专家 指导患者健康行为，尤其要避免饮酒和使用有肝毒性的药物 根据病情为患者做用药指导，并解释可能出现的副作用
GU	环磷酰胺 异环磷酰胺 盆腔手术合并盆腔放疗 使用美司钠能降低毒性 高危因素： • 环磷酰胺≥3g/m² • 盆腔放射治疗剂量≥30Gy	出血性膀胱炎 膀胱纤维化 排尿功能障碍 膀胱输尿管反流 肾盂积水	每年评估泌尿系统病史，包括血尿、尿频、尿急、尿失禁、无尿、夜尿和排尿异常 每年检查尿常规 指导患者向医务人员汇报无尿或血尿症状 对镜下血尿患者做尿培养、尿肌酐、尿钙、肾和膀胱B超检查 尿培养阴性，镜下血尿且B超异常和/或尿钙/尿肌酐比值异常时，请泌尿科专家会诊

表36. 与癌症治疗相关的迟发性反应（续）

器官系统	危险因素	潜在的迟发性反应	评价/护理干预
GU	顺铂 异环磷酰胺 肾切除 联合使用肾毒性药物（例如氨基糖苷类药物、免疫抑制剂等） 共患病：糖尿病、高血压 高危因素： • 年龄<5岁 • 异环磷酰胺剂量≥60g/m² • 肾放射治疗剂量≥15Gy • 顺铂剂量≥200mg/m²	肾小球功能障碍 肾小管功能障碍 肾功能不全	每年体检包括检查血压、身高和体重 根据临床症状检查基础BUN、SCr和电解质 每年做尿常规分析 对于高血压、蛋白尿或进行性肾功能不全患者，根据病情请专家会诊 患者可能需要低蛋白、低盐饮食 根据病情，患者可能需要用药物治疗高血压 肾切除术后给予健康指导。鼓励患者避免接触性的运动，并保持足够的饮水量。建议患者戴Medic Alert®手链
生殖系统— 睾丸	烷化剂（白消安、BCNU、苯丁酸氮芥、环磷酰胺、异环磷酰胺、CCNU、美法仑、丙卡巴肼、塞替派） 卡铂 顺铂 DTIC 替莫唑胺 手术（睾丸切除术或腹膜后淋巴结切除术） 腹部/盆腔、脑部（神经内分泌轴）放射治疗 睾丸 甲状腺功能障碍 激素治疗 高危因素： • MOPP≥3周期 • 白消安≥600mg/m² • 环磷酰胺≥7.5g/m² • 年龄（青春期男性危，但青春前期腺也会受到影响）盆腔放疗或TBI联合使用烷化剂	性腺功能障碍 发育迟缓或停止 性腺发育缓慢 精子减少，精子活力缺乏 射精障碍 不育	评估发育史 评估性功能 评估药物对性功能的影响 按性腺分期系统每年评估患者的情况 需要时转介咨询或内分泌专家 必要时进行精液分析检查 在性成熟前或以后出现发育迟缓或睾酮缺乏的临床症状时查LH、FSH和睾酮水平 查甲状腺素和促甲状腺素水平 性腺功能低下、非激素敏感或睾酮缺乏的癌症患者可以考虑激素替代治疗 对性腺功能低下或接受激素治疗的患者密切检查骨密度以防骨质疏松 不育症请生殖内分泌专家会诊 采取措施预防睾丸生殖细胞受损 提供生育咨询 指导患者进行睾丸自我检查 根据病情告知患者激素替代治疗的相关知识和不良反应 指导患者预防骨质疏松症和动脉粥样硬化

表 36. 与癌症治疗相关的迟发性反应（续）

器官系统	危险因素	潜在的迟发性反应	评价/护理干预
生殖系统—卵巢	烷化剂（白消安、BCNU、苯丁酸氮芥、环磷酰胺、异环磷酰胺、CCNU、氮芥、美法仑、丙卡巴肼、塞替派） 卡铂 顺铂 DTIC 替莫唑胺 手术（卵巢切除术） 腹部/盆腔、腰骶、脊椎、脑部（神经内分泌轴）放射治疗 高危因素 • MOPP ≥ 3 周期 • 白消安 ≥ 600mg/m² • 环磷酰胺 ≥ 7.5g/m² • 盆腔或全身放射治疗联合使用烷化剂 女性性腺功能受影响的累积剂量高于男性	性腺功能障碍 发育迟缓或停止 月经过少 闭经 月经开始早 不孕	评估发育史 评估月经史、生育史 评估性功能 评估药物对性功能的影响 性成熟前每年按照坦纳分期对系统进行评估 13 岁以后或者出现生长发育迟缓、月经不规则、停经或过早停经时检测 LH，FSH 和雌二醇水平 检测甲状腺素和 TSH 水平 对性腺功能低下或接受癌症激素治疗的患者检查骨密度以防骨质疏松症 性腺功能低下，非激素敏感的癌症的患者可以考虑激素替代治疗 对于不孕症患者、请生殖内分泌专家会诊 有雌激素缺乏或过早绝经相关症状时，给予预防性指导 提供生育咨询和养子替代办法的咨询 提供激素替代治疗的健康指导，以及预防骨质疏松症和动脉硬化症的健康指导 提供女性过早绝经对生育影响的咨询 提供避孕知识的咨询

表 36. 与癌症治疗相关的迟发性反应（续）

器官系统	危险因素	潜在的迟发性反应	评价 / 护理干预
骨骼肌肉系统	类固醇 MTX 激素治疗 颅脑放射治疗 HCT 受者 TBI 生长激素缺乏，性腺功能低下，发育迟缓，甲状腺功能亢进 生活方式因素：钙或维生素 D 的摄入不足，缺乏耐力运动，吸烟，饮酒 高危因素： • 老年 • MTX ≥ 40g/m^2 • 长期的皮质类固醇治疗 • 皮质类固醇治疗合并骨放射治疗 长春花生物碱类药物 截肢	骨质减少 骨质疏松 缺血性坏死 肌无力 功能改变	每年评估骨骼肌肉病史，包括关节痛、肿胀、活动度和活动范围 每年进行骨骼肌肉检查 根据临床指征检查基础骨密度 如果出现骨坏死现象，进行 MRI 检查 如果影像检查出现缺血性坏死现象，应咨询骨外科医生 根据病情进行理疗评价 考虑补充钙和维生素 D 根据病情，当骨质疏松症患者处于骨折高危状态时考虑磷酸盐治疗 根据病情转介到内分泌专家处 对放射部位进行认真对比和测量 每年测量并登记患者的身高、体重和坐高 对放射部位进行影像学研究（基线，快速生长时期每年检查一次，如果正常则每 5 年检查一次） 根据临床症状请骨科专家会诊 鼓励和指导患者做经常性的体育运动，指导内容包括运动范围和强度 控制体重和运动重要性的指导 根据体重对生长和功能受影响的切实预期，提供预防性指导，教会如何使用钙和维生素 D 预防骨质疏松症 针对恶化或有患病倾向的治疗（例如性腺功能低下）

注：Portions of this material have been adapted from the Children's Oncology Group *Long-Term Follow-Up Guidelines*, Version 2.0. Used with permission. Also based on information from Carver et al., 2007; Dickerman, 2007.

BCNU—卡莫司汀；BMI—体质指数；BUN—血尿素氮；CBC—全血细胞计数；CCNU-洛莫司汀；CNS—中枢神经系统；CT—计算机 X 线断层摄影术；DOE—活动时呼吸困难；DTIC—达卡巴嗪；ECG—心电图；FSH—促卵泡激素；GI—胃肠道；GU—生殖泌尿系统；HCT—造血干细胞移植；IQ—智商；IT—鞘内；IV—静脉注射；LFT—肝功能检查；LH—黄体生成素；MCV—红细胞平均细胞体积；MOPP—氮芥、长春新碱、丙卡巴肼、波尼松；MRI—磁共振；MTX—甲氨蝶呤；MUGA—多门控采集扫描；PFT—肺功能检查；PT—凝血酶原时间；RT—放射治疗；MP—巯嘌呤；SC—血清肌酐；SOB—呼吸困难；TBI—全身放疗；TSH—促甲状腺素

表 37. 化疗相关的继发性恶性肿瘤

继发性恶性肿瘤	原发性恶性肿瘤	发病率	危险因素
白血病	乳腺癌	8～10 年的累积发病率小于 0.5%	烷化剂 （Curtis et al., 2006；Park et al., 2005）
	HD	发病高峰为治疗后 5～10 年，发病率为 0.07%～10% RR: 37.5	使用 MOPP 化疗方案发生白血病的概率高于 ABVD 方案（分别是 10% 和 0.7%） （van Leeuwen et al., 2000；van Leeuwen & Travis; 2001）
	SCLC	RR: 6.57	烷化剂 （Curtis et al., 2006）
	NSCLC	RR: 1.47	烷化剂 （Curtis et al., 2006）
	MM	治疗后 50 个月发病率为 17%	烷化剂
	NHL	总 RR: 8.8 15 内发病 男性：RR: 5.65 女性：RR: 19.89	CHOP（RR: 14.2） ACBVP 卡莫司汀 丙卡巴肼 氮芥（RR: 13.0） 苯丁酸氮芥＞1300mg（RR: 6.5） （Andre et al., 2004；Curtis et al., 2006；Tward et al., 2007）
	卵巢癌	治疗后 10 年发病	烷化剂，包括环磷酰胺和美法仑 含铂类药物的化疗方案 （Curtis et al., 2006）
	睾丸癌	RR: 1.6～6.7 中位发病时间：4.5 年	依托泊苷（自 20 世纪 90 年代 PEB 化疗方案成为标准方案以来，危险性不断增高）（Richiardi et al., 2007；van den Belt-Dusebout et al., 2007）
NHL	HD	治疗后 5 年内危险性保持不变或持续增加 25 年累积发病率：3.5% RR: 21.5	危险因素至今仍不明确，可能与原发性肿瘤导致的免疫抑制有关，或者与联合放化疗有关（van Leeuwen et al., 2000；van Leeuwen & Travis, 2001）
子宫内膜癌	乳腺癌	发病率：35%	他莫昔芬 （Curtis et al., 2006）
膀胱癌	NHL	环磷酰胺： 20～49g, RR: 6.0 ＞50g, RR: 14.5	环磷酰胺＞20g 放射治疗 （Curtis et al., 2006；Tward et al., 2007）
	睾丸癌	中位发病时间：20 年 RR: 3.9	髂淋巴结放射治疗（由于 20 世纪 80 年代中期放射治疗部位改为仅照射主动脉旁的淋巴结，因此危险度下降） 没有研究表明单纯化疗会增加膀胱癌发生率；但是，因为 PEB 对人类有致癌作用，而且 PEB 化疗后铂类药物会在尿液中存在近 20 年，所以长期暴露于铂类药物对膀胱癌的发生、发展起重要作用 （van den Belt-Dusebout et al., 2007）
脑瘤	ALL	治疗后 5 年危险性增加至 17 倍	颅内放射治疗剂量为 18～24Gy （Curtis et al., 2006）

表37. 化疗相关的继发性恶性肿瘤（续）

继发性恶性肿瘤	原发性恶性肿瘤	发病率	危险因素
乳腺癌	HD	发病高峰期：治疗结束后 10～20年 25年累积发病率：16% RR：5.2	年龄为40岁或更年轻的患者行大脑皮质放射治疗；年龄越小危险度越高 若治疗年龄＞40岁，则没有额外的发生乳腺癌的危险 采用补救化疗的患者比起初始采用放射治疗或者联合放化疗的患者出现乳腺癌的危险性低，可能因为化疗药物诱导卵巢抑制 （Allan & Travis, 2005; Curtis et al., 2006; van Leeuwen et al., 2000; van Leeuwen & Travis, 2001）
肺癌	HD	RR：7.0 化疗近15年，完成治疗后1～4年易发生化疗相关性肺癌 放射治疗完成后5～9年易出现放射治疗相关性肺癌，甚至可发生于治疗完成后20年以上	胸部放射治疗 危险性随放射治疗剂量的增高而增加 吸烟使危险性明显增加（吸烟的HD生存者发生肺癌的概率为60%） 烷化剂 （Allan & Travis, 2005; Curtis et al., 2006; Travis et al., 2002; van Leeuwen et al., 2000; van Leeuwen & Travis, 2001）
	NHL	RR：1.6～2.45	男性 吸烟 烷化剂 （Andre et al., 2004; Curtis et al., 2006; Tward et al., 2007）
甲状腺癌	HD	RR：15.2	RT （Curtis et al., 2006; van Leeuwen et al., 2000）
胃肠道	HD	RR：8.4	RT （Dores et al., 2002; van Leeuwen et al., 2000）
	睾丸癌	RR：1.27～2.1	RT （Richiardi et al., 2007; van den Belt-Dusebout et al., 2007）
肉瘤	乳腺癌	RR：3～6 潜伏期：5～10年	RT （Curtis et al., 2006）
	HD	RR：12.1 发病高峰：10～20年	RT （Dores et al., 2002; van Leeuwen et al., 2000）
	遗传性视网膜母细胞瘤	RR：43 长达治疗后25年	RT （Curtis et al., 2006）
	软组织肿瘤，神经胶质瘤，尤文肉瘤	平均潜伏期超过15年	RT和烷化剂 （Curtis et al., 2006）
黑色素瘤	HD	治疗后1～4年 RR：5.5	可能与霍奇金病的免疫抑制有关 （van Leeuwen et al., 2000; van Leeuwen & Travis, 2001）
头颈部肿瘤	HD	RR：9.8 （van Leeuwen et al., 2000）	—
泌尿生殖系统肿瘤	宫颈癌	治疗后10～40年以及40年以上发生	RT （Chaturvedi et al., 2007）
	HD	RR：3.5 （van Leeuwen et al., 2000）	—

相对危险度（RR，观察病例/预期的病例）是该癌症在普通人群中的基础发病率与癌症患者治疗后发病率的比值，＞1.0表危险性增加，＜1.0表示危险性降低（Curtis et al., 2006）。

ABVD—多柔比星、博来霉素、长春碱、达卡巴嗪；ACBVP—多柔比星、环磷酰胺、博来霉素、长春地辛、泼尼松；ALL—急性淋巴细胞白血病；CHOP—环磷酰胺、多柔比星、长春新碱、泼尼松；Gy—戈瑞；HD—霍奇金病；MM—多发性骨髓瘤；MOPP—氮芥、长春新碱、丙卡巴肼、泼尼松；NHL—非霍奇金淋巴瘤；NSCLC—非小细胞肺癌；PEB-顺铂、依托泊苷、博来霉素；RR—相对危险度；RT—放射治疗；SCLC—小细胞肺癌

(b) 与先前的 MDS 不相关。
(c) 疾病发展与染色体 11q23、21q22 和 3q23 的易位有关。
b) 实体瘤例如乳腺癌、肺癌、皮肤癌、甲状腺癌、肉瘤，通常在放射治疗或烷化剂化疗后 10～20 年出现。
3．发病率
a) 随访 25 年发现，癌症存活者出现继发性恶性肿瘤的概率比普通人群高 14%（Curtis et al., 2006）。
b) 儿童期恶性肿瘤存活者 25 年内出现继发性恶性肿瘤的累积概率是 3.5%。儿童期癌症生存患者在诊断后的第一个 10 年期间出现继发性恶性肿瘤的危险是普通人群的 8 倍，生存 20 年后出现继发性肿瘤的危险是普通人群的 4 倍（Curtis et al., 2006）。
c) 已存活 15 年以上的儿童期癌症患者，继发性恶性肿瘤是其首要死因（Lawless, Puja, Green, &Mahoney, 2007），霍奇金病的生存者也是如此（Aleman et al., 2003；Travis et al., 2006）。
d) 放射治疗和烷化剂诱发的白血病，通常在治疗的几年内发生，5～10 年为高峰，此后发病率逐渐下降（van Leeuwen & Travis, 2001）。
e) 通常在放射治疗后 5～10 年都要密切关注放射治疗是否诱发实体肿瘤（van Leeuwen & Travis, 2001）。
4．患者相关的危险因素
a) 年龄
(1) 癌症诊断时患者越年轻出现继发性肿瘤的危险性越高。在儿童期癌症生存者中，出现继发性肿瘤的危险是普通人群的 6 倍，癌症诊断的年龄在 18～39 岁之间者出现继发性肿瘤的危险是普通人群的 2～3 倍，癌症诊断的年龄在 40～59 岁之间者出现继发性肿瘤的危险是普通人群的 1.2～1.6 倍（Curtis et al., 2006）。
(2) 青少年出现继发性肿瘤的危险性比青年人高（Barnard & Woods, 2005；Beaty et al., 1995；Oeffinger et al., 2006）。
b) 性别：总体来说，女性患者出现继发性肿瘤的危险性略高于男性患者（Barnard & Woods, 2005；Beaty et al., 1995；Curtis et al., 2006）。
c) 暴露因素（Curtis et al., 2006）
(1) 吸烟和饮酒使出现继发肿瘤的危险性增加 35%（Curtis et al., 2006）。
(2) 摄入热量过高、缺少水果与蔬菜的饮食、肥胖症、缺乏运动等，都会促进继发性肿瘤的发生，包括上呼吸道肿瘤、上消化道肿瘤、肠癌、乳腺癌、女性生殖器官肿瘤（Curtis et al., 2006）。
(3) 感染：例如 HPV、HIV、人类疱疹病毒、EB 病毒、乙肝病毒、丙肝病毒、幽门螺杆菌感染，都可能增加继发性恶性肿瘤的危险性。
d) 免疫功能缺陷增加了继发性恶性肿瘤的发生风险。免疫功能失调可能与原发性肿瘤（例如白血病和淋巴瘤）有关或者与免疫抑制治疗有关。
e) 遗传倾向：具有能够促进原发性肿瘤发生发展基因表型的患者，出现继发性肿瘤的危险性增加。例如，范科尼贫血、考登病，BRCA1 和/或 BRCA2 相关乳腺癌和/或卵巢癌以及 Li-Fraumeni 综合征（Travis et al., 2006）。
5．治疗相关的危险因素
a) 化疗
(1) 化疗会增加与治疗有关的白血病的发生风险。关于放射治疗对化疗后的白血病患者出现继发性肿瘤的影响，文献报道尚不统一

（Abrahamsen et al., 2002；van Leeuwen & Travis, 2001）。
(2) 多种药物联合化疗时，由于药物的作用机制不同，可能会产生协同作用而增加治疗相关白血病的发生风险（van Leeuwen & Travis, 2001）。
(3) 已知的会导致白血病的化疗药物（Cog, 2006）
 (a) 烷化剂
  i) 白消安
  ii) 卡莫司汀
  iii) 苯丁酸氮芥
  iv) 环磷酰胺
  v) 异环磷酰胺
  vi) 洛莫司汀
  vii) 氮芥
  viii) 美法仑
  ix) 丙卡巴肼
  x) 塞替派
 (b) 重金属
  i) 顺铂
  ii) 卡铂
 (c) 拓扑异构酶Ⅱ抑制剂
  i) 表鬼白毒素（依托泊苷、替尼泊苷）
  ii) 蒽环类药物
 (d) 非典型烷化剂
  i) 达卡巴嗪
  ii) 替莫唑胺

b) 放射治疗与放射野附近部位生长的实体瘤相关，通常发生在放疗后的5～10年（Abrahamsen et al., 2002；van Leeuwen & Travis, 2001）。放射剂量和烷化剂类化疗药物剂量的增加与出现继发性恶性肿瘤的危险性相关（Allan & Travis, 2005）。

6. 特殊的原发性肿瘤患者出现继发性恶性肿瘤的危险性
 a) 霍奇金病
  (1) 霍奇金病治疗后25年出现继发性恶性肿瘤的概率为28%，总体来说，相对危险度为7.0（van Leeuwen et al., 2000）。
  (2) 患者罹患AML、NHL、肉瘤、甲状腺癌、肝癌、肺癌、乳腺癌、胃癌、结肠癌、黑色素瘤、宫颈癌和口咽部癌的危险性增加（Curtis et al., 2006；Dores et al., 2002；van Leeuwen et al., 2000）。
  (3) 癌症治疗期间患者年龄越小，出现继发性肿瘤的危险性越高，尤其是在15～20岁接受治疗的青少年癌症患者（Aleman et al., 2003；Beaty et al., 1995；van Leeuwen et al., 2000）。
  (4) 霍奇金病的存活者主要死于继发性恶性肿瘤（Aleman et al., 2003；Travis et al., 2006）。
  (5) 治疗相关性白血病危险性增加的平均时间是在治疗后5～10年，而出现继发性实体瘤的危险则持续至治疗后25年以上（Abrahamsen et al., 2002；Aleman et al., 2003；Dores et al., 2002；van Leeuwen et al., 2000）。
  (6) 年龄为21～30岁的癌症患者在治疗期间是继发AML/MDS的高危人群，而治疗后5～10年是危险的最高峰（Aleman et al., 2003）。
  (7) 小于40岁的、接受过放射治疗的霍奇金病患者患乳腺癌的危险性增加，但在超过40岁的相同患者中未发现该现象（van Leeuwen & Travis, 2001）。
  (8) 化疗作为癌症起始治疗的一部分，不会增加患实体瘤的危险性。然而对复发的患者采取的补救性化疗会增加发生继发性实体瘤的危险性（乳腺癌除外）。与那些起始接受放疗或放化疗联合治疗的患者相比，在复发肿瘤接受补救化疗的患者中发生乳腺癌的危险性下降，这可能是因为化疗药物抑制了卵巢功能（Aleman et al., 2003；van Leeuwen et al., 2000）。
 b) NHL

(1) NHL生存者出现继发性肿瘤的危险性比普通人群高1.14～1.47倍（Tward, Glenn, Pulsipher, Barnette, & Gaffney, 2007）。
(2) 患者出现AML、肉瘤、膀胱癌、头颈部肿瘤、黑色素瘤、肺癌、胃肠道肿瘤、肾癌、霍奇金病和甲状腺癌的危险性增高（Tward et al., 2007）。
(3) 化疗增加了患AML、肺癌、膀胱癌的危险性（Tward et al., 2007）。
(4) 放射治疗增加了患肉瘤、乳腺癌、间皮瘤的危险性（Tward et al., 2007）。
(5) NHL生存者出现乳腺癌、前列腺癌和骨髓瘤的总体危险性明显下降（Tward et al., 2007）。
(6) 年轻癌症患者尤其是年龄<25岁时接受治疗者，出现继发性肿瘤的危险性显著增加（Tward et al., 2007；Tward, Wendland, Shrieve, Szabo, & Gaffney, 2006）。

c）睾丸癌
(1) 睾丸癌生存者出现继发性恶性肿瘤的危险性是普通人群的1.7倍（Richiardi et al., 2007；van den Belt-Dusebout et al., 2007）。
(2) 睾丸癌患者放射治疗范围内的器官继发恶性肿瘤的危险性增加，例如胃、胆囊、胆管、胰腺、膀胱、肾；其发生局部软组织瘤、非黑色素瘤皮肤癌的危险性也增加，还会出现化疗诱导的AML（Richiardi et al., 2007；van den Belt-Dusebout et al., 2007）。
(3) 化疗增加了与放射治疗相关的继发性恶性肿瘤的危险性（van den Belt-Dusebout et al., 2007）。
(4) 癌症治疗期间，患者年龄越小，出现继发性恶性肿瘤的危险性越高（van den Belt-Dusebout et al., 2007）。
(5) 出现继发性恶性肿瘤的中位时间是癌症治疗后20年（van den Belt-Dusebout et al., 2007）。

d）宫颈癌（Chaturvedi et al., 2007）
(1) 宫颈癌生存者出现HPV相关癌症的危险性增高（咽部、会阴部、直肠肛门部）。宫颈癌生存者出现吸烟相关癌症的危险性增加（咽部、气管、支气管、肺、胰腺和膀胱）。
(2) 经过40年的随访，与普通女性群体相比，患有宫颈癌并接受放射治疗的患者出现继发性肿瘤，尤其接受大剂量放射治疗的部位（结肠、直肠、肛门、膀胱、卵巢和会阴部）出现继发性肿瘤的危险性增加（Curtis et al., 2006）。50岁以前被诊断为宫颈癌的患者40年内出现继发性肿瘤的累积危险度是22%，50岁以后被诊断为宫颈癌的患者该危险度为16%。

e）乳腺癌：乳腺癌生存者出现唾液腺癌、食管癌、胃癌、结肠癌、乳腺癌、子宫癌、卵巢癌、甲状腺癌、肉瘤、黑色素瘤、AML的危险性增加（Curtis et al., 2006）。

f）儿童恶性肿瘤
(1) 儿童期癌症生存者5年内死亡的主要原因是恶性肿瘤复发（Barnard & Woods, 2005）。
(2) 儿童期癌症生存者诊断继发性恶性肿瘤的平均年龄为27岁，继发性肿瘤平均发展时间为15年，生殖泌尿系统占35%，头颈部占32%，胃肠道占23%，其他部位占10%（Bassal et al., 2006）。
(3) 儿童期诊断的癌症患者（中枢神经系统肿瘤除外）出现继发性恶性肿瘤的危险性明显增高，神经母细胞瘤和软组织肉瘤患者的危险性最高。神经母细胞瘤的生存者出现肾细胞瘤的危险性是普通人群的329倍，霍奇金病生存者出现胃肠道恶性肿瘤的危险性是普通人群的4.5倍，软组织肉瘤、神经母细胞瘤和白血病的生存者出现头颈部恶性肿瘤的危险性也显著增加（Bassal et al., 2006）。

(4) 治疗相关的AML/MDS的危险指数为7.92，出现的中位时间是诊断后6年（Barnard & Woods, 2005）。

(5) 儿童期软组织肉瘤生存者出现AML、黑色素瘤、女性乳腺癌、骨肉瘤、软组织肉瘤和口腔癌的危险性增高（Cohen, Curtis, Inskip, & Fraumeni, 2005）。

(6) 儿童期急性淋巴细胞白血病生存者5年内出现继发性肿瘤的危险性增加至5倍，尤其是出现脑部肿瘤、甲状腺癌、口腔癌（特别是唾液腺肿瘤）、骨肿瘤和AML。脑部恶性肿瘤生存者的危险性最高增加至17倍（Curtis et al., 2006）。

g) HSCT受者

(1) HSCT受者出现继发性实体瘤、治疗相关的白血病/MDS和移植后淋巴组织增生病变的危险性增高（Baker et al., 2003；Forrest et al., 2003）。

(2) 年龄较小的癌症患者尤其是小于10岁的患者，骨髓移植后出现移植后恶性肿瘤的危险性增加（Baker et al., 2003；Bhatia et al., 2001）。

(3) 发生甲状腺恶性肿瘤的相对危险度是3.26。年龄小于10岁、放射治疗、女性和慢性GVHD会明显增加其危险性（Cohen et al., 2007）。

7. 病理生理学

a) 化疗和放疗引起DNA受损从而导致细胞死亡。然而，如果发生非致死性的DNA损伤，那么DNA修复在预防发生继发性肿瘤的过程中起着非常重要的作用（Allan & Travis, 2005）。

(1) 烷化剂将烷化基团转移到DNA，引起DNA不相配，阻断DNA复制和转录。而DNA不相配的修复机制则负责修复这种细胞损伤，否则细胞会发生凋亡。如果DNA功能紊乱或染色体不稳定的细胞存活下来，就可能导致恶性肿瘤（Allan & Travis, 2005；Tward et al., 2007）。

(2) 拓扑异构酶抑制剂会引起DNA双链断裂，导致细胞凋亡。如果细胞存活下来，这些DNA断裂可能会导致白血病基因或其他关键的转录基因发生染色体置换，这将导致白血病发生（Allan & Travis, 2005；Tward et al., 2007）。

(3) 放射治疗可能会诱发DNA突变，导致染色体异常或其他基因不稳定。随着时间的延长，可能导致恶性肿瘤的发生（Tward et al., 2007）。

b) 化疗和放射治疗与其他因素例如吸烟、基因结构、激素水平和免疫功能相互作用，可能促进继发性肿瘤的发生（Allan & Travis, 2005）。

D. 合作管理

1. 生存期的综合性护理（COG, 2006；Hewitt et al., 2005；Oeffinger & McCabe, 2006）：癌症患者完成原发性肿瘤治疗后，医院要为患者提供综合性的护理小结，清晰地解释随访计划。这个生存期护理计划必须由参与肿瘤治疗护理的主要人员提供。护理计划应该提供关键信息以满足生存者长期护理的需要。

a) 治疗计划小结

(1) 诊断日期

(2）生存者疾病诊断时的年龄
(3）所接受的化疗药物和剂量
(4）所有放射野和每个放射野的放射总剂量（Gy）（胸部、胸椎以及上腹部放射治疗，包括接受第一次放射剂量的年龄）
(5）相关的外科手术名称
(6）相关的其他治疗方法的名称
(7）与癌症治疗相关的并发症
b）癌症治疗潜在的长期影响
c）建议随访时间和内容等特殊信息
d）关于疾病预防措施和保持健康的建议
e）关于就业和医疗保险的法律保障信息
f）如何获得社区社会心理服务
2．生存期护理模式（Oeffinger & McCabe，2006）
a）咨询模式：初级肿瘤护理小组将癌症生存者转入长期随访门诊会诊一次。长期随访门诊为患者提供综合性的生存期护理计划。
b）执业护士（NP）主导的癌症生存者门诊模式：生存者治疗完成后转给从事生存期护理的执业护士。执业护士与初级保健医生共同为癌症生存者提供照顾。执业护士应与初级保健医生经常沟通，提供患者的癌症病史和随访护理的特殊建议。
c）多学科综合门诊模式：这种模式由儿科长期随访门诊发展而来。多学科综合门诊工作人员由医生、肿瘤专科执业护士、社会工作者、心理学家、管理者和接受过癌症生存照护培训的咨询医师组成。执业护士在合作照顾与实施护理的团队中承担中心角色。

E．预防性筛查建议
1．对癌症患者的放射野皮肤和软组织要进行终生的全面评价和再评估。
2．对生存者要按照成年人癌症筛查建议进行随访。这对于儿童期癌症生存者尤为重要，他们有提前出现成年后癌症的危险。
3．接受过斗篷照射野放射治疗的女性青春期患者要每月进行乳腺自查，乳腺医学检查应每年一次。放射治疗8年后必须开始每年一次的乳房X线检查（van Leeuwen & Travis，2001）。
4．癌症患者要接受戒烟咨询（Curtis et al., 2006）。
5．与癌症生存者探讨体重管理和运动方案。

F．患者和家庭教育
1．提供有关疾病、治疗相关的潜在迟发性反应的信息。
2．解释出现继发性恶性肿瘤的风险、开始的时间、典型症状和体征，解释随访的重要性。

G．专业人员的教育
1．教育指导初级保健专业人员。当肿瘤科医生不再对癌症生存者进行随访时，初级保健专业人员将为生存者提供照顾。癌症生存期计划包括治疗潜在的长期治疗反应和随访建议，这对不熟悉患者病情和治疗的初级专业人员是很有帮助的。
2．确保健康照护者获得与患者相同的关于继发性肿瘤的信息，并且知晓随访建议。

H．护理评估（见表36）
1．收集病史
a）患者所接受的化疗、手术治疗和放射治疗
b）治疗期间患者出现的毒性反应
c）生理和心理状况
d）原有的疾病可能会加重治疗反应，或者与治疗的远期反应有协同作用，或促进了继发性恶性肿瘤的发生
2．体检。

3. 查阅实验室检查结果，包括血常规、血生化和尿常规检查等。
4. 查阅影像检查结果，例如胸片、骨扫描结果。
5. 查阅肺功能检查和心电图检查结果。

参考文献

Abrahamsen, A.F., Andersen, A., Nome, O., Jacobsen, A.B., Holte, H., Abrahamsen, J.F., et al. (2002). Long-term risk of second malignancy after treatment of Hodgkin's disease: The influence of treatment, age and follow-up time. *Annals of Oncology, 13*(11), 1786–1791.

Aleman, B.M.P., van den Belt-Dusebout, A.W., Klokman, W.J., van't Veer, M.B., Bartelink, H., & van Leeuwen, F.E. (2003). Long-term cause-specific mortality of patients treated for Hodgkin's disease. *Journal of Clinical Oncology, 21*(18), 3431–3439.

Allan, J.M., & Travis, L.B. (2005). Mechanisms of therapy-related carcinogenesis. *Nature Reviews. Cancer, 5*(12), 943–955.

American Cancer Society. (2008). *Cancer facts and figures, 2008.* Atlanta, GA: Author.

Andre, M., Mounier, N., Leleu, X., Sonet, A., Brice, P., Henry-Amar, M., et al. (2004). Second cancers and late toxicities after treatment of aggressive non-Hodgkin lymphoma with the ACVBP regimen: A GELA cohort study on 2837 patients. *Blood, 103*(4), 1222–1228.

Aslett, H., Levitt, G., Richardson, A., & Gibson, F. (2007). A review of long-term follow-up for survivors of childhood cancer. *European Journal of Cancer, 43*(12), 1781–1790.

Aziz, N.M., & Rowland, J.H. (2003). Trends and advances in cancer survivorship research: Challenge and opportunity. *Seminars in Radiation Oncology, 13*(3), 248–266.

Baker, K.S., DeFor, T.E., Burns, L.J., Ramsay, N.K.C., Neglia, J.P., & Robison, L.L. (2003). New malignancies after blood or marrow stem-cell transplantation in children and adults: Incidence and risk factors. *Journal of Clinical Oncology, 21*(7), 1352–1358.

Barnard, D.R., & Woods, W.G. (2005). Treatment-related myelodysplastic syndrome/acute myeloid leukemia in survivors of childhood cancer—An update. *Leukemia and Lymphoma, 46*(5), 651–663.

Bassal, M., Mertens, A.C., Taylor, L., Neglia, J.P., Greffe, B.S., Hammond, S., et al. (2006). Risk of selected subsequent carcinomas in survivors of childhood cancer: A report from the childhood cancer survivor study. *Journal of Clinical Oncology, 24*(3), 476–483.

Beaty, O., III, Hudson, M.M., Greenwald, C., Luo, X., Fang, L., Wilimas, J.A., et al. (1995). Subsequent malignancies in children and adolescents after treatment for Hodgkin's disease. *Journal of Clinical Oncology, 13*(3), 603–609.

Bhatia, S., Louie, A.D., Bhatia, R., O'Donnell, M.R., Fung, H., Kashyap, A., et al. (2001). Solid cancers after bone marrow transplantation. *Journal of Clinical Oncology, 19*(2), 464–471.

Carver, J.R., Shapiro, C.L., Ng, A., Jacobs, L., Schwartz, C., Virgo, K.S., et al. (2007). American Society of Clinical Oncology clinical evidence review on the ongoing care of adult cancer survivors: Cardiac and pulmonary late effects. *Journal of Clinical Oncology, 25*(25), 3991–4008.

Chaturvedi, A.K., Engels, E.A., Gilbert, E.S., Chen, B.E., Storm, H., Lynch, C.F., et al. (2007). Second cancers among 104,760 survivors of cervical cancer: Evaluation of long-term risk. *Journal of the National Cancer Institute, 99*(21), 1634–1643.

Children's Oncology Group. (2006). *Long-term follow-up guidelines for survivors of childhood, adolescent and young adult cancers.* Version 2.0-March 2006. Retrieved January 15, 2008, from http://www.survivorshipguidelines.org/pdf/LTFUGuidelines.pdf

Cohen, A., Rovelli, A., Merlo, D.F., van Lint, M.T., Lanino, E., Bresters, D., et al. (2007). Risk for secondary thyroid carcinoma after hematopoietic stem-cell transplantation: An EBMT Late Effects Working Party study. *Journal of Clinical Oncology, 25*(17), 2449–2454.

Cohen, R.J., Curtis, R.E., Inskip, P.D., & Fraumeni, J.F. (2005). The risk of developing second cancers among survivors of childhood soft tissue sarcoma. *Cancer, 103*(11), 2391–2396.

Curtis, R.E., Freedman, D.M., Ron, E., Ries, L.A.G., Hacker, D.G., Edwards, B.K., et al. (Eds.). (2006). *New malignancies among cancer survivors: SEER cancer registries, 1973–2000* (NIH Pub. No. 05-5302). Bethesda, MD: National Cancer Institute.

Dickerman, J.D. (2007). The late effects of childhood cancer therapy. *Pediatrics, 119*(3), 554–568.

Dores, G.M., Metayer, C., Curtis, R.E., Lynch, C.F., Clarke, E.A., Glimelius, B., et al. (2002). Second malignant neoplasms among long-term survivors of Hodgkin's disease: A population-based evaluation over 25 years. *Journal of Clinical Oncology, 20*(16), 3484–3494.

Forrest, D.L., Nevill, T.J., Naiman, S.C., Le, A., Brockington, D.A., Barnett, M.J., et al. (2003). Second malignancy following high-dose therapy and autologous stem cell transplantation: Incidence and risk factor analysis. *Bone Marrow Transplantation, 32*(9), 915–923.

Hewitt, M., Greenfield, S., & Stovall, E. (Eds.). (2005). *From cancer patient to cancer survivor: Lost in transition.* Washington, DC: National Academies Press. Retrieved January 15, 2008, from http://www.nap.edu/catalog.php?record_id=11468

Lawless, S.C.W., Puja, V., Green, D.M., & Mahoney, M.C. (2007). Mortality experiences among 15+ year survivors of childhood and adolescent cancers. *Pediatric Blood and Cancer, 48*(3), 333–338.

Oeffinger, K.C., & McCabe, M.S. (2006). Models for delivering survivorship care. *Journal of Clinical Oncology, 24*(32), 5117–5124.

Oeffinger, K.C., Mertens, A.C., Sklar, C.A., Kawashima, T., Hudson, M.M., Meadows, A.T., et al. (2006). Chronic health conditions in adult survivors of childhood cancer. *New England Journal of Medicine, 355*(15), 1572–1582.

Park, M.J., Park, Y.H., Ahn, H.J., Choi, W., Paik, K.H., Kim, J.M., et al. (2005). Secondary hematological malignancies after breast cancer chemotherapy. *Leukemia and Lymphoma, 46*(8), 1183–1188.

Richiardi, L., Scélo, G., Boffetta, P., Hemminki, K., Pukkala, E., Olsen, J.H., et al. (2007). Second malignancies among survivors of germ-cell testicular cancer: A pooled analysis between 13 cancer registries. *International Journal of Cancer, 120*(3), 623–631.

Travis, L.B., Gospodarowicz, M., Curtis, R.E., Clarke, E.A., Andersson, M., Glimelius, B., et al. (2002). Lung cancer following chemotherapy and radiotherapy for Hodgkin's disease. *Journal of the National Cancer Institute, 94*(3), 182–192.

Travis, L.B., Rabkin, C.S., Brown, L.M., Allan, J.M., Alter, B.P., Ambrosone, C.B., et al. (2006). Cancer survivorship—Genetic susceptibility and second primary cancers: Research strategies and recommendations. *Journal of the National Cancer Institute, 98*(1), 15–25.

Tward, J., Glenn, M., Pulsipher, M., Barnette, P., & Gaffney, D. (2007). Incidence, risk factors, and pathogenesis of second malignancies in patients with non-Hodgkin lymphoma. *Leukemia and Lymphoma, 48*(8), 1482–1495.

Tward, J.D., Wendland, M.M., Shrieve, D.C., Szabo, A., & Gaffney, D.K. (2006). The risk of secondary malignancies over 30 years after the treatment of non-Hodgkin lymphoma. *Cancer, 107*(1), 108–115.

van den Belt-Dusebout, A.W., de Wit, R., Gietema, J.A., Horenblas, S., Louwman, M.W.J., Ribot, J.G., et al. (2007). Treatment-specific risks of second malignancies and cardiovascular disease in 5-year survivors of testicular cancer. *Journal of Clinical Oncology, 25*(28), 4370–4378.

van Leeuwen, F.E., Klokman, W.J., van't Veer, M.B., Hagenbeek, A., Krol, A.D.G., Vetter, U.A.O., et al. (2000). Long-term risk of second malignancy in survivors of Hodgkin's disease treated during adolescence or young adulthood. *Journal of Clinical Oncology, 18*(3), 487–497.

van Leeuwen, F.E., & Travis, L.B. (2001). Second cancers. In V.T. DeVita Jr., S. Hellman, & S.A. Rosenberg (Eds.), *Cancer: Principles and practice of oncology* (6th ed., pp. 2939–2964). Philadelphia: Lippincott Williams & Wilkins.

IX. 护理培训与管理

A. 临床实践
1. 课程描述：临床实践使护士能够将所学到的知识直接应用于患者护理。重点强调护士在进行化疗和生物治疗护理前能够正确、完整地演示其临床技能（见附录5和附录6）。
2. 课程目标：临床实践结束时护士将能做到：
   a) 熟练演示护理安全准备、药物保存、药物运送、处置、药物溢出处理、给药、化疗药物和器械的丢弃。
   b) 正确识别特殊化疗药物的物理特性和患者的实验室评估结果。
   c) 正确演示静脉穿刺技术，包括静脉选择和无菌操作技术。
   d) 正确演示各种VADs的使用和护理。
   e) 正确识别患者和家属对特殊化疗药物相关的健康教育的需求。
   f) 正确识别特殊化疗药物外渗或过敏反应所引起的急性的局部或全身系统的反应，并能给予正确的干预措施。
   g) 熟练演示安全给予化疗药物和丢弃化疗废弃物。
   h) 能够描述医院关于化疗药物给药的制度和程序。
   i) 在病历里记录患者的相关信息。
3. 临床活动
   a) 护士要在有资质的带教老师的指导下工作以确保护理安全。
   b) 带教老师和护士在临床实习开始时就要建立起有针对性的学习目标。理想情况下，护士和带教老师要选择特定的患病人群。护士在带教老师的监督下，承担为这些患者制订护理计划的责任。
   c) 在带教老师监督下的临床实习需要多长时间，这要根据护士的能力和技能是否达到了特定的目标和医院的标准来确定。
   d) 护士能够熟练并独立完成非发疱性化疗药物的给药后，再进一步学习发疱性化疗药物给药。
   e) 护士能够向带教老师描述潜在的不良反应、副作用、毒性反应，并能够采取相应的预防或处理措施。
   f) 不同的临床实践环境能够用于护士演示其化疗给药的技能和知识。事实上不是所有的临床环境都能够提供现场化疗教学和培训，可以采用以下几种替代方法：
      (1) 与大型的医疗机构签订合约，介绍护士进行临床实践以满足特殊的教学需求（例如发疱性或非发疱性化疗药物的给药、静脉推注、快速静脉点滴、持续静脉点滴）。
      (2) 当没有适合的患者时，创造一个实验室环境来替代临床部分。
4. 评价：采用根据实习课程目标所制定的评价工具来确定以下几个方面。
   a) 护士对化疗药物知识以及相关护理内涵的掌握情况。
   b) 护士对化疗给药必需技能的掌握情况（例如静脉穿刺、VAD连接和管理、留置导管护理）。
   c) 护士在化疗给药开始前即应该掌握对患者和家属进行健康教育的知识。
   d) 护士掌握处理化疗意外反应的步骤（例如过敏反应、超敏反应、药物外渗）。
5. 临床实践结束后，护士要能够完成上述目标。技能演示可以在模拟的场景中进行（例如技能实验室），或者在有带教经验的临床教学场所进行。建议学习者在有资质的带教人员的监督指导下，至少进行3次化疗给药，其中2次为静脉推注给药，第一次为非发疱性药物，第二次为发疱性药物。
6. 建议护士每年接受继续教育，并评价其工作胜任能力。继续教育内容至少要强调新知识、新进展的培训。可以用以下方法（但不仅仅局限于所提到的方法）进行评价，包括临床考查、质量促进研究、问卷调查、工作胜任情况列表、继续教育课程的参加率、论文的审阅和考试。

B. 制度与程序
　1. 制度帮助医疗机构提高实践的标准，给出可运作的组织框架，并完成组织目标和任务，因而管理机构需要规章制度。程序通常是为完成特定任务而列出的步骤（Scott & Harris，2005）。
　2. 制度一旦确定下来，将以命令的形式要求工作人员严格遵守。如果因为不遵守制度而导致患者的利益受损，个人要负法律责任。医疗机构也将因为工作人员不遵守制度而负法律责任。试想一下在血液科和肿瘤科以外的工作人员，比如，在产科、妇科或风湿病科的护士会处理有毒药物吗？你们的制度是如何规定的？
　3. 建议医疗机构内多学科工作人员参与制定抗肿瘤药物治疗的制度和程序。药剂师、医生、护士和其他部门工作人员的参与有利于制定综合全面的制度。
　4. 抗肿瘤药物治疗相关制度的目录包括：给药、安全查对、废弃物管理、家庭护理、工作人员的体检、药物配置、医嘱制度、查房制度、PPE、布类处理、药物溢出处理、暴露于危险药物的工作制度、工作人员培训、药物外渗、文件制度、药物保存与运送制度。
　5. 为了确保安全，在给予抗肿瘤药物治疗前正确地识别患者是非常重要的。患者身份识别标志是医疗机构常用的一项工作标准，可能包括患者姓名、出生日期、医疗记录编号或者住院号、照片以及社会保险号码。很多医疗机构将这些信息与患者的腕带相结合，能够读取或者电子扫描。当使用容易变换的患者身份识别标志时，例如床号或座位号，必须格外小心。

C. 抗肿瘤药物安全管理问题与护理实践和患者安全密切相关。各级医疗机构对这些内容的陈述也不尽相同。一些最近出现的问题如下：
　1. 长春新碱：全球范围内因粗心大意将长春新碱注射到蛛网膜下腔（IT给药）内曾经导致了一定数量的死亡悲剧。近期由JCAHO（2005）和WHO（2007）发表的文件已经督促医疗机构重新评价长春新碱的给药途径，以及重新评价常规使用的鞘内药物（Institute for Safe Medication Practices，2006）。建议多学科共同审阅药物的配制和执行程序。关于鞘内长春新碱于鞘内安全使用已经有一些较好的建议。
　　a) JCAHO和WHO共同建议长春新碱和其他长春碱类药物稀释在小包装的软袋液体内给药。持不同观点者认为这种做法增加了药物外渗的危险。许多医疗机构的制度反对长春碱类药物通过小包装软袋外周静脉给药。一些癌症中心要求长春碱类药物稀释于小包装的软袋液体中，通过中心静脉给药。请参考这一章节"给药"中的快速静脉滴注部分的建议。
　　b) 长春新碱必须有很清晰的标志。WHO（2007）建议药物标签上写明："仅用于静脉给药途径——如果通过其他途径给药，将会致死。"JCAHO（2005）建议药物标签上写明："鞘内给药将会致死。仅用于静脉给药。注射时才能撕开外包装。"药物包装内的每一只注射器都携带着相同的警示标签。
　　c) 鞘内给药要按照特殊的步骤进行：鞘内给予的药物必须在尽可能接近给药时间之前由药剂师配制（译者注：即现用现配）（JCAHO，2005）。独立包装和运送到相对隔离的区域能够进一步帮助预防差错。
　　d) 建议对于所有抗肿瘤药物，给药前必须由至少两名有执业资格的医务工作者独立核对药名、剂量和给药途径。

2. 肿瘤科以外区域抗肿瘤药物的使用：为患者提供化疗的注册护士（RNS）必须接受专科培训，包括理论和实践，这是ONS的职责所在。参看ONS职责章节中"为接受化疗和生物治疗患者给药和进行照顾的注册护士提供培训"（参见附录7）。该职责包含了抗肿瘤药物使用的途径、适应证和装置。
   a) 所有的护士必须掌握给药的相关知识，包括药理机制、副作用、毒性反应、剂量范围、使用频率、药物的代谢途径，潜在的反应，与其他药物或食物的相互作用。
   b) 医疗机构必须为该机构内的护士制订抗肿瘤药物教育培训计划。一些工作人员需要参加药物或疾病知识培训，而另一些工作人员需要参加综合性抗肿瘤治疗的专科培训。
3. 知情同意记录：在临床试验中，患者接受抗肿瘤药物前由每个医疗机构根据自身情况决定如何或是否签署书面知情同意书。**注意：护士要养成一种好的护理习惯，即在为患者进行每一次化疗前口头询问患者是否愿意接受化疗。在医疗机构内保持制度和实践相一致是很重要的。以下列出几点方法：**
   a) 在医院常规的治疗同意书上列出由患者书面签署接受抗肿瘤治疗的一栏。
   b) 专为抗肿瘤治疗设计知情同意书并作为医疗记录的一部分。
   c) 一些治疗中心使用通用知情同意书。
   d) 不需要签署专门的知情同意书，而是将知情同意直接记录在病历内。

D. 记录
   1. 知情同意书（见附录8）
   2. 护理记录单（见附录1和附录2）
   3. 化疗药物外渗记录表（见附录9）
   4. 临床护理实践评价（见附录5和附录6）

参考文献

Institute for Safe Medication Practices. (2006, February 23). *IV vincristine survey shows safety improvements needed*. Retrieved July 6, 2008, from http://www.ismp.org/Newsletters/acutecare/articles/20060223.asp

Joint Commission on Accreditation of Healthcare Organizations. (2005, July 14). *Preventing vincristine administration errors. Sentinel Event Alert*, Issue 34. Retrieved July 6, 2008, from http://www.jointcommission.org/SentinelEvents/SentinelEventAlert/sea_34.htm

Scott, M.L., & Harris, J.Y. (2005). Organizational design and structure. In M.M. Gullatte (Ed.), *Nursing management: Principles and practice* (pp. 77–91). Pittsburgh, PA: Oncology Nursing Society.

World Health Organization. (2007, July 18). *Information exchange system alert no. 115, QSM/MC/IEA.115*. Retrieved July 6, 2008, from http://www.who.int/medicines/publications/drugalerts/Alert_115_vincristine.pdf

附录1. 护理记录单 [a]					
姓名_____ 年龄_____ 诊断_____					
过敏史_____					
医疗问题_____					
日期					
注册护士签名					
随访形式					
血管通路装置					
冲洗血管通路装置					
评价					
发疱剂输注位置 1~5 左/右					
反应					
黏膜炎 0~3 级					
感染					
治疗方案					
解决情况					
脱发 0~3 级					
出血 是/否					
评价					
腹泻 #次数/24 小时					
治疗方案					
便秘 大便次数/每天或每周					
正常/异常					
治疗方案					
膀胱症状 0~5 级					
治疗方案					
症状减轻 是/否					
疼痛 是/否					
部位					
强度 0~10 级					
疼痛性质					
止痛药					
减轻程度 0~10 级					
疼痛充分缓解 是/否					
评价					

[a] As used at Yale-New Haven Hospital, New Haven, CT

附录 1. 护理记录单 [a] （续）

日期					
失眠 是/否					
治疗方案					
治疗有效 是/否					
疲乏 0~10级					
恶心程度 0~3级					
呕吐 #次数/24小时					
持续时间					
止吐药缓解情况					
评价					
食欲评分 0~4级					
饮食评分 1~5级					
补充物，数量/24小时					
味觉变化 是/否					
其他					
咳嗽 是/否					
有痰 是/否					
治疗方案					
缓解情况 1，2					
气促 0~3级					
吸氧情况					
性生活困难 0~3级					
活动评价 1~4级					
活动虚弱 0~3级					
神经病变 0~3级					
评价					
焦虑 0~3级					
应对有效 是/否					
治疗方案					
心理咨询 是/否					
（专业）家庭护理机构					
姑息护理机构					
家庭保健服务机构					
社会服务机构					
患者宣教 1~7级					
宣教方式					
其他					

附录 1. 护理记录单 a（续）	
关键护理流程	
日期	
注册护士签名	
随访方式	P = 电话随访　　C = 门诊随访
血管通路装置	P = 输液港　　H = Hick-man
冲洗血管通路装置	检查，说明肝素用量
评价	注明是否有取血困难等
注射发疱剂的位置	1-5，见右图 R = 右 /L = 左 2　前臂近端腹侧　　前臂近端背侧　4 1　前臂远端腹侧　　前臂远端背侧　3 　　　　　　　　　手背部　　　　5
反应	描述不适感、烧灼感、荨麻疹部位、沿静脉走行、边缘情况、静脉炎、渗出（需要做标记）、坏死
黏膜炎	0 = 无症状，1 = 疼痛，2 = 溃疡但能进食，3 = 溃疡且不能进食
感染	明确念珠菌、疱疹病毒、细菌或其他感染
治疗方案	药物
解决情况	监测
脱发	0 = 无，1 = 头发变薄，2 = 脱发 50%，3 = 头发几乎全脱
出血	Y = 是　N = 否
评价	明确部位
腹泻次数	次 /24 小时
治疗方案	药物
减轻	Y = 是　N = 否
便秘	次 / 天或周
正常 / 不正常	正常或不正常的排便形态
治疗方案	药物
减轻	Y = 是　N = 否
膀胱症状	0 = 无，1 = 排尿困难，2 = 尿频，3 = 血尿，4 = 尿失禁，5 = 少尿
治疗方案	药物
减轻	Y = 是　N = 否
疼痛	Y = 是　N = 否
部位	
强度	0 = 无痛～10 = 能想象的最痛
性质	C = 持续，I = 间断
止痛药	药物，时间安排
减轻	0 = 未缓解～10 = 完全缓解
疼痛充分缓解	Y = 是　N = 否

附录1. 护理记录单 a（续）

关键护理流程	
失眠	Y = 是　N = 否
治疗方案	药物
治疗效果	Y = 有效　N = 无效
疲乏	0 = 无须休息 ~ 10 = 完全无力
恶心程度	0 = 无，1 = 轻度，2 = 中度，3 = 重度
呕吐次数	次 /24 小时
持续时间	化疗开始后几小时出现 / 化疗开始后几小时停止（如 +3/+18）
止吐药缓解情况	1 = 充分缓解，2 = 未充分缓解
评价	
食欲	0 = 无食欲，1 = 正常的25%，2 = 正常的50%，3 = 正常的75%，4 = 正常的100%
饮食	1 = 固体食物，2 = 流食，3 = 软食，4 = 1，2 + 补充物，5 = 补充物
补充物	说明补充物类型及数量 /24 小时
味觉改变	Y = 是　N = 否
评价	
咳嗽	Y = 是　N = 否
有痰	Y = 有　N = 无
治疗方案	药物
缓解	1 = 充分缓解，2 = 未充分缓解
气促	0 = 无，1 = 轻度，2 = 中度，3 = 重度
吸氧情况	说明氧流量
性生活困难	0 = 无，1 = 轻度，2 = 中度，3 = 重度
活动	1 = 可活动，2 = 借助帮助可活动，3 = 需要轮椅，4 = 卧床
活动无耐力	0 = 无，1 = 轻度，2 = 中度，3 = 重度
神经病变	0 = 无；1 = 手和/或脚的感觉异常，麻木或针刺感；2 = 共济失调性步态；3 = 视觉、听力受损
评价	部位及肌肉无力的病因等
焦虑	0 = 无，1 = 轻度，2 = 中度，3= 重度
应对有效	Y = 是　N = 否
治疗方案	治疗药物
心理咨询	Y = 是　N = 否
家庭护理机构	机构的名称，参加及结束时间
姑息护理机构	核实
家庭保健服务机构	核实，记录小时数 / 天或周
社会服务机构	核实
患者健康教育	1 = 化疗不良反应，2 = 症状管理，3 = 紧急情况，4 = 家庭护理资源，5 = 社会支持，6 = 应对方式，7 = 特殊内容
健康教育资料	给予宣教手册、录像等
其他	其他［例如不满意之处、问题、（造口、置管等）装置］

注：From "A Nursing Flow Sheet for Documentation of Ambulatory Oncology," by J.M.Moore and M.T.Knobf, 1991, *Oncology Nursing Forum*, 18（5），pp.933-939.Copyright 1991 by Oncology Nursing Society. Reprinted with permission.

附录 2. 化学治疗护理记录单 [a]

治疗计划：抗肿瘤药物的名称及剂量	时间							
	研究的时间							
	过程							
	剂量							
	输液							
症状	表现							
	疼痛							
	饮食							
	呕吐							
	腹泻/便秘							
	出血							
	黏膜表现							
	呼吸系统症状							
	泌尿系统症状							
	中枢神经系统症状							
体格检查	体重							
	体温/呼吸							
	血压/脉搏							
	皮肤/口腔							
	乳腺/淋巴结							
	胸腔							
	心脏							
	腹部							
	肝/脾							
	神经系统							
	直肠							
肿瘤测量	状态							
	1							
	2							
	3							
	4							
实验室检查	白细胞							
	中性粒细胞							
	淋巴细胞							
	单核细胞							
	血红蛋白　血细胞比容							
	网织红细胞							
	血小板							
	血尿素氮　肌酸转运分子							
	尿酸　钙离子							
	谷草转氨酶　乳酸脱氢酶							
	碱性磷酸酶							
	直接胆红素/间接胆红素							
	癌胚抗原							
	影像学							
	初步诊断							

护理记录_____　MR#_____

DX_____

护理记录第_____页

后续记录见背面

年龄：_____

身高：_____

体表面积（m²）_____

体重（lb/kg）_____

[a] As used at Beth Israel Deaconess Hospital in Boston, MA

附录2. 化学治疗护理记录单[a]（续）

给药	日期							
	静脉输液部位							
	针的类型及型号							
	不良反应							
	治疗计划：药物及给药方法							
患者教育	制定对以下症状的护理指导							
	1. 恶心／呕吐							
	2. 骨髓抑制							
	3. 口腔症状							
	已明确的标准自我护理方法							
护理观察／评估／管理	对宣教的初步了解（患者签名）							
	护士							
	I＝初步教育，R＝复述，W＝书面材料，P＝查看进一步资料，N/A＝不适用，S＝观察或报告副作用							
重要	护士签名		护士签名		护士签名		护士签名	
	护士签名		护士签名		护士签名		护士签名	

注：From "Flowsheet Documentation of Chemotherapy Administration and Patient Teaching," by M.Lynch and L.Yanes，1991，Oncology Nursing Forum，18(4)，pp.777-783.Copyright 1991 by the Oncology Nursing Society. Adapted with permission.

附录3. 居家患者化学治疗的安全管理

您现在正在接受癌症的化疗，请您务必采取一定的预防措施防止他人意外接触到化疗药物。这份说明会教给您和家人如何避免化疗药物暴露，以及如何处理您家中的化疗废弃物。

化疗药物是危险的

化疗药物是危险的。接触过药物的器械或其他物质（例如注射器、针头）均被化疗药物污染。无论您如何用药，化疗药物仍然会在您的身体里存在几个小时，有时甚至会持续到您治疗后的几天。化疗药物会通过您的尿液和粪便清除。您的呕吐物中可能同样会有一定量的化疗药物。

危险药物的处理

被化疗药物污染的物质需要放置在特殊标记的容器里进行处理。您会收到一个标有化疗废物或类似警告标签的厚实的塑料容器。请把接触过化疗药物的手套和设备于使用后置入这个容器中。如果废物太大而不能放进这个塑料容器内，把它单独放入塑料袋子并用橡胶带子紧紧地封好。把尖锐的物品放到坚硬的塑料容器中。向您提供药物和设备的公司会告诉您谁会来清理这些废弃容器。

排泄物处理

您可以像往常一样使用厕所（化粪池或排污管道）。在接受化疗后48小时内，每次排便盖上马桶盖后冲水2次。如果尿液或粪便沾染到皮肤上，您需要先用肥皂洗手，然后用水冲洗，然后再次洗手。孕妇应避免直接接触化疗药物或被其污染的废物。

清洗衣物

除非您的衣物被化疗药物污染，否则您可像往常一样进行清洗。如果被污染了，您需要戴上手套小心清洗，以防药物沾到您手上。

皮肤护理

化疗药物溅到皮肤上会导致皮肤刺激。如果发生这种情况，您需要用肥皂和清水彻底清洗被溅到的区域，然后晾干。如果皮肤发红持续超过1小时或者发生炎症，您需要通知您的医生。您可以在处理化疗药物、相关设备及废弃物时戴上手套，从而预防化疗药物通过皮肤吸收。

眼部护理

如果化疗物质溅到了您的眼睛里，请用清水冲洗10~15分钟并通知您的医生。

常见问题与答案

在我化疗期间，家属与我接触安全吗？
是的。共同进餐、从事喜爱的活动、拥抱和亲吻都是安全的。

家属和我共用厕所是否安全？
是的。只要化疗废物已经从厕所清除，共用就是安全的。

如果我大小便失禁，我该怎么办？
您可以使用一次性的、背面有塑料后衬的尿布或可吸收尿便的尿片。一旦弄脏，及时更换，并用肥皂和水清洗皮肤。如果您有造口，在清空或更换造瘘袋时需要戴手套。请将换下来的造口用物丢进化疗废物容器。

如果我使用便盆、尿壶或者便桶，该怎么办？
您的照顾者在倾倒代谢废物时需要戴手套。每次倒完之后，用清水洗刷便盆或尿桶，每天至少用肥皂和水彻底清洗一次。

如果我呕吐了，该怎么办？
清理盛放呕吐物容器时需要戴手套，每次用完后冲洗这个容器，并用肥皂和水每天至少清洗一次。

在我治疗期间进行性生活安全吗？
向您的医生和护士咨询这个问题。微量的化疗药物可能会在治疗后在阴道分泌物或者精液中存在超过48小时，因而必须格外注意。

我在家里如何储存化疗药物？
将化疗药物和仪器置于儿童和宠物接触不到的安全地方。由于湿度过大可能会破坏化疗药物，因而不要将其储存于浴室里。查看药物标签，看您的化疗药物是否需要冷藏或避光。确保所有的药物都有完整的标识。

附录3. 居家患者化学治疗的安全管理（续）

我将化疗物品丢至垃圾桶里安全么？

不安全。化疗药物有危险，应该单独处理。如果您在家接受化疗，您应该用特殊的容器盛放化疗药物和相关设备，包括使用过的注射器、针头、管路、袋子、避光盒、药水瓶等。这个容器应该是硬塑料制成的，并标有"危险废物"或"化疗药"。

我能带着化疗药旅行么？

可以。一般来说旅行是没有问题的，但是有些化疗药物需要特殊的储存条件（如冷藏），您可能需要特殊安排。与您的护士、医生或供药方联系，获得进一步的说明。无论您采取何种旅行方式（飞机、汽车或者其他），您都需要将化疗药物密封于塑料袋中。

如果化疗药物泄漏了，我该怎么办？

如果您在家接受化疗，您应该准备处理化疗药物泄漏的专用袋。在化疗药物泄漏事件中，打开泄漏专用袋并穿戴两副手套、面具、长外衣和护目镜。用可废弃的海绵吸收外溅的药液。用肥皂和水清理污染区域。将所有的用物包括手套、面罩、长外衣和护目镜丢入化疗废物容器里。

注：Based on information from international Agency for Research on Cancer（2007）. *Overall evaluations of carcinogenicity to humans*. Retrieved November 8, 2007. from http://monographs.iarc.fr/ENG/Classification/crthall.php

附录 4. 外渗

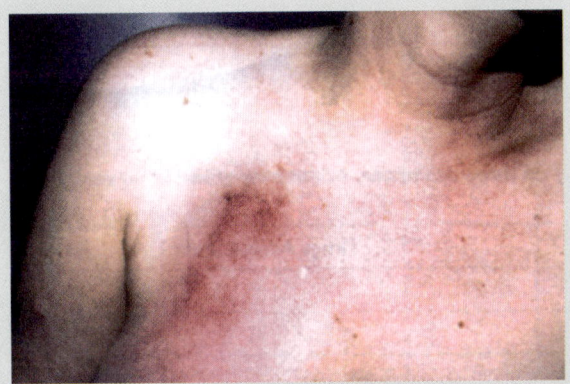

照片 1. 多柔比星外渗引起输液港部位出现红斑（2 月 14 日）

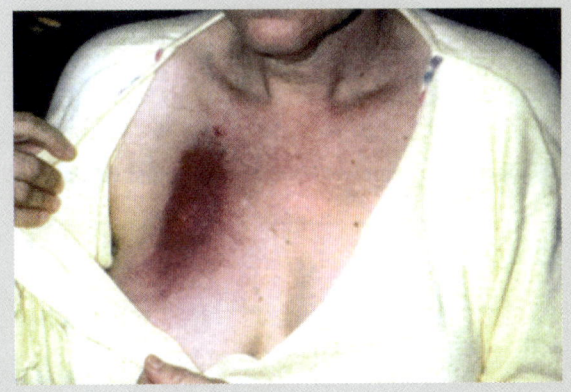

照片 2. 开始出现皮肤坏死（2 月 28 日）

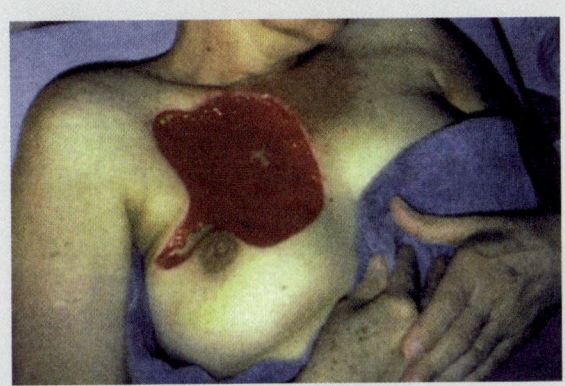

照片 3. 对外渗部位进行清创（3 月 18 日）

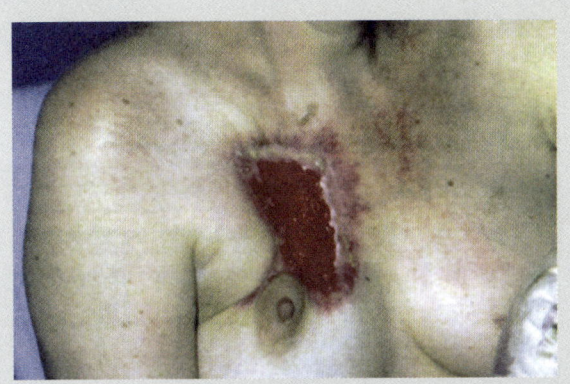

照片 4. 清创部位外部开始出现结痂（6 月 5 日）

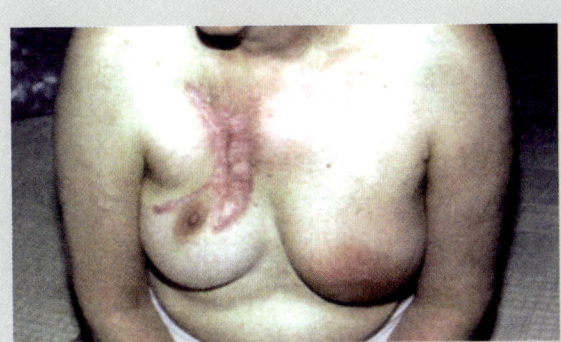

照片 5. 外渗 10 个月后这个部位痊愈并形成瘢痕

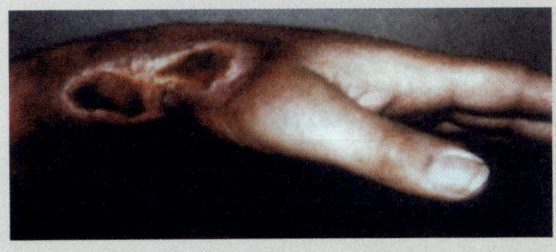

照片 6. 发疱剂外渗造成的严重组织坏死

注：Photos 1-5 from "Chemotherapy Extravasation From Implanted Ports," by L. Schulmeister and D. Camp-Sorrell, 2000, *Oncology Nursing Forum*, 27（3）, p.534. Copyright 2000 by Oncology Nursing Society. Reprinted with permission. Photo 6 courtesy of Rita Wick-ham, RN, PhD, AOCN®. Used with permission.

附录 5. 临床护理实践评价——第一部分

肿瘤化疗给药资质评价记录单

姓名＿＿＿＿＿＿＿＿＿＿＿＿＿＿＿＿＿＿＿＿

担任化疗资质审核的护士必须从三个阶段证明护士具备化疗给药资质。该护士应当在监督下完成至少一次发疱剂的给药过程。

化疗资质审核护士	日期	化疗给药

	签名（首字母）		
给药前			
1．如果需要，与药房和其他部门协调给药时间			
2．确认已签署治疗知情同意书			
3．确认化验值在可接受范围内，如果需要，向医生或执业护士报告化验结果			
4．确认医嘱，正确转述			
5．再次计算体表面积和药物剂量			
6．确认化疗医嘱的药物、剂量、给药方式和途径			
7．确认已经完成对患者的宣教、预处理、预先水化和其他准备工作			
给药时			
1．与药剂师或其他护士核对医嘱与所给药物是否一致			
2．确认患者			
3．使用手套、防护服以及其他安全保护措施			
4．确认静脉通路是否可用，选取合适的静脉位置			
5．用 5～10ml 生理盐水冲管，确认针是否在静脉内			
6．演示安全的给药方式：			
● 通过侧臂或者中心静脉推注，每推注 3～5ml 需检查管路是否通畅（对儿科患者要更少量）			
● 确认合适的给药速度			
● 使用不同药物之间要冲管			
7．演示对药物的特殊急性副作用给予正确的监测和观察			
8．描述出现外渗时应给予的正确护理措施			
9．描述出现超敏反应时应给予的正确护理措施			
给药后			
1．用至少 5～10ml 的生理盐水冲管			
2．正确移除输液管路装置或冲洗/维护 VAD			
3．根据流程丢弃化疗废弃物			
4．记录给药、宣教以及患者反应			
5．与患者、家属和相关人员交流治疗后的事宜			

附录 6. 临床护理实践评价——第二部分

根据护士在表格中所列项目中的表现是否合格，在相应的栏目中打钩。如果难以确认，在"难以判定"中打钩。在每一条目的评论中，列举出护士是如何达到要求的或者是如何表现的。

	是	否	难以判定
1. 参与医生、护士或其他健康照顾者（如家庭护理者或营养师）的多学科小组护理计划。 评论：			
2. 参与化疗并发症的护理，采取措施尽可能预防或减少并发症。 评论：			
3. 与患者及其家庭成员讨论护理计划，尝试根据患者的要求来采取不同措施。 评论：			
4. 指导患者如何护理头发与头皮，采取措施减少头发丢失和形象受损。 评论：			
5. 回顾实验室检查指标，给予骨髓抑制患者关于保持能量、预防感染和出血措施的正确建议。 评论：			
6. 辨识出有口腔炎危险的患者，给予他们口腔保健知识以及预防措施。 评论：			
7. 展示采用药物、放松、转移注意力等方式来预防和管理恶心与呕吐的知识。 评论：			
8. 告知患者预防及管理胃肠道并发症（例如便秘、腹泻）。 评论：			
9. 通过辨识和采取护理措施来预防或管理潜在或已存在的过敏反应。 评论：			
10. 在备药、配药和弃去化疗药物过程中采取正确的防护措施。 评论：			
11. 展示足够的知识和技能来评估、管理、随访化疗药物外渗患者。 评论：			
12. 展示足够的技能来评估患者留置静脉通路的需求，并且了解为某位患者选取某种类型静脉通路应考虑哪些因素。 评论：			
13. 显示有足够的临床试验研究能力，能参与数据收集、药物管理以及患者的教育和随访。 评论：			

附录 6. 临床护理实践评价——第二部分

附录7. 肿瘤护理学会致力于培训那些为化疗与生物治疗患者提供给药与照顾的注册护士

对管理化疗和生物治疗的注册护士进行专业化培训,能够确保安全地照顾接受这些治疗的患者。在《肿瘤护理教育标准——普通护士和高级实践护士水平》(Standards of Oncology Nursing Education: Generalist and Advanced Practice Levels)中列出了肿瘤科护士的教育标准 [Oncology Nursing Society (ONS), 2003]。由肿瘤护理学会提供的化疗和生物治疗护理教育项目包括化疗和生物治疗护理教育课程、肿瘤化疗和生物治疗文献回顾课程、化疗和生物治疗进展课程以及化疗和生物治疗训练课程(ONS,2007)。此外,ONS 提供不断更新的与新的治疗方法相配套的多种教育资源。《肿瘤护理核心课程》(Core Curriculum for Oncology Nursing, Itano & Taoka, 2005)和《化疗与生物治疗实践指南及建议》(Chemotherapy and Biotherapy Guidelines and Recommendations for Practice, Polovich, White, & Kelleher, 2005)为从事化疗和生物治疗的肿瘤科护士提供了指南和建议。这些出版物阐述了给予细胞毒性药物和生物治疗药物的安全性及给药资质等必要的临床内容。只有在有资质的注册护士或专门教学部门的指导下才能顺利地完成临床课程的学习。

肿瘤护理学会的定位

- 现行的和循证的化疗与生物治疗给药的所有课程与教学大纲包括:
  - 肿瘤化疗和生物治疗的原则
  - 化疗与生物治疗的种类和分类
  - 肿瘤治疗中的细胞毒性药物和免疫制剂
  - 放化疗保护剂
  - 化疗药物和生物制剂的安全配制储存以及处置原则
  - 正确使用个人安全保护装置
  - 给药过程,包括给药的程序、剂量、途径以及正确的患者记录
  - 接受化疗和生物治疗患者的监测
  - 患者教育:关于化疗和生物治疗副作用以及相关症状管理
  - 治疗后护理以及迟发和长期效果,包括存活者的心理社会学特征

参考文献

Itano, J.K., & Taoka, K.N. (Eds.). (2005). *Core curriculum for oncology nursing* (4th ed.). St. Louis, MO: Elsevier Saunders.

Oncology Nursing Society. (2003). *Standards of oncology nursing education: Generalist and advanced practice levels* (3rd ed.). Pittsburgh, PA: Author.

Oncology Nursing Society. (2007). *Treatment: Chemotherapy and biotherapy.* Retrieved May 25, 2007, from http://www.ons.org/ce Central/treatment/chemo/index.shtml

Polovich, M., White, J.M., & Kelleher, L.O. (Eds.). (2005). *Chemotherapy and biotherapy guidelines and recommendations for practice* (2nd ed.). Pittsburgh, PA: Oncology Nursing Society.

Approved by the ONS Board of Directors 1992; revised 7/97, 6/99, 11/02, 7/05, 10/07.

附录8. 知情同意书

治疗知情同意书

患者姓名：_____ 日期：_____

诊断：_____

治疗方案：_____

可能发生的副作用包括下列任何一项反应或联合发生下列多项反应：

过敏样反应	皮肤和指甲着色	感染风险
贫血	注射部位皮肤溃疡	绝经期症状
疲乏	皮疹	月经不规则
便秘	光敏感	不孕不育
腹泻	麻木或刺痛	头晕
食欲下降	听力丧失	健忘
口腔溃疡	心脏损伤	继发性恶性肿瘤
恶心或呕吐	肾损伤	肌肉疼痛或虚弱
体重增加或减轻	血小板减少引发出血	
肝损伤	白细胞计数降低	
脱发		

除了以上指出的内容，还可能发生不可预测的不良反应。化疗药物对胎儿是有害的。如果我可能怀孕，我需要通知医生，这是非常重要的。无论我是男性还是女性，如果我在接受化疗期间仍然有性生活而且有生育能力，或者我的伴侣有生育能力，采取有效的避孕措施（医生可能会推荐使用避孕药、避孕套或激素）。**在极少的情况下，癌症治疗可能会造成生命危险。**

_____（患者姓名首字母）护士已经提供给我关于我将接受药物的书面信息。我有机会询问任何关于这些药物的问题，并且对这些信息感到满意。

我的医生和护士已经向我详细介绍了我的治疗方案。我的医生同时和我讨论了治疗疾病的其他方法以及治疗的利弊。不能保证这个治疗能带给我和其他患者相同的结果。如果我在任何时候改变想法或者决定终止治疗，我的医生会继续为我提供后续治疗。

我已经读了以上信息并理解了推荐的治疗方案的利弊。我愿意接受治疗并授权于_____医生以及他指定的护士来实施治疗计划。

患者签名_____ 日期_____

我已经向该患者解释了药物可能的效果、不良反应以及可能出现的风险。

医生签字_____

护士签字_____

附录 9. 外渗处理流程

化疗药物外渗记录表

患者_____ 渗出日期_____ 时间_____ 今天的日期_____

药物_____ 稀释（mg/ml）_____ 渗出总量_____

血管通路	输注方法	治疗前评估
____外周静脉 　　位置：_____ ____PICC ____输液泵 　　针头型号和长度：_____ ____静脉导管 ____其他	____静脉滴注 ____静脉推注 ____小壶输注 ____持续输注 是否使用输液泵？ ☐是　　☐否	位置：_____ 针头/导管的类型和型号：_____ 血管回血的情况和质量：_____ 评价：_____ **拍摄标有时间和日期的照片并附上**

描述
包括局部的冷/热敷、治疗、解毒剂的使用、外渗部位水肿和/或发红的测量。
评估肢体的移动范围和活动时的不适。

S:（患者的症状）_____
_____
_____

O:（观察——附照片）_____
_____
_____

A:（评估）_____
_____
_____

P:（治疗）_____
_____
_____

医生通知：_____ 说明：_____

评价：_____

会诊：	随访：
____整形手术　日期：_____ ____物理治疗　日期：_____ ____其他：_____	包括返回随诊、患者皮肤评估、体温监测和疼痛报告

备注：_____

签字_____ 日期：_____

索 引

A

α 粒子，32
ACE 抑制剂，215-216，223
Ann Arbor 分期系统，2
阿地白介素，见白细胞介素 -2
阿仑珠单抗，35 图，63 表
　　心脏毒性，208 表
　　肺毒性，239 表
阿普唑仑，治疗恶心 / 呕吐，152 表，156
阿瑞匹坦，治疗恶心 / 呕吐，87，153 表
阿糖胞苷，43 表
　　心脏毒性，213
　　腹泻，158
　　肝毒性，262 表
　　迟发反应，327 表
　　恶心 / 呕吐，149 表 -150 表
　　神经毒性，276，277 表
　　眼毒性，303 表
　　胰腺炎，310
　　肺毒性，232，236 表，244，249
阿糖胞苷脂质体，43 表
阿托品，治疗腹泻，163 表
阿扎胞苷，42 表
　　心脏毒性，204 表
癌症，定义，1-2
癌症生存者，325-341
　　也见于迟发反应，继发性恶性肿瘤
安吖啶，心脏毒性，220
安全处理
　　体液，78
　　细胞毒性药物，73-82，344-345，353-354
　　织物，78-79

制度与程序，81-82
安全处置
　　体液，78
　　细胞毒性药物，73-82，344-345，353-354
　　被服，78-79
　　制度程序，81-82
氨磷汀，168，169 表
胺碘酮，212
昂丹司琼，治疗恶心 / 呕吐，154 表
奥氮平，治疗恶心 / 呕吐，152 表
奥美拉唑，168
奥普瑞白介素，61 表，142-143
　　心脏毒性，213，217
　　治疗中性粒细胞减少症，129 表
　　肺毒性，236 表，249
　　治疗血小板减少症，142-143
奥曲肽，162 表
奥沙利铂，41 表
　　腹泻，158
　　属于刺激剂 / 发疱剂，110
　　恶心 / 呕吐，149 表
　　神经毒性，276 表，280-281
　　肺毒性，235 表
奥沙利铂，肾毒性，268 表

B

β- 阻断剂，212，216，223
β 粒子，32
Beau 线，168 表
B 淋巴细胞，28-29，29 图，122 表
靶向治疗，4，33-34，35 图，62 表 -72 表
　　腹泻，158
　　迟发反应，328 表
　　恶心 / 呕吐，151
　　眼毒性，306 表 -307 表

肺毒性，242 表 -243 表
白细胞介素 -11，61 表，142-143
　　心脏毒性，213，217
　　治疗嗜中性粒细胞减少症，129 表
　　肺毒性，236 表，249
　　治疗血小板减少症，142-143
白细胞介素 -2，61 表
　　心脏毒性，200，210 表，212，216-217，222
　　腹泻，158
　　肝毒性，263 表
　　恶心 / 呕吐，151
　　肾毒性，267，268 表，269，272
　　神经毒性，277 表
　　眼毒性，304 表
　　肺毒性，235 表，244
白消安，38 表
　　肝毒性，260
　　迟发反应，327 表，329 表，331 表 -332 表，337
　　恶心 / 呕吐，150 表
　　神经毒性，276
　　眼毒性，303 表
　　肺毒性，232-233，234 表
保存能量，313
保水剂，治疗腹泻，162 表
贝伐珠单抗，35 图，63 表
　　心脏毒性，208 表，213-214，219
　　肾毒性，268 表
　　神经毒性，278 表
　　肺毒性，238 表
贝沙罗汀，263 表
倍他依泊汀，136
苯达莫司汀，38 表
苯丁酸氮芥，39 表

迟发反应，329 表，334 表，337
恶心 / 呕吐，150 表
眼毒性，303 表
肺毒性，232，234 表
苯二氮䓬，治疗恶心 / 呕吐，152 表，156
苯海拉明，114 表
闭经，320-321
苄达明，170 表
变异，1，2 图
便秘，174-178
表皮生长因子（EGF），34
表皮生长因子受体（EGFR），34，35 图，300
表皮生长因子受体抑制剂（EGFRIs），182，196 表，232，244，300，301 表
表柔比星，49 表
　心脏毒性，203 表，217，219，223
　肝毒性，263 表
　恶心 / 呕吐，149 表
　属于发疱剂，105，108 表
别嘌醇，272
丙卡巴肼，51 表
　迟发反应，334 表，337
　恶心 / 呕吐，149 表
　眼毒性，305 表
　肺毒性，232
丙氯拉嗪，治疗恶心 / 呕吐，153 表
丙烯醛，255
玻璃酸酶注射剂，109 表
勃起障碍，316，318
博来霉素，47 表
　心脏毒性，201 表，213-214，220
　肝毒性，260 表
　迟发反应，326，329 表
　恶心 / 呕吐，150 表
　肺毒性，232-233，23，7 表，246-247
　属于刺激性药物，110
补充 / 替代医学，93，314，322
不良事件的通用术语标准（CTCAE），9，118，119 图 -120 图
　皮疹，183-184，185 表
部分缓解（PR），19-20

C

Calvert 公式，89，89 图
长春地辛
　肺毒性，233
　属于发疱剂，105，109 表
长春花生物碱，54 表 -55 表
　便秘，174-175
　肝毒性，264 表
　迟发反应，329 表，333 表
　神经毒性，278
　眼毒性，307 表
　生殖功能改变，320
长春碱，54 表
　心脏毒性，205 表
　便秘，174-175
　迟发反应，327 表
　恶心 / 呕吐，150 表
　眼毒性，307 表
　肺毒性，232
　属于发疱剂，105，109 表
长春瑞滨，55 表
　心脏毒性，205 表
　便秘，174-175
　属于刺激剂 / 发疱剂，105，109 表，110-111
　恶心 / 呕吐，150 表
　肺毒性，242 表
长春新碱，55 表
　心脏毒性，206 表，213，220
　便秘，174-175
　肝毒性，264 表
　迟发反应，327 表
　恶心 / 呕吐，150 表
　神经毒性，278，278 表
　眼毒性，307 表
　安全给药问题，344-345
　属于发疱剂，105，109 表
肠外营养，173
超敏反应，105，111-114，112 图，114 图
超声心动扫描，222，225
持续性输注，102
持续性照顾，86

充血性心力衰竭（CHF），223
出血，141
出血性膀胱炎，255-258
出血性肺炎，232，244
雌激素治疗，322
刺激性泻药，176
促动力药，治疗便秘，176
促红素 α，56 表
促红细胞生成素（EPO），132，136-138
促红细胞生成素，56 表
　治疗中性粒细胞减少症，126 表
促红细胞生成素 -α，治疗贫血，136-138
促红细胞生成药物（ESAs），治疗贫血，136-138，313
醋酸甲地孕酮，173，314
痤疮样暴发，190 表

D

DNA，1，339
达卡巴嗪，40 表
　心脏毒性，220
　腹泻，158
　属于刺激性药物，110
　迟发反应，331 表 -332 表，337
　恶心 / 呕吐，149 表
　眼毒性，303 表
　肺毒性，232-233，234 表，244，249
　血小板减少症，140
达沙替尼，68 表
　腹泻，158
　肺毒性，232，242 表，244，249
大剂量化疗，92
　心脏毒性，203 表，213，218-221
　认知改变，285
　脱发，198
　出血性膀胱炎，255-257
　恶心 / 呕吐，149 表，150
　神经毒性，276
　肺毒性，232，271-272
大麻酚类
　治疗厌食 / 恶病质，173
　治疗恶心 / 呕吐，152 表
大麻隆，治疗恶心 / 呕吐，152 表

大细胞性贫血，133
大细胞性贫血，274
单克隆抗体（MoAbs），30-33，31 图，
　　35 图，63 表 -67 表
　　心脏毒性，208 表 -209 表，222
　　腹泻，158
　　肝毒性，263 表
　　超敏反应，112 图
　　恶心 / 呕吐，151
　　肾毒性，268 表 -269 表
　　神经毒性，278 表
　　肺毒性，239 表 -240 表
　　毒性，74
胆汁淤积，259
氮芥，40 表
　　迟发反应，334 表，337
　　恶心 / 呕吐，149 表
　　眼毒性，303 表
　　泄露管理，80
　　属于发疱剂，105，108 表
导管，96-97，99
　　外渗，105-106
　　感染，124
　　泌尿系，257-258
低血压，141
地尼白介素，33，62 表
　　心脏毒性，210 表
　　肝毒性，263 表
地塞米松，114 表，152 表，275
地西他滨，43 表
颠茄，治疗腹泻，163 表
动脉内给药，96-97
锻炼（运动），136，156，177，223，
　　314-315
多巴胺拮抗剂，治疗恶心 / 呕吐，152
　　表 -153 表
多发性骨髓瘤，分期，2
多拉司琼，治疗恶心 / 呕吐，153 表
多奈哌齐，297
多柔比星，48 表
　　心脏毒性，202 表，217，219-220，
　　　　223，326
　　脱发，197-198

肝毒性，261 表
迟发反应，326，330 表
恶心 / 呕吐，149 表，150
眼毒性，304 表
肺毒性，233
血小板减少症，140
属于发疱剂，105，108 表
多柔比星脂质体，49 表
　　心脏毒性，202 表，223
　　属于刺激性药物，110
多西他赛，53 表
　　心脏毒性，206 表，213
　　腹泻，158
　　恶心 / 呕吐，150 表
　　神经毒性，278 表
　　中性粒细胞减少症，122
　　眼毒性，307 表
　　肺毒性，232，241 表，244-245，249
　　血小板减少症，140
　　属于发疱剂，109 表
多形性红斑，190 表
多元文化，11-12
多重耐药（MDR），18

E

ER/PR 阳性乳腺癌，19，91
厄洛替尼，35 图，68 表
　　腹泻，158
　　眼毒性，306 表
　　肺毒性，232，242 表，244，249
恶病质，171-174
恶心 / 呕吐，146-157，149 表 -150 表，
　　316
　　评估，150-151
　　并发症，151
　　定义，146
　　分级，120 图
　　发病机制，146 图，146-147，147 图
　　非药物干预措施，156-157
　　分类，147-150
　　药物干预，87，151-156，152 表 -154 表
　　危险因素，150
蒽环类抗生素，48 表 -49 表
　　心脏毒性，201 表，217-218，220，

　　　　222，224
　　肝毒性，263 表
　　迟发反应，326，328 表，337
　　生育功能改变，320
　　属于发疱剂，108 表
儿童
　　贫血，134
　　癌症生存者，325，338-339
　　心脏毒性风险，221
　　化疗给药，95-96
　　临床试验，6，8
　　剂量调整，87，95
　　疲乏，312
　　出血性膀胱炎，256-257
　　肝毒性，259
　　静脉给药，100
　　迟发反应，325-326，336
　　美司钠剂量，257
　　多学科团队，94
　　肾毒性，266
　　神经毒性，278
　　功能状态评分表，21 表 -22 表，22
　　继发性恶性肿瘤，338-339
　　症状评估，93
二甲亚砜，治疗外渗，107-110
二聚体形成，33 图

F

发疱剂，105-106，107 表，108 表 -109
　　表，110 图
发热，124，130-131
法莫替丁，114 表
芳香化酶抑制剂，217
放射免疫治疗（RIT）
　　原则，32-33
　　安全防护，78-79
放射性核素标记的单克隆抗体，32
放射治疗，4
　　心脏毒性，218-219，221
　　认知改变，285
　　迟发反应，325-326，327 表 -335 表，
　　　　337-338
　　神经毒性，276-278
　　眼毒性，305 表

肺毒性，233
　安全防护，77-78
放线菌素 D，47 表
　心脏毒性，220
　腹泻，158
　肝毒性，261 表
　迟发反应，330 表
　恶心／呕吐，149 表
　血小板减少症，140
　属于发疱剂，105，109 表
非 DNA 结合型发疱剂，105-106
非格司亭，57 表
　治疗黏膜炎，168，171 表
　治疗中性粒细胞减少症，125，127 表
　眼毒性，304 表
非霍奇金淋巴瘤（NHL）
　可继发恶性肿瘤，337-338
　继发性恶性肿瘤，334 表
　分期，2
非结合型抗体，31
非特异性免疫，26-27，27 图，27 表
肺迟发反应，326，329 表
肺毒性，231-251，234 表 -243 表
肺泡出血，247-249
肺水肿，232，244
分化，肿瘤细胞，1
分级
　癌症，1
　脱发，198
　黏膜炎／口腔炎，119 图
　恶心／呕吐，120 图
　神经病变，275 表
　皮疹，183-184
　毒性反应，118，119 图 -120 图
蜂窝组织炎，182-183
　直肠周围蜂窝组织炎，178-179
氟达拉滨，44 表
　腹泻，158
　恶心／呕吐，150 表
　肾毒性，268 表
　眼毒性，304 表
　肺毒性，236 表
　血小板减少症，140

伏立诺他，51 表，158
氟尿嘧啶（5-FU），xii，44 表
　贫血，134
　心脏毒性，204 表，211，218
　腹泻，158-159
　恶心／呕吐，149 表
　神经毒性，277 表
　眼毒性，304 表
氟脲苷，44 表
　腹泻，158
　肝毒性，262 表
氟哌啶醇，治疗恶心／呕吐，152 表
辅助细胞（T$_H$）27-28，29 图
辅助治疗，17
复发，19-20，327 表，338-339
复方地酚诺酯片，162 表

G
钙通道阻滞剂，212，215-216
干扰素（IFNs），30，59 表 -60 表
　心脏毒性，209 表，213-214
　腹泻，158
　超敏反应，112 图
　恶心／呕吐，151
　肾毒性，268 表
　神经毒性，277 表
　眼毒性，303 表
　肺毒性，234 表
　生殖毒性，74
干扰素 α-2a，59 表，277 表
干扰素 α-2b，60 表，236 表，277 表
干扰素 γ，60 表
干燥症，187 表，194
甘露醇，275，305 表
肝毒性，260 表 -264 表
　病理生理学，259
　危险因素，259
　症状，259
感觉神经病变，274，275 表
高度心脏阻滞，200
高浓度氧疗，治疗外渗，107-110
高效空气过滤器（HEPA），76，81，125
高血压，213-216

格拉司琼，治疗恶心／呕吐，153 表
格拉司琼经皮贴剂，治疗恶心／呕吐，154 表
个人防护设备（PPE），74-76
给药途径，95-102
功能状态评分表，20-21，21 表 -22 表，93
宫颈癌，继发性恶性肿瘤，338
枸橼酸柔红霉素脂质体，48 表
　心脏毒性，201 表，223
　属于刺激性药物，110
姑息，作为治疗目标，17
骨骼肌肉系统迟发反应，333 表
骨髓，121
骨髓移植，121-144
冠状动脉疾病，216-217
过敏，105，111-114，114 表

H
含盐泻药，176
核对，治疗或医嘱，86-88，91，94
核对医嘱，86-88，91，94
黑色素瘤
　认知改变，292 表，296 表
　继发性恶性肿瘤，335 表
红斑，一过性，190 表
红细胞发育，改变，133
红细胞生成，132
虹膜睫状体炎，52 表
呼吸困难，221，232
护理记录单，347-350
护理培训，338，343-345
化疗导致闭经，320-322
化疗导致恶心和呕吐（CINV）。见恶心／呕吐
化疗导致中性粒细胞减少症，见肺间质性疾病
化疗相关成人呼吸窘迫综合征，见肺间质性疾病
化学感受触发区（CTZ），147
化学治疗护理记录单，351-352
化学治疗药物
　给药，77，95-102，344-345
　心脏毒性，201 表 -210 表，211

特点，38 表 -55 表
调配（配置），76-77
皮肤反应，186 表 -191 表
腹泻，158
处理，79
肝毒性，260 表 -264 表
超敏反应风险，112 图
迟发反应，325-326，327 表 -333 表，334 表 -335 表，336-337
恶心/呕吐，149 表 -150 表，151
肾毒性，268 表 -269 表
神经毒性，276 表 -278 表
眼毒性，303 表 -307 表
政策，81-82
意外暴露后的程序，79-80
肺毒性，234 表 -243 表
暴露途径，74，79
安全处理，73-82，344-345，353-354
性功能改变，316
储存/标识，75-76
转运，77
怀孕，化疗，94
环孢素 A，眼毒性，305 表
环磷酰胺，39 表
    贫血，134
    心脏毒性，203 表，218，220，224
    脱发，197-198
    出血性膀胱炎，255-258
    迟发反应，328 表，330 表 -332 表，334 表，337
    恶心/呕吐，149 表，150
    眼毒性，303 表
    肺毒性，232-233，234 表，244，249
缓泻药，176
患者反应，测量，20-22
患者教育
    关于贫血，139
    关于厌食/恶病质，173-174，174 图
    障碍，117-118
    关于癌症存活者，340
    关于心脏毒性，212-213，216，224-225
    关于认知改变，297

    关于便秘，177
    关于膀胱炎，258
    定义，117
    关于腹泻 161
    记录，118
    关于疲乏，315
    关于脱发，198-199
    关于高血压，216
    关于黏膜炎/口腔炎，168-171
    关于恶心/呕吐，157
    关于肾毒性，272
    关于神经毒性，281
    关于中性粒细胞减少症，131
    关于眼毒性，302-308
    关于直肠周围蜂窝组织炎，178-179
    关于治疗前处理，94，96，114-115
    关于肺毒性，247
    关于生育问题，322-323
    关于性功能改变，318-319
    关于血小板减少症，144
患者资料，93-94
获得性耐药，18

J

肌酐清除率（CrCl），89-90，90 图，233，270
基础成纤维细胞生长因子（bFGF），35
基因改变，细胞中，1，2 图
基于 BSA 剂量计算，87-89，89 图
激素治疗，33 图
    心脏毒性，206 表
    治疗化疗相关性闭经，322
    认知改变，285
    迟发反应，331 表 -332 表
    恶心/呕吐，150 表
吉非替尼，35 图，68 表
    腹泻，158
    恶心/呕吐，150 表
    眼毒性，306 表
    肺毒性，242 表，244
吉妥珠单抗奥加米星，32-33，65 表
    心脏毒性，209 表
    肝毒性，263 表
    肾毒性，268 表

    肺毒性，239 表
吉西他滨，44 表
    心脏毒性，205 表
    出血性膀胱炎，255
    肝毒性，262 表
    属于刺激性药物，110
    迟发反应，331 表 -332 表，337
    恶心/呕吐，150 表
    肾毒性，268 表
    神经毒性，277 表
    肺毒性，232，237 表，244
    血小板减少症，140
急性恶心/呕吐，148-149，155.
急性反应，105-116
急性淋巴细胞白血病（ALL），334 表，339
急性髓细胞性白血病（AML），125，326-327，337-339
疾病进展（PD），19-20
疾病稳定（SD），19
集落刺激因子（CSFs），56 表 -58 表，125-129，126 表 -128 表
己烯雌酚，心脏毒性，220
计划剂量，85
记录
    关于癌症治疗，13-14，345，347-350，351-352，360
    关于知情同意，8，345，359
    关于患者教育，115，118
    关于发疱性药物外渗，110 图
剂量-密度治疗，85
剂量调整，87，90-91
剂量计算，88-90，89 图 -90 图
剂量密度，19，85-86
剂量强度，19，84-86，285-297
继发性恶性肿瘤
    定义，326
    发生率，336
    病理生理学，339
    危险因素，336-337
    类型，326-336，334 表 -335 图
加巴喷丁，322
甲氨蝶呤，45 表

贫血，133-134
肝毒性，261 表
迟发反应，327 表，329 表 -330 表，333 表
恶心 / 呕吐，149 表 -150 表
肾毒性，268 表，271-272
神经毒性，276，277 表
眼毒性，304 表
肺毒性，232-233，237 表，245
甲沟炎，186 表，193 图，194
甲磺酸去铁胺，眼毒性，305 表
甲磺酸伊马替尼，35 图，69 表
腹泻，158
肝毒性，264 表
恶心 / 呕吐，150 表
肺毒性，232，243 表，244，249
甲基钠曲酮，治疗便秘，176-177
甲氧氯普胺，治疗恶心 / 呕吐，153 表
假发，199
间质性肺疾病（ILD）
评估，245-246
管理，246-247
病理生理学，231-232
危险因素，232-245
症状，245
间质性肾炎，267
简易呼吸气囊，114 表
简易疲乏量表，93
姜，治疗恶心 / 呕吐，157
角膜上皮细胞缺陷，301 表
结合型抗体，31-32
结直肠癌治疗，认知改变，290 表 -291 表
睫毛粗长症，186 表，193 图，301 表
经外周置入中心静脉导管（PICCs），100
静脉血栓（VTE），213-214
居家，安全化疗管理，353-354
巨核细胞，139
聚维酮碘，170 表

K

卡铂
剂量计算，89-90

超敏反应，112-113
属于刺激性药物，110
迟发反应，327 表 -328 表，331 表 -332 表，337
恶心 / 呕吐，149 表
眼毒性，303 表
肺毒性，236 表
血小板减少症，140
卡介苗（BCG），99，304 表
卡莫司汀，52 表
肝毒性，260 表
属于刺激性药物，110
迟发反应，329 表，334 表，337
恶心 / 呕吐，149 表
肾毒性，269 表
眼毒性，306 表
肺毒性，232-233，240 表
血小板减少症，140
卡纽替尼，196 表
卡培他滨，42 表
心脏毒性，204 表
腹泻，158
肝毒性，262 表
恶心 / 呕吐，150 表
神经毒性，276 表
眼毒性，303 表
肺毒性，236 表
抗代谢类药物，42 表 -46 表，316
心脏毒性，204 表
肝毒性，261 表 -262 表
黏膜炎，165
肾毒性，268 表
神经毒性，276 表 -277 表
眼毒性，303 表 -304 表
肺毒性，236 表
抗胆碱能药，163 表
抗癫痫药物，治疗神经病理性疼痛，281
抗动力药，治疗腹泻，162 表
抗焦虑药，治疗恶心 / 呕吐，152 表
抗精神病药物，治疗恶心 / 呕吐，152 表
抗菌剂，170 表
抗生素，131，178. 也称抗肿瘤抗生素

抗体，29，31-32，111
抗体依赖的细胞毒作用，31
抗心律失常治疗，212
抗血管生成药物，35-36
抗抑郁药
治疗疲乏，313
治疗神经病理性疼痛，281
抗原，26，30
抗原提呈细胞（APCs），28
抗肿瘤抗生素，47 表 -49 表，316
心脏毒性，201 表
黏膜炎，165
肾毒性，268 表
眼毒性，304 表
肺毒性，237 表 -238 表
属于发疱剂，109 表
克林霉素，178
口服化疗，95-96
依从性，118
护士角色，96
口腔冰冻疗法（咀嚼冰块），167，169 表
口腔迟发反应，328 表
口腔评估，167 表
口腔卫生 / 保健，166-167，168-171

L

拉布立酶，272
拉帕替尼，70 表，196 表
心脏毒性，207 表，219
腹泻，158
辣椒素，170 表
来那度胺，62 表
便秘，175
肺毒性，239 表
劳拉西泮，治疗恶心 / 呕吐，152 表，155-156
老年人
贫血，134-135
心脏毒性风险，221
剂量调整，87
药物相互作用，93
实验室指标，93
迟发反应，325
肾毒性，267

神经毒性，278
口服化疗，96
肺毒性风险，233
酪氨酸激酶，34，35 图
雷尼替丁，114 表，168
雷诺综合征，213-215
泪膜改变，301 表
类固醇
　痤疮，182
　治疗肺泡出血，248
　治疗厌食，173
　治疗恶心 / 呕吐，151，152 表，155
　眼毒性，305 表
类维生素 A，眼毒性，305 表
利妥昔单抗，35 图，66 表
　心脏毒性，209 表
　肾毒性，269 表
　肺毒性，240 表，244
粒细胞集落刺激因子（G-CSF），57 表
　治疗黏膜炎，168，171 表
　治疗神经毒性，125，127 表
　眼毒性，304 表
粒细胞 - 巨噬细胞集落刺激因子（GM-CSF），58 表
　治疗黏膜炎，171 表
　治疗神经毒性，125，128 表
　眼毒性，304 表
联合化疗，18-19
　贫血风险，134
　迟发反应，327 表，331 表 -332 表，336-337
　肺毒性，233
　生育功能改变，321
链佐星，52 表
　恶心 / 呕吐，149 表
　肾毒性，269 表
　血小板减少症，140
临床实践，343-344，356-357
临床试验，5 表，5-9
　护士角色，6-9
　阶段，5 表
　注册，6
磷酸二酯酶 -5 抑制剂，215

硫鸟嘌呤，46 表
　迟发反应，330 表
　恶心 / 呕吐，150 表
　血小板减少症，140
硫唑嘌呤，肺毒性，232
六甲蜜胺，38 表
颅神经（CNs），274，275 表，280 表，302
氯法拉滨，43 表，261 表
氯脲菌素，肺毒性，232
氯乙醛，255
氯已定，168，170 表
卵巢癌治疗，认知改变，321
伦理问题，11-12
洛莫司汀，52 表
　迟发反应，329 表，337
　恶心 / 呕吐，149 表
　肾毒性，269 表
　眼毒性，306 表
　肺毒性，232，241 表
　血小板减少症，140
洛哌丁胺，xiii，162

M

马妥珠单抗，196 表
吗啡，170 表
毛细血管扩张，188 表，194
毛细血管渗漏综合征，200，213，217，232，244
美法仑，41 表
　心脏毒性，204 表
　肝毒性，260 表
　属于刺激剂 / 发疱剂，110-111
　迟发反应，337
　恶心 / 呕吐，149 表 -150 表
　肺毒性，232，235 表
美司钠，257，330 表
门冬酰胺酶，50 表
　肝毒性，263 表
　胰腺炎，310
弥散性血管内凝血（DIC），141
米托蒽醌，48 表
　心脏毒性，202 表，220
　腹泻，158

肝毒性，260 表
恶心 / 呕吐，149 表
眼毒性，304 表
肺毒性，238 表
属于发疱剂，105
米托坦，50 表，305 表
泌尿生殖系统迟发反应，330 表 -331 表，335 表
密闭系统装置，76-77
免疫调节剂，59 表
免疫毒素，62 表
免疫系统，26 图，26-30，27 图，27 表，28 图 -29 图
免疫抑制，30
免疫应答，类型，26-28，27 图，27 表，28 图
莫达非尼，313
莫匹罗星，193

N

奈拉滨，45 表
耐药，17-18
脑利尿钠肽水平，222，224
内分泌治疗，迟发反应，329 表
内皮受体阻断剂，215
尼洛替尼，70 表
尼妥珠单抗，196 表
黏膜炎 / 口腔炎，163-171，317
　评估，166
　分级，119 图
　管理，166-168，169 表 -171 表
　鼻腔，194
　病理生理学，163-165
　预防，167-168
　危险因素，165
　症状，166
尿嘧啶和替加氟，46 表

O

呕吐
　定义，146
　分级，120 图
　机制，146 图，146-147，147 图
呕吐，作用机制，146 图，146-147，147 图

呕吐中枢（VC），147，147图
P
帕利夫明，57表
    治疗黏膜炎，171表
    治疗中性粒细胞减少症，127表
帕罗西汀，313，322
帕洛诺司琼，治疗恶心/呕吐，154表
帕尼单抗，65表
    眼毒性，307表
    肺毒性，239表
膀胱癌，258，334表
膀胱炎，258
帕妥珠单抗，196表
培非司亭，19，58表
    治疗中性粒细胞减少症，125，128表，129
培美曲塞，46表
    腹泻，158
    肺毒性，249
喷司他丁，46表
    腹泻，158
    眼毒性，304表
硼替佐米
    便秘，175
    腹泻，158
    出血性膀胱炎，255
    恶心/呕吐，150表
    肾毒性，268表
    神经毒性，277表
    肺毒性，238表，244，249
    血小板减少症，140
皮肤
    意外细胞毒性药物暴露，74，79
    避免损伤，129
    感染症状，124
    毒性反应，182-196
皮肤毒性，182-196
皮疹
    分级，183-184
    发生率，183
    管理，184-185
    病理生理学，182-183
    心理社会问题，194

    反应/生存，194
    术语，182，183图
皮质类固醇
    痤疮，182
    治疗肺泡出血，248
    治疗厌食/恶病质，173
    治疗间质性肺疾病，246-247
    迟发反应，327表，333表
    治疗恶心/呕吐，151，152表，155
    神经毒性，278-279
疲乏，311-315，312图
    贫血症状，135
    评估，93，135
    认知功能，285
贫血，121，132-139
    和心脏衰竭，217
    贫血的分类，132-134
    导致认知改变，285
    导致疲乏，311
    实验室评估，136表
    危险因素，134-135
    贫血的综合征，135表，135-139
屏蔽，放射源，78

Q
前庭器官（VA），147
嵌合型单克隆抗体，31，31图，112图
5-羟色胺，在呕吐中的作用，147
5-羟色胺受体拮抗剂，治疗恶心/呕吐，153表，155
羟基脲，50表
    腹泻，158
    恶心/呕吐，150表
    肺毒性，244
氢化可的松注射剂，114表
巯嘌呤，44表
    肝毒性，261表
    迟发反应，330表
    恶心/呕吐，150表
    胰腺炎，310
    肺毒性，232
曲霉菌感染，125，130
曲妥珠单抗，35图，67表
    心脏毒性，209表，219-220，222，224
    迟发反应，328表
    肺毒性，240表
屈大麻酚，治疗恶心/呕吐，152表

R
人类单克隆抗体，31，31图，112图
认知改变，279，284
    评估，297
    发生率，285
    属于迟发反应，327表
    管理，297
    病理生理学，284-285
    研究，286表-296表
    危险因素，285
溶血性贫血，133-134
乳腺癌
    治疗导致的认知改变，286表-290表，293表-294表
    生殖改变，320
    继发性恶性肿瘤，338
    作为继发性恶性肿瘤，335表
润滑剂/软化剂
    治疗便秘，176
    辅助性生活，318，322

S
塞替派，41表
    迟发反应，337
    恶心/呕吐，150表
    血小板减少症，140
三环类抗抑郁药，治疗神经病理性疼痛，281
三甲曲沙，46表
    恶心/呕吐，150表
    血小板减少症，140
三氧化二砷，50表
    心脏毒性，206表，211，224
    肺毒性，238表，248
瘙痒症，185表，191表
色素沉着，187表，193图，194
沙丁胺醇，114表
沙格司亭，58表
    治疗黏膜炎，171表
    治疗中性粒细胞减少症，125，128表

眼毒性，304 表
沙利度胺，62 表
　心脏毒性，210 表，214
　便秘，175
　腹泻，158
　神经毒性，275-276，278 表
　肺毒性，239 表，245
射线计量器，78
神经病变，274，275 表，327 表
神经毒性，276 表 -278 表
　评估，279-280
　发生率，276
　属于迟发反应，327 表
　管理，280-281
　病理生理学，274-276
　危险因素，276-279
神经激肽 -1 拮抗剂，治疗恶心 / 呕吐，153 表，155
神经性疼痛，279，281
肾病综合征，267
肾毒性，268 表 -269 表
　实验室指标，269-270
　属于迟发反应，326，331 表
　管理，270-272
　病理生理学，266-267
　危险因素，267-269
肾前性氮质血症，267
肾小球滤过率（GFR）89-90，90 图，266
渗透性腹泻，158
生长抑素，治疗腹泻，162 表
生长因子，30，34-35，213
　治疗外渗，107-110
　治疗神经毒性，126 表 -129 表
生存率，325
生物安全柜（BSC），76，81
生物反应调节剂（BRMs），62 表
生物治疗，4，也见生物治疗药物
　分类，30-32
　原则，30
　机制，33-34
　应用，33
生物治疗药物

心脏毒性，200，209 表 -210 表，213，216-217
生物制剂特点，56 表 -61 表
皮肤反应，186 表 -191 表
腹泻，158
肝毒性，260 表 -264 表
超敏反应风险，112 图
恶心 / 呕吐，151
肾毒性，268 表 -269 表
神经毒性，276 表 -278 表
职业暴露，73-74
眼毒性，304 表 -305 表
肺毒性，235 表，244，246
生育功能改变，320-323，331 表 -332 表
生殖毒性，73-74，82
实际给药剂量，85
视觉敏锐度评估，301-302
视野评估，302
手术，2-4，331 表 -332 表
手套，74-75，77
手足综合征，189 表，195 图
舒尼替尼，71 表
　心脏毒性，207 表，213-214，219
　腹泻，158
　眼毒性，307 表
鼠类单抗，31，31 图，112 图
顺铂，39 表
　心脏毒性，203 表，326
　腹泻，158
　肝毒性，260 表
　迟发反应，326，327 表 -328 表，331 表 -332 表，337
　恶心 / 呕吐，149 表，150
　肾毒性，268 表，271-272
　神经毒性，276 表，278，
　治疗非小细胞肺癌，91
　眼毒性，303 表
司莫司汀
　恶心 / 呕吐，149 表
　肺毒性，232
丝裂霉素，47 表
　心脏毒性，220
　迟发反应，329 表

恶心 / 呕吐，149 表
肾毒性，268 表
眼毒性，304 表
肺毒性，232-233，238 表，246
血小板减少症，140
属于发疱剂，105，109 表
索拉非尼，xiii，71 表
　心脏毒性，207 表，213

T
TNM 分期，2
他克莫司，眼毒性，305 表
他莫昔芬
　心脏毒性，206 表，211，220
　迟发反应，334 表
　眼毒性，306 表
　卵巢刺激，321
　胰腺炎，310
　肺毒性，232
　影响性功能，316
坦西莫司，72 表
　心脏毒性，208 表，211，213
　腹泻，158
　肺毒性，242 表，244
糖皮质激素，313-314
特异性免疫，27 表，27-28
疼痛
　评估，93，279
　管理，281
　神经性疼痛，279，281
　躯体的，279
　内脏的，279
体表面积（BSA），87，88-89，89 图
体液，安全处理，78
替莫唑胺，41 表
　迟发反应，331 表 -332 表，337
　恶心 / 呕吐，150 表
　肺毒性，235 表
替尼泊苷，53 表
　迟发反应，337
　恶心 / 呕吐，150 表
　肺毒性，232-233
替伊莫单抗，32，65 表
铁蛋白，132

听力评估，279-280
听力影响，328 表
通路工具，99-101
头发改变，186 表
头颈部肿瘤，继发性恶性肿瘤，335 表
头痛，141
托西莫单抗 I-131，32，66 表
脱发，197-199，316
拓扑替康，52 表
　　腹泻，158
　　恶心/呕吐，149 表 -150 表
　　肺毒性，243 表
拓扑异构酶药物耐药，18

W

外渗，105-110，107 表，108 表 -109 表，110 图，355，360
外周神经病变，274，279，281，316
　　属于迟发反应，327 表
外周输液通路，99-100
外周血干细胞（PBPCs）125
外周血管外渗，105-106
完全缓解（CR），19-20
烷化剂，38 表 -41 表，316
　　心脏毒性，203 表 -204 表
　　肝毒性，260 表
　　迟发反应，325-326，329 表，331 表 -332 表，337，339
　　黏膜炎，165
　　肾毒性，268 表
　　神经毒性，275，276 表
　　眼毒性，303 表
　　肺毒性，234 表 -235 表
　　生育功能改变，320
　　属于发疱剂，108 表
危险药品（HDs）
　　给药，77
　　调配，76-77
　　清理，79
　　处理，73-82
　　政策，81-82
　　暴露后的程序，79-80
　　暴露途径，74，79
　　储存/标识，74，79
　　转运，77
　　危险因素，200-211
维 A 酸，恶心/呕吐，150 表
维 A 酸综合征，248-249
胃肠道（GI）
　　感染，124，159
　　迟发反应，330 表，335 表
　　胃肠道毒性，146-179
文拉法辛，322
戊柔比星，49 表，150 表

X

西妥昔单抗，35 图，64 表
　　心脏毒性，208 表
　　眼毒性，306 表
　　肺毒性，239 表
"化疗脑"，279
喜树碱，52 表
细胞毒性 T 细胞，27-28，29 图
细胞介导免疫，27，28 图
细胞生命周期，25 图，25-26
细胞信号，33 图，33-34
细胞因子，29-30
　　心脏毒性，209 表
　　认知改变，284
　　肾毒性，268 表
　　肺毒性，236 表
细胞因子释放综合征，111-114，112 图
细胞周期非特异性药物，26，122
细胞周期特异性药物，26，122
相对剂量强度（RDI），85-86
泄露管理，80 图，80-81，82 图
心包积液，211，225
心包炎，211
心动过速，141，200，212
心房颤动，212
心肌梗死，216-217
心肌肌钙蛋白浓度，222，224
心肌炎，211
心力衰竭/心肌病，217-225
　　评估，222-223
　　发生率，219
　　管理，223-224
　　病理生理学，217
　　危险因素，219-221
　　类型，217-218
心律失常
　　评估，211
　　发生率，100
　　管理，211-212
　　病理生理学，100
心律失常，200
心血管毒性，200-225，201 表 -210 表
心脏迟发反应，326，328 表 -329 表
新辅助化疗，17
新血管形成，35
行为干预，治疗恶心/呕吐，157
性功能，改变，315-319
性交困难，316-317
胸腔积液，249-250
雄性激素阻断治疗，316-317
选择性 5-羟色胺再摄取抑制剂（SSRIs），322
血管刺激剂，105-106，107 表，110-111
血管紧张素受体抑制剂（ARBs），215-216
血管痉挛，213-214
血管生成，34-36
血管通路装置（VADs），感染，124
血管内皮生长因子（VEGF），34-35，213
血管内皮生长因子受体（VEGFR），34
血红蛋白，132，138-139
血脑屏障，275-276
血尿素氮（BUN），256，269-270
血细胞减少症，121
血小板生成，139
血小板生成生长因子，129 表
血小板生成素，139
血液成分，生存期，122 表
血液系统恶性肿瘤，2，293 表 -295 表
寻常痤疮，182

Y

亚硝基脲，52 表
　　肝毒性，260 表
　　肾毒性，269 表

神经毒性，275
眼毒性，306 表
生殖系统改变，320
盐酸乙胺丁醇，眼毒性，305 表
眼毒性
　　评估，301-302
　　属于迟发反应，327 表
　　管理，302
　　病理生理学，300-301，301 表 -302 表
　　症状，303 表 -307 表
眼睛改变，188 表 -189 表，194
厌食，171-174
药物发展历程，4-9，5 表
药物间相互作用，87，93
药物协同作用，19
伊达比星，49 表
　　心脏毒性，203 表，217，219，223
　　腹泻，158
　　恶心 / 呕吐，149 表
　　属于发疱剂
伊立替康，52 表
　　腹泻，158-159
　　出血性膀胱炎，255
　　肝毒性，264 表
　　属于刺激性药物，110
　　恶心 / 呕吐，149 表
　　治疗非小细胞肺癌，91
依从性，118
依托泊苷，53 表
　　脱发，197-198
　　属于刺激性药物，110
　　迟发反应，334 表，337
　　恶心 / 呕吐，149 表 -150 表
　　眼毒性，307 表
　　肺毒性，232，241 表
胰腺炎，310
移植物抗宿主病（GVHD），259
遗传，认知功能，285
异环磷酰胺，40 表
　　脱发，198
　　出血性膀胱炎，255-258
　　属于刺激性药物，110
　　迟发反应，330 表 -331 表，337

恶心 / 呕吐，149 表，150
肾毒性，268 表
神经毒性，275，276 表
眼毒性，303 表
肺毒性，234 表
音乐疗法，156
饮食干预
　　贫血，173-174，174 图
　　心血管健康，223
　　便秘，177
　　恶心 / 呕吐，157
用药差错，12-13
右丙亚胺，107，108 表，223
瘀斑，141
与 DNA 结合的发疱性药物，105-106
预防，作为治疗目标，17
预期性恶心 / 呕吐，147-148，155-156
孕激素，治疗厌食 / 恶病质，173

Z

暂时性耐药，18
造血，121，123 图
造血干细胞（HSCs），121
掌趾感觉丧失性红斑（手足综合征），
　　189 表，195 图
针灸
　　治疗潮热，322
　　治疗恶心 / 呕吐，156-157
正常细胞性贫血，132-133
症状，211
肢端红斑，189 表，193 图
植入式输液港，100-101
植物碱类，52 表 -55 表，316
　　心脏毒性，205 表
　　黏膜炎，165
　　神经毒性，278 表
　　肺毒性，241 表 -242 表
　　属于发疱剂，105，109 表
指甲改变，185 表 -186 表，193 图
指压法，治疗恶心 / 呕吐，156
制度与程序（P&Ps）
　　关于剂量调整，90-91
　　关于临床实践标准，344
　　关于安全处理，81-82

关于治疗计划，85
治疗
　　依从性，118
　　延迟，84-85
　　目标，17
　　历史，3 表 -4 表
　　模式，2-4，3 表 -4 表
　　程序，95-102
　　反应，17-22，21 表 -22 表
　　策略，18-19
　　未经证实的，12
治疗计划，84-85
　　护士角色，86，94-95
　　标准，91-92
治疗前处理，93-95
治愈，作为治疗目标，17
致癌物暴露
　　环境因素，1
　　职业因素，73 表，73-74
　　也见于安全处置
中枢神经系统（CNS）
　　损害，274-276
　　感染症状，124
　　迟发反应，326，327 表 -328 表
中心静脉导管（CVCs），100-101，106
中性粒细胞减少症，121-131
　　评估，124
　　临床表现，124
　　管理，124-131
　　危险因素，122-124
中性粒细胞绝对计数（ANC），121，
　　124
肿瘤倍增时间，17
肿瘤负荷，17
肿瘤坏死因子（TNFs），30
肿瘤溶解综合征（TLS），266-267，272
周期非特异性药物，26，122
周期特异性药物，26，122
紫杉醇，54 表
　　心脏毒性，200，206 表，219
　　腹泻，158
　　恶心 / 呕吐，150 表
　　神经毒性，278 表

眼毒性，307 表
肺毒性，242 表，245
血小板减少症，140
属于发疱剂，105，109 表
紫杉醇白蛋白结合型，54 表

紫杉烷，53 表 -54 表
心脏毒性，206 表，216，219-220，224
迟发反应，327 表
神经毒性，278

眼毒性，307 表
生殖功能改变，320
血小板减少症，140
属于发疱剂，109 表
最低值，121-122